中国古医籍整理丛书

内 经 精 要

清·吴达侯 编撰

纪 军 邴守兰 张馥晴 校注

中国中医药出版社

·北 京·

图书在版编目（CIP）数据

内经精要/（清）吴达侯编撰；纪军，邴守兰，张馥晴校注. —
北京：中国中医药出版社，2017.4
（中国古医籍整理丛书）
ISBN 978 - 7 - 5132 - 3616 - 4

Ⅰ.①内… Ⅱ.①吴… ②纪… ③邴… ④张…
Ⅲ.①《内经》—研究 Ⅳ.①R221

中国版本图书馆 CIP 数据核字（2016）第 214995 号

中 国 中 医 药 出 版 社 出 版
北京市朝阳区北三环东路 28 号易亨大厦 16 层
邮政编码 100013
传真 010 64405750
保定市中画美凯印刷有限公司印刷
各地新华书店经销

＊

开本 710×1000 1/16 印张 32 字数 343 千字
2017 年 4 月第 1 版 2017 年 4 月第 1 次印刷
书 号 ISBN 978 - 7 - 5132 - 3616 - 4

＊

定价 128.00 元
网址 www.cptcm.com

社长热线 010 64405720
购书热线 010 64065415 010 64065413
微信服务号 zgzyycbs
书店网址 csln.net/qksd/
官方微博 http://e.weibo.com/cptcm
淘宝天猫网址 http://zgzyycbs.tmall.com

国家中医药管理局
中医药古籍保护与利用能力建设项目
组织工作委员会

主 任 委 员 王国强

副 主 任 委 员 王志勇　李大宁

执行主任委员 曹洪欣　苏钢强　王国辰　欧阳兵

执行副主任委员 李　昱　武　东　李秀明　张成博

委　　　　员

各省市项目组分管领导和主要专家

（山东省）武继彪　欧阳兵　张成博　贾青顺

（江苏省）吴勉华　周仲瑛　段金廒　胡　烈

（上海市）张怀琼　季　光　严世芸　段逸山

（福建省）阮诗玮　陈立典　李灿东　纪立金

（浙江省）徐伟伟　范永升　柴可群　盛增秀

（陕西省）黄立勋　呼　燕　魏少阳　苏荣彪

（河南省）夏祖昌　刘文第　韩新峰　许敬生

（辽宁省）杨关林　康廷国　石　岩　李德新

（四川省）杨殿兴　梁繁荣　余曙光　张　毅

各项目组负责人

王振国（山东省）　王旭东（江苏省）　张如青（上海市）

李灿东（福建省）　陈勇毅（浙江省）　焦振廉（陕西省）

蔡永敏（河南省）　鞠宝兆（辽宁省）　和中浚（四川省）

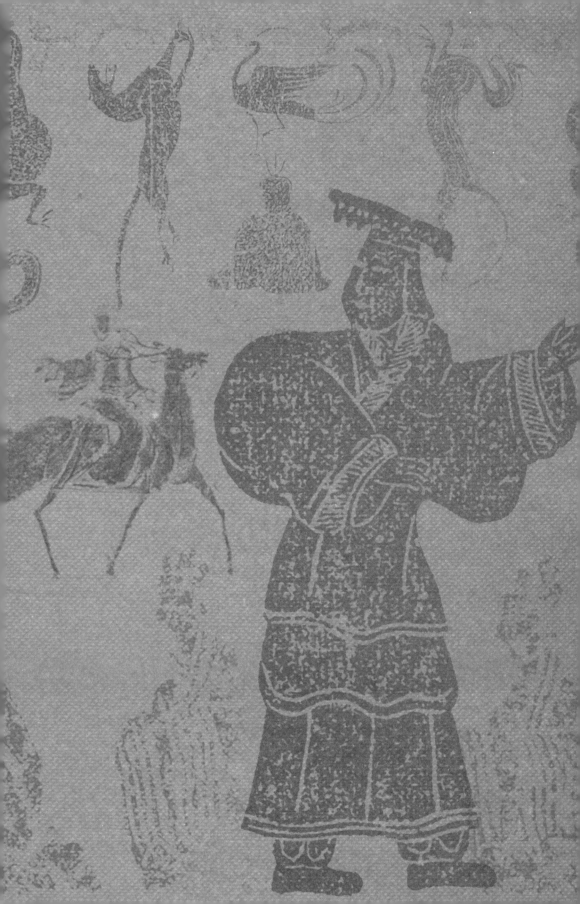

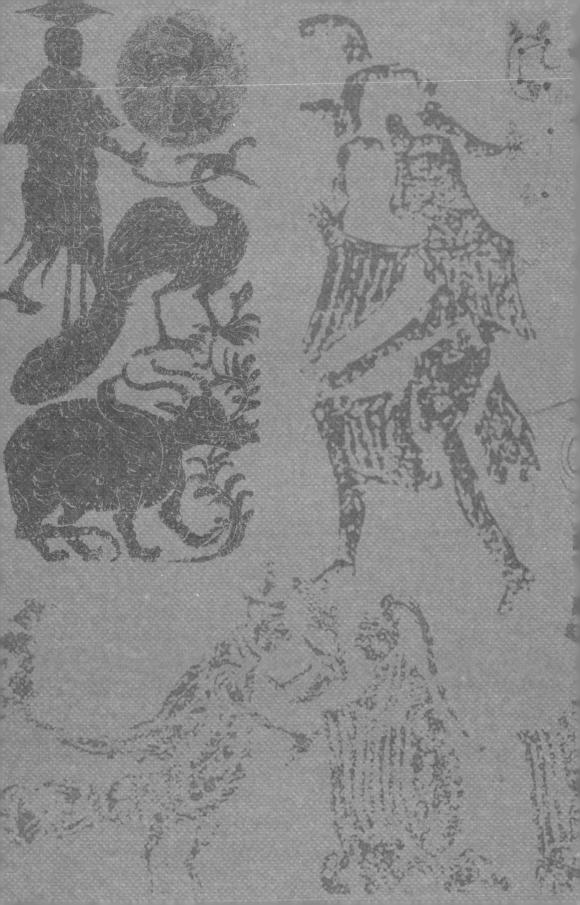

前 言

中医药古籍是传承中华优秀文化的重要载体，也是中医学传承数千年的知识宝库，凝聚着中华民族特有的精神价值、思维方法、生命理论和医疗经验，不仅对于传承中医学术具有重要的历史价值，更是现代中医药科技创新和学术进步的源头和根基。保护和利用好中医药古籍，是弘扬中国优秀传统文化、传承中医学术的必由之路，事关中医药事业发展全局。

1949 年以来，在政府的大力支持和推动下，开展了系统的中医药古籍整理研究。1958 年，国务院科学规划委员会古籍整理出版规划小组在北京成立，负责指导全国的古籍整理出版工作。1982 年，国务院古籍整理出版规划小组召开全国古籍整理出版规划会议，制定了《古籍整理出版规划（1982—1990）》，卫生部先后下达了两批 200 余种中医古籍整理任务，掀起了中医古籍整理研究的新高潮，对中医文化与学术的弘扬、传承和发展，发挥了极其重要的作用，产生了不可估量的深远影响。

2007 年《国务院办公厅关于进一步加强古籍保护工作的意见》明确提出进一步加强古籍整理、出版和研究利用，以及

"保护为主、抢救第一、合理利用、加强管理"的方针。2009年《国务院关于扶持和促进中医药事业发展的若干意见》指出，要"开展中医药古籍普查登记，建立综合信息数据库和珍贵古籍名录，加强整理、出版、研究和利用"。《中医药创新发展规划纲要（2006—2020)》强调继承与创新并重，推动中医药传承与创新发展。

2003~2010年，国家财政多次立项支持中国中医科学院开展针对性中医药古籍抢救保护工作，在中国中医科学院图书馆设立全国唯一的行业古籍保护中心，影印抢救濒危珍本、孤本中医古籍1640余种；整理发布《中国中医古籍总目》；遴选351种孤本收入《中医古籍孤本大全》影印出版；开展了海外中医古籍目录调研和孤本回归工作，收集了11个国家和2个地区137个图书馆的240余种书目，基本摸清流失海外的中医古籍现状，确定国内失传的中医药古籍共有220种，复制出版海外所藏中医药古籍133种。2010年，国家财政部、国家中医药管理局设立"中医药古籍保护与利用能力建设项目"，资助整理400余种中医药古籍，并着眼于加强中医药古籍保护和研究机构建设，培养中医古籍整理研究的后备人才，全面提高中医药古籍保护与利用能力。

在此，国家中医药管理局成立了中医药古籍保护和利用专家组和项目办公室，专家组负责项目指导、咨询、质量把关，项目办公室负责实施过程的统筹协调。专家组成员对古籍整理研究具有丰富的经验，有的专家从事古籍整理研究长达70余年，深知中医药古籍整理研究的重要性、艰巨性与复杂性，履行职责认真务实。专家组从书目确定、版本选择、点校、注释等各方面，为项目实施提供了强有力的专业指导。老一辈专家的学术水平和智慧，是项目成功的重要保证。项目承担单位山东中医药大学、南京中医药大学、上海中医药大学、福建中医药大学、浙江省中医药研究院、陕西省中医药研究院、河南省中医药研究院、辽宁中医药大学、成都中医药大学及所在省市中医药管理部门精心组织，充分发挥区域间互补协作的优势，并得到承担项目出版工作的中国中医药出版社大力配合，全面推进中医药古籍保护与利用网络体系的构建和人才队伍建设，使一批有志于中医学术传承与古籍整理工作的人才凝聚在一起，研究队伍日益壮大，研究水平不断提高。

本着"抢救、保护、发掘、利用"的理念，该项目重点选择近60年未曾出版的重要古医籍，综合考虑所选古籍的保护价值、学术价值和实用价值。400余种中医药古籍涵盖了医经、基础理论、诊法、伤寒金匮、温病、本草、方书、内科、外科、女科、儿科、伤科、眼科、咽喉口齿、针灸推拿、养生、医案医话医论、医史、临证综合等门类，跨越唐、宋、金元、明以迄清末。全部古籍均按照项目办公室组织完成的行业标准《中医古籍整理规范》及《中医药古籍整理细则》进行整理校注，绝大多数中医药古籍是第一次校注出版，一批孤本、稿本、抄本更是首次整理面世。对一些重要学术问题的研究成果，则集中收录于各书的"校注说明"或"校注后记"中。

"既出书又出人"是本项目追求的目标。近年来，中医药古籍整理工作形势严峻，老一辈逐渐退出，新一代普遍存在整理研究古籍的经验不足、专业思想不坚定等问题，使中医古籍整理面临人才流失严重、青黄不接的局面。通过本项目实施，搭建平台，完善机制，培养队伍，提升能力，经过近5年的建设，锻炼了一批优秀人才，老中青三代齐聚一堂，有效地稳定了研究队伍，为中医药古籍整理工作的开展和中医文化与学术的传承提供必备的知识和人才储备。

本项目的实施与《中国古医籍整理丛书》的出版，对于加强中医药古籍文献研究队伍建设、建立古籍研究平台，提高古籍整理水平均具有积极的推动作用，对弘扬我国优秀传统文化，推进中医药继承创新，进一步发挥中医药服务民众的养生保健与防病治病作用将产生深远影响。

第九届、第十届全国人大常委会副委员长许嘉璐先生，国家卫生计生委副主任、国家中医药管理局局长、中华中医药学会会长王国强先生，我国著名医史文献专家、中国中医科学院马继兴先生在百忙之中为丛书作序，我们深表敬意和感谢。

由于参与校注整理工作的人员较多，水平不一，诸多方面尚未臻完善，希望专家、读者不吝赐教。

国家中医药管理局中医药古籍保护与利用能力建设项目办公室

二〇一四年十二月

许 序

"中医"之名立，迄今不逾百年，所以冠以"中"字者，以别于"洋"与"西"也。慎思之，明辨之，斯名之出，无奈耳，或亦时人不甘泯没而特标其犹在之举也。

前此，祖传医术（今世方称为"学"）绵延数千载，救民无数；华夏屡遭时疫，皆仰之以度困厄。中华民族之未如印第安遭染殖民者所携疾病而族灭者，中医之功也。

医兴则国兴，国强则医强。百年运衰，岂但国土肢解，五千年文明亦不得全，非遭泯灭，即蒙冤扭曲。西方医学以其捷便速效，始则为传教之利器，继则以"科学"之冕畅行于中华。中医虽为内外所夹击，斥之为蒙昧，为伪医，然四亿同胞衣食不保，得获西医之益者甚寡，中医犹为人民之所赖。虽然，中国医学日益陵替，乃不可免，势使之然也。呜呼！覆巢之下安有完卵？

嗣后，国家新生，中医旋即得以重振，与西医并举，探寻结合之路。今也，中华诸多文化，自民俗、礼仪、工艺、戏曲、历史、文学，以至伦理、信仰，皆渐复起，中国医学之兴乃属必然。

迄今中医犹为国家医疗系统之辅，城市尤甚。何哉？盖一则西医赖声、光、电技术而于 20 世纪发展极速，中医则难见其进。二则国人惊羡西医之"立竿见影"，遂以为其事事胜于中医。然西医已自觉将入绝境：其若干医法正负效应相若，甚或负远逾于正；研究医理者，渐知人乃一整体，心、身非如中世纪所认定为二对立物，且人体亦非宇宙之中心，仅为其一小单位，与宇宙万象万物息息相关。认识至此，其已向中国医学之理念"靠拢"矣，虽彼未必知中国医学何如也。唯其不知中国医理何如，纯由其实践而有所悟，益以证中国之认识人体不为伪，亦不为玄虚。然国人知此趋向者，几人？

国医欲再现宋明清高峰，成国中主流医学，则一须继承，一须创新。继承则必深研原典，激清汰浊，复吸纳西医及我藏、蒙、维、回、苗、彝诸民族医术之精华；创新之道，在于今之科技，既用其器，亦参照其道，反思己之医理，审问之，笃行之，深化之，普及之，于普及中认知人体及环境古今之异，以建成当代国医理论。欲达于斯境，或需百年欤？予恐西医既已醒悟，若加力吸收中医精粹，促中医西医深度结合，形成 21 世纪之新医学，届时"制高点"将在何方？国人于此转折之机，能不忧虑而奋力乎？

予所谓深研之原典，非指一二习见之书、千古权威之作；就医界整体言之，所传所承自应为医籍之全部。盖后世名医所著，乃其秉诸前人所述，总结终生行医用药经验所得，自当已成今世、后世之要籍。

盛世修典，信然。盖典籍得修，方可言传言承。虽前此 50 余载已启医籍整理、出版之役，惜旋即中辍。阅 20 载再兴整理、出版之潮，世所罕见之要籍千余部陆续问世，洋洋大观。

今复有"中医药古籍保护与利用能力建设"之工程，集九省市专家，历经五载，董理出版自唐迄清医籍，都400余种，凡中医之基础医理、伤寒、温病及各科诊治、医案医话、推拿本草，俱涵盖之。

噫！璐既知此，能不胜其悦乎？汇集刻印医籍，自古有之，然孰与今世之盛且精也！自今而后，中国医家及患者，得览斯典，当于前人益敬而畏之矣。中华民族之屡经灾难而益蕃，乃至未来之永续，端赖之也，自今以往岂可不后出转精乎？典籍既蜂出矣，余则有望于来者。

谨序。

第九届、十届全国人大常委会副委员长

许嘉璐

二〇一四年冬

王 序

中医学是中华民族在长期生产生活实践中，在与疾病作斗争中逐步形成并不断丰富发展的医学科学，是中国古代科学的瑰宝，为中华民族的繁衍昌盛作出了巨大贡献，对世界文明进步产生了积极影响。时至今日，中医学作为我国医学的特色和重要医药卫生资源，与西医学相互补充、相互促进、协调发展，共同担负着维护和促进人民健康的任务，已成为我国医药卫生事业的重要特征和显著优势。

中医药古籍在存世的中华古籍中占有相当重要的比重，不仅是中医学术传承数千年最为重要的知识载体，也是中医为中华民族繁衍昌盛发挥重要作用的历史见证。中医药典籍不仅承载着中医的学术经验，而且蕴含着中华民族优秀的思想文化，凝聚着中华民族的聪明智慧，是祖先留给我们的宝贵物质财富和精神财富。加强对中医药古籍的保护与利用，既是中医学发展的需要，也是传承中华文化的迫切要求，更是历史赋予我们的责任。

2010 年，国家中医药管理局启动了中医药古籍保护与利用能力建设项目。这既是传承中医药的重要工程，也是弘扬优秀民族文化的重要举措，不仅能够全面推进中医药的有效继承和创新发展，为维护人民健康做出贡献，也能够彰显中华民族的璀璨文化，为实现中华民族伟大复兴的中国梦作出贡献。

相信这项工作一定能造福当今，嘉惠后世，福泽绵长。

国家卫生和计划生育委员会副主任

国家中医药管理局局长

中华中医药学会会长

王国强

二〇一四年十二月

马 序

　　新中国成立以来，党和国家高度重视中医药事业发展，重视古籍的保护、整理和研究工作。自 1958 年始，国务院先后成立了三届古籍整理出版规划小组，分别由齐燕铭、李一氓、匡亚明担任组长，主持制订了《整理和出版古籍十年规划（1962—1972)》《古籍整理出版规划（1982—1990)》《中国古籍整理出版十年规划和"八五"计划（1991—2000)》等，而第三次规划中医药古籍整理即纳入其中。1982 年 9 月，卫生部下发《1982—1990 年中医古籍整理出版规划》，1983 年 1 月，中医古籍整理出版办公室正式成立，保证了中医古籍整理出版规划的实施。2002 年 2 月，《国家古籍整理出版"十五"（2001—2005）重点规划》经新闻出版署和全国古籍整理出版规划领导小组批准，颁布实施。其后，又陆续制定了国家古籍整理出版"十一五"和"十二五"重点规划。国家财政多次立项支持中国中医科学院开展针对性中医药古籍抢救保护工作，文化部在中国中医科学院图书馆专门设立全国唯一的行业古籍保护中心，国家先后投入中医药古籍保护专项经费超过 3000 万元，影印抢救濒危珍、善、孤本中医古籍 1640 余种，开展了海外中医古籍目录调研和孤本回归工作。2010 年，国家财政部、国家中医药管理局安排国家公共卫生专项资金，设立了"中医药古籍保护与利用能力建设项目"，这是继 1982～1986 年第一批、第二批重要中医药古籍整理之后的又一次大规模古籍整理工程，重点整理新中国成立后未曾出版的重要古籍，目标是形成并普及规范的通行本、传世本。

为保证项目的顺利实施，项目组特别成立了专家组，承担咨询和技术指导，以及古籍出版之前的审定工作。专家组中的许多成员虽逾古稀之年，但老骥伏枥，孜孜不倦，不仅对项目进行宏观指导和质量把关，更重要的是通过古籍整理，以老带新，言传身教，培养一批中医药古籍整理研究的后备人才，促进了中医药古籍保护和研究机构建设，全面提升了我国中医药古籍保护与利用能力。

作为项目组顾问之一，我深感中医药古籍保护、抢救与整理工作的重要性和紧迫性，也深知传承中医药古籍整理经验任重而道远。令人欣慰的是，在项目实施过程中，我看到了老中青三代的紧密衔接，看到了大家的坚持和努力，看到了年轻一代的成长。相信中医药古籍整理工作的将来会越来越好，中医药学的发展会越来越好。

欣喜之余，以是为序。

中国中医科学院研究员

马继兴

二〇一四年十二月

校注说明

　　《内经精要》，系清代医家吴达侯编撰。吴达侯，字宗善，古曤（今上海嘉定）人，生于清穆宗同治十一年（1872），卒于民国三十七年（1948）。据《嘉定县志》记载：吴氏"居嘉定县西门外大街，自少从父习医，精医重德。民国十八年（1929），国民党政府颁布有关废止中医药政令，吴氏联合医界同仁，建嘉定中医师公会，自任主席，抵制其政令，拯救传统医学，并与同仁开办博济施医局，替穷人纾难。犹解囊、募捐，为家乡修桥、铺路、开河，膺服公益。其著作有《内经精要》《膏方存案》等"。

　　《内经精要》刊行于1909年，吴达侯有感于《内经》"宏篇浩论，辞旨渊深，且藏府、经络、病证、脉候、运气、针灸、治方，各错综其间，学者难于搜讨"，故撷取其中"论理之文"，以类纂的形式，卷束成册。因其摘取《内经》中至精至要之言，故署曰《内经精要》。本书共分九门，对所录经文之深文奥义难解之处，选录王冰、林亿、张志聪、马莳、吴崑、汪昂等诸家注解，或另加诠释以阐发经文蕴义。

　　该书现仅存清宣统元年（1909）初刻本，曾于1980年上海古籍书店影印出版。本次整理以清宣统元年初刻本为底本，以顾从德本《素问》及赵府居敬堂本《灵枢》为他校本，并参以其他医家《内经》注本。根据不同情况，按以下几种校注方法处理：

　　1. 原书为竖排繁体，现改为横排简化字。

　　2. 采用现代标点方法，对原书进行标点。

3. 因该书原文分门罗列《内经》不同条目并对其或选录各家注，或作者注疏，为体现原书文貌，底本中之讹、夺、衍文及错字等，均未改动，参以他本，出校说明。

4. 异体字、古字、俗字原则上径改。特殊情况及处理：①书中作者原注涉及注疏的异体字，保留不改，如"乾，音干"等；②今仍沿用之古字保留不做修改，如"藏府""黢谷""阴蹻阳蹻"；③因语境而保留之古字，则出校说明今字；④书中所有作者所注音切，多本诸《康熙字典》，与现代读音不同者不做改动，不出校记说明；⑤通假字，一律保留，并在首见处出校记说明。

5. 对个别冷僻字词加以注音和解释。特殊情况处理：原文作者在注疏中涉及注音注释之难字难词，则不另出注解释。

6. 底本中属原著者改动，并加注明之原文，保留原貌。

7. 注文中之疑文难以订正者，存疑待考。

8. 因原书以选录各医家《内经》注疏为主，凡小字注文引用本书凡例中提到的注家，如马莳、张志聪、吴鹤皋，则不出注说明引文出处，文中有如"张隐庵云、吴鹤皋曰"之处，均加以引号标注始末。凡例中未提及的其他注家均出注说明引文出处。

9. 原书目录在每卷之前，今一并置于正文之前。

序

圣人云：未知生，焉知死？夫医所以寄死生最切于民生日用者，若不求原始反终①之学，其能知乎？上古圣王之御下也，救民疾苦，著化医经，以兴礼乐，刑政并实，其仁天下之心至深且切。是故神农轩辕之书与包羲②氏并列为《三坟》③，而《内经》实居其一。《艺文志》曰：《内经》十八卷，《素问》九卷，《灵枢》九卷，乃其数焉。昔者黄帝伐涿鹿而禽④蚩尤，既除民害，天下大定，东海升平，而百姓应其不终，要有疾病。于是与岐伯、鬼臾区等更相问难，上穷天文，下极地理，中纪人事，详木火土金水五行之理，风寒暑湿燥火六气之实，太少阴阳之位，亢害承制之化以及经络循行之道，营卫出入之度，藏府所发之情，血气所生之源，靡不毕呈。乃立为九针七方以救其疾厄，使民不夭札，创著《灵》《素》两经各八十一篇，实不朽之宏慈，开生人之寿域，诚万世不易之大经也，盖昭乎其若日星矣。第⑤文辞深邃，义理玄微，诵之而难明解，历代名贤莫不欲书《内经》之旨而发明之。然秦越人演为《八十一难》，不过本其心得发挥一二，究未尽夫全旨。至皇甫谧次为《甲乙》，杨上善纂为《太素》，各成一家书，或与原旨有异。

---

　　① 原始反终：出于《易·系辞上》："原始反终，故知死生之说。"高亨注："此言圣人考察万物之始，故知其所以生，究求万物之终，故知其所以死。"

　　② 包羲：字伏羲，传说中的三皇五帝之首。

　　③ 三坟：伏羲、神农、黄帝之书，谓之以《三坟》。

　　④ 禽，通"擒"。《资治通鉴·赤壁之战》："将军禽操，宜在今日。"

　　⑤ 第：但是。

惟全元起、王冰、林亿辈，为之训解次注，然后经旨藉以大彰。然《灵枢》从前无注，迨马莳《发微》① 而两经之注疏始全。而疑义尚为不少，吴鹤皋次注《素问》而多擅改经文，及国朝张隐庵者，阐扬心得，集注《内经》，至此轩岐之旨始尽发明无遗蕴矣。夫数千年来，神良代出，莫不宗《内经》之旨，今之医者反厌而弗读，何哉？缘资禀智愚各异，或世业相承而心思不敏，或学无成绩而遁迹枝流。苟图衣食，莫存济世之惟，夫复何言？至于经中多用针之道，近世针学失传，固无裨于处方投剂，且夫弘篇浩论，即上智者亦多望洋之叹，愚者又孰能读之？更有离经畔② 道之徒，遵私诋毁，昧者惑而信之，遂致异端邪说洋溢靡涯，岐黄典训莫或研求，医宗经学之失传将至乎极点矣。嗟夫！苟有能绍往圣以诏来哲，于《灵》《素》两经之中，囊括精华，汇编一帙，以脍炙人口，使读之者不生厌渎，爰以启悟初学，厥功顾不伟欤？先正③既成其书矣，然滑伯仁《素问抄》略举其纲而失诸本来面目，李念莪《内经知要》踵摘经文而无门径可寻，均非尽善。独汪䎃菴《素类纂》一编，既已据义精微，抑且分别门类，然玩诸全经，遗珠不少，亦莫而未之也。

　　余幼承家学，究心数十年来，愧无所得，恍然悯初学之维艰，《素》《灵》之难读，因求两经，摘辑纯粹，只录论理之文，其纲仍踵汪氏意分为九门，更列别细目，尽本原文，不敢

---

① 发微：指《黄帝内经素问注证发微》《黄帝内经灵枢注证发微》。
② 畔：通"叛"。《孟子·公孙丑下》："寡助之至，亲戚畔之。"
③ 先正：前代的贤人。

妄抒臆见。覃虑研思，两更裘葛①，既草稿始成，署曰《内经精要》，于以便初学之惟诵，溯而读之，如流霞碎锦，境在光明，愚者易于入门，智者不生厌渎，庶童蒙求我，或藉以发聋振聩也。或谓余曰：三皇五帝之书曾未毁于秦火邪？世或称《内经》为伪书，君何若是其尊好之？更为辑录，或去或存，将欲以存其真耶？余曰：非也，昔嬴秦氏②焚书坑儒，不去医药卜筮种树之书。迨汉献西迁，而《内经》竟为之缺失，汉儒因补缀之，故经中或有似汉文者。然彼时遗亡未远，当可想见先圣之遗义。即如《素问》刺法论、本病论两篇已佚，汉儒不为伪撰，足见《内经》并非汉儒伪撰者。且夫阳庆、仓公、张仲景、华佗辈，皆汉代神良，而仲景又为方书之祖，其所著《伤寒》《金匮》举世奉之如金科玉律，夫汉人所著固可奉之，然其所述者岂不可奉之耶？至于孰为汉儒述补，孰为岐黄原文，余实下愚，安敢以管蠡③测度高深哉？惟择其义理详明验诸病证如印印泥者，皆采而辑之，假片石于他山，未必非攻玉之一助也。以之课初学者之诵读，使得易知简能，是吾之本意耳，知我罪我，奚暇计及？

宣统纪元岁在屠维④作噩⑤五月重午之日

古鄦吴宗善达侯识

---

① 裘葛：泛指四时衣服，借指寒暑时序变迁。裘，冬衣。葛，葛布，指夏衣。

② 嬴秦氏：指秦始皇。

③ 蠡：瓢。

④ 屠维：天干中"己"的别称，用以纪年。

⑤ 作噩：十二地支中"酉"的别称，用以纪年。

凡 例

　　《内经》《素问》《灵枢》，宏篇浩论，辞旨渊深，且藏府、经络、病证、脉候、运气、针灸、治方，各错综其间，学者难于搜讨，兹集仿汪认庵《类纂》①意，其纲分为九门：一藏象，二经络，三病机，四脉要，五诊候，六运气，七审治，八生死，九杂说，使支分节解，各有旨归，而各门之中，复分别细目，庶读者展卷了然，醒心快目。

　　《素问》多说理之文，《灵枢》多说数之文，然每篇之中亦多杂见。本集皆取论理之文，俾学者先进于理想，理想既通，则处方调剂，自能臻实验之功。

　　天以六六为节，地以九九制会，本集共六卷，汇九门，取天地之数也。如奇恒之府而附于藏象、营卫、穴俞、骨度，而隶于经络之类者，皆各以类相从也。至于各门之中，各条之目，并于经文中集取，不敢杜撰。除"病机"录《素问·脉解篇》，本文不得取义，依张注义，以经脉奇恒病为目；"诊候"录《素问·平人气象论》中一节，本文难以取义，借《灵枢》篇名以"论疾诊尺"为目之外，其余悉本原文，以征实在而达于精要之目的。

　　本集所录经文，惟深文奥义难解之处选录各注，或创臆解，以发明之，其容易分晓者，一概不注，学者引伸三反可尔。其所注之处，或繁或省，只以畅悉经义而已。

　　集中所引"王注"乃唐太仆启玄子王冰所注者也。《新校

---

　　①　类纂：即《素问灵枢类纂约注》。

正》乃宋秘书林亿诸人所校雠者也。"马注"乃明玄台马莳所注者也。"吴注"乃明鹤皋吴崐所注者也。"张注"乃国朝隐庵张志聪等所注者也。皆随处标明，庶与臆度者有别。

集中所有音切，多本诸《康熙字典》，故或有与旧音释特别者。

是集不过摘取《内经》中至精至要之言，卷束成册，故署曰《内经精要》，盖以供初学诵读之需耳。学者苟读之而有得，万勿嚣嚣自足，更须玩索全经，统参各注，尽其精微，以求日进乎高明也可。

目 录

卷之三

卷之五

卷之六

卷之一

藏　象

人形藏府阴阳外内之应《素问·阴阳应象大论》

帝曰：余闻上古圣人，论理人形，列别①藏府，别，必列切。端络②经脉，会通六合③，各从其经；十二经脉之合，各从经正而相通。气穴所发，各有处名；经气所注之穴，有三百六十五穴，以应一岁，而各有定处，各有定名。溪谷属骨④，皆有所起；大小之分肉，连于骨而生起也。分部逆从，各有条理；皮部中之浮络，分三阴三阳，有顺有逆，各有条理。四时阴阳，尽有经纪⑤，外内之应，皆有表里。有⑥信然乎？

岐伯对曰：东方生风，风生木，木生酸，酸生肝，肝生筋，内之肝、心、脾、肺、肾，外之皮、脉、肉、筋骨，皆收受五方五行之气味而相生。筋生心⑦，内之五藏，亦合五行之气而自相资生。肝主目。藏气上通于五窍。其在天为玄，在人为道，在地为化。化生五味，道生智，玄生神，在天之五方五气、在人之五藏五体、在

---

① 列别：即分别、辨别。"列"，割，分。
② 端络：审察经脉的相互联系。"端"，详审。"络"，联系。
③ 六合：指十二经脉中表里经的六对组合，即太阴、阳明为一合，少阴、太阳为一合，厥阴、少阳为一合，手足之脉各三合，共为六合。
④ 溪谷属骨："溪""谷"均指肢体肌肉之间相接之缝隙或凹陷部位。《素问·气穴论》："肉之大会为谷，肉之小会为溪。""属骨"为骨相连属处。
⑤ 经纪：秩序。
⑥ 有：《素问》作"其"。
⑦ 筋生心：即指木生火。

地之五味五行，皆阴阳变化之为用，玄、道、化皆至妙之名，难以形状。然玄者微妙之理，故生神。神者，阴阳不测之谓；道者，共由之路，故生智。智者，无所不知之称；化者，生息之名，故生五味。味，滋味也。此六句统概五方。**神在天为风，在地为木，在体为筋，在藏为肝，在色为苍①，在音为角，在声为呼②，在变动为握③，在窍为目，在味为酸，在志为怒。**在天为气，在地成形，形气相感而化生万物，此阴阳不测之变化。是以在天则为风为热，为湿，为燥，为寒；在地则为木，为火，为土，为金，为水；在体则为筋，为脉，为肉，为皮毛，为骨；在藏则为肝，为心，为脾，为肺，为肾；在声则为呼，为笑，为歌，为哭，为呻；在变动则为握，为忧，为哕，为咳，为栗；在窍则为目，为舌，为口，为鼻，为耳；在色则为苍、黄、赤、白、黑；在味则为酸、苦、甘、辛、咸；在音则为宫、商、角、徵、羽；在志则为喜、怒、忧、思、恐。此皆阴阳应象之神化也。**怒伤肝，悲胜怒；风伤筋，燥胜风；酸伤筋，辛胜酸。**太过而反伤其体，宜五行相胜以制之。

南方生热，热生火，火生苦，苦生心，心生血，血生脾，心主舌。其在天为热，在地为火，在体为脉，在藏为心，在色为赤，在音为徵，在声为笑，在变动为忧，在窍为舌，在味为苦，在志为喜。喜伤心，恐胜喜；热伤气，寒胜热；苦伤气，咸胜苦。徵，陟里切。在心不曰"伤血脉"，而曰"伤气"；在肺不曰"燥伤"，而曰"热伤"；在肾不曰"伤骨髓"，而曰"伤血"。正见五行变化无穷，医能洞烛其理，其庶几矣！

中央生湿，湿生土，土生甘，甘生脾，脾生肉，肉生肺，

---

① 苍：藏青色。
② 呼：叫呼。张志聪注："在志为怒，故发声为呼。"
③ 握：张志聪注："握者，拘急之象，筋之证也。"

脾主口。其在天为湿，在地为土，在体为肉，在藏为脾，在色为黄，在音为宫，在声为歌，在变动为哕，在窍为口，在味为甘，在志为思。思伤脾，怒胜思；湿伤肉，风胜湿；甘伤肉，酸胜甘。哕，于月切，气牾也。

西方生燥，燥生金，金生辛，辛生肺，肺生皮毛，皮毛生肾，肺主鼻。其在天为燥，在地为金，在体为皮毛，在藏为肺，在色为白，在音为商，在声为哭，在变动为咳，在窍为鼻，在味为辛，在志为忧。忧伤肺，喜胜忧；热伤皮毛，寒胜热；辛伤皮毛，苦胜辛。咳，音慨。

北方生寒，寒生水，水生咸，咸生肾，肾生骨髓，髓生肝，肾主耳。其在天为寒，在地为水，在体为骨，在藏为肾，在色为黑，在音为羽，在声为呻①，在变动为慄，在窍为耳，在味为咸，在志为恐。恐伤肾，思胜恐；寒伤血，燥胜寒；咸伤血，甘胜咸。髓，音虽，上声。呻，音申。慄，音栗。

故曰：天地者，万物之上下②也；阴阳者，血气之男女③也；左右④者，阴阳之道路也；水火者，阴阳之征兆也；阴阳者，万物之能始⑤也。故曰：阴在内，阳之守也；阳在外，阴

① 呻：呻吟之声。张志聪注："呻者伸也，肾气在下，故声欲太息而伸出之。"

② 天地者万物之上下也：天居上为阳，地在下为阴。张志聪注："天覆于上，地载于下，天地位而万物化生于其间。"

③ 阴阳者血气之男女也：马莳注："万物生于阳成于阴，而自人言之，血为阴，气为阳。故男为阳而不专有气，且有血，阳中有阴也。女为阴而不专有血，且有气，阴中有阳也。则阴阳在人，即有血有气之男女也。"

④ 左右：杨上善说："阴气右行，阳气左行。"

⑤ 能始：即变化生成之元始。

之使也①。

五藏应四时各有收受《素问·金匮真言论》

帝曰：五藏应四时，各有收受②乎？岐伯曰：有。人之五藏应天之阴阳四时，而五藏亦能收五方气色，受四时之阴阳。东方青色，入通于肝，开窍于目，藏精于肝，其病发惊骇，其味酸，其类草木，其畜鸡，其谷麦，其应四时，上为岁星③，木之精气上为岁星，十二年一周天。是以春气在头也，其音角④，其数八⑤，是以知病之在筋也，其臭臊⑥。臊，音骚。

南方赤色，入通于心，开窍于耳，藏精于心，故病在五藏⑦，其味苦，其类火，其畜羊，其谷黍，其应四时，上为荧惑星⑧，荧，音萤。火之精气为荧惑星。七百四十日一周天。是以知病之在脉也，其音徵，徵，音知，上声。其数七，其臭焦。

中央黄色，入通于脾，开窍于口，藏精于脾，故病在舌

---

① 阴在内……阴之使：《类经》注："阴性静，故为阳之守；阳性动，故为阴之使。守者守于中，使者运于外。以法象言，则地守乎中，天运于外；……以气血言，则营守于中，卫运于外。故朱子曰：阳以阴为基，阴以阳为偶。"

② 收受：以类相聚而分别归纳。《类经》注："收受者，言同气相求，各有所归也。"

③ 岁星：即木星。

④ 角：与下文徵、宫、商、羽，是为五音，五音分属五行而应五脏。

⑤ 其数八：八，与下文七、五、九、六均为成数。八为木的成数，七为火的成数，五为土的成数，九为金的成数，六为水的成数。

⑥ 臊：与下文焦、香、腥、腐，合称五臭，又称五气。五气分属五行而应五脏。

⑦ 病在五藏：张介宾注："心为五藏之君主，心病则五藏应之。"

⑧ 荧惑星：即火星。

本①，其味甘，其类土，其畜牛，其谷稷，其应四时，上为镇星②，土之精气为镇星，二十八年一周天。是以知病之在肉也，其音宫，其数五，其臭香。

西方白色，入通于肺，开窍于鼻，藏精于肺，故病在肩③，其味辛，其类金，其畜马，其谷稻，其应四时，上为太白星④，金之精气为太白星，三百六十五日一周天。是以知病之在皮毛也，其音商，其数九，其臭腥。

北方黑色，入通于肾，开窍于二阴，藏精于肾，故病在谿，肉之大会曰谷，肉之小会曰谿，《下经》云谿谷属骨。其味咸，其类水，其畜彘，其谷豆，其应四时，上为辰星⑤，水之精气为辰星，三百六十五日一周天。是以知病之在骨也，其音羽，其数六，其臭腐。

十二藏之相使贵贱《素问·灵兰秘典论》

黄帝问曰：愿闻十二藏⑥之相使⑦，贵贱⑧何如？六藏六府皆谓六藏，受清者贵，受浊者贱。［批］十二官。岐伯对曰：悉乎哉问也！请遂言之。心者，君主之官也，神明⑨出焉。心为一身

---

① 舌本：即舌根。

② 镇星：即土星。

③ 肩：《素问》作"背"。

④ 太白星：即金星。

⑤ 辰星：即水星。

⑥ 十二藏：张介宾注："藏，藏也。六藏六府，总为十二。分言之，阳为府，阴为藏；合言之，皆可称藏，犹言库藏之藏，所以藏物者。"

⑦ 相使：互相役使，指十二脏在功能活动上的相互联系。

⑧ 贵贱：即主从，主为贵，从为贱。

⑨ 神明：指精神意识、思维活动。

之主，五藏百骸皆听命于心，神明内藏，灵应万机。**肺者，相傅**①**之官，治节**②**出焉**。相，去声。位高近君，犹之宰，辅主行营卫阴阳。**肝者，将军**③**之官，谋虑出焉**。将，去声。肝气急而恚怒，又象春生之气，潜发未萌。**胆者，中正**④**之官，决断出焉**。断，音锻。胆秉刚果之气。**膻中**⑤**者，臣使之官，喜乐出焉**。膻，音诞。乐，音洛。心主包络，位居膻中，而代君行令。**脾胃者，仓廪之官，五味出焉**。脾胃受纳五谷，转输五味，以养五藏气。**大肠者，传道之官，变化**⑥**出焉**。大肠在阑门之下，传糟粕而出于大便。**小肠者，受盛之官，化物**⑦**出焉**。胃之水谷赖以受盛，泌津液而渗膀胱，化糟粕而下大肠。**肾者，作强之官，伎巧出焉**⑧。伎，音技。肾藏志，志立则强于作用。**三焦者，决渎**⑨**之官，水道出焉**。渎，音牍。三焦下俞出于委阳，并三阳之正，入络膀胱，约下焦。实则闭

---

① 相傅：古代官名，辅助君主而治国者。张介宾注："位高近君，犹之宰辅，故称相傅之官。"

② 治节：治理与节制。张介宾注："肺主气，气调营卫藏府无所不治，故曰治节出焉。"

③ 将军：喻指肝性刚强、易动。

④ 中正：刚毅正直，不偏不倚。

⑤ 膻中：此指"心包"。《类经》注："按十二经表里，有心包络而无膻中，心包之位，正居膈上，为心之护卫。《胀论》云：膻中者，心主之宫城也。"

⑥ 变化：指饮食消化、吸收、排泄的过程。

⑦ 化物：张介宾注："小肠居胃之下，受盛胃中水谷而分清浊，水液由此而渗于前，糟粕由此而归于后，脾气化而下升，小肠化而下降，故曰化物出焉。"

⑧ 作强之官伎巧出焉：作强，作用强力。伎，同"技"，多能也。巧，精巧。此犹指生殖功能。高士宗注："肾藏精，男女媾精，鼓气鼓力，故肾者犹作强之官，造化生人，伎巧由之出焉。"

⑨ 决渎：张介宾注："决，通也。渎，水道也。三焦气治，则脉络通而水道利。"

癃，虚则遗溺。故上焦不治，水溢高原。中焦不治，水停中脘。下焦不治，水蓄膀胱。膀胱者州都①之官，津液藏焉，气化②则能出矣。水谷入胃，济泌别汁，循下焦而渗入膀胱，故为水液都会之处，然必三焦气化乃能出。凡此十二官者，不得相失也。六藏六府经脉相通，刚柔相应，失则灾害至矣。故主明则下安，以此养生则寿，殁世不殆③，以为天下则大昌。主不明则十二官危，使道④闭塞而不通，形乃大伤，以此养生则殃，以为天下者，其宗⑤大危，戒之戒之。心为一身之主，主明即可以养生。推而大之，可以治国平天下。如心不明，即此身亦不可保矣。

藏象《素问·六节藏象论》

帝曰：藏象何如？岐伯曰：心者，生之本，神之变也，其华在面，其充在血脉，为阳中之太阳，通于夏气。肺者，气之本，魄之处也，其华在毛，其充在皮，为阳中之太阴，通于秋气。肾者，主蛰，封藏之本，精之处也，其华在发，其充在骨，为阴中之少阴，通于冬气。蛰，直立切。肝者，罢极之本，魂之居也，其华在爪，其充在筋，以生血气，其味酸，其色苍，此为阳中之少阳，通于春气。罢，音疲。脾、胃、大肠、小肠、三焦、膀胱者，仓廪之本，营之居也，名曰器，能化糟粕，转味而入出者也，其华在唇四白，其充在肌，其味甘，其色黄，此

---

① 州都：水液积聚的意思。

② 气化：水液聚于膀胱，得下焦气化作用之助，方能排出，故曰"气化则能出矣"。

③ 殁世不殆：终生没有危险。殁，通"没"，终也。殆，危也。

④ 使道：脏腑相使之道，即十二脏相互联系的通路。

⑤ 宗：宗庙社稷。

至阴之类，通于土气。糟，音遭。粕，音魄。凡十一藏取决于胆也①。

肝心为牡藏脾肺肾为牝藏《灵枢·顺气一日分为四时》

岐伯曰：肝为牡藏②，其色青，其时春，其音角，其味酸，其日甲乙。心为牡藏，其色赤，其时夏，其日丙丁，其音徵，其味苦。脾为牝藏③，其色黄，其时长夏，其日戊己，其音宫，其味甘。肺为牝藏，其色白，其音商，其时秋，其日庚辛，其味辛。肾为牝藏，其色黑，其时冬，其日壬癸，其音羽，其味咸。是为五变。徵，陟里切。肝属木，心属火，故为牡藏；脾属土，肺属金，肾属水，故为牝藏。此言五藏之气，应天之四时、五音、五色、五味也。五变者，五藏有五时、五行、五色、五音之变异也。

三焦之所出《灵枢·营卫生会》

黄帝曰：愿闻三焦之所出。岐伯答曰：上焦出于胃上口，上焦部署在上脘。并咽胃系以上，贯膈而布胸中，走腋，循太阴之分云门、中府而行，还至阳明天鼎、扶突上至舌，下足阳明，常与营俱行于阳二十五度，行于阴亦二十五度，一周也，故五十度而复大④会于手太阴⑤矣。此上焦所出之气。汪认庵谓：是宗气。张注：以上节卫出下焦之"下"字，当作"上"。而曰：卫者，阳明水谷之悍气，从上焦而出，卫于表阳，但与营俱行，于阳于阴各

---

① 凡十一藏取决于胆也：李东垣云："胆者，少阳春生之气，春气升则万化安，故胆气春升，则余藏安之，所以十一藏取决于胆也。"

② 牡脏：牡，雄性。牡脏即阳脏。五脏中心、肝二脏为牡脏。

③ 牝（pìn）藏：牝，雌性。牝藏即阴脏。五脏中肺、脾、肾为牝藏。

④ 大：《素问》作"太"。

⑤ 复大会于手太阴：张介宾云："上焦之气，常与营气俱行于阳二十五度，阴亦二十五度。阳阴者，言昼夜也。昼夜周行五十度，至次日寅时，复会于手太阴肺经，是为一周。然则营气虽出于中焦。而施化则由于上焦也。"

二十五度，即营周不休，五十而复大会，阴阳相贯如环无端之营俱行；与昼行阳，夜行阴各二十五度，夜半而大会之卫气不同。此下有"热饮食下胃，汗即出"节，今录于病机门。[批]中焦。黄帝曰：愿闻中焦之所出。岐伯答曰：中焦亦并胃中，中脘乃中焦部署。出上焦之后，此所受气者，泌①糟粕，蒸精液，化其精微，上注于肺脉，乃化而为血，以奉生身，莫贵于此，[批]血之与气异名同类。故独得行于经隧，命曰营气。泌，音秘。糟，音遭。粕，匹各切，又匹陌切，音魄。此所谓营出于中焦也。黄帝曰：夫血之与气，异名同类，何谓也？岐伯答曰：营卫者，精气也；血者，神气也。故血之与气，异名同类焉。故夺血者无汗，夺汗者无血，故人生有两死而无两生②。营卫气血皆生于水谷之精，"精""神"字要着想，"夺血无汗，夺汗无血"，义尤要精思着想。[批]下焦。黄帝曰：愿闻下焦之所出。岐伯答曰：下焦者，部署在胃之下口。别迴肠③，注于膀胱而渗入焉。故水谷者，常并居于胃中，成糟粕而俱下于大肠，而成下焦，渗而俱下，济泌别汁，循下焦而渗入膀胱焉。迴同回。渗，所禁切。

---

① 泌：液体由细孔渗透而出。

② 营卫者精气也……故人生有两死而无两生：《类经》卷八第二十三注："营卫之气，虽分清浊，然皆水谷之精华，故曰营卫者精气也……然血化于液，液化于气，是血之与气，本为同类，而血之与汗，亦非两种；但血主营，为阴为里，汗属卫，为阳为表，一表一里，无可并攻，故夺血者无取其汗，夺汗者无取其血。若表里俱夺，则不脱于阴，必脱于阳，脱阳亦死，脱阴亦死，故曰人生有两死。然而人之生也，阴阳之气皆不可无，未有孤阳能生者，亦未有孤阴能生者，故曰无两生也。"

③ 迴肠：指大肠。《类经》卷八第二十三注："别回肠者，谓水谷并居于胃中，传化于小肠，当脐上一寸水分穴处，糟粕由此别行回肠，从后而出，津液由此别渗膀胱，从前而出。"

黄帝曰：善。余闻上焦如雾①，中焦如沤②，下焦如渎③，此之谓也。沤，音讴。渎，音读。

六府所与合者《灵枢·本输》

肺合大肠，大肠者，传道之府；心合小肠，小肠者，受盛之府；肝合胆，胆者，中精之府；脾合胃，胃者，五谷之府；肾合膀胱，膀胱者，津液之府也。少阳属肾，肾上连肺，故将两藏④。三焦者，中渎之府也，水道出焉，属膀胱，是孤之府也⑤。是六府之所与合者。以上岐伯之言。

奇恒之府　传化之府《素问·五藏别论》

黄帝问曰：余闻方士⑥，或以脑髓为藏，或以肠胃为藏，或以为府，敢问更相⑦反，皆自谓是，不知其道，愿闻其说。[批]奇恒之府。岐伯对曰：脑、髓、骨、脉、胆、女子胞，此六者，地气之所生也，皆藏于阴而象于地，故藏而不泻，名曰奇恒之府。髓，音虽，上声；与传化之府不同，故曰奇恒。[批]传化之府。夫胃、大肠、小肠、三焦、膀胱，此五者，天气之所生也，其气象天，故泻而不藏，此受五藏浊气，名曰传化之府，

---

① 上焦如雾：上焦心肺宣发敷布水谷精微，其升化蒸腾，像雾一样弥漫全身。

② 中焦如沤：中焦脾、胃腐熟水谷，吸收精微，升清降浊，将营养物质上输转送到全身。沤，长时间地浸泡。

③ 下焦如渎：下焦肾、膀胱泌别清浊，排泄水液和糟粕，如同沟道。

④ 故将两藏：少阴经脉归属于肾而上连于肺，因此，肾之经气行于肾、肺两脏。"故"为承接词，"将"有"行"义。

⑤ 是孤之府也：六府之中在此唯三焦无脏与之相配，所以说是孤独之府。

⑥ 方士：王冰谓"明悟方术之士"。

⑦ 更相：互相。

此不能久留，**输泻者也**。地主闭藏而上升，故藏而不泻。天主化施而下降，故泻而不藏。**魄门①亦为五藏使，水谷不得久藏**。魄门，肛门也，五藏之浊从此而出。**所谓五藏者，藏精气而不泻也，故满②而不能实③。府④者，传化物而不藏，故实而不能满也。所以然者，水谷入口，则胃实而肠虚；食下，则肠实而胃虚。故曰：实而不满，满而不实也。**

阴阳清浊 《灵枢·阴阳清浊》

黄帝曰：愿闻人气之清浊。岐伯曰：受谷者浊，受气者清⑤。清者注阴⑥，浊者注阳⑦。浊而清者，上出于咽，清而浊者则下行。清浊相干，命曰乱气。六府受谷，五藏受气，浊而清即胃之清气，清而浊即肺之浊气。

黄帝曰：夫阴清而阳浊，浊者有清，清者有浊，清浊别之奈何？岐伯曰：气之大别，清者上注于肺，浊者下走于胃。胃之清气，上出于口，肺之浊气，下注于经，内积于海⑧。夫，音扶。别，必列切。天清地浊，肺属乾金，而阳明居中土，此清浊之上下也。然浊者有清，胃府水谷之浊，所生清气上出于口，以司呼吸而

---

① 魄门：指肛门。王冰注："谓肛之门也。内通于肺，故曰魄门。"一说，"魄"通"粕"，肛门为糟粕所出之处，故称"粕门"。

② 满：指精气。张介宾注："精气质薄，藏而不泻，故但有充满而无积实。"

③ 实：指水谷的充实。

④ 府：《素问》作"六府"。

⑤ 受谷者浊受气者清：人体受纳的水谷有形之物是浊气，吸收的自然之气是清气。《类经》四卷第十九注："浊气者，谷气也，故曰受谷者浊；清气者，天气也，故曰受气者清。"

⑥ 阴：指肺。

⑦ 阳：指胃。

⑧ 海：从小字注文可见，吴达侯认为此指下焦。此外，亦有注为膻中穴者。

应开合者也。清者有浊，肺为精水之原，清中所生之津液，流溢于下，即所谓谷入于胃，乃传之肺，流溢于中，布散于外，精专者行于经隧。下注于经者，行于经隧也。流溢于中者，内积于海也。海者下焦，精髓之海。

黄帝曰：诸阳皆浊，何太阳独甚乎[1]？岐伯曰：手太阳独受阳之浊，手太阴独受阴之清，其清者上走空窍，其浊者下行诸经。诸阴皆清，足太阴独受其浊。空，音孔。小肠受盛胃之糟粕，有形皆浊，而糟粕为浊之甚。肺为华盖，清虚上天，故独清，脾为仓廪，输运水谷，故独浊。

黄帝曰：治之奈何？岐伯曰：清者其气滑，浊者其气涩，此气之常也。是篇篇首有两番问答辞，此下有刺法一节，并未录。

肠胃所入至所出浅深远近长短之度《灵枢·肠胃》

黄帝问于伯高曰：余愿闻六府传谷者，肠胃之小大、长短、受谷之多少奈何？伯高曰：请尽言之。谷所从出入、浅深、远近、长短之度：唇至齿长九分，口广二寸半。齿以后至会厌深三寸半，大容五合。舌重十两，长七寸，广二寸半。咽门重十两，广二[2]寸半，至胃长一尺六寸。胃纡曲屈，伸之长二尺六寸，大一尺五寸，径五寸，大容三斗五升。小肠后附脊，左环廻周叠积[3]，其注于廻肠者，廻外附于脐上，廻运环[4]十六曲，大二寸半，径八分分之少半，长三丈二尺。廻肠当脐[5]，左环廻周叶积而下，廻运环反十六曲，大四寸，径一寸寸之少半，

---

① 何太阳独甚乎：《素问》作"何阳浊甚乎？"。
② 二：《素问》作"一"。
③ 左环廻周叠积：向左环绕一周重叠着。
④ 廻运环：环绕叠积之意。
⑤ 廻肠当脐：杨上善曰："回肠，大肠也。小肠附脊而在后，大肠近脐而在前，故大肠输在上，小肠输在其下也。"

长二丈一尺。广肠①傅脊，以受廻肠，左环叶脊，上下辟②，大八寸，径二寸寸之大半，长二尺八寸。肠胃所入至所出，长六丈四寸四分，廻曲环反三十二曲也③。合，音蛤。纤，忆俱切。廻同回。叠，音牒。傅，音附。辟音闢。人有生之后，总藉水谷之所生养，胃主受纳水谷，肠主传导变化，其精液、血气由此而生。马越人曰：唇为飞门，齿为户门，会厌为吸门，胃之上口为贲门，太仓下口为幽门，大小肠会为阑门，下极为魄门。盖唇齿为始受水谷之门，故先论唇齿之广长，会厌者喉之上套，所以分别咽喉，咽乃胃之门，主受纳水谷。喉乃肺之窍，以司呼吸者也④。叶聚也，辟开广也。

五藏有小大高下坚脆端正偏倾六府有小大长短厚薄结直缓急《灵枢·本藏》

黄帝问于岐伯曰：人之血气精神者，所以奉生而周于性命者也；经脉者，所以行血气而营阴阳，濡筋骨，利关节者也；卫气者，所以温分肉，充皮肤，肥腠理，司开⑤阖者也；腠，音凑。阖，音合。志意者，所以御精神，收魂魄，适寒温，和喜怒者也。是故血和则经脉流行，营覆阴阳⑥，筋骨劲强，关节清利矣。卫气和则分肉解利⑦，皮肤调柔，腠理致密矣。致，直利

---

① 广肠：即直肠，起于结肠下，至肛门，其间有二曲：一为荐骨弯曲，一为会阴弯曲。

② 上下辟：上下偏斜之意。

③ 三十二曲：杨上善曰："胃有一曲，小肠十六曲，大肠十六曲，合而言之，计有三十三曲。其胃大曲短，不入其数，故有三十二曲。"

④ 唇为飞门……以司呼吸者也：语出《难经·四十四难》。"马越人"疑为"秦越人"之误。

⑤ 开：《素问》作"关"。

⑥ 营覆阴阳：血脉往复流动，荣养身体之内外。

⑦ 解利：舒散滑利。

切。志意和则精神专直①，魂魄不散，悔怒不起，五藏不受邪矣。寒温和则六府化谷，风痹不作，经脉通利，肢节得安矣。此人之常平也。五藏者，所以藏精神血气魂魄者也。六府者，所以化水谷而行津液者也。此人之所以具受于天也，无愚智贤不肖，无以相倚也。然有其独尽天寿，而无邪僻之病，百年不衰，虽犯风雨卒寒大暑，犹有弗能害也；卒，音猝。有其不离屏蔽室内，无怵惕之恐，然犹不免于病，何也？怵，音黜。惕，音剔。愿闻其故。

岐伯对曰：窘②乎哉问也！五藏者，所以参天地③，副④阴阳，而连⑤四时，化五节⑥者也。五藏者，固有小大、高下、坚脆、端正、偏倾者；六府亦有小大、长短、厚薄、结⑦直、缓急。凡此二十五者各不同，或善或恶，或吉或凶，请言其方。脆，此芮切。

心小则安，邪弗能伤，易伤以忧；心大则忧不能伤，易伤于邪。心高则满于肺中，悗⑧而善忘，难开以言；心下则藏外⑨，易伤于寒，易恐以言。心坚则藏安守固；心脆则善病消瘅热中。心端正则和利难伤；心偏倾则操持不一，无守司也。易，去声。悗，母本切。瘅，音旦，又音单。

---

① 精神专直：指精神集中，思维敏达。
② 窘：重要。
③ 参天地：杨上善曰："肺心居其上，故参天也。肝脾肾在下，故参地也。"
④ 副：相配。
⑤ 连：合也。
⑥ 化五节：即五脏各与五季之五行相应。节，时也。
⑦ 结：曲也。
⑧ 悗：烦闷。
⑨ 外：稀疏。

肺小则少饮，不病喘喝；肺大则多饮，善病胸痹、喉痹、逆气。肺高则上气，息肩①咳；肺下则居贲迫肺，善胁下痛。肺坚则不病咳上气；肺脆则苦病消瘅易伤。肺端正则和利难伤；肺偏倾则胸偏痛②也。喝，于介切。贲，张注音奔，贲乃胃脘之贲门。

肝小则藏安，无胁下之痛③；肝大则逼胃迫咽，迫咽则苦膈中④，且胁下痛。肝高则上支贲，切胁悗为息贲；肝下则逼胃，胁下空，胁下空则易受邪。肝坚则藏安难伤；肝脆则善病消瘅易伤。肝端正则和利难伤；肝偏倾则胁下痛也。

脾小则藏安，难伤于邪也；脾大则苦凑䏚而痛⑤，不能疾行。脾高则䏚引季胁而痛；脾下则下加于大肠⑥，下加于大肠则藏苦受邪。脾坚则藏安难伤；脾脆则善病消瘅易伤。脾端正则和利难伤；脾偏倾则善满善胀也。凑，千侯切。䏚，音藐，䏚，在季胁下，侠脊两旁，虚软处。

肾小则藏安难伤；肾大则善病腰痛，不可以俛仰，易伤以邪。肾高则苦背膂痛，不可以俛仰；肾下则腰尻痛，不可以俛仰，为狐疝。肾坚则不病腰背痛；肾脆则苦⑦病消瘅易伤。肾端正则和利难伤；肾偏倾则苦腰尻痛也。俛，同俯。尻，音考，平声。凡此二十五变者，人之所苦常病也。

---

① 息肩：《素问》作"肩息"。
② 肺偏倾则胸偏痛：杨上善曰："偏倾者，随偏所在，即偏处胸痛也"。
③ 痛：《素问》作"病"。
④ 膈中：胸中隔塞不通。
⑤ 脾大则苦凑䏚而痛：杨上善曰："䏚、䏚，空处也。脾大凑向空䏚而痛。"
⑥ 脾下则下加于大肠：杨上善曰："脾下即是大肠，故脾下加出于脾脏所居之外，故喜受邪。"
⑦ 苦：《素问》作"善"。

黄帝曰：何以知其然也？岐伯曰：赤色小理①者心小，粗理者心大。无髑骭②者心高，髑骭小短举者③心下。髑骭长者心下坚，髑骭弱小以薄者心脆。髑骭直下不举者④心端正，髑骭倚⑤一方者心偏倾也。髑，音曷。骭，音于。髑骭，胸下蔽骨也。

白色小理者肺小，粗理者肺大。巨肩反膺陷喉⑥者肺高，合腋张胁⑦者肺下。好肩背厚者肺坚，肩背薄者肺脆。背膺厚者肺端正，胁偏疏者肺偏倾也。腋，音亦。

青色小理者肝小，粗理者肝大。广胸反骹⑧者肝高，合胁兔⑨骹者肝下。胸胁好者肝坚，胁骨弱者肝脆。膺腹好相得者肝端正，胁骨偏举者肝偏倾也。骹，音敲。张注骹者胸胁交分之扁骨。兔者，骨之藏伏也。

黄色小理者脾小，粗理者脾大。揭唇⑩者脾高，唇下纵者脾下。唇坚者脾坚，唇大而不坚者脾脆。唇上下好者脾端正，唇偏举者脾偏倾也。揭，音结。

黑色小理者肾小，粗理者肾大。高耳者肾高，耳后陷者肾

---

① 小理：杨上善曰："理者，肉之文理。"张志聪曰："小理者，肌肉之文理细密。"

② 髑骭（héyú 河鱼）：即胸骨剑突。

③ 短举者：俗谓之鸡胸。

④ 髑骭直下不举者：谓剑突直下不偏，又不向外突起。

⑤ 倚：偏倚。

⑥ 反膺陷喉：张介宾曰："胸前两旁为膺。胸突面向外者，是为反膺。肩高胸突，其喉必缩，是为陷喉。"

⑦ 合腋张胁：张介宾曰："合腋张胁者，腋敛胁开也。"

⑧ 反骹（qiāo 敲）：骹，骨也。"反骹"指胁骨隆起也。

⑨ 兔骹：谓胸胁交分处之扁骨，伏藏不见如兔者。

⑩ 揭唇：杨上善曰："揭，举也。"张介宾曰："脾气通于口，其荣在唇，故脾之善怒，体于唇面可知也。"

下。耳坚者肾坚，耳薄不坚者肾脆。耳好前居牙车①者肾端正，耳偏高者肾偏倾也。车，昌遮切。凡此诸变者，持则安，减则病②也。

帝曰：善。然非余之所问也。愿闻人之有不可病者，至尽天寿，虽有深忧大恐，怵惕之志，犹不能减也，甚寒大热，不能伤也；其有不离屏蔽室内，又无怵惕之恐，然不免于病者，何也？愿闻其故。岐伯曰：五藏六府，邪之舍也，请言其故。五藏皆小者，少病苦焦心，大愁忧；五藏皆大者，缓于事难使以忧。五藏皆高者，好高举措③；五藏皆下者，好出人下④。五藏皆坚者，无病；五藏皆脆者，不离于病。五藏皆端正者，和利得人心；五藏皆偏倾者，邪心而善盗，不可以为人，平反复言语也。

黄帝曰：愿闻六府之应。岐伯答曰：肺合大肠，大肠者，皮其应；心合小肠，小肠者，脉其应；肝合胆，胆者，筋其应；脾合胃，胃者，肉其应；肾合三焦膀胱，三焦膀胱者，腠理毫毛其应。黄帝曰：应之奈何？岐伯曰：肺应皮。皮厚者大肠厚，皮薄者大肠薄，皮缓腹裹⑤大者大肠大而长，皮急者大肠急而短，皮滑者大肠直⑥，皮肉不相离⑦者大肠结⑧。心应脉，皮厚者脉厚，脉厚者小肠厚；皮薄者脉薄，脉薄者小肠薄；皮缓者

---

① 牙车：又称颊车，即下颌角处。

② 持则安减则病：张介宾曰："凡以上诸变，使能因其偏而善为持守，则可获安；若少有损减，则不免于病矣。"

③ 举措：举动措置。杨上善曰："措，置也。"

④ 好出人下：杨上善曰："意志卑弱。"

⑤ 腹裹：指肚囊。

⑥ 直，通顺。

⑦ 不相离：离，依附，靠近。不相离，即不相附丽。

⑧ 结：曲也。

脉缓，脉缓者小肠大而长；皮薄而脉冲①小者，小肠小而短；诸阳经脉皆多纤屈者，小肠结。纤，忆俱切。

脾应肉，肉䐃②坚大者胃厚，肉䐃么③者胃薄，肉䐃小而么者胃不坚，肉䐃不称身者④胃下，胃下者，下脘约不利⑤。肉䐃不坚者胃缓，肉䐃无小裹累者胃急，肉䐃多少裹累者胃结⑥，胃结者上脘⑦约不利也。䐃，音窘。么，母果切。脘，音管。

肝应爪，爪厚色黄者胆厚⑧，爪薄色红者胆薄，爪坚色青者胆急，爪濡色赤者胆缓，爪直色白无纹⑨者胆直，爪恶⑩色黑多纹者胆结也。爪，侧绞切。

肾应骨，密理厚皮者三焦膀胱厚⑪，粗理薄皮者三焦膀胱薄，疏腠理者三焦膀胱缓，皮急⑫而无毫毛者三焦膀胱急，毫毛美而粗者三焦膀胱直，稀毫毛者三焦膀胱结也。黄帝曰：厚薄美恶皆有形，愿闻其所病。岐伯答曰：视其外应，以知其内藏，则知所病矣。

---

① 冲：原意为"虚"，此引申为嫩薄弱小。

② 䐃：即肢体较突起之肌肉。

③ 么：细小。

④ 肉䐃不称身者：杨上善曰："谓䐃颗累与身大小不相称也。"

⑤ 下脘约不利：《素问》作"下管"。下脘，指胃之下脘幽门。"约"拘束。杨上善曰："胃下逼于下管，故便泄不于利。"

⑥ 胃结：胃气郁结不舒。

⑦ 上脘：《素问》作"上管"。

⑧ 爪厚色黄者胆厚：杨上善曰："肝以合胆，胆以应筋，爪为筋余，故以爪候胆也。"

⑨ 纹：原作"约"，据文义改。

⑩ 爪恶：爪甲畸形。

⑪ 三焦膀胱厚：杨上善曰："肾以应骨，骨应三焦膀胱。三焦之气，如沤沟渎与膀胱水府是同，故为一府也。"

⑫ 皮急：皮肤紧绷。

五藏六府之候《灵枢·师传》

黄帝曰：《本藏》以身形、支节、䐃肉，候五藏六府之小大焉。藏，去声。䐃，音窘。《本藏》，《本经》篇名。今夫王公大人、临朝即位之君而问焉，谁可扪循之而后答乎？夫，音扶。朝，音潮。扪，音门。岐伯曰：身形支节者，藏府之盖也，非面部之阅也。黄帝曰：五藏之气，阅于面者，余已知之矣。以支节知而阅之奈何？岐伯曰：五藏六府者，肺为之盖，巨肩陷咽①，候见其外。黄帝曰：善。岐伯曰：五藏六府，心为之主，缺盆为之道，䯏骨②有余，以候䯏骭。黄帝曰：善。䯏，音括。䯏，音曷。骭，音于。岐伯曰：肝者主为将，使之候外，欲知坚固，视目小大③。黄帝曰：善。岐伯曰：脾者主为卫，使之迎粮，视唇舌好恶，以知吉凶。黄帝曰：善。岐伯曰：肾者主为外，使之远听，视耳好恶，以知其性。黄帝曰：善。愿闻六府之候。岐伯曰：六府者，胃为之海，广骸大颈张胸，五谷乃容。鼻遂④以长，以候大肠。唇厚人中长，以候小肠。目下果⑤大，其胆乃横⑥。鼻孔在外，膀胱漏泄。鼻柱中央起⑦，三焦乃约⑧。此所以候六府者也。骸，音谐。泄，音薛。上下三等⑨，藏安且

---

① 巨肩陷咽：张介宾曰："肩高胸突，其喉必缩，是为陷。"
② 䯏骨：指胸骨上方锁骨内侧端部分。
③ 视目小大：观察眼之明暗。
④ 鼻隧：指鼻道。
⑤ 下果：下眼睑。
⑥ 横（hèng）：恣横。
⑦ 鼻柱中央起：谓鼻不平塌。
⑧ 约：《广雅·释诂一》："约，好也。"
⑨ 上下三等：三，指面部的三个区域。自发际至印堂为上部，自山根至鼻准为中部，自人中至颏下缘为下部。此三个部位的距离相等，谓上下三等。

良矣。谓天地人三部之相等也。此言藏府之形，外内相应者，亦由气之所感也。夫五藏之气见于色，藏府之体应乎形，既能阅于面而知五藏之气，又当阅其形，以知藏府之形，知气知形，斯可谓望知之神。

德气生精神魂魄心意志思智虑《灵枢·本神》

黄帝问于岐伯曰：经文有"凡刺之法，必先本于神"句，未录。血、脉、营、气、精神，此五藏之所藏也，至其淫泆①离藏则精失②，魂魄飞扬，志意悗③乱，智虑去身者，何因而然乎？天之罪与？人之过乎？泆，音逸。悗，母官切，音瞒，惑也；又母本切，音门，上声，废忘也。与，平声。何谓德、气、生、精、神、魂、魄、心、意、志、思、智、虑？请问其故。[批]德气生精神。岐伯答曰：天之在我者德也，地之在我者气也，德流气薄而生者也，天地细缊，万物化醇，男女构精，万物化生。故生之来谓之精，两精相搏谓之神；两精，阴精阳精也。张注：本于先天所生之精、后天水谷精而生此神，故曰两精相搏。[批]魂。随神往来者谓之魂，[批]魄。心④并精而出入者谓之魄。火之精为神，水之精为精。肝为阳藏而藏魂，肺为阴藏而藏魄。[批]意志思。所以任物者谓之心，心有所忆谓之意，意之所存谓之志，因志而存变谓之思，[批]虑智。因思而远慕谓之虑，因虑而处物谓之智。心藏神，万物皆吾心所任。脾藏意，肾藏志。思虑智，皆精神魂魄心意志之所为也。[批]智者养生。故智者之养生也，必顺四时而适寒暑，和喜怒而安居处，节阴阳而调刚柔，如是则邪僻不至，[批]五藏主藏精，伤则失守。长生久视。即法于阴阳，和于术数，

---

① 淫泆："泆"通"佚"。淫泆有失常之意。
② 离藏则精失：谓离开所藏，则五脏的精气就会失掉。
③ 悗：《素问》作"恍"。
④ 心：《素问》无此字。

食饮有节，起居有常，不妄作劳之谓也。

是故怵惕思虑者则伤神，神伤则恐惧，流淫而不止。因悲哀动中者，竭绝而失生。喜乐者，神惮散①而不藏；愁忧者，气闭塞而不行；盛怒者，迷惑而不治；恐惧者，神荡惮而不收②。怵，音黜。惕，音剔。惮，徒晏切。

心怵惕思虑则伤神，神伤则恐惧自失，破䐃脱肉，毛悴色夭，死于冬。䐃，巨陨切，音窘。脾愁忧而不解则伤意，意伤则悗乱，四肢不举，毛悴色夭，死于春。肝悲哀动中则伤魂，魂伤则狂忘不精③，不精则不正，当人阴缩而挛筋④，两胁骨不举，毛悴色夭，死于秋。肺喜乐无极则伤魄，魄伤则狂，狂者意不存⑤人，皮革焦，毛悴色夭，死于夏。肾盛怒而不止则伤志，志伤则喜忘其前言，腰脊不可以俯仰屈伸，毛悴色夭，死于季夏。恐惧而不解则伤精，精伤则骨痠痿厥，精时自下。痠，音酸。是故五藏主藏精者也，不可伤，伤则失守而阴虚，阴虚则无气，无气则死矣。经文此中有用针一节三十余字未录。［批］五藏病形虚实肝藏血，血舍魂，肝气虚则恐，实则怒。脾藏营，营舍意，脾气虚则四肢不用，五藏不安；实则腹胀，泾⑥溲不利。心藏脉，脉舍神，心气虚则悲，实则笑不休。肺藏气，气

---

① 惮散：谓过喜。"惮"是"蝉"的借字。《说文·口部》："蝉，一曰喜也。""散"有不拘检之义。

② 荡惮而不收：谓动荡恐惧而不能自持。杨上善曰："右肾命门藏精气，恐惧惊荡，则精气无守，而精自下，故曰不收。"

③ 不精：指魂伤可导致肝失去藏血作用。

④ 阴缩而挛筋：杨上善曰："魂肝伤，宗筋缩。肝又主诸筋，故挛也。"

⑤ 狂者意不存：狂者善忘、苦怒、善恐、善笑、善骂詈，其意识活动已失正常，对于周围事物，不能仔细观察，故曰："狂者意不存。"《尔雅·释诂》："存，察也。"

⑥ 泾：《素问》作"经"。

舍魄，肺气虚则鼻塞不利，少气；实则喘喝，胸盈仰息。肾藏精，精舍志，肾气虚则厥，实则胀，五藏不安。必审五藏之病形，以知其气之虚实，谨而调之也。溲，音搜，喝，于介切。

精气津液血脉《灵枢·决气》

黄帝曰：余闻人有精、气、津、液、血、脉，余意以为一气耳，今乃辨为六名，余不知其所以然。岐伯曰：两神相抟①，合而成形，常先身生，是谓精。抟，音团。何谓气？岐伯曰：上焦开发，宣五谷味，熏肤、充身、泽毛，若雾露之溉，是谓气。溉，音概。何谓津？岐伯曰：腠理发泄，汗出溱溱②，是谓津。腠，千候切。泄，音薛。溱，音臻。何谓液？岐伯曰：谷入气满，淖泽③注于骨，骨属屈伸，泄泽，补益脑髓，皮肤润泽，是谓液。淖，奴教切，音闹。泄，音薛。髓，音虽，上声。何谓血？岐伯曰：中焦受气取汁，变化而赤，是谓血。何谓脉？岐伯曰：壅遏营气，令无所避，是谓脉。

黄帝曰：六气者，有余不足，气之多少，脑髓之虚实，血脉之清浊，何以知之？岐伯曰：精脱者耳聋；肾主藏精，耳为肾窍。气脱者目不明；目之精明五色者，气之华也。津脱者，腠理开，汗大泄；液脱者，骨属屈伸不利，色夭脑髓消，胫痠，耳数鸣；痠，音酸。数，入声。血脱者，色白，夭然不泽；其脉空虚。此其候也。下有六气贵贱节未录。

津液五别《灵枢·五癃津液别》

黄帝问于岐伯曰：水谷入于口，输于肠胃，其液别为五。

---

① 两神相抟："相抟"谓相近。杨上善曰："雌雄二灵之别，故曰两神，阴阳二神相得，故谓之薄。"

② 溱溱：盛多貌。

③ 淖泽：湿润的汁液。杨上善曰："淖，濡润也。"

天寒衣薄则为溺与气①，天热衣厚则为汗；悲哀气并则为泣；中热胃缓则为唾。邪气内逆，则气为之闭塞而不行，不行则为水胀，余知其然也，不知其所②由生，愿闻其道。溺，去声。水谷所生之津液，各走其道，别而为五，如五道。癃闭则为水胀。全篇文字侧重水胀一边，读者当于水胀上着想。[批] 津液。岐伯曰：水谷皆入于口，其味有五，各注其海，津液各走其道。故三焦出气，以温肌肉，充皮肤，为其津；其流而不行者，为液。此论水谷之精，别而为津为液也。[批] 汗。天暑衣厚则腠理开，故汗出；寒留于分肉之间，聚沫则为痛③。腠，千候切，音凑。沫，音末。此言津之为汗也。腠理者，分肉之文理，沫者，津聚而为沫也。[批] 溺。天寒则腠理闭，气湿不行，水下流于膀胱，则为溺与气。此言津之为溺也。津随寒暑之气，而外内出入，则或为汗，或为溺。然一日之中亦有四时，而饮食衣服亦有寒温厚薄，读者不以文辞害义，庶为得之。

[批] 泣。五藏六府，心为之主，耳为之听，目为之候④，肺为之相，肝为之将，脾为之卫，肾为之主外⑤。故五藏六府之津液，尽上渗于目，心悲气并则心系急，心系急则肺举，肺举则液上溢。夫心系与肺不常举⑥。乍上乍下，故咳而泣出矣。

① 天寒衣薄则为溺与气：指寒天呼出之气。盖寒天人体呼出之气，水湿较多，而明显易见，故与汗、溺、泣、唾并称，是谓津液五别。

② 所：《素问》作"何"。

③ 聚沫则为痛：杨上善曰："寒留分肉之间，津液聚沫，迫裂分肉，所以为痛。"

④ 候：《说文·人部》："候，伺望也。"由伺望引申有"视"之义。

⑤ 肺为之相……肾为之主外：张介宾曰："肺朝百脉而主治节，故为心之相；肝主谋虑决断，故为心之将；脾主肌肉而护养藏府，故为心之卫；肾主骨而成立其形体，故为心之主外也。"

⑥ 不常举：《素问》作"不能常举"。

渗，所禁切。此论五藏六府之津液上渗于目，而为泣。由心悲，肺举而出也。

[批]唾。中热则胃中消谷，消谷则虫上下作，肠胃充郭故胃缓，胃缓则气逆，故唾出。唾，汤卧切。此言液之为唾也。五谷之精液，和合而为高①者，内渗入于骨空，补益脑髓，而下流于阴股。此言精液之为髓也。阴阳不和，则使液溢而下流于阴，髓液皆减而下，下过度则虚，[批]水肿。虚故腰背痛而胫痠。阴阳气道不通，四海闭塞，三焦不泻，津液不化，水谷并于②肠胃之中，别于迴肠，留于下焦，不得渗膀胱，则下焦胀，水溢则为水胀。痠，音酸。迴同回。此五液闭癃而为腰痛水胀诸病也。此津液五别之逆顺也。

五精所并　五藏所恶　五藏化液　五藏所藏　五藏所主
五脉应象《素问·宣明五气篇》

[批]五精所并。五精③所并：精气并于心则喜，并于肺则悲，并于肝则忧，并于脾则畏④，并于肾则恐，是谓五并。虚而相并者也。《灵枢·九针论》曰：是谓五精之气并于藏也。

[批]五藏所恶。五藏所恶：心恶热，肺恶寒，肝恶风，脾恶湿，肾恶燥，是谓五恶。恶，俱去声。《九针论》曰：此五藏气所恶也。

[批]五藏化液。五藏化液：心为汗，肺为涕，肝为泪，脾为涎，肾为唾，是谓五液。涎，徐连切。唾，吐卧切。《九针论》曰：此五液所出也。

---

① 高：通"膏"。《素问》作"膏"。
② 于：《素问》无此字。
③ 五精：五脏之精气。
④ 畏：疑为"思"之误。

[批] 五藏所藏。五藏所藏：心藏神，肺藏魄，肝藏魂，脾藏意，肾藏志，是为①五藏所藏。五藏之藏，并去声。所藏及藏神、藏魄、藏魂、藏意、藏志之藏，并平声。《九针论》同，惟肾藏精志，多精字。

[批] 五藏所主。五藏所主：心主脉，肺主皮，肝主筋，脾主肉，肾主骨，是为五主。《九针论》同。

[批] 五脉应象。五脉应象：肝脉弦，心脉钩，脾脉代，肺脉毛，肾脉石，是为五藏之脉。

人之阴阳应天之阴阳《素问·金匮真言论》

平旦至日中，天之阳，阳中之阳也；应夏长之气。日中至黄昏，天之阳，阳中之阴也；应秋收之气。合夜至鸡鸣②，天之阴，阴中之阴也；应冬藏之气。鸡鸣至平旦③，天之阴，阴中之阳也。应春生之气。故人亦应之。人之阴阳出入，一日之中亦有四时。夫言人之阴阳，则外为阳，内为阴。言人身之阴阳，则背为阳，腹为阴。言人身之藏府中阴阳，则藏者为阴，府者为阳。肝、心、脾、肺、肾五藏皆为阴，胆、胃、大肠、小肠、膀胱、三焦六府皆为阳。此中有所以欲知等四十二字，接前文，录于病机门。故背为阳，阳中之阳，心也。心为阳藏，位处上焦，以阳居阳。背为阳，阳中之阴，肺也。肺为阴藏，位处上焦，以阴居阳。腹为阴，阴中之阴，肾也。肾为阴藏，位处下焦，以阴居阴。腹为阴，阴中之阳，肝也。肝为阳藏，位处下焦，以阳居阴。腹为阴，阴中之至阴，脾也。脾为阴藏，位处中焦，以太阴居阴。《灵枢经》曰心

---

① 是为：《素问》作"是谓"。下文"是为五主"，"是为五藏之脉"《素问》均作"是谓"。

② 合夜至鸡鸣：谓自酉时至子时。

③ 鸡鸣至平旦：谓自子时至卯时。

为牡藏，肺为牝藏，肾为牝藏，肝为牡藏，脾为牝藏。此皆阴阳、表里、内外、雌雄相输应也，故以应天之阴阳也。藏府之经脉，互相连络，表里外内循环无端，与天之昼夜四时出入相应。以上皆岐伯对黄帝之言也。

诊要《素问·诊要经终论》

黄帝问曰：诊要何如？岐伯对曰：正月二月，天气始方①，地气始发，人气在肝。三月四月，天气正方，地气定②发，人气在脾。五月六月，天气盛。地气高，人气在头。七月八月，阴气始杀，人气在肺。九月十月，阴气始冰，地气始闭，人气在心。十一月十二月，水③复地气合，人气在肾。

经　络

经脉十二《灵枢·经脉》

肺手太阴、大肠手阳明、胃足阳明、脾足太阴、心手少阴、小肠手太阳、膀胱足太阳、肾足少阴、心包手厥阴、三焦手少阳、胆足少阳、肝足厥阴。

黄帝曰此句上有雷公问辞一大段未录：人始生，先成精，精成而脑髓生，骨为干④，脉为营⑤，筋为刚⑥，肉为墙⑦，皮肤坚而毛发长。髓，音虽，上声。此言皮肤脉肉筋骨乃五藏之外合，

---

① 始方："方"与"放"同。"放"与下"发"异文同义。
② 定发："定"与上"正"字同义。
③ 水：《素问》作"冰"。
④ 骨为干：身体以骨为支柱。
⑤ 脉为营：脉营运血气灌溉周身。
⑥ 筋为刚：指筋的功能坚韧刚强，可约束骨骼。
⑦ 肉为墙：肉在外，如同墙垣保护内在的脏腑。

本于先天之精气也。谷入于胃，脉道以通，血气乃行。言营卫气血生于后天水谷之精也。雷公曰：愿卒闻经脉之始生。黄帝曰：经脉者，所以能决死生，处百病，调虚实，不可不通。《经别篇》① 曰：人之合于天道也，内有五藏，以应五音、五色、五时、五味、五位也；外有六府，以应六律，六律建阴阳诸经而合之十二月、十二辰、十二节、十二经水、十二时、十二经脉者。此五藏六府之所以应天道。夫十二经脉者，人之所以生，病之所以成；人之所以治，病之所以起；学之所始，工之所止也；粗之所易，上之所难也。

[批] 肺手太阴。肺手太阴之脉，曰肺曰脉者，乃有形之藏府。《经脉》曰：太阴者，无形之六气也。血脉内生于藏府，外合于六气，曰肺手太阴之脉者，概藏府经脉阴阳之气而言也。下十二经并同。总之，藏府经脉内合五行，外合六气，五六相得而各有合也②。起于中焦胃脘，下络大肠，还循胃口，上膈，膈者，胸内之膈肉，前连鸠尾，后连脊之十一椎。属肺，从肺系横出腋下，腋，音亦。中府、云门。胸旁肋下谓之腋。下循臑③内，臑，乃到切，音脑，去声。历天府、侠白。膊内肱处谓之臑。行少阴、心主之前，少，去声。凡"少阴少阳"之"少"并去声。下肘中，肘，陟柳切。抵尺泽。臑尽处为肘。循臂内上骨下廉，历孔最、列缺。肘以下为臂廉侧也。入寸口，经渠、太渊。寸口，两寸尺之动脉处。上鱼，循鱼际，鱼际，掌中大指下高起之白肉，有如鱼腹，因以为名。出大指之端。少商穴。，其支者，旁而支行。从腕后，腕，乌贯切，音惋。从列缺分行于腕后，循合谷上行。直出次指内廉，出其端。以交于手阳明

---

① 经别篇：指《灵枢·经别》篇。

② 太阴者……五六相得而各有合也：语出《黄帝内经灵枢集注·卷二·经脉》。

③ 臑：肩部以下、肘部以上的部分。

大肠经之商阳。是动①则病肺胀满，膨膨而喘咳，缺盆中痛，甚则交两手而瞀②，此为臂厥③，膨，蒲孟切，又蒲庚切；咳，音慨。盆，步奔切；瞀，音务。瞀，目垂貌。是主肺所生病④者，咳，上气喘渴，烦心胸满，臑臂内前廉痛厥，掌中热。气盛有余，则肩背痛，风寒汗出中风，小便数而欠。气虚则肩背痛寒，少气不足以息，溺色变。中风之"中"，去声；数，音朔；溺，与尿同，奴吊切。既曰是动病，又曰所生病，何也？按：张注云：是动者，病在三阴三阳之气，而动见于人迎、气口，病在气而不在经也；所生者，谓十二经脉乃藏府之所生，藏府之病外见于经证也。夫是动者，病因于外，所生者病因于内⑤。凡病有因于外者，有因于内者，有因于外而及于内者，有因于内而及于外者，有外内之兼病者。**为此诸病**。是动所生诸病，**盛则泻之，虚则补之**。经文有"热则疾之，寒则留之，陷下则灸之，不盛不虚，以经取之"等句，专言针灸，未录。下并同。**盛者寸口大三倍于人迎，虚者则寸口反小于人迎也**。病在六气者，见于人迎、气口，病在气而不在脉也；若病在藏府者，则病在内而外见于藏府所主之尺寸。

[批] 大肠手阳明。**大肠手阳明之脉**受手太阴之交，**起于大指次指之端**，商阳，井穴，手大指之次指名食指。**循指上廉**，二间、三间之上廉。**出合谷两骨⑥之间**，合谷本经穴名，俗名虎口。**上入**

---

① 是动：指从经气发生，指病理变化而言。
② 瞀：烦乱。
③ 此为臂厥："为"，因也。"臂厥"，臂部经脉之气厥逆上行。指喘咳、缺盆痛、交两手而瞀的症状，是因为臂部经气逆行所致的。
④ 所生病：指从经穴所主之病证而言。
⑤ 内：原作"因"，据文义改。
⑥ 两骨之间：即第1、第2掌骨之间。

两筋之间①阳溪，循臂上廉，偏历、温溜、下廉、上廉、三里。入肘外廉曲池，上臑外前廉，历肘髎、五里、臂臑。上肩，肩髃穴。出髃骨之前廉，髃，音虞。循巨骨穴。肩端两骨间为髃骨。上出于柱骨之会上，肩胛上处大椎为天柱骨。下入缺盆，缺盆在结喉两旁之高骨，形圆而踝，如缺盆然。络肺，下膈，属大肠；其支者，从缺盆上颈，颈，音景。循天鼎扶突。贯颊，颊，古协切，音荚。入下齿中环齿缝，还出挟口，交人中，左之右，右之左，上挟鼻孔。循禾髎、迎香而终以交于足阳明胃经也。是动则病齿痛颈肿。是主津液所生病者，目黄口干，鼽衄，喉痹，肩前臑痛，大指次指痛不用。气有余则当脉所过者热肿，虚则寒慄不复。乾，音干；鼽，音求，女六切；痹，音畀；慄，音栗。大肠传导水谷，变化精微，故主津液。为此诸病，盛则泻之，虚则补之。经文"热则疾之"云云未录。盛者人迎大三倍于寸口，虚者人迎反小于寸口也。

[批] 胃足阳明。胃足阳明之脉受手阳明之交，起于鼻之交頞中②，頞，音遏。由鼻两旁迎香穴上行而左右相交于頞中。鼻之两旁为頞。旁约太阳之脉过睛明之分，下循鼻外历承泣、四白、巨髎，上入齿中③，还出挟口两吻、地仓。环唇，下交承浆左右相交于承浆，却循颐④后下廉，颐，音移。腮下为颔，颔中为颐。出大迎，循颊车，车，昌遮切。上耳前历下关，过客主人⑤，循发际，行悬厘、颔厌之分，经头维而会，腮上为发际。至额颅。颅，音卢，

---

① 两筋之间：两筋指拇短伸肌腱和拇长伸肌腱。两筋之间为阳溪穴所在。

② 頞中：指鼻梁凹处，左右目内眦之间的部位。

③ 上入齿中：《素问》作"入上齿中"。

④ 颐：位于口角后，腮部的下方。

⑤ 客主人：指上关穴。

神庭穴。发际前为额颅。其支者，从大迎前下人迎，循喉咙，喉，音侯；咙，音笼，平声。历水突、气舍。入缺盆行足少阴俞府之外，下膈，属胃当上脘、中脘之分。络脾；其直者，从缺盆下乳内廉，循气户、库房、屋翳、膺窗、乳中、乳根、不容、承满、梁门、关门、太乙、滑肉门。下挟脐，历天枢、外陵、大巨、水道、归来诸穴。入气街①中，街，音佳。其支者自属胃处起，起于胃口，下循腹里，过足少阴肓俞之外，本经之里。下至气街中而合与前之入气街者合。以下髀关②，抵伏兔③，髀，音俾，兔土顾切。历阴市、梁丘。股内为髀，髀前膝上起肉处为伏兔，伏兔后为髀关。下膝膑中，膑，音牝。经犊鼻、侠膝。筋中为膑。下膝④胫外廉，胫，形定切，膝以下骨为胫。下足跗，跗，音肤，又音附，冲阳，陷谷，足面为跗。入中指内间内庭至历兑穴而终也。其支者，络脉之支别者。下廉三寸自膝下廉循三里穴之外。而别，下历上廉、条口、下廉、丰隆、解溪、冲阳、陷谷。入中指外间；以至内庭、历兑而合也。其支者又其支，别跗上自冲阳穴别行，入大指间，出足厥阴行间穴之外，循大指之下。出其端以交于足太阴脾经也。是动则病洒洒⑤振寒，善呻数欠，颜黑，病至则恶人与火，闻木声则惕然而惊，心欲动，独闭户塞牖而处，甚则欲上高而歌，弃衣而走，贲响⑥腹胀，是为骭厥⑦。呻，音申；数，入声；恶，去声；牖，音酉；贲，音奔；骭，音干。胫骨为骭。是主血所生病者，狂疟，

①　气街：少腹下方，毛际两旁，又名气冲。
②　髀关：指股部之前上方部分。穴名。
③　抵伏兔："抵"，至也。伏兔是大腿前方肌肉隆起部。穴名。
④　膝：《素问》作"循"。
⑤　洒洒：恶寒貌。
⑥　贲响：谓腹胀肠鸣，如沸起有声也。
⑦　骭厥：骭为胫骨的古称。足胫部之气上逆为骭厥。

温淫汗出，鼽衄，口喎唇胗，颈肿喉痹，大腹水肿，膝膑肿痛，循膺、乳、气街、股、伏兔、骭外廉、足跗上皆痛，中指不用。喎，同呙，空娲切；胗，音轸；股，音古。谷入于胃，脉道以通，血气乃行，故曰主血。气盛则身以前皆热，其有余于胃，则消谷善饥，溺色黄。气不足则身以前皆寒慄，胃中寒则胀满。三阴三阳之气，本于阳明胃府所生，从手阳明之五里而散，行于肤表。肺主气而外主皮毛，是以手太阴与手足阳明论气之盛虚，其余诸经略而不论也。为此诸病，盛则泻之，虚则补之。经文"热则疾之"云云未录。盛者人迎大三倍于寸口，虚者人迎反小于寸口也。

［批］脾足太阴。脾足太阴之脉受足阳明之交，起于大指之端隐白穴，循指内侧白肉际大都穴，过核骨①后，核，下革切。历太白、公孙、商丘。核骨，一作覆骨，俗云孤拐骨。上内踝前廉，踝，音华，上声。三阴交，足跟后两旁起骨为踝骨。上踹内②，踹，市兖切，腓肠为踹。循胫骨后漏谷穴上行二寸，交出厥阴之前，上膝股内前廉，血海、箕门，髀内为股。入腹，经冲门、府舍、中极、关元，复循腹结、大横，会下脘，历腹哀，过日月、期门之分，循本经之里，下至中脘之际。属脾络胃，上膈，由腹哀上膈，循食窦、天溪、胸乡、周荣，曲折向下至大包，又自大包外曲折向上，会中府，上行人迎之里。挟咽，咽，音烟，咽以咽物居喉之后，至胃长一尺六寸，为胃之系。连舌本③，散舌下而经脉终；其支者自腹哀别行，复从胃中脘穴之外别上膈，注心中。膻中之里，心中之分，以交于手少阴心经也。是动则病舌本强，食则呕，胃脘痛，腹胀善

---

① 核骨：足大趾本节后内侧突出的圆骨，形如果核，故名。
② 踹：指腓肠肌。
③ 舌本：舌根。

噫，得后与气①，则快然如衰，身体皆重。强，去声；呕，上声；脘，音管；噫，乙介切，音隘；强，木强不柔和也；噫噫，气饱食息也。是主脾所生病者，舌本痛，体不能动摇，食不下，烦心，心下急痛，溏、瘕泄②，水闭③，黄疸，不能卧，强立股膝内肿厥，足大指不用。瘕，音假；泄，音薛；疸，音旦；强，上声，强勉也。为此诸病，盛则泻之，虚则补之。经文"热则疾之"云云未录。盛者寸口大三倍于人迎，虚者寸口反小于人迎也。

[批]心手少阴。心手少阴之脉受足太阴之交，起于心中循任脉之外，出属心系，心系有二，一则上与肺相通，而入肺大叶间；一则由肺叶而下，曲折向后，并脊里细络相连，贯脊髓，与肾相通，正当七节之间。盖五藏系皆通于心，而心通五藏系也。下膈，络小肠当脐上二寸之分；其支者，从心系出任脉之外上挟咽，系目系；其直者，复从心系却上肺直上至肺藏之分，下出腋下抵极泉穴，下循臑内后廉，行太阴、心主之后历青灵穴，下肘内抵少海而下，循臂内后廉历灵道、通里，抵掌后锐骨④之端，锐，俞芮切。经阴郄、神门。手腕下踝为锐骨。入掌内后廉至少府，循小指之内出其端。出少冲穴而终，以交于手太阳小肠经也。是动则病咽乾⑤心痛，渴而欲饮，是为臂厥。乾，音干。是主心所生病者，目黄胁痛，臑臂内后廉痛厥，掌中热痛。胁，虚叶切，胁同。为此诸病，盛则泻之，虚则补之。内一段经文未录。盛者寸口大再倍于人迎，虚者寸口反小于人迎也。

---

① 得后与气：得大便与矢气。
② 溏、瘕泄：溏，指大便稀薄；瘕泄，即痢疾。
③ 水闭：指小便不利。
④ 锐骨：指掌后小指侧之高骨。《素问》作"脱骨"，疑误。
⑤ 咽乾：《素问》作"嗌乾"。

［批］小肠手太阳。小肠手太阳之脉受手少阴心经之交，起于小指之端少泽穴，循手外侧前谷、后溪上腕，出踝中，历腕骨、陷谷、阳老穴，臂骨尽处为腕，腕下兑骨为踝。直上循臂骨下廉支正穴，出肘内侧两筋之间历小海穴，上循臑外后廉，行手阳明少阳之外，上肩。出肩解①，绕肩胛，胛，音甲。循肩贞、臑俞、天宗、秉风、曲垣、肩外俞、肩中俞诸穴，乃上会大椎。脊两旁为膂，膂上两角为肩解，肩解下成片骨为肩胛。交肩上左右相交于两肩之上，入缺盆循肩向腋下行，络心当膻中之分，循咽，下膈过上脘，抵胃下行任脉之外，属小肠当脐上二寸之分；其支者，从缺盆循颈天窗、天容上颊抵颧髎，至目锐眦，眦，才诣切，音剂，去声。过瞳子髎。目外眦为锐眦。却入耳中循听宫而终；其支者，别颊上䪼䪼，音拙，目下为䪼。抵鼻，至目内眦，睛明穴，目内角为内眦。斜络于颧，斜，徐嗟切；颧，音权，交于足太阳膀胱经。是动则病嗌痛颔肿，不可以顾，肩似拔，臑似折。嗌，音益；颔，户感切；折，音舌。是主液所生病者②，耳聋、目黄、颊肿，颈、颔、肩、臑、肘、臂外后廉痛。小肠为受盛之官，化水谷之精微，故主液。为此诸病，盛则泻之，虚则补之。此中经文数句未录。盛者人迎大再倍于寸口，虚者人迎反小于寸口也。

［批］膀胱足太阳。膀胱足太阳之脉，膀，音旁；胱，音光。受手太阳之交。起于目内眦睛明穴，上额，循攒竹，过神庭，历曲差、五处、承光、通天。发际前为额。交巅，自通天斜行，左右交巅顶上之百会。其支者，从巅百会至耳上角③，过率谷、浮白、窍阴

---

① 肩解：肩后骨缝。
② 是主液所生病者：张介宾曰："小肠主泌别清浊。病则水谷不分，而流行无制，是主液所生病也。"
③ 耳上角：《素问》作"耳上循"，疑误。

穴，所以散养于筋脉也。**其直者，从巅通天、络却、玉枕入络脑，还出别下项，以抵天柱而下**，过大椎、陶道。脑后为项。**循肩膊①内，挟脊**，膊，匹各切，音粕，又迫各切，音博。两旁相去各一寸半，下行历大杼、风门、肺俞、厥阴俞、心俞、膈俞、肝俞、胆俞、脾俞、胃俞、三焦俞、肾俞、大肠俞、小肠俞、膀胱俞、中膂内俞、白环俞。肩后之下为肩膊，椎骨为脊。**抵腰中尻上横骨为腰，入循膂②**，膂，音吕，挟脊为膂。**络肾属膀胱；其支者，从腰中**循腰髁**下挟脊**历上髎、中髎、次髎、下髎、会阳，**贯臀**，臀，音豚，至承扶、殷门、浮却、委阳、挟腰髁骨，两旁为机，机后为臀。臀，尻也。**入腘中**，腘，音国，委中穴，腓肠上膝后曲处为腘。**其支者**，为夹脊两旁第三行相去三寸之诸穴，自天柱而下。**从膊内左右别下贯胛，挟脊内**，历附分、魄户、膏肓、神堂、譩譆、膈关、魂门、扬纲、意舍、胃仓、肓门、志室、胞肓、秩边，下历尻臀。脊内为胛，即挟脊肉也。**过髀枢③**，股外为髀，捷骨之下为髀枢。**循髀外**，髀枢之里，承扶之外，一寸五分之间。**从后廉下合腘中**，与前之入腘中者相合，下行，循会阳。**以下贯踹内**，历承筋、承山、飞扬、附阳，腓肠为踹。**出外踝之后**昆仑、仆参、申脉、冲门，**循京骨④**束骨、通谷，**至小指外侧**，至阴穴，以交于足少阴肾经也。**是动则病冲头痛，目似脱，项如拔，脊痛，腰似折，髀不可以曲，腘如结，踹如裂，是为踝厥**折音舌。**是主筋所生病者⑤，痔，疟，狂癫疾，头囟项痛，目黄泪出，鼽衄，项、背、腰、尻、腘、

---

① 肩膊：即肩胛骨。
② 膂：夹脊两旁的肌肉。
③ 髀枢：即股骨大转子部位。
④ 京骨：足外侧小指本节后突出的半圆骨。
⑤ 是主筋所生病：张志聪曰："太阳之气，生于膀胱水中，而为诸阳之气，阳气者，柔则养筋，故是主筋所生之病。"

端、脚皆痛，小指不用。痔，音池，上声；囟，音信；尻，音考，平声。太阳为诸阳主气。阳气者，柔则养筋，故主筋。为此诸病，盛则泻之，虚则补之。此中经文数句未录。盛者人迎大再倍于寸口，虚者人迎反小于寸口也。

[批] 肾足少阴。肾足少阴之脉受足太阳之交，起于小指之下，邪趋①足心涌泉穴，出于然谷之下然谷在内踝前起大骨下，循内踝之后太溪穴，别入跟中，跟，音根。大钟、照海、水泉乃折自大钟之外，上循内踝，行厥阴、太阴两经之后，经本经复溜、交信穴，过脾经之三阴交。足后在下著地处曰跟。以上端内循筑宾，上腘内廉抵阴谷，上股内后廉，贯脊，会于督脉之长强，还出于前，循横骨、大赫、气穴、四满、中注、肓俞。属肾，当肓俞之所，脐之左右，属肾，过任脉之关元、中极。络膀胱；其直者，从肾上贯肝膈，从肓俞属肾处上行，循商曲、石关、阴都、通谷诸穴，贯肝，上循幽门而上膈，历部②廊。入肺中循神封、灵墟、神藏、彧中、俞府，循喉咙并人迎，挟舌本经脉乃终；其支者，从肺神藏出络心，注胸中胸之膻中以交于手厥阴心包络经也。是动则病饥不欲食，面如漆柴，咳唾则有血，喝喝而喘，坐而欲起，目肮肮③如无所见，心如悬若饥状，气不足则善恐，心惕惕如人将捕之，是为骨厥④，咳，音慨；唾，汤卧切；喝，于介切，音隘；肮，音荒；捕，音步。是主肾所生病者，口热舌干，咽肿上气，嗌干及痛，烦心心痛，黄疸，肠澼，脊股内后廉痛，痿厥嗜卧，足下热而痛。澼，音僻。下白沫与下脓血，皆名肠澼。为此诸病，盛则泻之，虚

---

① 邪趋：邪，同"斜"。趋，《素问》作"走"。

② 部：据上下文意，应为步。步廊为足少阴肾经腧穴。

③ 肮肮：指视物不清。

④ 骨厥：肾主骨，肾经经气变动上逆而出现的症状为骨厥。

则补之，《经》有"热则疾之，寒则留之，陷下则灸之，不盛不虚，以经取之。灸则强食生肉，缓带被发，大杖，重履而步"之文。比他经多"灸……"一段，兹并不录。盛者寸口大再倍于人迎，虚者寸口反小于人迎也。

[批] 心包手厥阴。心主手厥阴心包络之脉受足少阴之交，起于胸中，出属心包络包络在心下，下膈，历络三焦①，历者，谓三焦各有部署，在胃脘上、中、下之间，其脉分络于三焦也。其支者自属心包处上行，循胸中出胁，下腋三寸天池穴，上抵腋胁上际为腋，下循臑内天泉，行太阴少阴之间，入肘中曲泽，下臂，行两筋之间循郄门、间使、内关、大陵，入掌中劳宫，循中指出其端中冲穴；其支者，别掌中，循小指次指出其端。以交于手少阳三焦经也。小指之次指，无名指也。是动则病手心热，臂肘挛急，腋肿，甚则胸胁支满，心中憺憺大动，面赤目黄，喜笑不休。憺，徒滥切，音淡。是主脉所生病者②，烦心心痛，掌中热。心主血而包络代君行令，故主脉。为此诸病，盛则泻之，虚则补之。经文数句未录。盛者寸口大一倍于人迎，虚者寸口反小于人迎也。

[批] 三焦手少阳。三焦手少阳之脉受手厥阴之交，起于小指次指之端关冲穴，土③出两指之间历液门、中渚，循手表④腕阳池，臂骨尽处为腕，出臂外两骨之间，上贯肘，至天井穴，臑尽处为肘。循臑外，历清冷渊、消铄，行手太阳之里，手阳明之外，膊下对腋处为臑。上肩循臑会、肩髎、天髎，而交出足少阳之后过秉

---

① 历络三焦：自胸至腹依次联络上中下三焦。
② 是主脉所生病者：诸脉皆属于心，心包络为心之外卫，代君受邪，故主脉所生病。
③ 土：《素问》作"上"，当是。
④ 手表：此指手背。

风、肩井，入缺盆复由足阳明之外而会，布膻中膻音诞，散落心包，下膈，循属三焦，上焦出于胃上口，中焦并胃中，下焦者，别迴肠，注于膀胱。张注：入络膀胱，以约下焦，附右肾而生。其支者，从膻中上出缺盆缺盆之外，上项过大椎，循天髎，系耳后经翳风、瘈脉、颅囟，直上出耳上角，至角孙，过悬厘、颔厌，历过阳白、睛明。以屈下颊至䪼①，会颧髎之分，目下为䪼；其支者，从耳后翳风穴入耳中过听宫，出走耳前历耳门、禾髎，过客主人前，交颊，至目锐眦。合瞳子髎，循丝竹空，而交于足少阳胆经也。是动则病耳聋浑浑焞焞②，嗌肿喉痹。浑，音魂；焞，徒浑切，音豚，又他昆切，音暾，又通回切，音推。是主气所生病者③，汗出，目锐眦痛，颊肿④，耳后、肩、臑、肘、臂外皆痛，小指次指不用少阳乃一阳初生之气，故主气。为此诸病，盛则泻之，虚则补之。此中经文数句未录。盛者人迎大一倍于寸口，虚者人迎反小于寸口也。

［批］胆足少阳。胆足少阳之脉受手少阳之交，起于目锐眦，瞳子髎穴也，由听会过客主人。上抵头角，循颔厌，下悬颅、悬厘，由悬厘上循耳上发际，至曲鬓、率谷，由率谷外折。下耳后，循天冲、浮白、窍阴、完骨，又自完骨外折，循本神，过曲差，下至阳白，会睛明，复从睛明上行，循临泣、目窗、正营、承灵、脑空、风池。循颈过天髎，行手少阳之前，至肩上循肩井，却交出手少阳之后过大椎、大杼、秉风，入缺盆；当秉风之前，入缺盆之外；其

---

① 䪼：指眼眶下缘之骨。

② 浑浑焞焞：形容耳内烘烘作响，听觉模糊不清。

③ 是主气所生病者：三焦具有通调水道之功，水病多由气化失常所致，故曰主气所生病。

④ 颊肿：《素问》作"颊痛"。

支者，从耳后颞颥间，过翳风之分入耳中过听宫，出走耳前，至目锐眦后瞳子髎之分；其支者，别锐眦瞳子髎，下大迎，合于手少阳，抵于出页当颧髎之分，下加颊车，下颈循本经之前，合缺盆与前之入缺盆者相合，以下胸中天池之外，贯膈，络肝即期门之所下至日月之分属胆，循胁里胁内章门之里，出气街，绕毛际曲骨之外为毛际，毛际两旁动脉为气街，即气冲也，横入髀厌中；环跳穴，捷骨之下为髀厌，即髀枢也。其直者，从缺盆下腋，循胸历渊腋、辄筋、日月过季胁，循京门、带脉、五枢、维道、居髎，而入上髎、中髎、长强。腋下为胁，胁又名胠，胁骨之下为季胁，属肝经，穴名章门。下合髀厌中与前之入髀厌者相合，以下循髀阳，行太阳、阳明之间，历中渎、阳关。出膝外廉抵阳陵泉，下外辅骨①之前，历阳交、外丘、光明、骭骨为辅骨。直下抵绝骨之端循阳辅、悬钟，外踝以上为绝骨，下出外踝之前至丘墟，循足跗上临泣、五会、侠溪，足面为跗，入小指次指之间至窍阴而终。其支者，别跗上临泣，入大指之间，循大指歧骨内出其端，还贯爪甲，出三毛②。以交于足厥阴肝经也。足大指本节后为歧骨，大指爪甲后为三毛。是动则病口苦，善太息，心胁痛不能转侧，甚则面微有尘③，体无膏泽，足外反热，是为阳厥。是主骨所生病者，少阳之阳气，生于肾水之中，故主骨。头痛颔痛，目锐眦痛，缺盆中肿痛，腋下肿，马刀侠瘿④，汗出振寒，疟，胸、胁、肋、髀、膝外至胫、绝骨、外髁前及诸节皆痛，小指次指不用。瘿，于郢

---

① 外辅骨：小腿外侧之腓骨。
② 三毛：足大指爪甲后二节间为三毛。
③ 甚则面微有尘：阳厥热甚则面色灰黯，如蒙尘土。
④ 马刀侠瘿：病证名，指生在颈项或腋下的瘰疬。

切，又伊盈切；肋，音勒。按：瘿有五，肉色不变为肉瘿，筋脉现露为筋瘿，筋脉交络为血瘿，忧恼消长为气瘿，坚硬不移为石瘿。此马刀侠瘿。生于颈腋之间，系瘰疬、鼠瘘之属也。**为此诸病，盛则泻之，虚则补之。**经文"热则疾之"云云未录。**盛者人迎大一倍于寸口，虚者人迎反小于寸口也。**

[批] 肝足厥阴。**肝足厥阴之脉**受足少阳之交，**起于大指丛毛之际，**丛，徂红切。大敦穴，三毛后横纹为丛毛。**上循足跗上廉**历行间、太冲，**去内踝一寸**内踝前一寸中封穴，**上踝八寸，**自中封上踝，**过三阴交**历五寸蠡沟七寸中都复上一寸，计八寸。**交出太阴之后，上腘内廉**至膝关、曲泉，**循股阴**阴包、五里、阴廉，髀内为股阴，**入毛中**当冲门、府会之分，入阴毛，**过阴器**左右相交，环绕过之，**抵小腹，**上会曲骨、中极、关元，复循章门，至期门之所，脐下为小腹。**挟胃属肝**下日月之分**络胆，上贯膈，**自期门上贯膈，行食窦之外，大包之里。**布胁肋，**上云门、渊腋之间，人迎之外。**循喉咙之后，上入颃颡，**颃，忙、抗二音。行大迎、地仓、四白、阳白之外。颃颡，腭上窍也。颃，正音航，鸟飞貌；又音刚，人颈也；又音忙，咽也；又音抗，咽颃合义。惟忙、抗二音近。**连目系**目内深处为系，**上出额**行临泣之里，**与督脉会于巅**顶之百会。**其支者，从目系下行**任脉之外，本经之里**下颊里，环唇内**交环于唇口之内。**其支者，复从肝**从期门属肝处**别贯膈，**行食窦之外，本经之里，**上注肺。**下行至中焦，挟中脘之分，以交于手太阴肺经也。**是动则病腰痛不可以俛仰，丈夫㿉疝**①**，妇人少腹肿，甚则嗌干，面尘脱色。**俛，同俯；㿉，音颓；疝，音讪。**是主肝所生病者，**五行之气，

---

① 㿉疝：疝气的一种，发病时肿囊肿大、下坠，疼痛或肿结坚硬。

五藏所生而六府为之合，故在藏则曰主肺、主脾、主心、主肾、主肝，在府则曰主津液、主气、主血、主骨、主筋。此皆藏府所生之病，而外见于经证也。胸满、呕逆、飧泄、狐疝①、遗溺、闭癃。飧，音孙；癃，音隆。为此诸病，盛则泻之，虚则补之。此《内经》文数句不录，已注明手太阴肺经中。盛者寸口大一倍于人迎，虚者寸口反小于人迎也。此下"阴阳气绝"数条另录别门。

经脉十二者，伏行分肉之间，深而不见。六藏、六府、手足三阴三阳之脉，乃荣血之荣行，故伏行而不见。

蹻脉《灵枢·脉度》

黄帝曰：蹻脉安起安止，何气荣水？蹻，张注："举足行高曰蹻。"从此义当音跷。岐伯答曰：蹻脉者，少阴之别，起于然骨之后，上内踝之上，直上循阴股入阴，上循胸里入缺盆，上出人迎之前，入頄属目内眦，合于太阳、阳蹻而上行，气并相还②则为濡目，气不荣则目不合。踝，音华，上声；頄，音求。《难经》曰：阳蹻脉者，起于跟中，循外踝上行，入风池；阴蹻脉者，亦起于跟中，循内踝上行，至咽喉，交贯冲脉③。又曰：阴蹻为病，阳缓而阴急；阳蹻为病，阴缓而阳急④。《奇经考》⑤曰：阴蹻者，足少阴之别脉，其脉起于跟中，足少阴然谷穴之后，同足少阴循内踝下照海穴，上内踝之上二寸，以交信为郄，直上循阴股入阴，上循胸

① 狐疝：疝气的一种，表现为时上时下，像狐之出入无常。张子和曰："狐疝，卧则入少腹，行立则出少腹入囊中，出入上下，与狐相类。"

② 气并相还：阴阳二蹻之气并行相绕于目。"气"指阴阳蹻脉之气。"还"与"环"通。

③ 阳蹻脉者……交贯冲脉：语出《难经·二十八难》。

④ 阴蹻为病……阴缓而阳急：语出《难经·二十九难》。

⑤ 奇经考：即《奇经八脉考》，以下注文出于《奇经八脉考·阴蹻脉》和《奇经八脉考·阳蹻脉》。

里，入缺盆上，出人迎之前，至咽咙，交贯冲脉，入頄内廉，上行属目内眦，与手足太阳、足阳明、阳跷五脉会于睛明而上行。凡八穴。阳跷者，足太阳之别脉，其脉起于跟中，出于外踝下足太阳申脉穴，当踝后绕跟，以仆参为本，上外踝上三寸，以附阳为郄，直上循股外廉，循胁后、髀①上会手太阳、阳维于臑俞，上行肩髆外廉，会手阳明于巨骨，会手阳明、少阳于肩髃，上人迎夹口吻，会手足阳明、任脉于地仓，同足阳明上而行巨髎，复会任脉于承泣，至目内眦，与手足太阳、足阳明、阴跷五脉会于睛明穴，从睛明上行入发际，下耳后，入风池而终。凡二十二②穴。然谷在内踝前下一寸陷中；照海在内踝下五分；交信在内踝骨上，少阴前、太阴后廉筋骨间；睛明在目内眦外一分宛宛中；申脉在外踝下五分陷中，容爪甲白肉际；仆参在跟骨下陷中，拱足得之；附阳在外踝上三寸，足太阳之穴也；臑俞在肩后大骨下胛上廉陷中；巨骨在肩尖端上行两叉骨罅间陷中；肩髃在髆骨头，肩端上，两骨罅陷宛宛中，举臂取之有空；地仓在夹口吻旁四分外，如近下有微脉动处；巨髎在夹鼻孔旁八分，直瞳子，平水沟；承泣在目下七分，直瞳子，陷中；风池在耳后，夹玉枕骨下发际陷中。

　　黄帝曰：气独行五藏，不荣六府，何也？岐伯答曰：气之不得无行也言不得无行于六府，如水之流指荣于脉中者，如日月之行指运于脉外者不休，故阴脉荣其藏，阳脉荣其府③，如环之无端，莫知其纪④，终而复始。其流溢之气，内溉藏府，外濡腠理。皮肤肌肉之文理，五藏募原之肉理也。

①　髀上：《奇经八脉考·阳跷脉》原文作"胛上"。
②　二十二穴：《奇经八脉考·阳跷脉》原文作"二十三穴"。
③　阴脉荣其藏阳脉荣其府：杨上善曰："三阴之脉，营藏注阳，三阳之脉，营府注阴，阴阳相注如环。"
④　纪：头绪。

黄帝曰：蹻脉有阴阳，何脉当其数？岐伯答曰：男子数其阳，女子数其阴①，当数者为经，其不当数者为络也。当其数，当数之数，并去声；数其之数，并上声。

任脉　冲脉　督脉《素问·骨空论》

任脉者，起于中极之下，以上毛际，循腹里，上关元，至咽喉，上颐循面入目。《奇经考》曰②：任为阴脉之海，其脉起于中极之下，少腹之内，会阴之分，上行而外出，循曲骨，上毛际，至中极，同足厥阴、太阴、少阴并行腹里，循关元，历石门、气海，会足少阴、冲脉于阴交，循神阙、水分，会足太阴于下脘，历建里，会手太阳、少阳、足阳明于中脘，上上脘、巨阙、鸠尾、中庭、膻中、玉堂、紫宫、华盖、璇玑，上喉咙，会阴维于天突、廉泉，上颐，循承浆，与手足阳明、督脉会，环唇上，至下龈交，复出分行，循面，系两目之下中央，至承泣而终。凡二十七穴。会阴在两阴之间；曲骨在横骨上毛际陷中；中极在脐下四寸，膀胱之募；关元在脐下三寸，小肠之募，三阴任脉之会；石门即丹田，一名命门，在脐下二寸，三焦募也；气海在脐下一寸半宛宛中，男子生气之海；阴交在脐下一寸，当膀胱上口，三焦之募；神阙，当脐中央；水分在脐上一寸，当小肠下口；下脘在脐上二寸，当胃下口；建里在脐上三寸；中脘在脐上四寸，胃之募也；上脘在脐上五寸；巨阙在鸠尾下一寸，心之募也；鸠尾在蔽骨下五分；中庭在膻中下一寸六分陷中；膻中在玉堂下一寸六分，直两乳中间；玉堂在紫宫下一寸六分；紫宫在华盖下一寸六分；华盖在璇玑下一寸；璇玑在天突下一寸；天突在结喉下四寸宛宛中；廉泉在结喉上、舌下、中央；承浆在唇下陷中；下龈交在唇内

---

① 男子数其阳女子数其阴：男子以阳蹻当其数，故阳蹻为经，阴蹻为络；女子以阴蹻当其数，故阴蹻为经，阳蹻为络。

② 奇经考曰：以下注文语出《奇经八脉考·任脉》。

下龈缝中；承泣二穴在目下七分，直瞳子陷中。**冲脉者，起于气街，并少阴之经，侠齐上行，至胸中而散。**齐，与脐通。"并少阴之经"《难经》作"并足阳明之经"。按《奇经考》曰①：冲为"经脉之海"，又曰"血海"，其脉与任脉皆起于少腹之内胞中。其浮而外者，起于气街，并足阳明、少阴二经之间，循腹上行至横骨，侠脐左右各五分上行，历大赫、气穴、四满、中注、肓俞、商曲、石关、阴都、通谷、幽门，至胸中而散。凡二十四穴。气冲即气街，在少腹毛中两旁各二寸，横骨两端，动脉宛宛中，足阳明穴也。足阳明去腹中行二寸，少阴去腹中行五分；冲脉行于二经之间也；横骨在阴上横骨中，宛如偃月，去腹中行一寸半；大赫在横骨上一寸，去腹中行一寸半；气穴即胞门，一名子户，在大赫上一寸，去腹中行一寸半，少阴、冲脉之会也；四满在气穴上一寸；中注在四满上一寸；肓俞在中注上一寸；商曲在肓俞上一寸；石关在商曲上一寸；阴都在石关上一寸；通谷在阴都上一寸；幽门在通谷上一寸，夹巨阙两旁，各五分陷中。**任脉为病，男子内结七疝②，女子带下瘕聚。**疝，音讪；瘕，音假。吴鹤皋曰：七疝，寒、水、筋、血、气、狐、癀也。带下，赤白带下也。瘕聚，气痛不常之名。按：王叔和《脉经》曰：寸口脉来紧细实长至关者，任脉也。动苦少腹绕脐下引横骨阴中切痛，取关元治之。又曰横寸口旁脉丸丸者，任脉也，苦腹中有气，如指上抢心不得俛仰拘急。**冲脉为病，逆气里急。**《脉经》曰：脉来中央坚实，径至关者，冲脉也。动苦少腹痛，上抢心，有瘕疝、遗溺、胁支满烦，女子绝孕。又曰尺寸俱牢，直上直下，此乃冲脉胸中有寒疝也③。**督**

---

① 奇经考曰：以下注文出于《奇经八脉考·冲脉》。

② 七疝：包括五脏疝及狐疝、癀疝。

③ 脉来中央……有寒疝也：语出《脉经·卷二·平奇经八脉病》。

脉为病脊强反折。强，去声。《难经》曰：督脉为病，脊强而厥①。
《金匮》云②：脊强者，五痉之总名，其证卒口噤背反张而瘛疭，诸
药不见③，可灸身柱、大椎、陶道穴。又曰：痉家脉筑筑而弦，直上
下行。《脉经》曰：尺寸俱浮，直上直下，此为督脉。腰背强痛，不
得俯仰，大人癫病，小儿风痫，又曰：脉来中央浮，直上下动者，督
脉也。动苦腰背膝寒，大人癫，小儿痫，宜灸顶上三壮④。张隐庵曰：
冲任之脉，循于腹，故其病在腹，督脉循于背，故为病在背。**督脉**
者，起于少腹以下骨中央，女子入系廷孔，其孔溺孔之端也。
其络循阴器合篡间，绕篡后，别绕臀，至少阴与巨阳中络者合，
少阴上股内后廉，贯脊属肾，与太阳起于目内眦，上额交巅上，
入络脑，还出别下项，侠肩髆内，侠脊抵腰中，入循膂，络肾；
其男子循茎下至篡，与女子等；其少腹直上者，贯齐中央，上
贯心，入喉，上颐环唇，上系两目之下中央。溺，同尿；篡，初
患切；臀，音豚；眦，在诣切；髆，音博；膂，音吕；茎，音冲。
《奇经考》曰：督乃阳脉之海，其脉起于肾下胞中，至于少腹，乃下
行于腰、横骨围之中央，系溺孔之端，男子循茎下至篡，女子络阴
器，合篡间，俱绕篡后屏翳穴，别绕臀，至少阴，与太阳中络者合少
阴，上股内廉，由会阳贯脊，会于长强穴，在骶骨端与少阴会，并脊
里上行，历腰俞、阳关、命门、悬枢、脊中、中枢、筋缩、至阳、灵
台、神道、身柱、陶道、大椎，与手足三阳会合，上哑门，会阳维，
入系舌本，上至风府，会足太阳、阳维，同入脑中，循脑户、强间、
后顶，上巅，历百会、前顶、囟会、上星，至神庭，为足太阳、督脉

---

① 督脉为病脊强而厥：语出《难经·二十九难》。
② 金匮云：以下注文出于《金匮玉函经·卷二·辨痉湿暍》。
③ 不见：《金匮玉函经·卷二·辨痉湿暍》作"不已"。
④ 脉来中央……顶上三壮：语出《脉经·卷二·平奇经八脉病》。

之会，循额中，至鼻柱，经素髎、水沟，会手足阳明，至兑端，入龈交，与任脉、足阳明交会而终。凡三十一穴。屏翳在两阴间，篡之后；会阳二穴在阴尾尻骨两旁；腰俞在二十一椎下；阳关在十六椎下；命门在十四椎下；悬枢在十三椎下；脊中在十一椎下；中枢在十椎下；筋缩在九椎下；至阳在七椎下；灵台在六椎下；神道，一作冲道，在五椎下；身柱，一作身枢，在三椎下；陶道在大椎下；大椎在一椎下；哑门在项后入发际五分；风府在项后入发际一寸，大筋内宛宛中；脑户在枕骨上；强间在百会后三寸；后顶在百会后一寸半；百会在顶中央旋毛中；前顶在百会前一寸半；囟会在百会前三寸，即囟门；上星在囟会前一寸；神庭在囟会前二寸，直鼻上入发际五分；素髎，即鼻准头；水沟即人中；兑端在唇上端；龈交在上齿缝中。《奇经考》又曰：督脉别络，自长强走任脉者，由小腹直上，贯脐中央，上贯心，入喉，上颐，环唇，上系两目之下中央，会太阳于目内眦睛明穴。上额，与足厥阴同会于巅，入络于脑，又别自脑下项，循肩甲，与手足太阳、少阳会于大杼第一椎下两旁，去脊中一寸五分陷中，内侠脊抵腰中，入循膂，络肾①。按：经文颇错综，阅此自了然矣。张洁古曰：督者，都也，为阳脉之都纲；任者，妊也，为阴脉之妊养②。**此生病，从少腹上冲心而痛，不得前后，为冲疝；其女子不孕，癃痔遗溺嗌干。**癃，音隆；痔，音池，上声；溺，同尿；乾，音干。王启玄曰：此乃任冲二脉之病，不知何以属督脉。李濒湖曰：督脉虽行于背，而别络自长强走任脉者，则由小腹直上，贯脐中，贯心，入喉，上颐，环唇，而入于目之内眦，故显此诸证。启玄盖未深考尔③。

---

① 督乃阳脉……入循膂，络肾：语出《奇经八脉考·督脉》。

② 督者……阴脉之妊养：语出《奇经八脉考·督脉》，张洁古原文出处不详。

③ 王启玄……未深考尔：语出《奇经八脉考·督脉为病》。

冲脉《灵枢·逆顺肥瘦》

黄帝曰：少阴之脉独下行何也？岐伯曰：不然。夫冲脉者，五藏六府之海也，五藏六府皆禀焉。其上者，出于颃颡，渗诸阳，灌诸精；其下者，注少阴之大络①，出于气街，循阴股内廉，入腘中，伏行骭②骨内，下至内踝之后属而别；其下者，并于少阴之经，渗三阴；其前者，伏行出跗属，下循跗，入大指间，渗诸络而温肌肉。故别络结则跗上不动，不动则厥③，厥则寒矣。颃，音航，鸟飞貌；又音刚，人颈也；又音忼，咽也；又音抗，咽颃。按：张注：颃颡，鼻之内窍，则似当音忼，渗，所禁切；腘，音国；骭，音行；踝，音华，上声；跗，音肤；气街，一作气冲；骭骨，一作骬骨。《素问·水热穴论》曰：三阴之所交，结于脚也，踝上各一行，行六者，此肾脉之下行也，名曰太冲。

按《内经》论，奇经八脉仅载督、任、冲、阴阳蹻五脉，而带脉、阴维、阳维均未有明文，仅附录于此，以便稽考。秦越人《二十八难》曰：带脉者，起于季胁，回身一周……阳维阴维者，维络于身，溢蓄不能环流灌溢诸经者也。故阳维起于诸阳会，阴维起于诸阴交也。又《二十九难》曰：奇经之为病何如？然，阳维维于阳，阴维维于阴，阴阳不能自相维，则怅然失志，溶溶不能自收持。带之为病，腹满，腰溶溶若坐水中。阳维为病苦寒热。阴维为病苦心痛。《奇经考》曰：阴维起于诸阴之交，其脉起于足少阴筑宾穴，为阴维之郄，在内踝上五寸腨肉分中，上循股内廉，上行入小腹，会足太阴、厥阴、少阴、阳明于府舍，上会足太阴于大横、腹哀，循胁肋会足厥阴于期门，上胸膈，挟咽，与任脉会于天突、廉泉，上至顶前而终。凡一十四穴③。阳维起于诸阳之会，其脉发于足太阳金门穴，在

① 大络：指肾经穴大钟。
② 骭：《素问》作"骬"。
③ 阴维起于……凡一十四穴：语出《奇经八脉考·阴维脉》。

足外踝下一寸五分，上外踝七寸会足少阳于阳交，为阳维之郄，循膝外廉，上髀厌，抵少腹侧，会足少阳于居髎，循胁肋，斜上肘上，会手阳明、手足太阳于臂臑，过肩前，与手少阳会于臑会、天髎，却会手足少阳、足阳明于肩井，入肩后，会手太阳、阳跷于臑俞，上循耳后，会手足少阳于风池，上脑空、承灵、正营、目窗、临泣，下额与手足少阳、阳明五脉会于阳白，循头，入耳，上至本神而止。凡三十二穴①。府舍在腹哀下三寸；大横在腹哀下一寸五分；腹哀在日月下一寸五分，并去腹中行四寸半；期门直乳下一寸半；天突在结喉下四寸半宛宛中；廉泉在结喉下二寸中央是穴，阳交在外踝上七寸，属二阳之间；居髎在章门下八寸监骨上陷中；臂臑在肘上七寸两筋罅陷中，肩髃下一寸；臑会在肩前廉，去肩端三寸宛宛中；天髎在缺盆中，上毖骨际陷中央；肩井在肩上陷中，缺盆上，大骨前一寸五分；臑俞在肩后大骨下胛上廉陷中；风池在耳后发际陷中；脑空在承灵后一寸半夹玉枕骨下陷中；承灵在正营后一寸半；正营在目窗后一寸；目窗在临泣后一寸；临泣在瞳人直上，入发际五分陷中；阳白在眉上一寸，直瞳人相对，本神直耳上入发际中。王叔和《脉经》曰：寸口脉从少阴斜至太阳，是阳维脉也。动，苦肌肉痹痒……皮肤痛，下部不仁，汗出而寒。又苦巅仆羊鸣，手足相引，甚者失音不能言。宜取客主人穴。又曰：寸口脉从少阳斜至厥阴，是阴维脉也。动，苦癫痫、僵仆、羊鸣……又苦僵仆，失音，肌肉痹痒……应时自发，汗出恶风，身洗洗然也②。取羊白、金门、仆参。叔和又曰：诊得阳维脉浮者，暂起目眩，阳盛实者，苦肩息洒洒如寒。诊得阴维脉沉大而实者，苦胸中痛，胁下支满，心痛。其脉如贯珠者，男子两胁下实，腰中痛，女子阴中痛，如有疮状③。《奇经考》又曰：带脉者，起于季

---

① 阳维起于……凡三十二穴：语出《奇经八脉考·阳维脉》。
② 从少阴……身洗洗然也：语出《脉经·卷十·手检图三十一部》。
③ 诊得阳维脉……如有疮状：语出《脉经·卷二·平奇经八脉病》。

胁，足厥阴之章门穴，同足少阳循带脉穴。围身一周，如束带然。又与足少阳会于五枢、维道。凡八穴。章门，足厥阴、少阴之会，在季胁骨端，肘尖尽处是穴；带脉穴，属足少阳经，在季胁下一寸八分陷中；五枢在带脉下三寸；维道在章门下五寸三分①。杨氏曰：带脉总束诸脉，使不妄行，如人束带而前垂，故名。妇人恶露随带脉而下，故谓之带脉②。王叔和曰：带脉为病，左右绕脐，腰脊痛，冲阴股也……张子和曰：十二经与奇经七脉，皆上下周流，唯带脉起少腹之侧，季胁之下，环身一周，络腰而过，如束带之状。而冲任二脉循腹胁，夹脐旁，传流于气冲，属于带脉，络于督脉。冲、任、督三脉同起而异行，一源而三歧，皆络带脉，因诸经上下往来，遗热于带脉之间，客热郁抑，白物满溢，随溲而下，女子绵绵不绝，是为白带。《内经》云：思想无穷，所愿不得，意淫于外，入房太甚，发为筋痿，及为白淫。白淫者，白物淫衍，如精之状，男子因溲而下，女子绵绵而下也，皆从湿热治之，与治痢同法。赤白痢乃邪热传于大肠，赤白带乃邪热传于小肠，后世皆以赤为热、白为寒，流误千载③。

又按：《奇经考》曰：奇经八脉者，阴维也，阳维也，阴蹻也，阳蹻也，冲也，任也，督也，带也。阳维起于诸阳之会，由外踝而上行于卫分。阴维起于诸阴之交，由内踝而上，行于营分。所以为一身之纲维也。阳蹻起于跟中，循外踝上行于身之左右，阴蹻起于跟中，循内踝上行于身之左右，所以使机关之蹻捷也。督脉起于会阴，循背而行于身之后，为阳脉之总督，故曰阳脉之海。任脉起于会阴，循腹而行于身之前，为阴脉之承任，故曰阴脉之海。冲脉起于会阴，夹脐而行，直冲于上，为诸脉之冲要，故曰十二经脉之海。

---

① 带脉者……五寸三分：语出《奇经八脉考·带脉》。
② 故谓之带脉：《奇经八脉考·带脉》作"故谓之带下"。
③ 王叔和曰……流误千载：语出《奇经八脉考·带脉为病》。

带脉则横围于腰，状如束带，所以总约诸脉者也。是故阳维主一身之表，阴维主一身之里，以乾坤言也。阳蹻主一身左右之阳，阴蹻主一身左右之阴，以东西言也。督主身后之阳，任、冲主身前之阴，以南北言也。带脉横束诸脉，以六合言也。是故医而知乎八脉，则十二经、十五络之大旨得矣；仙而知乎八脉，则龙虎升降，玄牝幽微之窍妙得矣①。

十五络《灵枢·经脉》

[批] 手太阴别。手太阴之别，名曰列缺，起于腕上分间，并太阴之经直入掌中，散入于鱼际。其病实则手锐掌热，虚则欠㰦，小便遗数。腕，鸟贯切，音惋；㰦，丘据切，音去。欠㰦，张口也。数，入声。别者，谓十二经脉之外，别有经络，阳络之走于阴，阴络之走于阳，与经脉缪处而各走其道也。经文有"取之去腕半寸别走阳明也"句未录。下手少阴别条有"取之掌后一寸别走太阳也"；手心主别条有"取之两筋间也"；手太阳别、手阳明别、手少阳别、足太阳别、足少阳别、足阳明别、足太阴别、足少阴别、足厥阴别及任脉之别等条俱有"取之所别也"；督脉之别有"高摇之，挟脊之有过者，取之所别也"；脾之大络条有"此脉若罗络之血者，皆取之脾之大络脉也"之文均不录，谨志。

[批] 手少阴别。手少阴之别，名曰通里，去腕一寸半，别而上行，循经入于心中，系舌本，属目系。其实则支膈②，虚则不能言。支膈者，膈间若有所支而不畅也。

[批] 手心主别。手心主之别，名曰内关，去腕二寸，出于两筋之间，循经以上，系于心包，络心系。实则心痛，虚则为头强。强，去声。

---

① 奇经八脉……窍妙得矣：语出《奇经八脉考·八脉》。

② 支膈：谓胸膈间支撑不舒。

　　〔批〕手太阳别。手太阳之别，名曰支正，上腕五寸，内注少阴；其别者，上走肘，络肩髃。实则节弛肘废，虚则生疣，小者如指痂疥。肘，涉柳切；髃，音虞；弛，音豕，弛同；肬，音尤；痂，音嘉；疥，音戒。

　　〔批〕手阳明别。手阳明之别，名曰偏历，去腕三寸，别入太阴；其别者，上循臂，乘肩髃，上曲颊偏齿；其别者，入耳合于宗脉。实则龋、聋，虚则齿寒、痹隔①。龋，齿蠹也，颗羽切，音踽，又果羽切，音矩，义同。

　　〔批〕手少阳别。手少阳之别，名曰外关，去腕二寸，外绕臂，注胸中，合心主。病实则肘挛，虚则不收。绕，音绕。

　　〔批〕足太阳别。足太阳之别，名曰飞扬，去踝七寸，别走少阴。实则鼽窒头背痛，虚则鼽衄。鼽，音求；窒，陟栗切；衄，女六切。

　　〔批〕足少阳别。足少阳之别，名曰光明，去踝五寸，别走厥阴，下络足跗。实则厥，虚则痿躄，坐不能起。踝，音华，上声；跗，音肤，又音附；躄，音辟。

　　〔批〕足阳明别。足阳明之别，名曰丰隆，去踝八寸，别走太阴；其别者，循胫骨外廉，上络头项，合诸经之气，下络喉嗌。其病气逆则喉痹卒②喑，实则狂癫，虚则足不收，胫枯。喑，音阴。

　　〔批〕足太阴别。足太阴之别，名曰公孙，去本节之后一寸，别走阳明；其别者，入络肠胃。厥气上逆则霍乱，实则肠中切痛，虚则鼓胀。

---

　　① 痹隔：马莳曰："正气不足为虚，则上为齿寒、为内痹，为隔寒。"
　　② 卒：《灵枢》作"瘁"。

［批］足少阴别。足少阴之别，名曰大钟，当踝后绕跟，别走太阳；其别者，并经上走于心包，下外贯腰脊。其病气逆则烦闷，实则闭癃，虚则腰痛。跟，音根。

［批］足厥阴别。足厥阴之别，名曰蠡沟，去内踝五寸，别走少阳；其别者，经①胫上睾，结于茎。其病气逆则睾肿卒疝，实则挺长，虚则暴痒。蠡，音礼；睾，音高；茎，何庚切；卒，音猝。

［批］任脉之别。任脉之别，名曰尾翳，下鸠尾，散于腹。实则腹皮痛，虚则痒搔。翳，于计切；痒，以两切；搔，苏曹切。

［批］督脉之别。督脉之别，名曰长强，挟脊上项，散头上，下当肩胛左右，别走太阳，入贯膂。实则脊强，虚则头重。长强之强，如字脊强之强，去声；胛，音甲；膂，音吕。

［批］脾之大络。脾之大络，名曰大包，出渊腋下三寸，布胸胁。实则身尽痛，虚则百节尽皆纵。

凡此十五络者，实则必见，虚则必下，视之不见，求之上下，人经不同，络脉异所别也。以上皆黄帝命雷公之言。

胃之大络名曰虚里《素问·平人气象论》

胃之大络，名曰虚里，贯鬲络肺，出于左乳下，其动应衣，脉宗气也。鬲与隔同。言此脉以候宗气者也。宗气者，胃府水谷之所生，积于胸中，上出喉咙以司呼吸，行于十二经隧之中，为藏府经脉之宗。盛喘数绝者，则病在中，数，音朔。宗气病于膻中；结而横，有积矣，脉来迟止曰结。吴注：横，横格于指下也。张注：虚

---

① 经：《灵枢》作"径"。

里之横络，有积滞也。**绝不至曰死。**胃府之生气绝于内也。**乳之下其动应衣，**宗气泄也。泄，音薛。杨元如曰：首句之"其动应衣"跟着"脉宗气"而言，言乳下之应衣而动者，此宗气所出之脉也；后句之"其动应衣"跟着"宗气泄也"而言，言动而应衣，此宗气外泄，盖动之甚矣。此节乃岐伯之言。

经别六合《灵枢·经别》

此论十二经脉、十五大络之外，而又有经别。三阳之经别离本经而合于三阴，三阴之经别离本经而合于三阳。

[批] 足太阳少阴一合。足太阳之正，别入于腘中，其一道①下尻五寸，别入于肛，属于膀胱，散之肾，循膂当心入散；直者，从膂上出于项，复属于太阳，此为一经②也。尻，音考，平声；肛，音江；膂，音吕。足少阴之正，至腘中，别走太阳而合，上至肾，当十四椎，出属带脉；直者，系舌本，复出于项，合于太阳，此为一合。成以诸阴之别，皆为正也。

[批] 足少阳厥阴二合。足少阳之正，绕髀入毛际，合于厥阴；别者，入季胁之间，循胸里，属胆，散之上肝贯心，以上挟咽，出颐颌中，散于面，系目系，合少阳于外眦也。髀，音俾；颐，音移；颌，胡感切；眦，才诣切，音剂，去声。足厥阴之正，别跗上，上至毛际，合于少阳，与别俱行，此为二合也。跗，音肤。

[批] 足阳明太阴三合。足阳明之正，上至髀，入于腹里，属胃，散之脾，上通于心，上循咽，出于口，上额颅《新校

---

① 一道：张志聪曰："一道者，经别之又分两歧也。"
② 一经："经"，谓经脉之别经，如足太阳从经别行，入于腘，入于肛，复属于太阳之经脉，故谓之一经。

正》作颟，还系目系，合于阳明也。颟，音卢。足太阴之正，上至髀，合于阳明，与别俱行，上结于咽，贯舌中，此为三合也。

[批]手太阳少阴四合。手太阳之正，指地①，别于肩解，入腋走心，系小肠也。腋，音亦。腰以上为天，腰以下为地。指地者，下合于足太阳也，下"指天"义同。手少阴之正，别入于渊腋两筋之间，属于心，上走喉咙，出于面，合目内眦，此为四合也。

[批]手少阳心主五合。手少阳之正，指天②，别于巅，入缺盆，下走三焦，散于胸中也。手心主之正，别下渊腋三寸，入胸中，别属三焦，出循喉咙，出耳后，合少阳完骨之下，此为五合也。

[批]手阳明太阴六合。手阳明之正，从手循膺乳，别于肩髃，入柱骨③下，走大肠，属于肺，上循喉咙，出缺盆，合于阳明也。手太阴之正，别入渊腋少阴之前，入走肺，散之太阳，上出缺盆，循喉咙，复合阳明，此六合也。以上皆岐伯对黄帝之言也。按：十二经脉始于手太阴肺，终于足厥阴肝而上注肺，周而复始，此阴阳六合，始于足太阳，而终于手太阴，复散之太阳，亦周而复始，环转不息也。

血气多少之常数　手足阴阳表里《素问·血气形志篇》

夫人之常数，太阳常多血少气，少阳常少血多气，阳明常

---

① 指地：自上至下谓之指地。杨上善《黄帝内经太素》："地，下也。手太阳正，从手至肩，下行走心，系小肠，为指地也。"
② 指天："天"指上说，谓三焦经别始于头顶部。
③ 柱骨：即锁骨。

多气多血，少阴常少血多气，厥阴常多血少气，太阴常多气少血，此天之常数。六经之气血，各有多少。刺者宜从其多者而去之。后文云"刺阳明，出血气；刺太阳出血恶气；刺少阳出气恶血；刺太阴出气恶血；刺少阴出气恶血；刺厥阴出血恶气也"，《灵枢·九针论》作"太阴多血少气，刺太阴出血恶气"，余同。

足太阳与少阴为表里，少阳与厥阴为表里，阳明与太阴为表里，是为足阴阳也。手太阳与少阴为表里，少阳与心主为表里，阳明与太阴为表里，是为手之阴阳也。五藏六府以合十二经脉，阴阳并交，表里相应，《灵枢·九针论》与此同。今知手足阴阳所苦，凡治病必先去其血，乃去其所苦，伺之所欲，然后泻有余，补不足。

大经脉度十六丈二尺 《灵枢·脉度》

[批]脉度。黄帝曰：愿闻脉度。岐伯答曰：手之六阳左右手各有三阳，三而两之成六也，从手至头，长五尺，五六三丈。手之六阴手足皆有左右，故皆云六从手至胸中，三尺五寸，三六一丈八尺，五六三尺，合二丈一尺。足之六阳，从足上至头，八尺，六八四丈八尺。足之六阴，从足至胸中，六尺五寸，六六三丈六尺，五六三尺，合三丈九尺。蹻脉从足至目，七尺五寸，二七一丈四尺，二五一尺，合一丈五尺。蹻，依张注举足行高之义，当音跷。督脉、任脉各四尺五寸，二四八尺，二五一尺，合九尺。凡都合一十六丈二尺，此气之大经隧也。以上皆论经脉之度数，而络脉孙脉皆不在内。经脉为里，支而横者为络，络之别者为孙，经脉内荣藏府，外络形身，皆深而不见。浮而见者皆络脉也，下文盖谓络脉。盛而血者疾诛之，盛者泻之，虚者饮药以补之。

五十营《灵枢·五十营》

黄帝曰：余愿闻五十营①奈何？岐伯答曰：天周二十八宿②。一面七星，子午为经，卯酉为纬，房毕为纬，虚张为经，房至毕为阳，昴至心为阴，阳主昼，阴主夜。宿三十六分，人气行一周千八分。日行二十八宿。人经脉上下、左右、前后二十八脉③。手之三阴三阳，足之三阴三阳，上下左右，共计二十四脉，并左右之两蹻脉，前之任脉，后之督脉，通共二十八脉。周身十六丈二尺，以应二十八宿，漏水下百刻，以分昼夜。故人一呼脉再动，气行三寸；一吸脉亦再动，气行三寸；呼吸定息，气行六寸。十息，气行六尺，日行二分。按：十息不满一分，必十三息，一呼不过日行一分，读者当于此句上加"二十七息，气行一丈六尺二寸"，于数始合。二百七十息，气行十六丈二尺，气行交通于中，一周于身，下水二刻，日行二十五分。按：不过"二十分有奇"五字当时衍文。五百四十息，气行再周于身，下水四刻，日行四十分。二千七百息，气行十周于身，下水二十刻，日行五宿二十分；一万三千五百息，气行五十营于身，水下百刻，日行二十八宿，漏水皆尽，脉终矣。本篇论宗气、营气皆行于脉中，循脉度之十六丈二尺，应呼吸漏下而为五十营也。所谓交通者，并行一数也。张注云：肺主气而主皮毛，人一呼则八万四千毛窍皆合，一吸则

---

① 五十营：张介宾曰："即营气运行之数，昼夜凡五十度也。"

② 二十八宿：古代天文学星名，周天四方各有七宿，即：东方青龙七宿：角、亢、氐、房、心、尾、箕；北方玄武七宿：斗、牛、女、虚、危、室、壁；西方白虎七宿：奎、娄、胃、昴、毕、觜、参；南方朱雀七宿：井、鬼、柳、星、张、翼、轸。

③ 二十八脉：马莳曰："十二经有十二脉，而左右相同，则为二十四脉，加以阳蹻、阴蹻、督脉、任脉，共计二十八脉。"

八万四千毛窍皆开。此宗气之散于脉外之皮毛而行呼吸者也。故所谓交通者，谓皮肤经脉之宗气，外内交通，而并行一百刻之数也。① 故五十营备，得尽天地之寿矣，凡行八百一十丈也。

营气《灵枢·营气》

黄帝曰：营气之道，此篇论营血。营行于经隧之中，始于手太阴肺，终于足厥阴肝，常营无已，终而复始，昼夜止，环转一周，与"营气、宗气行于脉中应呼吸漏下，昼夜为五十营"者，及"营卫相将皆行皮肤肌腠之间，日行阳二十五度，夜行阴二十五度"者俱不同。内谷为宝。谷入于胃，乃传之肺，流溢于中，布散于外，精专者行于经隧，常营无已，终而复始，是为②天地之纪。隧，音遂。

故气从太阴出，注手阳明，营气从手太阴肺脉出注于手大指少商，其支者，注于次指之端而以交于手阳明也。上行注足阳明，上行于鼻，交頄中，而注于胃脉。下行至跗上，跗，音肤，又音附，冲阳穴。注大指间，与太阴合与脾脉合于隐白，上行抵髀，髀，音俾。从髀③注心中，循手少阴出腋，腋，音亦，腋下之极泉。下臂，注小指少冲穴，合手太阳，在小指外侧，少泽穴。上行乘腋出頄内，注目内眦，頄，音拙。眦，在诣切，音剂，去声。交于足太阳之晴明。上巅下项，合足太阳，循脊下尻，尻，音考，平声。下行注小指之端足小指至阴穴，循足心涌泉穴注足少阴，上行注肾，从肾注心，外散于胸中交于心包络。循心主脉出腋下臂，出

---

① 肺主气……一百刻之数也：语出《黄帝内经灵枢集注·卷二·五十营》。"

② 是为：《灵枢》作"是谓"。

③ 髀：《灵枢》作"脾"。

两筋之间，入掌中，出中指之端中冲穴，还注小指次指之端关冲穴，合手少阳，上行注膻中，膻，音诞。散于三焦，从三焦注胆，出胁，注足少阳，下行至跗上，复从跗注大指间大敦穴，合足厥阴，上行至肝，从肝上注肺，上循喉咙，入颃颡之窍，究于畜门①。颃，音航，鸟飞貌，又音刚，人颈也，又音忼，咽也，又音抗，咽颃抗。张注：颃颡，鼻之内窍；畜门，鼻之外窍。据此则颃当音忼，或音抗，为通。畜当作嘀为通。嘀，许就切，同嗅。其支别者，上额循巅与督脉会于巅顶下项中，循脊入骶，是督脉也。骶，音帝。络阴器，上过毛中，入脐中，上循腹里是督脉之行于前者，入缺盆，下注肺中，复出太阴复循手太阴也。此营气之所行也，逆顺之常也。

营卫生会 《灵枢·营卫生会》

黄帝问于岐伯曰：人焉受气？阴阳焉会？何气为营？何气为卫？营安从生？卫于焉会？老壮不同气，阴阳异位，愿闻其会。岐伯答曰：人受气于谷，谷入于胃，以传与肺，五藏六府，皆以受气，此营血之营于五藏六府、十二经脉也。其清者为营，浊者为卫乃别出两行营卫之道，营在脉中，卫在脉外，营周不休，五十而复大会。阴阳相贯，如环无端。此营气之行于脉中，循度环转，以应呼吸漏下者也。卫气行于阴二十五度，行于阳二十五度，分为昼夜，故气至阳而起卧起目张，至阴而止休止目瞑。故曰：日中而阳陇为重阳，夜半而阴陇为重阴。故太阴主内，太阳主外，各行二十五度，分为昼夜。日行于肤表，夜行于五藏之募原，此卫气之所行也，以下论天道昼夜之阴阳。夜半为阴陇，夜

---

① 畜门：指鼻孔。

半后而为阴衰，平旦阴尽而阳受气矣。日中而阳陇，日西而阳衰，日入阳尽而阴受气矣。夜半而大会，万民皆卧，命曰合阴，平旦阴尽而阳受气，如是无已，与天地同纪。此章论营卫之生始出入，前段言营卫之所生而各走其道，后段言营卫之会合相将而行外内出入，此阴阳离合之道也，下有"老人不夜瞑，少壮人不昼瞑"节，现录杂说门，当合参。

黄帝曰：愿闻营卫之所行，皆何道从来？岐伯答曰：营出于中焦，卫出于下焦。以下经文论三焦之所出，今录藏象门，当与此合参。

卫气昼行阳二十五周，夜行阴藏二十五周，日加宿上，人气在太阳日行一舍，人气行三阳行于阴分《灵枢·卫气行》

黄帝问于岐伯曰：愿闻卫气之行，出入之合，何如？伯高曰：上文"问于岐伯"疑或有伪。岁有十二月，周天三百六十五度，四分度之一，一昼一夜，日随天道环转，绕地一周而过一度，岁三百六十五日有奇，而一周天。日有十二辰①，子午为经，卯酉为纬，纬，音胃。夜半为子，日中为午，日出为卯，日入为酉，子位于北，午位于南，卯位于东，酉位于西，南北为经，东西为纬。天周二十八宿而一面七星②，四七二十八星，房昴为纬，虚张为经③。昴，音卯。房、氐、亢、角、轸、翼、张、星、柳、鬼、井、参、觜、毕、昴、胃、娄、奎、壁、室、危、虚、女、牛、斗、箕、尾、

---

① 日有十二辰：古用子丑寅卯辰巳午未申酉戌亥计时，将一天分为十二辰，每一辰相当于现在两小时。

② 天周二十八宿而一面七星：张介宾曰："天分四面，东西南北。一面七星，如角亢氐房心尾箕，东方七宿也；斗牛女虚危室壁，北方七宿也；奎娄胃昴毕觜参，西方七宿也；井鬼柳星张翼轸，南方七宿也。"

③ 房昴为纬虚张为经：房星在东方，昴星在西方，从房星到昴星称为纬；虚星在北方，张星在南方，从虚星到张星称为经。

心二十八宿分位于周天之三百六十五度，房位于卯，昴位于酉，虚位于子，张位近午。是故房至毕为阳，昴至心为阴①。房度在卯，毕度在酉，日随天道自东而西，漏下二十五刻，日正中而行至张度，又二十五刻而行至毕度，此昼日行于阳也，昴度在酉，心度在卯，日随天道自西而东，绕地环转，漏下二十五刻，夜正中而行至虚度，又二十五刻行至心度，此夜行于阴也。阳主昼，阴主夜。故卫气之行，一日一夜五十周于身，昼日行于阳二十五周，夜行于阴二十五周，周于五藏。

是故平旦阴尽，阳气出于目，目张则气上行于头，循项下足太阳，循背下至小指之端。其散者，别于目锐眦，下手太阳，下至手小指之间外侧。其散者，别于目锐眦，下足少阳，注小指次指之间，以上循手少阳之分，侧下至小指之间别者，以上至耳前，合于颔脉，注足阳明，以下行至跗上，入五指之间。其散者，从耳下下手阳明，入大指之间，入掌中。其至于足也，入足心，出内踝下，行阴分，复合于目，故为一周。

是故日行一舍，人气②行一周与十分身之八③；日行二舍，人气行三周于身与十分身之六④；日行三舍，人气行于身五周

---

① 房至毕为阳昴至心为营：二十八宿，分为阴阳两个方面，各十四宿。从房星至毕星，其中有毕觜参井鬼柳星张翼轸角亢氐房十四星，其经过是从早晨到傍晚之时，故称阳。从昴星至心星，也各十四宿，其中有心尾箕斗牛女虚危室壁奎娄胃昴十四星，其经过是从黄昏至黎明之时，故称阴。

② 人气：指卫气。

③ 人气行一周与十分身之八：张介宾曰："天周二十八舍，人之卫气，昼夜凡行五十周。以五十周为实，而用二十八归除之，则日行一舍，卫气当行一周，与十分身之七分八厘正毫有奇为正数。此言一周与十分身之八者，亦如天行过日一度，而优有奇分也。"

④ 人气行三周于身与十分身之六：张介宾曰："日行二舍，人气当行三周于身，与十分身之五分七厘一毫有奇为正数。云十分身之六者，有奇分也。后仿此。

与十分身之四①；日行四舍，人气行于身七周与十分身之二②；日行五舍，人气行于身九周③；日行六舍，人气行于身十周与十分身之八④；日行七舍，人气行于身十二周在身与十分身之六⑤；日行十四舍，人气二十五周于身有奇分与十分身之四⑥，阳尽于阴，阴受气矣。其始入于阴，常从足少阴注于肾，肾注于心，心注于肺，肺注于肝，肝注于脾，脾复注于肾为周。是故夜行一舍，人气行于阴藏一周与十分藏之八，亦如阳行之二十五周，而复合于目。阴阳一日一夜，合有奇分十分身之四与十分藏之二，是故人之所以卧起之时有早晏者，奇分⑦不尽故也。眦，才诣切，音剂，去声；颔，户感切；胕，音肤，又音附；踝，音华，上声；奇，音羁。两奇分十分身之四，"四"字疑讹。营行脉中，卫行脉外，循藏府之手足十二经脉，与督脉、任脉、阳蹻、阴蹻之脉度而行一呼一吸，脉行六寸，水下二刻，计二百七十息，脉行十六丈二尺为一周，昼行二十五周，夜行二十五周，总属此十六丈

---

① 人气行于身五周与十分身之四：张介宾曰："人气当行五周，与十分身之三分五厘七毫有奇为正数。余者为奇分。"

② 人气行于身七周与十分身之二：张介宾曰："人气当行七周，与十分身之一分四厘二毫有奇为正数。余者为奇分。"

③ 人气行于身九周：张介宾曰："人气当行八周，与十分身之九分二厘八毫为正数。余者为奇分。"

④ 人气行于身十周与十分身之八：张介宾曰："人气当行十周，与十分身之七分一厘四毫有奇为正数。余者为奇分。"

⑤ 人气行于身十二周与十分身之六：张介宾曰："人气当行十二周，与十分身之四分九厘有奇为正数。余者为奇分，此一面七星之宿也。"

⑥ 人气二十五周于身有奇分与十分身之二：张介宾曰："日行七舍为半日，行十四舍则自房至毕为一昼，人气当行二十五周为正数。今凡日行一舍，人气行一周与十分身之八，则每舍当余一厘四毫有奇为奇分。合十四舍而计之，共得十分身之二，是为一昼夜指奇分也。"

⑦ 奇分：指有余或不足奇零之数而言。张介宾曰："所谓奇分者，言气有过度不尽也。"

二尺之脉度，无分阴与阳也。其昼行于阳二十五周，夜行于阴二十五周，周于五藏者，昼行于三阳之分，夜行于五藏之阴，与循经而行者，各走其道。盖卫气之循经而行者，与脉内之营气交相循度环转；昼行于阳，夜行于阴者，与脉外之营气相将而行；昼行于皮肤肌腠之间，夜行于五藏募原之内，与昼夜循行十六丈二尺之经脉五十周者不同也。是以平旦气出于阳而目张，暮则气入于阴而目瞑。夫卫气之昼行于阳，夜行于阴者，应日，随天道绕地环转；卫气之循经而行者，应月，与海水之盛亏于东西。故曰：人与天地参也，与日月相应也。此下经文一大段未录。

水下一刻，人气在太阳；水下二刻，人气在少阳；水下三刻，人气在阳明；水下四刻，人气在阴分。水下五刻，人气在太阳；水下六刻，人气在少阳；水下七刻，人气在阳明；水下八刻，人气在阴分。水下九刻，人气在太阳；水下十刻，人气在少阳；水下十一刻，人气在阳明；水下十二刻，人气在阴分。水下十三刻，人气在太阳；水下十四刻，人气在少阳；水下十五刻，人气在阳明；水下十六刻，人气在阴分。水下十七刻，人气在太阳；水下十八刻，人气在少阳；水下十九刻，人气在阳明；水下二十刻，人气在阴分。水下二十一刻，人气在太阳；水下二十二刻，人气在少阳；水下二十三刻，人气在阳明；水下二十四刻，人气在阴分。水下二十五刻，人气在太阳。此半日之度也。从房至毕一十四舍水下五十刻，日行半度。廻行一舍，水下三刻与七分刻之四。大要曰：常以日之加于宿上也，人气在太阳。是故日行一舍，人气行三阳行于阴分，常如是无已，与天地同纪，纷纷白分白分，终而复始，一日一夜，水下百刻而尽矣。廻，同回；白分，普巴切，音葩。纷纷白分白分，谓杂乱纷纭而仍有明白之度也。按上文黄帝曰：卫气之在于身也，上下往来不以期候气而刺之奈何？伯高曰：分有多少，日有长短，春秋冬夏，各有分理，然后常以平旦为纪，以夜尽为始。是故一日一夜，水下百刻。二十五刻者，半日之度也。常如是，无已，日入而止。随日之长短，各以为纪而刺之。谨候其时，病可与期；失时反候者，百病不治。故曰：刺实者，刺其来也；刺虚者，刺其去也。此言气存亡之时以候虚实而刺之。是故谨候气之所在而刺之，是谓逢时。在于三阳必候其气在于阳而刺之，病在于三阴必候其气在阴分而刺之。则此所论气在太阳、少阳、阳明、阴分者，盖言卫气应天道之绕地环转，在阳在阴，以为取刺之法。刺法虽以平旦为始，日入而止，然此人气之在阳在阴，无分昼夜，与日行于阳二十五周，夜行阴藏二十五周者不同。夫既云水下一刻，人气在太阳，二刻在少阳，三刻在阳明，四刻在阴分，至二十五刻在太阳，此半日之度。一日一夜，水下百刻而尽。又云：常以日之加于宿上，人气在太阳，日行一舍，人气行三阳，行于阴分，则是日行半度一十二舍半，一度二十五舍矣。今云从房至毕一十四舍，日行半度，可见日行一度二十八舍，则一日一夜当水下百十二刻矣。何经文之龃龉耶？要知水下一刻、二刻至二十五刻云云者，是教人知气在太阳、少阳、阳明、阴分之次序，不必板定于刻数。学者当于廻行一舍，水下三刻与七分刻之四著想，便了然矣。据此推算，是七分刻之六分二厘五毫，人气在太阳，水下一刻与七分刻之五分五厘；人气在少阳，水下二刻与七分刻之四分七厘五毫；人气在阳明，水下三刻与七分刻之四；人气在阴分，水下四刻与七分刻之三分二厘五毫，人气又在太阳，水下五刻与七分刻之二分五厘；又在少阳，水下六刻与七分刻之一分七厘五毫；又在阳明，水下七刻与七分刻之一；又在阴分，挨次而下不爽毫厘。今张注谓：五十三刻而又加于太阳太觉拘文牵义，推算不合于数，恐无当古圣之心焉。读者不以文害辞，不以辞害志，以意逆志，是谓得之。再按古者，一日一夜漏水下百刻，今时历法一日一夜十二时辰，每一时辰八刻，每刻十五分，每分六十秒，是日行一度，刻数共九十六，分数共一千四百四十，秒数共八万六千四百，以之推算，则又不同。略拟其数曰：以平旦卯正为纪，初刻十二分五十一秒七分秒之三，人气在太阳；一刻十分四十二秒七分秒之六，人气在少阳；二刻八分三十四秒七分秒之二，人气在阳明；三刻六分二十五秒七分秒之五，人气在阴分。日行一舍，四刻四分十七秒七分秒之一，人气又在太阳；五刻二分八秒七分秒之四，又在少阳；六刻又在阳明，六刻十二分五十一秒七分秒之三，又在阴分。日行二舍，七刻十分四十二秒七分秒之六，又在太阳；八刻八分三十四秒七分秒之二，又在少阳；九刻六分二十五秒七分秒之五，又在阳明；十刻四分十七秒七分秒之一，又在阴分。日行三舍，十一刻二分八秒七分秒之四，又在太阳，十二刻，又在少阳；十二刻十二分五十一秒七分秒之三，又在阳明；十三刻十分四十二秒七分秒之六，又在阴分。日行四舍，十四刻八分三十四秒七分秒之二，又在太阳；十五刻六分二十五秒七分秒之五，又在少阳；十六刻四分十七秒七分秒之一，又在阳明；十七刻二分八秒七分秒之四，又在阴分。日行五舍，十八刻又在太阳十八刻十二分五十一秒七分秒之三，又在少阳；十九刻十分四十二秒七分秒之六，又在阳明；二十刻八分三十四秒七分秒之二，又在阴分。日行六舍，二十一刻六分二十五秒七分秒之五，又在太阳；二十二刻四分十七秒七分秒之一，又在少阳；二十三刻二分八秒七分秒之四，又在阳明；二十四刻，又在阴分。由卯正初刻至午初三刻十五分。凡日行七舍，从房至张半日之度也，再由午正初刻至酉初三刻十五分，从星至毕，又七舍半日之度。凡一十四舍，四十八刻为日行半度再方夜至夜半，以及夜尽，自酉正初刻至卯初三刻十五分，从昴至心一十四舍。凡二十八舍，一日一夜九十六刻而尽。照此挨算，始与日加宿上，人气在太阳，日行一舍，人气行三阳，行于阴分相吻和。然乎？否乎？愿高明为之订正。

卫气失常《灵枢·卫气失常》

黄帝曰：卫气之留于腹中，蓄积不行，菀蕴不得常所，使人股胁，胃中满，喘呼逆息者，何以去之？伯高曰：其气积于胸中者，上取之；积于腹中者，下取之；上下皆满者，傍取之。

蓄，许六切，下文有："黄帝曰：取之奈何？伯高对曰：积于上，泻人迎、天突、喉中；积于下者，泻三里与气街；上下皆满者，上下取之，与季胁之下一寸，重者鸡足取之。诊视其脉大而弦急，及绝不至者，及腹皮急甚者，不可刺也。黄帝曰：善。"等句未录。

张注：此论卫气失常，以证明卫气始生，始出之常所，与《卫气行》章所论卫气昼行于阳，夜行于阴，外内出入之度数不同。夫卫气者，阳明水谷之悍气也。谷入于胃，其精微者先出于胃之两焦，以溉五藏，别出两行。营卫之道，营行脉中，卫行脉外，所谓别出者，与谷入于胃，乃传之肺，流溢于中，布散于外，精专者行于经隧，常营无已，终而复始之营气，所出之道路各别也。卫气与宗气，所出之道路各别也。两行者，谓营气出于气分，而行于脉中；卫气出于脉中，而散于脉外也。夫精专者，行于经隧之营血，始于手太阴肺，终于足厥阴肝，藏府相通，外内相贯，环转无端，终而复始，与营行脉中，一呼一吸脉行六寸，日行二十五度，夜行二十五度之道路各别也。所谓营行脉中以应呼吸漏下者，《五癃篇》① 曰：三焦出气，以温肌肉，充皮肤，为其津。其流而不行者，为液。《决气篇》② 曰：糟粕、津液、宗气，分为三隧。营气者，秘其津液，注之于脉，化而为血，以荣四末，内注五藏六府，以应刻数。《痈疽篇》③ 曰："中焦出气如露，上注溪谷而渗孙脉，津液和调，变化而赤为血。血和则孙脉先满溢，乃注于络脉，皆盈，乃注于经脉。阴阳已张，因息乃行，行有经

---

① 五癃篇：指《灵枢·五癃津液别》。
② 决气篇：《决气篇》当为《邪客篇》之误，即《灵枢·邪客》。
③ 痈疽篇：指《灵枢·痈疽》。

纪，周有道理，与天合同，不得休止。"是行于脉中以应呼吸之营气，乃中焦所生之津液，随三焦之出气，外注于皮肤分肉之气分，渗入于孙脉、络脉，变化而赤为血，因息乃行，行有经纪。与《营气篇》之始于手太阴肺，终于足厥阴肝之道路各别也。宗气积于胸中，上出于肺，循喉咽，呼则出，吸则入。夫肺主皮毛，人一呼则气出，而八万四千毛窍皆合；一吸则气入，而八万四千毛窍皆开。此宗气之应呼吸而司开合者也。卫气者，出其悍气之慄疾，而先行于四末分肉皮肤之间，昼日行于阳，夜行于阴，司昼夜之开合者也。呼吸之开合，人之开合也；昼夜之开合，应天之开合也。是以营气卫气之所出所行，各有其道，故曰：别出两行营卫之道。然卫气之始生、始出，从阳明之脉络分行于上下四旁，而布散于形身之外。"蓄积菀蕴"者，犹草木之生长茂盛于内，而不能条达畅布也。"不得常所"者，不得所出所主之常处也。上取，下取，傍取者，盖卫气之上出者，从胃之大迎，任之天突，而外出于皮肤。卫气之下出者，从胃之三里而外出于皮肤；卫气之布于四旁者，从腹之气街，带脉之章门而外出于四旁也。夫卫气乃胃府水谷所生之气，足阳明与任脉会于中脘，上会于承浆，与带脉会于脐之左右，而出于腹气之街，是阳明所生之气，从阳明之经脉而出散于皮肤，此卫气始出之常所也。夫卫为阳，从脉而出，由内而外，自阴而出于阳；营为阴，从溪谷气分，而入于孙脉经脉，自外而内，由阳而入于阴。此阴阳血气，外内交互之妙道也。

邪气在经《素问·离合真邪论》

黄帝问曰："余闻九针九篇"云云未录。余愿闻邪气之在经也，其病人何如？"取之奈何"句未录。岐伯对曰：夫圣人之起度数，必应于天地，故天有宿度①，地有经水②，人有经脉。天

---

① 宿度："宿"指二十八宿。"度"指天之三百六十五度。
② 经水：指地之十二水，即海水、清水、渭水、湖水、沔水、汝水、江水、淮水、漯水、河水、漳水、济水。

地温和，则经水安静，天寒地冻，则经水凝泣。天暑地热则经水沸溢，卒风暴起，则经水波涌而陇起①。泣与涩通，卒，音猝，涌，音勇。夫邪之于入于脉也，寒则血凝泣，暑则气淖泽，虚邪因而入客，亦如经水之得风也，经之动脉，其至也亦时陇起，其行于脉中循循然，淖，奴教切。其至寸口中手也，时在时小，大则邪至，小则平，其行无常处，在阴与阳不可为度。中，去声。下文论用针未录。

皮部以经脉为记《素问·皮部论》

黄帝问曰：余闻皮有分部，脉有经纪，筋有结络，骨有度量，其所生病各异，别其分部，左右上下，阴阳所在，病之始终，愿闻其道。度量，并去声；别，必列切。岐伯对曰：欲知皮部以经脉为纪者，诸经皆然。张隐庵曰：欲知皮之分部，当以所见之络脉分之，然又当以经脉为纪。盖络乃经脉之支别，如肺之经脉，循于鱼际、尺泽、臑肋之间，即其间所见之络脉，乃肺之络而络外之皮，即肺主之部矣。十二经皆然。［批］害蜚。阳明之阳，名曰害蜚，蜚音非，与飞通。上下同法②。手足二经，皆同此法。视其部中有浮络者，皆阳明之络也。部中，皮之分部中也。其色多青则痛，多黑则痹，黄赤则热，多白则寒，五色皆见，则寒热也。络盛则入客于经，邪之中人，始于皮肤，次于络脉，留而不去则传舍于经。故视其皮部之浮络以知其寒热。痛痹在阳明之分部，则为阳明之病；在少阳之部分，则为少阳之病；在三阴之部分，则为三阴之病。阳主外，阴主内。在外者，皮肤为阳，筋骨为阴，故见于皮肤间者为络为阳，而主外；络于筋骨间者为经，

---

① 陇起："陇"与"垅"通。"垅起"即波涛涌腾如丘垅起伏状。

② 上下同法：上谓手阳明大肠经，下谓足阳明胃经。

为阴，而主内。

[批] 枢持。**少阳之阳，名曰枢持，上下同法①。视其部中有浮络者，皆少阳之络也。络盛则入客于经，**故在阳者主内，在阴者主出，以渗于内，诸经皆然。在外六经之气从阳而内，在内经脉之气从阴而外，出于皮肤，复从皮肤而入于肌肉筋骨，以渗于藏府募原之间，而内通于五藏。

[批] 关枢。**太阳之阳，名曰关枢，上下同法②。视其部中有浮络者，皆太阳之络也。络盛则入客于经。**

[批] 枢儒**少阴之阴，名曰枢儒，上下同法③。视其部中有浮络者，皆少阴之络也。络盛则入客于经，**其入经也，从阳部注于经；其出者，从阴内注于骨。邪气从外而入，正气从内而出。然脉气之环转从经而出，复从外而内注于骨。

[批] 害肩。**心主之阴，名曰害肩，**手厥阴主脉，故独提心主。**上下同法④。**亦手足厥阴皆同。**视其部中有浮络者，皆心主之络也。络盛则入客于经。**

[批] 关蛰。**太阴之阴，名曰关蛰，上下同法⑤。视其部中有浮络者，皆太阴之络也。络盛则入客于经。**蛰，直立切。太阴主内，太阳主外，枢转外出之阳而太阳关之，故名关枢。阴藏动蛰之气，而太阴关之，故名关蛰。两阳合明，故曰阳明。两阴交尽，故曰厥阴。以阳盛而一阴加之，故曰害蛰。阴极而一阳加之，故曰害肩。少阳主三阳之枢，故曰枢持。少阴主三阴之枢，故曰枢儒。以三阴三阳对待论之，命名之义自得矣。**凡十二经络脉者，皮之部也。十二**

---

① 少阳之阳……上下同法：上谓手少阳三焦，下谓足少阳胆。
② 太阳之阳……上下同法：上谓手太阳小肠，下谓足太阳膀胱。
③ 少阴之阴……上下同法：上谓手少阴心，下谓足少阴肾。
④ 心主之阴……上下同法：上谓手厥阴心包，下谓足厥阴肝。
⑤ 太阴之阴……上下同法：上谓手太阴肺，下谓足太阴脾。

经之络脉，各分属于皮之部。

是故百病之始生也，必先于皮毛，邪中之则腠理开，开则入客于络脉，留而不去，传入于经，留而不去，传入于府，廪于肠胃。廪，积也。此言邪入于经，有不动藏而溜于府者。邪之始入于皮也，泝然起毫毛，开腠理；其入于络也，则络脉盛，色变；其入客于经也，则感虚乃陷下。其留于筋骨之间，寒多则筋挛骨痛，热多则筋弛骨消，肉铄①腘破②，毛直而败。泝，音素。弛与弛同，音豸。铄，式灼切。腘，音窘。泝然寒栗，逆起之貌，腘肉之标也。此论邪之有入于经络而虚陷于内者，有留于筋骨之间而为挛痛消铄破败之证者。

帝曰：夫子言皮之十二部，其生病皆何如？岐伯曰：皮者脉之部也，邪客于皮则腠理开，开则邪入客于络脉，络脉满则注于经脉，经脉满则入舍于藏府也，故皮者有分部，不与而生大病也。此言邪入于经，而内于藏府也。帝曰：善。

经有常色而络无常 《素问·经络论》

黄帝问曰：夫络脉之见也，其五色各异，青黄赤白黑不同，其故何也？岐伯对曰：经有常色而络无常变也。经脉有五行之常色，络脉无常色，随四时之变也。帝曰：经之常色何如？岐伯曰：心赤，肺白，肝青，脾黄，肾黑，皆亦应其经脉之色也。帝曰：络之阴阳，亦应其经乎？岐伯曰：阴络之色应其经，阳络之色变无常③，随四时而行也。六阴经之络，应五藏之经，各有常色而

---

① 铄：《素问》作"烁"。

② 腘破：吴崑说："腘者，肩、肘、髀、厌皮肉也。人热盛则反侧多而皮破也。"

③ 阴络之色……变无常：张介宾说："阴络近经，色则应之，故分五行以配五藏而色有常也，阳络浮显，色不应经，故随四时之气以为进退，而变无常也。"

不变。六阳经之络，合六府之阳，随四时之春青、夏赤、秋白、冬黑并为变易者也。下"此皆常色谓之无病"八字应在此。寒多则凝泣，凝泣则青黑；热多则淖泽，淖泽则黄赤。泣与涩通。淖，奴教切。此皆常色，谓之无病。此八字应在"随四时而行也"之下，误错在此。五色具见者，谓之寒热。帝曰：善。

胃之所出气血者经隧《灵枢·玉版》

岐伯曰：人之所受气者，谷也。谷之所注者，胃也。胃者，水谷气血之海也。海之所行云气者，天下也。胃之所出气血者，经隧也。经隧者，五藏六府之大络也。

脉行之逆顺《灵枢·逆顺肥瘦》

黄帝曰：脉行之逆顺奈何？岐伯曰：手之三阴，从藏走手，手之三阳，从手走头；足之三阳，从头走足；足之三阴，从足走腹。张注云：此言手足阴阳之脉，上下外内，逆顺而行，应地之经水也。

十二经水《灵枢·经水》

黄帝问于岐伯曰：经脉十二者，外合于十二经水，而内属于藏府五藏六府。夫十二经水者，其有大小、深浅、广狭、远近各不同，五藏六府之高下、小大、受谷之多少亦不等，相应奈何？夫经水者，受水而行之；五藏者，合神气魂魄而藏之；六府者，受谷而行之，受气而扬之；经脉者，受血而营之。合而以治奈何？此中经文，三句未录。岐伯答曰：善哉问也。天至高不可度，地至广不可量，此之谓也。且夫人生于天地之间，六合之内，此天之高地之广也，非人力之所能度量而至也。若夫八尺之士，皮肉在此，外可度量，切循而得之，其死可解剖而视之。其藏之坚脆，府之大小，谷之多少，脉之长短，血之清浊，气之多少，十二经之多血少气，与其少血多气，与其皆多血气，与其皆少血气，皆有大数。剖，普后切。脆，此芮切。解剖，分析其形体而视之也。今东洋有解剖院，医有解剖学。此中经文，三句未录。

黄帝曰：余闻之，快于耳，不解于心，愿卒闻之。岐伯答曰：此人之所以参天地而应阴阳也，不可不察。

[批] 清。足太阳外合于清水，内属于膀胱，而通水道焉。清水，乃黄河合淮处，分流为清河。[批] 渭。足少阳外合于渭水，内属于胆。渭水，出于雍州，合泾沔漆沮沍水，而渭水独清。[批] 海。足阳明外合于海水，内属于胃。海水汪洋于地之外，而地居海之中。[批] 湖。足太阴外合于湖水，内属于脾。湖水有五：太湖在苏州；鄱阳湖在饶州；青草湖在鄂州；丹阳湖在润州；洞庭湖在岳州。足太阴之所合不知是洞庭湖否？[批] 汝。足少阴外合于汝水，内属于肾。汝水发源于河南天息山。[批] 渑。足厥阴外合于渑水，内属于肝。渑水出于青州之临淄，而西入于淮。天下之水皆从东去，渑水自东而来。[批] 淮。手太阳外合于淮水，内属于小肠，而水道出焉。淮水自海水而出于淮泗。[批] 漯。手少阳外合于漯水，内属于三焦。漯济乃西北之大水，漯合济而入于兖豫诸州。[批] 江。手阳明外合于江水，内属于大肠。江水自西属之岷山发源，曲折万里而东入于海。[批] 河。手太阴外合于河水，内属于肺。河源发于星宿海，自乾位而来，千里一曲，故曰黄河之水天上来。[批] 济。手少阴外合于济水，内属于心。济水发源于王屋山，截河而流，水不混其清，故名曰清济。潜流属绝，状虽微而独尊，故居四渎之一。[批] 漳。手心主外合于漳水，内属于心包。漳水有二，一出于上党沾县大黾谷，名为清漳；一出上党长子县鹿谷山，名为浊漳。二漳异源，而下流相合。前渑音绳。漯，他合切。

凡此五藏六府十二经水者，外有源泉，而内有所禀，此皆内外相贯，如环无端，人经亦然。故天为阳，地为阴，腰以上为天，腰以下为地。故海以北者为阴，湖以北者为阴中之阴，漳以南者为阳，河以北至漳者为阳中之阴，漂以南至江者为阳中之太阳，此一隅之阴阳也，所以人与天地相参也。

人有髓海，有血海，有气海，有水谷之海，以应四海

《灵枢·海论》

黄帝问于岐伯曰：经文二句删。夫十二经脉者，内属于府藏，外络于肢节，夫子乃合之于四海乎？岐伯答曰：人亦有四海、十二经水。经水者，皆注于海。海有东西南北，命曰四海。黄帝曰：以人应之奈何？岐伯曰：人有髓海，有血海，有气海，有水谷之海，凡此四者，以应四海也。髓，音虽，上声。

黄帝曰：远乎哉！夫子之合人天地四海也，愿闻应之奈何？岐伯答曰：必先明知阴阳表里荥输所在，四海定矣。荥，音萤。输，去声。

黄帝曰：定之奈何？岐伯曰：胃者，水谷之海，其输上在气街一作气冲，下至三里皆足阳明经穴。冲脉者为十二经之海，其输上在于大杼，下出于巨虚之上下廉。杼，直吕切。大杼，足太阳穴。巨虚上下廉，足阳明穴。膻中者为气之海，其输上在柱骨之上下，前在于人迎。膻，音诞。膺胸之内宗气之所聚也。宗气流于海，其下者注于气街，其上者走于息道。天柱，足太阳穴，人迎，足阳明穴。脑为髓之海，其输上在于其盖①，下在风府。脑盖谅是百会穴，与风府皆督脉穴。是四海者，皆上通于天气，而下通于经水者也。

---

① 盖：指头巅百会穴。

黄帝曰：凡此四海者，何利何害？何生何败？岐伯曰：得顺者生，得逆者败，知调者利，不知调者害。本篇下文岐伯曰：审守其输，而调其虚实，无犯其害。顺者得复，逆者必败。

黄帝曰：四海之逆顺奈何？岐伯曰：气海有余者气满胸中，悗息面赤；气海不足，则气少不足以言。悗，母官切，惑也。又母本切，废忘也。血海有余，则常想其身大，怫然不知其所病；血海不足，亦常想其身小，狭然不知其所病。怫，音费。狭，音匣。水谷之海有余，则腹满；水谷之海不足，则饥不受谷食。髓海有余，则轻劲多力，自过其度；髓海不足，则脑转耳鸣，胫痠眩冒，目无所见，懈怠安卧。下文不录。

四支八谿之朝夕 《素问·五藏生成篇》

诸脉者，皆属于目；诸髓者，皆属于脑；诸筋者，皆属于节；[批]八朝。诸血者，皆属于心；诸气者，皆属于肺，此四肢八谿①之朝夕②也。髓者，虽，上声。四支五藏经俞之所出也。八谿，即四支股肱之内，五藏元真之所通会也。此言五藏之经血总属于心，五藏之气总属于肺，经气循行于四支八谿，注于目，会于脑，濡筋骨，利关节，朝夕循行，外内出入，如环无端者也。故人卧血归于肝，血乃水谷之精，流溢于中，布散于外，精专者行于经隧。张隐庵曰：行于经隧者，经脉之营血也。流溢于中者，流溢于冲任也。冲任起于胞中，上循背里，为经络之海，其浮而外者循腹右上行，布散于外，渗皮虚，生毫毛，寤则随卫行于肤表，卧则随卫内入而归于肝。是冲任主发原，而肝主受纳也。故经脉之血随营气行于四支之三阴三阳，昼夜环转。冲任之血随卫气而日行

---

① 八谿：指上肢肘腕部，下肢膝踝部。
② 朝夕：即"潮汐"，古假借字。早潮曰潮，晚潮曰汐。

于阳，夜归于阴也。肝受血而能视肝开窍于目，足受血而能步，掌受血而能握，指受血而能摄。血者出风为痹，所以濡筋骨利开筋，无处不利。［批］出风为痹卧出而风吹之，血凝于肤者为痹，凝于脉者为泣，凝于足者为厥。泣，与涩通。《金匮要略》曰：血痹病从何得之？师曰：汗出，卧不时动摇，加被微风，遂得之。① 鹤皋曰：泣，血涩不利也。厥，足清而冷，不得温也。此三者②，血行而不得反其空③，故为痹厥也。空，骨空也。骨空者，节之交三百六十五穴，会络脉之渗灌诸节者也。人有大谷十二分，小豁三百五十四名，少十二俞，此皆卫气之所留止，邪气之所客也，俞，当作腧。腧，音输，去声。肉之大会为谷，小会为豁，分肉之间，豁谷之会，以行营卫，以会大气。按吴注改作小豁三百五十三名。针石缘而去之。

豁谷之会 《素问·气穴论》

帝曰：上文有数百字未录，故此中"善"字亦不录。愿闻豁谷之会也。岐伯曰：肉之大会为谷，肉之小会为豁，肉分之间，豁谷之会。以行荣卫，以会大气。肉有大分小分。大分者，如股肱之肉，各有界畔。小分者。肌肉之内，皆有文理。然理路虽分，而大相会合，是大分处，即是大会处。小分处，即是小会处也。分会之间，以行营卫之气。故名之曰豁谷。一如山泽之气之从豁谷以相通也。大气，宗气也。张隐庵曰：营气有行于脉中，有行于脉外，有同宗气出于胃之经隧，注于藏府之大络而出于肌腠之间。三者之气，相

---

① 血痹病从何得之……遂得之：语出《金匮要略·血痹虚劳病脉证并治第六》。

② 三者：指痹、泣、厥言。

③ 空：与"孔"同。指血气循行之所。杨上善说："寒邪入血，凝涩不得流入空窍中，故聚为足厥之病。"

交会合，故曰：以行营卫，以会大气。邪溢气壅，脉热肉败，荣卫不行，必将为脓，内销骨髓，外破大腘①。留于节凑，必将为败。腘，巨陨切。凑，千候切。此邪客于豀谷之间，因气化热而为脓，为败也。腘，肘膝后肉如块者，节腠筋骨相连之处。积寒留舍，荣卫不居，卷肉缩筋，肋肘不得伸。内为骨痹，外为不仁，命曰不足，大寒留于豀谷也。肋，音勒。肘，陟柳切。此寒邪留于豀谷之间，不为病热而为骨痹不仁也。下文不录。

足十二经脉应十二月，手十指应十日 《灵枢·阴阳系日月》

黄帝曰：余闻天为阳，地为阴，日为阳，月为阴，其合之于人，奈何？岐伯曰：腰以上为天，腰以下为地，故天为阳，地为阴，故足之十二经脉，以应十二月，月生于水，故在下者为阴；手之十指，以应十日，日主火，故在上者为阳。

［批］足十二经脉应十二月。黄帝曰：合之于脉，奈何？岐伯曰：寅者，正月之生阳也，主左足之少阳；未者，六月，主右足之少阳。卯者，二月，主左足之太阳；午者，五月，主右足之太阳。辰者，三月，主左足之阳明；巳者，四月，主右足之阳明。此两阳合于前，故曰阳明。申者，七月之生阴也，主右足之少阴；丑者，十二月，主左足之少阴。酉者，八月，主右足之太阴；子者，十一月，主左足之太阴；戌者，九月，主右足之厥阴；亥者，十月，主左足之厥阴。此两阴交尽，故曰厥阴。

［批］手十指应十日。甲主左手之少阳；巳主右手之少阳。乙主左手之太阳；戊主右手之太阳。丙主左手之阳明；丁主右

---

① 腘：《素问》作"䐃"。

手之阳明。此两火并合，故为阳明。庚主右手之少阴；癸主左手之少阴。辛主右手之太阴；壬主左手之太阴。

故足之阳者，阴中之少阳也；足之阴者，阴中之太阴也。手之阳者，阳中之太阳也；手之阴者，阳中之少阴也。腰以上者为阳，腰以下者为阴。其于五藏也，心为阳中之太阳，肺为阳①中之少阴，肝为阴中之少阳，脾为阴中之至阴，肾为阴中之太阴。此中"黄帝曰：以治之奈何？岐伯曰：正月二月三月，人气在左，无刺左足之阳"云云未录。

黄帝曰：五行以东方为甲乙，木主②春。春者苍色，主肝，肝者，足厥阴也。今乃以甲为左手之少阳，不合于数去声，何也？岐伯曰：此天地之阴阳也，非四时五行之以次行也。且夫阴阳者，有名而无形，故数上声之可十，推一本作离之可百，数一本作散之可千，推川锥切之可万，此之谓也。

根结《灵枢·根结》

[批] 三阳根结。太阳根于至阴，结于命门③。命门者，目也。阳明根于厉兑，结于颡大④。颡大者，钳耳也。少阳根于窍阴，结于葱笼⑤。葱笼者，耳中也。[批] 开阖枢。太阳为开，阳明为阖，少阳为枢，故开折，则肉节渎而暴病起矣。故暴病者，取之太阳，视有余不足。渎者，皮肉宛焦⑥而弱也。阖折，则气无所止息而痿疾起矣。故痿疾者，取之阳明，视有余不足。

---

① 阳：《素问》作"阴"，当是。
② 主：《素问》作"王"。
③ 结于命门：指精明穴。王冰曰："命门者，藏精先照之所，则两目也。"
④ 结于颡大：指头维穴。
⑤ 结于葱笼：指听官穴。葱：《素问》作"窗"。
⑥ 焦：《灵枢》作"膲"。

无所止息者，真气稽留，邪气居之也。枢折，即骨繇①而不安于地。故骨繇者，取之少阳，视有余不足。骨繇者，节缓而不收也。所谓骨繇者，摇故也。当穷其本也。钳，其淹切。蒽，苏业切。阖，音合。繇，音摇。根结者，六气合六经之本标也。开阖枢者，藏府阴阳之六气也。颧大者，颜颡也。鼻之开窍通于喉咙，在上腭之中两耳之间，故曰钳耳。张玉师曰：目之开阖，耳之听闻，鼻之呼吸，是三阳之气上走于空窍而为开阖枢也。

［批］三阴根结。太阴根于隐白，结于太仓②。少阴根于涌泉，结于廉泉。厥阴根于大敦，结于玉英③，络于膻中。［批］开阖枢。太阴为开，厥阴为阖，少阴④为枢。故开折，则仓廪无所输，膈洞⑤。膈洞者，取之太阴，视有余不足，故开折者，气不足而生病也。阖折，即气绝而喜悲。悲者取之厥阴，视有余不足。枢折，则脉有所结而不通。不通者，取之少阴，视有余不足，有结者，皆取之不足。膻，音诞。太仓，舌本也。廉泉，任脉穴，在喉上四寸中央，张隐庵曰：玉英当在背输之间。其子玉师又曰：玉英，谓唇内之龈交。膈者，上不开而不受纳；洞者，下关折而飧泄也。

［批］六阳经气根溜注入。足太阳根于至阴，溜于京骨，注于昆仑，入于天柱、飞扬也。足少阳根于窍阴，溜于丘墟，注于阳辅，入于天容、光明也。足阳明根于厉兑，溜于冲阳，注于下陵，入于人迎、丰隆也。手太阳根于少泽，溜于阳谷，注于

---

① 骨繇：杨上善："少阳主筋，筋以约束骨节，骨节气驰，无所约束，故骨繇。"
② 太仓：即中脘穴。《素问》作"大仓"。
③ 玉英：即玉堂穴。
④ 少阴：《灵枢》作"少阳"。
⑤ 膈洞：指膈塞，洞泄。

少海，入于天窗，支正也。手少阳根于关冲，溜于阳池，注于支沟，入于天牖、外关也。手阳明根于商阳，溜于合谷，注于阳溪，入于扶突、偏历也。以上皆岐伯之言。

六经标本气街《灵枢·卫气》

黄帝曰：五藏者，所以藏精神魂魄者也；六府者，所以受水谷而化行物者①也。其气内干五藏，而外络肢节。其浮气之不循经者，为卫气；其精气之行于经者，为营气。营卫者，水谷之精气。营行脉中，卫行脉外，乃无形之气也。水谷之津液化而为血，以奉生身，命曰营气，乃有形之血，行于经隧皮肤者，皆谓之营气。若充肤热肉之血，有从冲脉而散于皮肤者，有从大络而出于脉外者，有随三焦出气之津液化而为赤者，亦皆谓之营气，盖以血为营，血之气为营气也。阴阳相随，外内相贯，脉内之血气出于脉外，脉外之血气贯于脉中，如环之无端。亭亭淳淳乎，马注：亭亭乎，何其理之高且虚也。淳淳乎，何其理之浑且微也。张注：合天地之亭毒，乃阴阳之化淳。孰能穷之。然其分别阴阳，皆有标本，虚实所离之处，能别阴阳十二经者，知病之所生；候虚实之所在者，能得病之高下；知六府之气街者，能知解结契绍于门户。契，合也。绍，继也。知血气之结于脉内者，解而通之，脉内之血气与脉外之气血相合，相继而行，则知出于气街之门户矣。能知虚石之坚软者，脉内之血气从气街而出于脉外，脉外之气血从井荥而溜于脉中。出于气街则经脉虚软而皮肤石坚；溜于脉中则经脉石坚而皮肤软。知补泻之所在；能知六经标本者，经脉所起之处为本，所出之处为标。十二经脉之本，出于手足之腕踝，其标在于胸腹头气之街。标者犹树之梢，杪杪绝而出于络外之径路也。本者犹木之根幹，经脉之血

---

① 化行物者：《灵枢》作"行化物者"。

气从此而出也。可以无惑于天下。

岐伯曰：博哉！圣帝之论。臣请尽意悉言之。［批］六经标本。足太阳之本，在跟以上五寸中，标在两络命门。命门者，目也。足少阳之本，在窍阴之间，标在窗笼之前。窗笼者，耳也。出于头气之街。足少阴之本，在内踝下上三寸中，标在背腧与舌下两脉也。出于胸气之街。足厥阴之本，在行间上五寸所，标在背腧也。出于胸气之街。足阳明之本，在厉兑，标在人迎，颊挟颃颡也。出于头气之街。颃颡者，鼻之上窍，以收洞涕者也。足太阴之本，在中封前上四寸之中，标在背腧与舌本也。出于胸气之街。

手太阳之本，在外踝之后①，标在命门之上一寸也。出于头气之街。手少阳之本，在小指次指之间上二寸，标在耳后上角下外眦②也。出于头气之街。手阳明之本，在肘骨中③，上至别阳，标在颜下合钳上也。钳，巨淹切。钳上，耳上也，出于头气之街。手太阴之本，在寸口之中，标在腋内动④也。出于胸气之街。手少阴之本，在锐骨之端⑤，标在背腧也。出于胸气之街。手心主之本，在掌后两筋之间⑥二寸中，标在腋下下三寸也。出于胸气之街，按十二经脉之始终出于井，溜于荥，注于俞，行于经，入合而内属于藏府。十二络脉之本标，乃经脉之支，别络绝，则径通。盖血气从络脉之起处为本，尽处为标，而出于气街也。然支络乃经脉之

---

① 在外踝之后：指养老穴。
② 耳后上角下外眦：张介宾："耳后上角，当是角孙穴。下外眦，当是丝竹空也。"
③ 在肘骨中：当是曲池穴。
④ 腋内动：指天府穴。
⑤ 锐骨之端，指神门穴。
⑥ 掌后两筋之间：指内关穴。

分派，以本支所分之处为本，所尽之处为标，不定在于经俞及头面之穴会也。此与《根结篇》，义有分别。根结论三阴三阳之开阖枢，此论十二络脉之标本出入。

凡候此者，下虚则厥，下盛则热；上虚则眩，上盛则热痛。故石者，绝而止之，虚者，引而起之。下虚下盛，虚实之在本也。上虚上盛，虚实之在标也。此从十二络脉之上出于头气、胸气之街者而为言也。

[批] 气街。请言气街，胸气有街，腹气有街，头气有街，胫气有街。气街者，气之径路，络绝则径通，乃络脉之尽绝处，血气从此通，出于皮腠者也。故气在头者，止之于脑；头气之街，络脉尽于脑也。气在胸者，止之膺与背腧；胸气之街，络脉有尽于膺胸之间者，有从胸上循肩背而始绝者，脉内之血气或从膺腋之络脉尽处而出于皮肤，或从背腧之络脉尽处而出于皮肤也。气在腹者，止之背腧，与冲脉于脐左右之动脉者；气在胫者，止之于气街，与承山踝上以下。夫十二经脉止出于头气，胸气之街者，血气从下而上出于标也。而冲脉者，经脉之海也，主渗灌谿谷，与阳明合于宗筋。阴阳总宗筋之会，会于气街，而阳明为之长，皆属于带脉而络于督脉，是阳明之血气又从冲脉而出于腹气之街，故与冲脉会于脐之左右动脉也。又冲脉与少阴之大络，起于肾，下出于气街，循阴股内廉，邪入腘中。腘中乃足太阳之部分，故与足太阳之承山交会踝上以下，此足少阴，又同冲脉而出于胫气之街也。经文有"取此者，用毫针，必先按而在久，应于手，乃刺而予之。所治者，头痛眩仆，腹痛、中满、暴胀，及有新积。痛可移者，易已也；积不痛，难已也①"等句。

---

① 取此者……难已也：语出《灵枢·卫气》。

三阴三阳之离合 《素问·阴阳离合论》

黄帝问曰：《经》有"余闻天为阳，地为阴；日为阳，月为阴。大小月三百六十日成一岁，人亦应之"等句未录。今三阴三阳不应阴阳，其故何也？三阴三阳之气，皆出于地之阴。出则为阳，合则归阴，与天地定位，日月呈象之阴阳不同。

岐伯对曰：阴阳者，数之可十，推之可百；数之可千，推之可万，万之大不可胜数，然其要一也。数，皆上声。胜，平声。总归于太极一炁①之所生。天覆地载，万物方生，未出地者，命曰阴处，名曰阴中之阴；则出地者，命曰阴中之阳。覆，去声。

阳予之正，阴为之主。予，音与。性命，正其性命，主其根本。故生因春，长因夏，收因秋，藏因冬。长，上声。夫常则天地四塞，阴阳之变，其在人者，亦数之可数。数，上去声。下上声。人身半以上为阳，身半以下为阴，手十指为阳，足十二经脉为阴，背阳，腹阴，左阳，右阴；外阳，内阴；府阳，藏阴。亦与三阴三阳不相应。

帝曰：愿闻三阴三阳之离合也。岐伯曰：圣人南面而立，前曰广明②，后曰太冲。冲脉起于胞中，上循背里。太冲之地，名曰少阴，少阴之上，名曰太阳。太阳根起于至阴，结于命门，名曰阴中之阳。至阴，穴名，在足小指外侧。结，交结也，《灵枢·根结篇》曰：命门者，目也。

中身而上名曰广明。广明之下名曰太阴。太阴之前，名曰

---

① 炁：通"气"。《关尹子·六匕篇》："以一炁生万物。"

② 广明：是阳气盛明。以身体前后来说，则前为广明；以身体上下来说，则半身以上为广明。

阳明。阳明根起于厉兑，名曰阴中之阳。厉兑，穴名，在足大指次指之端。《根结篇》①曰：阳明结于颡大。颡大者，钳耳也。

厥阴之表，名曰少阳。少阳根起于窍阴，名曰阴中之少阳。窍阴，穴名。在足小指次指之端。《根结篇》曰：少阳，结于窗笼。窗笼者，耳中也。

是故三阳之离合也，太阳为开，阳明为阖，少阳为枢。太阳为盛阳之气；阳明合于二阳之间；少阳主初出之气。三经者不得相失也，抟而勿浮，命曰一阳。抟，音团。

帝曰：愿闻三阴？岐伯曰：外者为阳，内者为阴。然则中为阴，其冲在下，名曰太阴，冲脉为十二经脉之原，故三阴三阳皆以太冲为主。太阴根起于隐白，名曰阴中之阴。隐白，穴名，在足大指端。《根结篇》曰：太阴，结于太仓。

太阴之后，名曰少阴，少阴根起于涌泉，名曰阴中之少阴。涌，音勇。涌泉，穴名。在足心下，踡指宛宛中。《根结篇》曰：少阴结于廉泉。

少阴之前，名曰厥阴，厥阴根起于大敦，阴之绝阳，名曰阴之绝阴。大敦，穴名。在足大指三毛中。《根结篇》曰："厥阴，结于玉英。"

是故三阴之离合也，太阴为开，厥阴为阖，少阴为枢。太阴为三阴之盛，厥阴为两阴之交尽，少阴为一阴之出生。三经者不得相失也，抟而勿沉，名曰一阴。阳主浮，阴主沉，抟聚于中而勿浮勿沉，则惟一阴一阳而已，无复三阴三阳之别。阴阳䮾䮾，积传为一周，气里形表，而为相成也。䮾，音中；䮾䮾，气之往来也。别本作"冲冲"。阴气积于里，阳气传于形表，昼夜一周，而阴

① 根结篇：指《灵枢·根结》。

阳离合相成。

十二原《灵枢·九针十二原》

五藏有六府，六府有十二原，十二原出于四关，两肘、两腋、两髀、两腘皆机关之室，真气之所过，血络之所游行者也。四关主治五藏。五藏有疾，当取之十二原。十二原者，五藏之所以禀三百六十五节气味也。五藏有疾也，应出十二原。十二原各有所出。明知其原，睹其应，而知五藏之害矣。阳中之少阴，肺也，其原出于太渊，太渊二。阳中之太阳，心也，其原出于大陵，大陵二。阴中之少阳，肝也，其原出于太冲，太冲二。阴中之至阴，脾也，其原出于太白，太白二。阴中之太阴，肾也，其原出于太谿，太谿二。膏之原，出于鸠尾，鸠尾一。肓之原，出于脖胦，脖胦一。肓，音荒。脖，音勃。胦，音央。膏者，藏府之膏膜。肓者，肠胃之募原也。脖胦，脐也。凡此十二原者，主治五藏六府之有疾者也。胀取三阳，飧泄取三阴。此皆岐伯答黄帝之言也。

手太阴足少阴明独动不休《灵枢·动输》

黄帝曰：经脉十二，而手太阴太渊、经渠、足少阴太谿、阳明人迎、冲阳，独动不休，何也？此章论营卫、宗气循度行于经脉之外内。冲脉行于足少阴阳明之经，而出于腹气、胫气之街，以明血气之行于经脉、皮肤之间，交相和平，输应者也。岐伯曰：是明胃脉也。[批]手太阴动。胃为五藏六府之海，营卫、宗气，皆胃府谷精之所生。其清气营气、宗气上注于肺，肺气从太阴而行之。脉气随三阴三阳之气而行。其行也，以息往来。人一呼一吸，脉行六寸，日夜一万三千五百息，脉行八百十丈为一周。故人一呼，脉再动，一吸脉亦再动，呼吸不已，故动而不止。

黄帝曰：气之过于寸口也，上十焉息，营气、卫气、宗气，尽走于息道而变见于寸口，所谓卒然如弓弩之发者。下八焉伏，流溢于中之营血下伏于胞中，所谓如水之下岸者。《营气篇》① 曰：营气之道，内谷为宝，谷入于胃，乃传之肺，流溢于中，布散于外，精专者行于精髓，常营无已，终而复始。夫帝言：下伏之营血有八，是精专而行于精髓之营，止二分矣。夫营气行于脉中，卫气行脉外，宗气两行营卫之道。此经脉外内之气，相为和平，而有形之营血分行于外内，亦相为匀等者也。夫冲脉起于胞中，上循腹里，为经络之海。其浮而外者，循腹右上行至胸中而散，充肤、热肉、淡渗皮毛。此下伏于胞中之血，半随冲脉而行于脉内，半随冲脉而散于皮肤。又足阳明之脉，与冲脉于脐左右之动脉而出于腹气之街。冲脉与少阴之大络，循阴股而下出于经气之街。夫精专者，二分行于经髓，随冲脉者，各二分出于气街。是经脉外内之气血相为匀等矣。何道从还？不知其极。皮肤之气血从指井而溜注于荣输，脉中之血气从本标而外出于肤表，从道往还，莫知其极。

岐伯曰：气之离藏也，五藏之气，至于手太阴而变见于寸口。卒音粹然如弓弩怒，上声之发，如水之下岸，上于鱼以反衰，其余气衰散以逆上，故其行微。余气分散而上注于手阳明大肠之经，故其脉上鱼际而其行微缓也。

[批] 足阳明动。黄帝曰：足之阳明，何因而动？岐伯曰：胃气上注于肺，其悍气上冲头者，循咽，上走空窍，循眼系，入络脑，出頗，下客主人，循牙车，合阳明，并下人迎，此胃气别走于阳明者也。故阴阳上下，其动也若一。故阳病而阳脉小者，为逆；阴病而阴脉大者，为逆。故阴阳俱静俱动，若引绳相倾者病。悍，音旱，空音。孔，頗，音坎。车，昌遮切。身半

---

① 营气篇：指《灵枢·营气》。

以上为阳，身半以下为阴。在上之人迎，在下之冲阳。其动相应若一，故阴阳上下，静则俱静，而动则俱动，若引绳墨。如相倾而不相应者，则为病矣。

[批]足少阴动。黄帝曰：足少阴何因而动？岐伯曰：冲脉者，十二经之海也，与少阴之大络，起于肾下，出于气街，循阴股内廉，邪入腘中，循胫骨内廉，并少阴之经，下入内踝之后，入足下。其别者，邪入踝，出属跗上，入大指之间，注诸络，以温足胫，此脉之常动者也。邪同斜。踝音华，上声。跗音肤，又音附。上节论阳明之血气随冲脉而出于腹气之街。此节论冲脉与少阴出于胫气之街。盖手足十二经之本标，止出于头气之街与胸气之街，营卫之行从本而入，从标而出，上下相贯，如环无端，其腹气之街，胫气之街，乃别出阳明，少阴之血气不在十二经脉本标之内。故别提出阳明、少阴之动输焉。

黄帝曰：营卫之行也，上下相贯，如环之无端，今有其卒然遇邪风①，及逢大寒，手足懈惰，其脉阴阳之道，相输之会，行相失也，气何由还？岐伯曰：夫四末阴阳之会者，此气之大络也。四街者，气之径路也。故络绝则径通，四末解则气从合，相输如环。黄帝曰：善。此所谓如环无端，莫知其纪，终而复始，此之谓也。经脉之血气从四街而出行于脉外，皮肤分肉之气血从四末而入行于脉中。此退风寒之邪以明四末，乃阴阳之会，气从此而所入之大络。如因邪气所阻，则手足懈惰而道路不通，气何由而环转。如四末和解，则气血输会于脉中，而环转于气街矣。

手太阴之脉心主之脉顺行逆数之屈折，手少阴之脉独无腧

《灵枢·邪客》

[批]手太阴之脉顺行逆数之屈折。岐伯曰：手太阴之脉，

---

① 邪风：《灵枢》作"邪气"。

出于大指之端，内屈，循白肉际，至本节之后太渊，留以澹①音淡。外屈，上于本节之下，内屈，与阴诸络会于鱼际数去声脉并注，其气滑利，伏行壅骨之下，外屈，出于寸口而行，上至于肘陕抑切内廉，入于大筋之下，内屈，上行臑音脑，去声阴，入腋音亦下，内屈，走肺。此顺行逆数上声之屈折也。此分论脉外之宗气循手太阴之经。顺行而逆行数也，盖太阴之脉从指井而走肺脉，外之宗气，从臑腋以上鱼，此顺行逆数之屈折也。［批］心主之脉心主之脉，出于中指之端，内屈，循中指内廉以上，留于掌中，伏行两骨之间，外屈，出两筋之间，骨肉之际，其气滑利，上二寸，外屈出行两筋之间②，上至肘内廉，入于小筋之下，留两骨之会③，上入于胸中，内络于心肺④。此分论行于脉中之宗气，从心主之脉，营行于十二经脉之中以应呼吸漏下，其脉外之宗气，亦随本经而屈行于皮肤之间。盖宗气之出于肺而行于皮肤者，散于十二经脉之外，各从本经而为逆顺之行。故行于心主之脉外者，与心主之脉亦顺行而逆数也。夫脉外之气血各随本经以分介畔，故行于脉中者，随脉而屈折于脉内，行于脉外者，亦随本经而屈折于脉外也。以上二节，论宗气之留于胸中，上出于肺，行于十二经脉之皮部，以司呼吸开阖。上贯心脉，营于十二经脉之中，以应呼吸漏下，外内之相应也。

［批］手少阴之脉独无腧。黄帝曰：手太阴之脉独无腧⑤，何

---

① 留以澹：此借水比喻大渊穴的搏动。
② 两筋之间：指大陵穴。
③ 两骨之会：指曲泽穴。
④ 内络于心肺：《灵枢》作"内络于心脉"。
⑤ 手少阴之脉独无腧：张介宾："手少阴，心经也；手厥阴，心包络经也。经虽分二，脏实一原。凡治病者，但治包络之腧，即所以治心也。故少阴一经，所以独无腧焉。"

也？岐伯曰：少阴，心脉也。心者，五藏六府之大主也，精神之所舍也，其藏坚固，邪弗能容也。容之则心伤，心伤则神去，神去则死矣。故诸邪之在于心者，皆在于心之包络。包络者，心主之脉也，故独无腧焉。此申明宗气贯心脉而行呼吸之因，盖血脉者，心所主包络，代行其血，气者，君主无为而神明内藏，包络之相代君行其令也。独无输者，包络代输其血气也。

黄帝曰：少阴独无腧者，不病乎？此下复申明少阴之无输者，谓精神内藏不为各经转输其血气，而少阴之经脉亦从外而循于内也。岐伯曰：其外经病而藏不病，故独取其经于掌后锐骨之端，外感于邪，取神门穴。其余脉出入屈折，其行之疾徐，皆如手少阴心主之脉行也。手足十二经脉相同，非少阴之独无腧也。故本腧者，皆因其气之虚实疾徐以取之，取少阴本输因正气之虚实，不因于邪。是谓因冲而泻，因衰而补，如是者，邪气得去，真气坚固，是谓因天之序。《八正神明论》①曰：因天地之序，盛虚之时，移光定位，正立而待，盖心为阳中之太阳，而上应于日，如衰而补之，以待日之方中。冲而泻之，以待日之将晏。

五藏五腧六府六腧 《灵枢·九针十二原》

[批] 五藏五腧六府六腧。黄帝曰：愿闻五藏六府所出之处。岐伯曰：五藏五腧，五五二十五腧；腧，音输，去声。五藏内合五行，故其腧也有五。六府六腧，六六三十六腧。六府外合六气，故其腧六，盖六气生于五行而有二火也。所谓六腧者，多原穴也。经脉十二，六藏六府之经脉也。络脉十五，藏府之十二大络及督脉之长强，任脉之尾翳、脾之大包。凡二十七气以上下，所出为井，所溜为荥，所注为腧，所行为经，所入为合，二十七气所行，皆在五腧

---

① 八正神明论：指《素问·八正神明论》。

也。溜为流通。荣，音萤。十二经脉之血气本于五藏，五行之所生。而脉外皮肤之气血出于五藏之大络，溜注于荣腧而与脉内之血气相合于肘膝之间，此论藏府经脉之血气，出入六府腧内经外多原穴。

节之交，三百六十五会，知其要者，一言而终，不知其要，流散无穷。所言节者，神气之所游行出入也。非皮肉筋骨也。

神气者，真气也。所受于天，与谷气并而充身者也。此络脉之渗灌诸节，故曰非皮肉筋骨。

五藏六府之腧《灵枢·本输》

[批] 肺经五腧。肺出于少商，少商者，手大指端内侧也，为井木；溜于鱼际，鱼际者，手鱼也，为荣；注于太渊，太渊，鱼后一寸陷者中也，为腧；行于经渠，经渠，寸口中也，动而不居为经；入于尺泽，尺泽，肘中之动脉也，为合。手太阴经也。腧，音输，去声。溜与流通。荣，音萤，下并同。肘，陟柳切。按：井木，荣火，腧土，经金，合水，五藏并同。

[批] 心经五腧。心出于中冲。中冲，手中指之端也，为井木；溜于劳宫，劳宫，掌中中指本节之内间也，为荣；注于大陵，大陵，掌后两骨之间方下者也，为腧；行于间使，间使之道，两筋之间，三寸之中也，有过则至，无过则止，为经；入于曲泽，曲泽，肘内廉下陷者之中也，屈而得之，为合。手少阴也。按：手少阴脉独无腧，其中皆手厥阴心主包络之五腧也。盖相火代君行令耳。

[批] 肝经五腧。肝出于大敦，大敦者，足大指之端，及三毛之中也，为井木；溜于行间，行间足大指间也，为荣；注于太冲，太冲行间上二寸陷者之中也，为腧；行于中封，中封内踝之前一寸半，陷者之中，使逆则宛①，使和则通，摇足而得

---

① 宛：不伸也，塞也。

之，为经；入于曲泉，曲泉辅骨之下，大筋之上也，屈膝而得之，为合。足厥阴也。踝，音华，上声。

[批] 脾经五腧。脾出于隐白，隐白者，足大指之端内侧也，为井木；溜于大都，大都，本节之后下陷者之中也，为荥；注于太白，太白，腕骨之下也，为腧；行于商丘，商丘，内踝之下陷者之中也，为经；入于阴之陵泉，阴之陵泉，辅骨之下陷者之中也，伸而得之，为合。足太阴也。腕，乌贯切，音惋。

[批] 肾经五腧。肾出于涌泉，涌泉者，足心也，为井木；溜于然谷，然谷，然骨之下者也，为荥；注于太谿，太谿，内踝之后跟骨之上陷中者也，为腧；行于复溜，复溜，上内踝二寸，动而不休，为经；入于阴谷，阴谷，辅骨之后，大筋之下，小筋之上也，按之应手，屈膝而得之，为合。足少阴经也。跟，音根。

[批] 膀胱六腧。膀胱出于至阴，至阴者，足小指之端也，为井金；溜于通谷，通谷，本节之前外侧也，为荥；注于束骨，束骨，本节之后陷者中也，为腧；过于京骨，京骨，足外侧大骨之下，为原；行于昆仑，昆仑，在外踝之后，跟骨之上，为经；入于委中，委中，腘中央，为合，委而取之。足太阳也。膀音旁，胱音光。昆，音昆。仑，音论，平声。按：六府六腧，井金、荥水、腧木、原火、经火、合土。

[批] 胆之六腧。胆出于窍阴，窍阴者，足小指次指之端也，为井金；溜于侠谿，侠谿，足小指次指之间也，为荥；注于临泣，临泣，上行一寸半，陷者中也，为腧；过于丘墟，丘墟，外踝之前下陷者中也，为原。行于阳辅，阳辅外踝之上辅骨之前及绝骨之端也，为经；入于阳之陵泉，阳之陵泉，在膝外陷者中也，为合，伸而得之，足少阳也。

[批] 胃之六腧。胃出于厉兑，厉兑者，足大指内次指之端

也，为井金；溜于内庭，内庭，次指外间也，为荥；注于陷谷，陷谷者，上中指内间上行二寸陷者中也，为腧；过于冲阳，冲阳，足跗上五寸陷者中也，为原，摇足而得之；行于解谿，解谿，上冲阳一寸半陷者中也，为经；入于下陵，下陵，膝下三寸骺骨外三里也，为合；复下三里三寸，为巨虚上廉，复下上廉三寸，为巨虚下廉也；大肠属上，小肠属下，足阳明胃脉也。大肠小肠，皆属于胃，是足阳明也。跗，音肤，又音附。

[批] 三焦六腧。三焦者，上合手少阳，出于关冲，关冲者，手小指次指之端也，为井金；溜于液门，液门，小指次指之间也，为荥；注于中渚，中渚，本节之后陷者中也，为腧；过于阳池，阳池，在腕上陷者之中也，为原；行于支沟，支沟，上腕三寸两骨之间陷者中也，为经；入于天井，天井，在肘外大骨之上陷者中也，为合，屈肘乃得之；三焦下腧在于足大指之前，少阳之后，出于腘中外廉，名曰委阳，是太阳络也，手少阳经也。三焦者，足少阳太阴之所将太阳之别也，上踝五寸，别入贯腨肠，出于委阳，并太阳之正，入络膀胱，约下焦，实则闭癃，虚则遗溺，遗溺则补之，闭癃则泻之。

[批] 小肠六腧。手太阳小肠者，上合手①太阳，出于少泽，少泽，小指之端也，为井金；溜于前谷，前谷，在手外廉本节前陷者中也，为荥；注于后谿，后谿者，在手外侧本节之后也，为腧；过于腕骨，腕骨，在手外侧腕骨之前，为原；行于阳谷，阳谷，在锐骨之下陷者中也，为经；入于小海，小海，在肘内大骨之外，去端半寸，陷者中也，伸臂而得之，为合。手太阳经也。

[批] 大肠六腧。大肠上合手阳明，出于商阳，商阳，大指

---

① 手：《灵枢》无此字。

次指之端也，为井金；溜于本节之前二间，为荥；注于本节之后三间，为腧；过于合谷，合谷，在大指岐骨之间，为原；行于阳豀，阳豀，在两筋间陷者中也，为经；入于曲池，在肘外辅骨陷者中，屈臂而得之，为合。手阳明也。

是谓五藏六府之输，五五二十五腧，六六三十六腧也。六府皆出足之三阳，上合于手者也。以上皆岐伯之言。

背腧《灵枢·背腧》

黄帝问于岐伯曰：愿闻五藏之腧出于背者。岐伯曰：背中大腧，在杼骨之端，肺腧在三焦之间，心腧在五焦之间，膈腧在七焦之间，肝腧在九焦之间，脾腧在十一焦之间，肾腧在十四焦之间。皆挟脊相去三寸所，则欲得而验之，按其处，应在中而痛解，乃其腧也。灸之则可，刺之则不可。气盛则泻之，虚则补之。以火补者，毋吹其火，须自灭也；以火泻者，疾吹其火，传其艾，须其火灭也。腧，音输，去声。杼，直吕切。焦，椎也，狭脊相去三寸左右，各开中行一寸五分也，五藏之腧，皆太阳经穴，问五藏之腧而先言大杼者，项后大骨之端，督脉循于脊骨之第一椎也。问五藏而言七椎之膈腧者，五藏之气皆从内膈而出。故曰：七节之旁，中有小心。中膈者，皆为伤中，其病虽愈，不过一岁必死，灸之则可者，能启藏阴之气也。刺之则不可者，中心者，环死，中脾者，五日死，中肾者，七日死，中肺者，五日死。盖逆刺其五藏之气，皆为伤中，非谓中于藏形也。

背俞《素问·血气形志篇》

欲知背俞，先度其两乳间，中折之，更以他草度去半已，即以两隅相拄也，乃举以度其背，令其一隅居上，齐脊大椎，两隅在下，当其下隅者，肺之俞也。

复下一度，心之俞也。复下一度，左角肝之俞也。右角脾之俞也，复下一度，肾之俞也，是谓五藏之俞，灸刺之度也。俞，当作腧，音输，去声。度，上三字音铎，下四字音渡。拄，音主。椎，直追切，音槌。复，去声。

天突、人迎、扶突、天窗、天容、天牖、天柱、风府、天府、天池《灵枢·本输》

缺盆之中，任脉也，名曰天突。一次，任脉侧之动脉足阳明也，名曰人迎，二次脉，手阳明也，名曰扶突，三次脉，手太阳也，名曰天窗，四次脉，足少阳也，名曰天容，五次脉，手少阳也，名曰天牖，六次脉，足太阳也，名曰天柱，七次脉，颈中央之脉，督脉也，名曰风府。腋内动脉手太阴也，名曰天府。腋下三寸，手心主也，名曰天池。以上皆岐伯之言。

三百六十五穴《素问·气府论》

此论三阳经脉气所发，三百六十五穴以应周天之数。阳者，天气也，主外，故止论手足之三阳而不及于阴也。按：与今之穴数不同，今之穴数手太阴十一穴，左右共二十二穴；手阳明二十穴，左右共四十穴；足阳明四十五穴，左右共九十穴；足太阴二十一穴，左右共四十二穴；手少阴九穴左右，共十八穴；手太阳十九穴左右，共三十八穴，足太阳六十三穴，左右共一百二十六穴；足少阴二十七穴，左右共五十四穴；手厥阴九穴，左右共十八穴；手少阳二十三穴，左右共四十六穴；足少阳四十四穴，左右共八十八穴；足厥阴十四穴，左右共二十八穴；又有督脉在背中行，共二十七穴；任脉在腹中行，共二十四穴。以上统计六百六十一穴，至于阴维七穴，左右共十四穴；阳维十六穴，左右共三十二穴，阴蹻四穴，左右共八穴，阳蹻十一穴，左右共二十二穴，冲脉十二穴，左右共二十四穴；带脉四穴，左右共八穴。此皆在十二经中之穴复叠者也。

足太阳脉气所发者，七十八穴。两眉头各一。攒竹穴。入发至项三寸半，旁五，相去三寸。马莳曰：大杼、风门二穴也，上入发际，下至项间，相去三寸半许，旁五者谓五行之两旁也。相去三寸者，大杼在大椎各开一寸五分。风门在二椎间各开一寸五分也。**其浮气在皮中者，凡五行行五，五五二十五。**太阳之气，循脉上升于头顶而中行督脉之总会，前顶、百会，后顶、强间五穴，旁两行本经之五处、承光、通天、络却、玉枕十穴又旁两行，少阳经之临泣、目窗、正营、承灵、脑空十穴，皆从太阳之气而为太阳之脉气所发。**项中大筋两旁，各一。**天柱穴。**风府两旁各一。**风池穴。**侠脊以下至尻尾二十一节，十五间各一，五藏之俞各五，六府之俞各六。**张隐庵曰：自大椎至尾骶骨计二十一节，其间十五椎，旁各一穴，谓肺俞、厥阴俞、心俞、膈俞、肝俞、胆俞、脾俞、胃俞、三焦俞、肾俞、大肠俞、小肠俞、膀胱俞、中膂内俞、白环俞，两旁共计三十穴，而五藏之俞各五，六府之俞各六，皆已在于其间。**委中以下至足小指旁各六俞。**谓委中、昆仑、京骨、束骨、通谷、至阴，左右共十二穴，以上通计七十二穴外，脱简一穴。**足少阳脉气所发者，六十二穴，两角上各二。**天冲，曲发，左右共四穴。**直目上发际内各五。**临泣、目窗、正营、承灵、脑空，左右共十穴。**耳前角上各一。**颔厌穴。**耳前角下各一。**悬厘穴。**锐发下各一。**禾髎穴，属手少阳三焦经。**客主人各一。**一名上关，在耳前起骨上廉开口有空。**耳后陷中各一。**翳风穴，属手少阳三焦经。**下关各一。**，在客主人下，耳前动脉下廉，合口有空，属足阳明胃经。**耳下牙车之后各一。**颊车穴，属足阳明胃经。**缺盆各一。**穴在肩下横骨陷者中，属足阳明胃经。**腋下三寸，胁下至胠，八间各一。**腋下谓渊液、辄筋、天池。胁下至胠谓日月、章门、带脉、五枢、维道、居髎，凡九穴，左右共十八穴，曰八间者，自腋下手三寸，至季肋间，凡八肋骨间也，渊液在腋下三寸宛宛中，举臂得之。辄筋在期门下五分陷中第五肋间。天池属手厥阴心包络经，在腋下三寸，乳后一寸。日月在期门下五分。章门系足厥阴肝经穴，在季胁肋端，脐上二寸，两旁开九寸，侧卧肘尖尽处是穴。带脉在季胁下一寸八分陷中。五枢在带脉下三寸。维道在章门下五寸三分。居髎在章门下八寸三分。**髀枢中旁各一。**环跳穴，侧卧伸下足屈上足，以右手横穴，左摇撼取之，为得。**膝以下至足小指次指各六俞。**谓阳陵泉、阳辅、丘墟、临泣、侠谿、窍阴，左右共十二穴。阳陵泉在膝下一寸。䯒外廉陷中，端坐取之。阳辅在足外踝上四寸，辅骨前三分。丘墟在足外踝下陷中。临泣在足小指次指本节后间陷中。侠谿在足小指次指歧骨间本节前陷中。窍阴在足小指次指之端去爪甲如韭叶。**足阳明脉气所发者，六十八穴，额颅发际旁各三。**悬颅、阳白、头维，左右共六穴，悬颅、阳白系足少阳胆经，头维系本经穴。悬颅在曲角上。阳白在眉上一寸，直瞳子。头维在头角入发际，本神旁一寸半，神庭旁四寸半。**面鼽骨空各一。**四白穴，在目下一寸，直对瞳子下。**大迎之骨空各一。**穴在曲颔前一寸三分，骨陷中动脉。**人迎各一。**穴在结喉两旁一寸半动脉应手。**缺盆外骨空各一。**天髎穴，属手少阳三焦经，在肩缺盆上骨际陷中。缺盆上起肉是穴。**膺中骨间各一。**气户、库房、屋翳、膺窗、乳中、乳根，左右共十二穴，曰各一者，言膺中之骨间，正六穴之所在。气户在柱骨下，俞府两旁各二寸陷中。库房在气户下一寸六分陷中。屋翳在库房下一寸六分陷中。膺窗在屋翳下一寸六分陷中。乳中当乳中是穴。乳根在乳中下一寸六分陷中。**侠鸠尾之外，当乳下三寸，侠胃脘各五。**不容、承满、梁门、关门、太乙，左右共十穴，各去中行三寸，不容在巨阙旁第四肋端下，至下承满、梁门、关门、太乙，上下相去各一寸。**侠脐广三寸，各三。**滑肉门、天枢、外陵，左右共六穴。滑肉门在太乙下一寸，去中行侠脐各三寸。天枢在脐旁各开二寸陷中。外陵在天枢下一寸，去中行各二寸。**下脐二寸，侠之各三。**大巨、水道、归来，左右共六穴。大巨在外陵下一寸，水道在大巨下二寸，归来在水道下二寸，各开脐下中行二寸。**气冲动脉各一**。即气冲穴，在归来下鼠蹊上一寸，动脉应手。**伏兔上各一**。髀关穴，在膝上尺二寸交分中。**三里以下至足中指各八俞，分之所在穴空**。三里、巨虚上廉、巨虚下廉、解谿、冲阳、陷谷、内庭、厉兑、左右共十六穴。三里在膝下三寸，骺骨外廉大筋内宛宛中。巨虚上廉在三里下三寸。巨虚下廉在上廉下三寸。解谿在冲阳后一寸半，腕上陷中。足大指次指直上跗上陷中。冲阳在足跗下五寸，动脉应手。陷谷在足大指次指下，本节后陷中。内庭在足大指次指外间陷中。厉兑在足大指次指端去爪甲如韭叶。**手太阳脉气所发者，三十六穴，目内眦各一**。睛明穴，属足太阳膀胱经，在内眦外一分宛宛中，乃手足太阳、足阳明、阴阳蹻五脉之会。**目外眦各一**。瞳子髎穴，属足少阳应经，在目外去眦五分。**颧骨下各一**。颧髎穴，在面颊骨下廉，锐骨端陷中。**耳郭上各一**。角孙穴，属手少阳三焦经，在耳郭中间，上发际，下开口有空。**耳中各一**。听宫穴，耳中珠子大如赤小豆。**巨骨穴各一**。在肩尖端上行两叉骨罅间，属手阳明大肠经。**曲腋上骨穴各一**。臑俞穴，挟肩髎后，大骨下胛，上廉陷中。举臂取之。**柱骨上陷者各一**。肩井穴，属足少阳胆经，在肩上陷中，缺盆上大骨前二寸半。**上天窗四寸各一**。天窗、窍阴，左右共四穴，天窗在颈大筋间前曲颊下扶突后，动脉应手。窍阴属足少阳胆经，在完骨上，枕骨下，动摇有空。**肩解各一**。秉风穴，在肩上小髃后，举臂有空。**肩解下三寸各一**。天宗穴，在秉风后，大骨下陷中。**肘以下至手小指本各六俞**，小海、阳谷、腕骨、后谿、前谷、少泽，左右共十二穴。小海在肘内大骨外，去肘端五分陷中。阳谷，在手外侧腕中，锐骨下腕骨，在手外侧腕前，起骨下陷中。后谿在手小指外侧，本节后陷中，捏拳取之。前谷在手小指外侧本节前陷中。少泽在手小指外侧去爪甲一分陷中。**手阳明脉气**

所发者，二十二穴。**鼻空外廉项上各二**，迎香、扶突左右共四穴。迎香在鼻下空旁五分，扶突在颈当曲颊下一寸，人迎后一寸半。**大迎骨空各一**。穴在颊前一寸五分，属足阳明胃经。**柱骨之会各一**。天鼎穴，在颈缺盆上扶突后一寸。**髃骨之会各一**。肩髃穴，在膊骨头肩端上，两旁罅间陷者宛宛中，举臂取之。**肘以下至手大指次指本各六俞**。三里、阳谿、合谷、三间、二间、商阳，左右共十二穴。三里在曲池下二寸。阳谿在腕中，上侧两筋间陷中，合谷在手大指次指岐骨间陷中。三间在食指本节后内侧陷中。二间在食指本节前内侧陷间。商阳在食指内侧去爪甲如韭叶许。**手少阳脉气所发者三十二穴，尻骨下各一**。颧髎穴，属手太阳小肠经，在两烦骨锐骨端陷中。**眉后各一**。丝竹空穴，在眉后陷中。**角上各一**。悬厘穴，属足少阳胆经，在曲角上脑空下廉。**下完骨后各一**。天牖穴属足少阳胆经，在耳后入发际四分。**项中足太阳之前各一**。风池穴属足少阳胆经，耳后入发际陷中。**侠扶突各一**。谓天窗穴也，在颈大筋间前，曲颊下扶突后，动脉应手，属手太阳小肠经。**肩贞各一**。穴在曲胛两骨解间，肩髃后陷中属手太阳小肠经。**肩贞下三寸分间各一**。肩髎、臑会、消铄，左右共六穴，肩髎当缺盆上，突起肉，臑会，挟肩髎后大骨下胛上廉陷中。消铄在肩下臂外间，腋对肘分下。**肘以下至手小指次指本各六俞**。天井、支沟、阳池、中渚、液门、关冲，左右共十二穴。天井在肘外大骨后，肘上一寸，□①骨上两筋叉罅中。支沟在腕后臂外三寸两骨间陷中。阳池在手表腕上陷中从指本节直摸下至腕中心。中渚在手小指次指本节后间陷中。液门在手小指次指本节间陷中，握拳取之。关冲在无名指端去爪甲如韭叶许。**督脉气所发者，二十八穴。项中央二**。风府、哑门二穴，风府在项后入发际一

---

① □：疑为"轮"。

寸大筋内宛宛中。哑门在项间入发际五分项中央宛宛中，入系舌本。**发际后中八。**神庭、上星、囟会、前顶、百会、后顶、强间、脑户八穴。神庭在鼻上入发际五分。上星入发际一寸正中央陷中。囟会在上星后一寸陷中。前顶在囟会后寸半陷中。百会在前顶后寸半，顶中央旋毛中。后顶在百会后寸半。强间在后顶后寸半。脑户在强间后寸半。**面中三。**素髎、水沟、龈交三穴。素髎在鼻柱上端准头。水沟，一名人中，在鼻柱下近鼻孔中央陷中。龈交在唇内齿上龈缝中。**大椎以下至尻尾及旁十五穴。**大椎至长强十三穴，连两旁会阳共十五穴。大椎在项后大骨上陷中。陶道在大椎下节间。身柱在三椎下节间。神道在五椎节间。灵台在六椎节间。至阳在七椎节间。筋缩在九椎节间，脊中在十一椎节间。悬枢在十二椎间。命门在十四椎间。阳关在十六椎间。腰俞在二十一椎间。长强在脊骶端。会阳属大阳膀胱经，在阴尻骨两旁。**至骶下凡二十一节脊椎法也。**项骨三节不在数。**任脉之气所发者，二十八穴，喉中央二。**廉泉、天突二穴。廉泉在颔下结喉上四寸中央仰面取之。天突在结喉下三寸至宛中。**膺中骨陷中各一。**璇玑、华盖、紫宫、玉堂、膻中、中庭六穴。璇玑在天突下一寸。华盖在璇玑下一寸陷中。紫宫在华盖下一寸六分陷中。玉堂在紫宫下一寸六分陷中。膻中在玉堂下一寸六分，两乳间陷中。中庭在膻中下一寸六分。**鸠尾下三寸，胃脘五寸，胃脘以下至横骨六寸半一，腹脉法也。**蔽骨下至上脘三寸间，有鸠尾、巨阙二穴。脐上至上脘计五寸，上脘下至下脘三寸，间有上脘、中脘、建里三穴。下脘至横骨毛陷横纹间，计六寸半。有下脘、水分、神阙、阴交、气海、石门、关元、中极、曲骨九穴。鸠尾在蔽骨下五分，巨阙在鸠尾下一寸，上脘在巨阙下一寸五分，中脘在上脘下一寸，建里在中脘下一寸。下脘在建里下一寸。上脘上二寸，水分在下脘下一寸。神阙在水分下一寸。当脐之中央。阴交在脐下一寸。气海在脐下一寸五分。石门，一名丹田，在脐下二寸。关元在脐下三寸。中极在脐下四寸。曲骨在中极下一寸，入横骨毛际中五分。**下阴别一。**下两阴之间，别有一穴曰会阴。**目下各一。**承泣二穴在目下七分，乃任脉、阳蹻、胃经脉气之会。**下唇一。**承浆穴，在唇下陷中。**龈交一。**张隐庵曰：此龈交在唇内齿下龈缝中，盖龈交有二，督脉之龈交入上龈，而任脉之龈交入下齿也。以上共二十七穴，尚少一穴。**冲脉气所发者，二十二穴。侠鸠尾外各半寸，至齐寸一。**幽门、通谷、阴都、石关、商曲、肓俞，左右共十二穴。皆属足少阴经。侠鸠尾至脐各开半寸。幽门在巨阙旁，通谷在幽门下一寸。阴都在通谷下一寸。石关在阴都下一寸。商曲在石关下一寸。肓俞在商曲下一寸。**侠齐下旁各五分，至横骨寸一，腹脉法也。**中注、四满、气穴、大赫、横骨，左右共十穴，皆属足少阴肾经。中注在肓俞下一寸。四满下中注一寸。气穴，一名胞门，又名子户，下四满一寸。大赫，一名阴关，又名阴维，在气穴下一寸。横骨下大赫一寸，在阴上横骨中，宛如偃月。按《图经》诸穴皆相去中行寸半。**足少阴舌下。厥阴毛中急脉各一。**穴名未详。**手少阴各一。**穴名未详。**阴阳蹻各一。**阴蹻谓交信。阳蹻谓附阳。左右共四穴，属足少阴、太阳之经。**手足诸鱼际脉气所发者，**张隐庵曰：手足之白肉隆起处有如鱼腹而穴在其际也，手之鱼际肺之脉气所发，足之鱼际脾之脉气所发。**凡三百六十五穴也。**手足三阳经脉气所发者二百九十八穴，督任冲脉所发者七十八穴，五藏脉气所发生者十穴，阴蹻四穴，通共三百九十穴内，太阳经内重督脉五穴，重足少阳十穴。手阳明内重大迎二穴，手少阳内重悬厘二穴、风池二穴、天窗二穴、颧髎二穴，共重二十五穴。除去所重实有三百六十五穴也。

经筋《灵枢·经筋》

[批] 足太阳之筋。足太阳之筋，起于足小指至阴穴，上结于

踝，邪上结于膝，其下循足外侧①，结于踵，上循跟，结于腘；其别者，结于腨②外，上腘中内廉，与腘中并上结于臀，上挟脊上项；其支者，别入结于舌本；其直者，结于枕骨，上头，下颜，结于鼻；其支者，为目上纲，下结于頄；其支者，从腋后外廉结于肩髃；其支者，入腋下，上出缺盆，上结于完骨；其支者，出缺盆，邪上出于頄。其病小指支跟肿痛，腘挛，脊反折，项筋急，肩不举，腋支缺盆中纽痛，不可左右摇……名曰仲春痹。踝，音华，上声。踵，音肿。跟，音根。腘，音膕，又音国。腨，市兖切。臀，音豚。枕，章荏切。頄，音求。腋，音亦。髃，音虞，盆，步奔切。纽，女九切。末句上经文有针治法未录，下同。

　　[批]足少阳之筋。足少阳之筋，起于小指次指_{窍阴穴}，上结外踝，上循胫外廉，结于膝外廉；其支者，别起外辅骨③，上走髀前者结于伏兔之上，后者结于尻；其直者，上乘䏚④季胁，上走腋前廉，系于膺乳，结于缺盆；直者，上出腋，贯缺盆，出太阳之前，循耳后，上额角，交巅上，下走颔，上结于頄；支者，结于目眦为外维⑤。其病小指次指支转筋，引膝外转筋，膝不可屈伸，腘筋急，前引髀，后引尻，即上乘䏚季胁痛，上引缺盆、膺乳、颈维筋急。从左之右，右目不开，上过右角，并蹻脉而行，左络于右，故伤左角，右足不用，命曰维筋相交。……名曰孟春痹也。胫，形定切。髀，音俾。尻，音考，平声。䏚，

---

① 侧：《灵枢》作"踝"。
② 腨：原作"踹"，据文义改。"腨"指小腿肚。
③ 辅骨：即腓骨。
④ 䏚：谓季胁下之空软处。
⑤ 外维：杨上善曰："太阳为目上纲，阳明为目下纲，少阳为目外维。"

弨沼切，音眇，在季胁下侠胁两旁虚软处肾外当胁。颔，户感切。眦，在谐切。蹻，依张注，举足行高之义，当请读"跷"音。

[批] 足阳明之筋。足阳明之筋，起于中三指及厉兑之外间，结于跗上，邪外上加于辅骨，上结于膝外廉，直上结于髀枢，上循胁属脊；其直者，上循髀①，结之于尻；其支者，结于外辅骨，合少阳；其直者，上循伏兔，上结于髀，聚于阴器，上腹而布，至缺盆而结，上颈，上挟口，合于頄，下结于鼻，上合于太阳。太阳为目上纲，阳明为目下纲；其支者，从颊结于耳前。其病足中指支，胫转筋，脚跳坚，伏兔转筋，髀前肿，溃疝，腹筋急，引缺盆及颊，卒口僻；急者，目不合，热则筋纵，目不开，颊筋有寒则急引颊移口，有热则筋弛纵缓不胜收，故僻……名曰季春痹也。跗，音肤，又因附。頄，古协切，音荚。跳，徒聊切，音迢。卒，音猝。驰，音豕。

[批] 足太阴之筋。足太阴之筋，起于大指之端内侧隐白穴间，上结于内踝；其直者，络于膝内辅骨，上循阴股，结于髀，聚于阴器，上腹结于脐，循腹里，结于肋，散于胸中；其内者，著于脊。其病足大指支内踝痛，转筋痛，膝内辅骨痛，阴股引髀而痛，阴器纽痛，上②引脐两胁痛，引膺中脊内痛……命曰孟秋痹也。股，音古。肋，音勒。张注："孟秋"之"孟"当作"仲"。

[批] 足少阴之筋。足少阴之筋，起于小指之下斜趋涌泉穴。并足太阴之筋，邪走内踝之下，结于踵，与太阳之筋合，而上结于内辅之下，并太阴之筋，而上循阴股，结于阴器，循

---

① 髀：《灵枢》作"骭"。
② 上：《灵枢》作"下"。

脊内挟膂①，上至项，结于枕骨，与足太阳之筋合。其病足下转筋，及所过而结者皆痛及转筋。病在此者，主痫瘛及痉，在外者不能俯，在内者不能仰。故阳病者，腰反折不能俛，阴病者，不能仰……此筋折纽，纽发数甚者死不治，名曰仲秋痹也。膂，音吕。痫，音闲。瘛，尺制切，音掣，又尺列切，又胡计切，音系。痉，其颈切。俛同俯。张注："仲秋"之"仲"当作"孟"。

　　[批]足厥阴之筋。足厥阴之筋，起于大指之上大敦穴。上结于内踝之前，上循胫，上结内辅之下，上循阴股，结于阴器，络诸筋。其病足大指支内踝之前痛，内辅痛，阴股痛转筋，阴器不用，伤于内则不起，伤于寒则阴缩入，伤于热则纵挺不收，治在行水清阴气……命曰季秋痹也。

　　[批]手太阳之筋。手太阳之筋，起于小指之上少泽穴。结于腕，上循臂内廉，结于肘内锐骨之后，弹之应小指之上，入结于腋下；其支者，后走腋后廉，上绕肩胛，循颈出走太阳之前，结于耳后完骨；其支者，入耳中；直者，出耳上，下结于颔，上属目外眦。其病小指支肘内锐骨后廉痛，循臂阴，入腋下，腋下痛，腋后廉痛，绕肩胛引颈而痛，应耳中鸣痛引颔，目瞑良久乃得视，颈筋急，则为筋瘘颈肿……本支者上曲牙，循耳前，属目外眦，上颔结于角，其病②当所过者支转筋……名曰仲夏痹也。腕，乌贯切，音惋。肘，陟柳切。胛，音甲。瘘，郎豆切，音漏。

　　[批]手少阳之筋，手少阳之筋，起于小指次指之端关冲穴。

---

①　膂：脊椎骨。
②　病：《灵枢》作"痛"。

结于腕①，上②循臂，结于肘，上绕臑外廉、上肩、走颈，合手太阳；其支者，当曲颊入系舌本；其支者，上曲牙，循耳前，属目外眦，上乘颔，结于角。其病当所过者，即支转筋，舌卷……名曰季夏痹也。臑，乃到切，音脑，去声。

[批] 手阳明之筋。手阳明之筋，起于大指次指之端商阳穴间，结于腕，上循臂，上结于肘外，上臑，结于髃；其支者，绕肩胛，挟脊；直者，从肩髃上颈；其支者，上颊，结于頄；直者，上出手太阳之前，上左角，络头，下左③颔。其病当所过者，支痛及转筋，肩不举，颈不可左右视……名曰孟夏痹也。

[批] 手太阴之筋。手太阴之筋，起于大指之上少商穴间。循指上行，结于鱼后，行寸口外侧，上循臂，结肘中，上臑内廉，入腋下，出缺盆，结肩前髃，上结缺盆，下结胸里，散贯贲，合贲下抵季胁。其病当所过者，支转筋，痛甚成息贲，胁急吐血……名曰仲冬痹也。贲，音奔。

[批] 手心主之筋 手心主之筋，起于中指中冲穴间。与太阴之筋并行，结于肘内廉，上臂阴，结腋下，下散前后侠④胁；其支者，入腋，散胸中，结于臂。张注：当作"贲"。其病当所过者，支转筋前及胸痛息贲。音，奔。……名曰孟冬痹也。

[批] 手少阴之筋。手少阴之筋，起于小指之内侧少冲穴间。结于锐骨⑤，上结肘内廉，上入腋，交太阴，挟乳里，结于胸中，循臂，张注作"臀"，未详孰是，姑从《新校正》。窃谓，亦当

---

① 结于腕：《素问》作"结于腕中"。
② 上：《灵枢》无此字。
③ 左：《灵枢》作"右"。
④ 侠：《素问》作"挟"。
⑤ 锐骨："锐"与"兑"同。杨上善曰："兑骨，谓掌后当小指尖骨也。"

作贲门之贲，俟考。下系于脐。其病内急心承伏梁①，下为肘纲。其病当所过者，支转筋，筋痛……其成伏梁唾脓血者，死不治。经筋之病，寒则反折筋急，热则筋弛纵不收，阴痿不用。阳急则反折，阴急则俛不伸……名曰季冬痹也。唾，汤卧切。

足之阳明，手之太阳，筋急则口目为僻，眦急不能卒视。"僻"字音义未详。张注：僻同。即"呙僻"之义。卒，音猝。以上各条治法用针刺今并不录。

骨节大小广狭长短之度《灵枢·骨度》

黄帝问于伯高曰：脉度言经脉之长短，何以立之？伯高曰：先度其骨节之大小、广狭、长短，而脉度定矣。脉度之度，去声，先度之度，入声。

黄帝曰：愿闻众人之度。人长七尺五寸者，其骨节之大小长短各几何？此尺寸系古铜人尺。与今之营造尺不同。[批] 头颅胸腰骨度。伯高曰：头之大骨围②，二尺六寸，胸围四尺五寸。腰围四尺二寸。发所覆者颅至项，尺二寸。覆，去声。颅，音卢。[批] 仰面骨度。发以下至颐，长一尺，君子终折。颐，音移。结喉以下至缺盆中，长四寸。缺盆以下至𩩲骬，长九寸，过则肺大，不满则肺小。𩩲，音曷。骬，音于。𩩲骬骨名，一名尾翳，即鸠尾骨也。𩩲骬以下至天枢，长八寸，过则胃大，不及则胃小。天枢以下至横骨，长六寸半，过则回肠广长，不满则狭短。天枢在脐旁二寸，乃足阳明之穴，横骨在毛际横纹中。横骨，长六寸半。横，度之数也。横骨上廉以下至内辅之上廉，长一尺八寸。

---

① 心承伏梁：杨上善曰："心之积名曰伏梁，起脐上如臂，上至心下，其筋循膈下脐，在此痛下，故曰承也。"
② 头之大骨围：即头围，前平眉后平枕骨一周。

内辅之上廉以下至下廉，长三寸半。一尺八寸者，上腿也。三寸半者，膝盖骨也。内辅下廉，下至内踝，长一尺三寸。踝，音华，上声。踝者，下廉之腿骨与足骨连之突处。内踝以下至地，长三寸。膝腘以下至跗属，长一尺六寸。跗，音夫。足面曰跗。跗属以下至地，长三寸。故骨围大则太过，小则不及。

[批] 侧身骨度。角以下至柱骨，长一尺。耳土之旁为角，肩胛上之颈骨为柱骨。行腋中不见者，长四寸。腋，音亦。肋下臑内为腋。腋以下至季胁，长一尺二寸。肋骨之下为季胁。季胁以下至髀枢，长六寸。髀，音俾。捷骨之下为髀枢，一名髀厌，在臀之两旁，即足少阳之环跳穴处。髀枢以下至膝中，长一尺九寸。膝以下至外踝，长一尺六寸。外踝以下至京骨，长三寸。京骨，足太阳膀胱经穴名，在足外侧大骨下赤白肉际陷中。京骨以下至地，长一寸。

[批] 头面身前后横度。耳后当完骨者，广九寸。耳后高骨为完骨，入发际四分。耳前当耳门者，广一尺三寸。两颧之间，相去七寸。颧，音权。两乳之间，广九寸半。两髀之间，广六寸半。

[批] 足纵横数臂手骨度。足长一尺二寸，广四寸半。肩至肘，长一尺七寸。肘，陟柳切。肘至腕长一尺二寸半。腕，乌贯切，音惋。腕至中指本节，长四寸。本节至其末，长四寸半。本节者，指掌交接之骨节。末者，指尖也。

[批] 脊背骨度。项发以下至背骨，长二寸半，膂骨以下至尾骶，二十一节，长三尺，上节长一寸四分分之一，奇分在下，故上七节至于膂骨，九寸八分分之七。膂，音吕。骶，音帝。膂骨，脊骨也，尾骶脊尽处。此众人骨之度也，所以立经脉之长短也。是故视其经脉之在于身也，其见浮而坚，其见明而大者，

多血，细而沉者，多气也。

骨空《素问·骨空论》

髓空，在脑后三分，在颅际锐骨之下。髓，音虽，上声。颅，音卢。诸髓皆会于脑而为精髓之海。脑髓相通之处，在脑后锐骨之下有空。一在龂基下，龂，语斤切。脑前有空而通于齿根之上，鼻颊之间。故脑渗则为涕。一在项后中復骨下，在督脉之哑门，入系舌本，谓脑之中，通于舌下也。一在脊骨上空，在风府上。谓诸髓之从脊骨而上于风府，从风府而入通于脑也。脊骨下空，在尻骨下空。尻，音考，平声。言骨髓之上通于脑而下通于尻臀之骨空也。数髓空，在面侠鼻。面之侠鼻间有数处髓空。或骨空在口下，当两肩。在面数处骨空或有在口下而通于肩骨者。两髆骨空，在髆中之阳。髆，音博。此两肩髆之通于两臂也。臂骨空，在臂阳去踝四寸两骨空之间。踝，音华，上声。此言两臂骨之相通也。踝，谓手踝。股骨上空，在股阳出上膝四寸。股骨谓大腿之骨盖，言大骨之中空而髓充于内，从两头之髓孔上通于腰尻，下通于骱骨。骱骨空，在辅骨之上端。骱，音行，骱骨，小腿之骨空，上通于股骨，下通于跗指之骨也。股际骨空，在毛中动下。股际者，谓两大腿骨之上，小腹下之横骨，在两股骨之间。尻骨空，在髀骨之后，相去四寸。髀，音俾。尻骨，臀骨也。髀骨在股骨之上，少腹两旁突起之大骨前，下连于横骨，后连于尻骨。扁骨有渗理腠无髓孔，易髓无空。髓孔者，谓节之交，有孔窍之相通。易髓者，谓通体大小之骨，精髓互相资易者也。扁骨，肋骨也，其骨扁而中实无空，其节交之处，亦无髓孔以易髓。然于骨外之筋膜理腠间，而津液亦互相灌渗，是上下周身之骨度。髓气决通亦如经脉之环转无端者也。

卷之二

病机上

伤寒《素问·热论》

[批] 热病皆伤寒之类。黄帝问曰：今夫热病者，皆伤寒之类也，或愈或死，其死皆以六七日之间，其愈皆以十日以上者，何也？不知其解，愿闻其故。夫，音扶。岐伯对曰：巨阳者，诸阳之属也。太阳为诸阳之会。其脉连于风府，故为诸阳主气也。风府，穴名，在脑后入发际一寸大筋内宛宛中，乃督脉、阳维之会。督脉者，总督一身之阳，与太阳之脉夹背下行。夫太阳之气生于膀胱，出于胸肋，升于头项，主于肤表，太阳之脉起于睛明，会于风府侠督脉，循行于背。人之伤于寒也，则为病热，热虽甚不死；阴寒之邪，得阳气以化热，历传入于三阴而亦为热病。不两感于寒者，不死。其两感于寒而病者①，故不免于死。阴阳交进，营卫不通，故死。[批] 六经形证。帝曰：愿闻其状。岐伯曰：伤寒一日，巨阳受之，故头项痛腰脊强。强，去声。吴崑曰：以其脉经头项循腰脊。张志聪曰：此言始病太阳之气也。伤寒一日太阳，二日阳明，三日少阳，四日太阴，五日少阴，六日厥阴，七日来复于太阳者，此六气之相传，不涉有形之经络，故有②论太阳而不言太阳之经也。然伤寒为病，变幻无常，有病在六气而不涉六经者，有经气之兼病者，

---

① 其两感于寒而病者："其"作"若"解。"两感"表里俱受邪，即阴阳俱病。
② 有：《黄帝内经素问集注》作"首"。

有气分之邪转入于经者，为病多有不同。是以太阳止言气而不言经，阳明少阳兼经气而言也。二日阳明受之，阳明主肉，其脉侠鼻络于目，故身热目疼而鼻乾，不得卧也。侠与"挟"通。疼音"彤"，又音"腾"。乾，音"干"。张注：六经伤寒既病在气，奚复见有形之证。曰：曰太阳，曰阳明者，谓无形之气也，以有形之病，证无形之气，非实病于经也。若邪在经，则溜于府，不复再传少阳及三阴矣。三日少阳受之，少阳主胆，其脉循肋络于耳，故胸肋痛而耳聋。张注：病在气而见有形之经证也。三阳经络皆受其病，而未入于藏者，故可汗而已。阳邪在形身之外而未入里阴，可发汗而解。四日太阴受之，太阴脉布胃中络于嗌，故腹满而嗌干。五日少阴受之，少阴脉贯肾络于肺，系舌本，故口燥舌干而渴。六日厥阴受之，厥阴脉循阴器而络于肝，故烦满而囊缩。吴崑曰：三阴经络者皆受病，已入于府，可下而已。张志聪曰：三阴之脉，言内而不言外者，谓伤寒之邪随阴气而病于内也。又曰：六气相传，虽入于里阴，而皆为热证。三阴三阳、五藏六府皆受病，荣卫不行，五藏不通，则死矣。所谓其死皆以六七日之间。

其不两感于寒者，七日巨阳病衰，头痛少愈；八日阳明病衰，身热少愈；九日少阳病衰，耳聋微闻；十日太阴病衰，腹减如故，则思饮食；十一日少阴病衰，渴止不满，舌干已而嚏；十二日厥阴病衰，囊纵少腹微下，大气①皆去，病日已矣。嚏，丁计切。所谓其愈皆以十日以上。帝曰：治之奈何？岐伯曰：治之各通其藏脉，病日衰已矣。其未满三日者，可汗而已；其满三日者，可泄而已。泄，音薛。吴鹤皋曰：若其寒邪传不以次，与夫专经不传，表里变易，则随证脉处治，吐、下、汗、和，蚤②暮异

---

① 大气：王冰曰："谓大邪之气。"
② 蚤：《内经素问吴注》作"早"。

法。张志聪曰：前三日在阳分，当从汗解；后三日在阴分，当从下解。此言六气相传，表里阴阳之大概耳。然伤寒有病传者，有不传者，有八九日仍在表阳而当汗者，有二三日邪入里阴而当下者，又有直中阴寒而当急温者，此又不在阴阳六气之常法也。**帝曰：热病已愈，时有所遗者何也？岐伯曰：诸遗者，热甚而强食之，故有所遗也。**强，上声。《伤寒论》曰：大病差后，劳复者，枳实栀子汤主之。若有宿食者，加大黄如薄棋子五六枚。盖因伤寒热甚之时而强食，其食故有宿食之所遗也。**若此者，皆病已衰而热有所藏，因其谷气相薄，两热相合，故有所遗也。**薄，音博。《伤寒论》曰：病人脉已解，而日暮微烦，以病新差，人强与谷，脾胃气尚弱不能消谷，故令微烦。损谷则愈①。谓其余热未尽而强增谷食也。**帝曰：善。治遗奈何？岐伯曰：视其虚实，调其逆从，可使必已矣。**正气虚者，补其正气，余热未尽者，清其余邪。《伤寒论》曰：伤寒差已后，更发热，小柴胡汤主之。脉浮者，以汗解之。脉沉者②，以下解之③。此之谓调其逆从也。**帝曰：病热当何禁之？岐伯曰：病热少愈，食肉则复，多食则遗，此其禁也。**豕乃水畜，其性躁善奔。盖天之寒邪即太阳寒水之气，邪未尽而食以豕肉，是动吾身之寒以应病之余热，似犹寒伤太阳而复病也。**帝曰：其病两感于寒者，其脉应与其病形何如？岐伯曰：两感于寒者，病一日则巨阳与少阴俱病，则头痛口干而烦满；二日则阳明与太阴俱病，则腹满身热，不欲食，谵语。**谵，音詹。**三日则少阳与厥阴俱病，则耳聋囊缩而厥，水浆不入，不知人，六日死。帝曰：五藏已伤，**

---

① 病人脉已解……损谷则愈：语出《伤寒论·辨不可发汗并脉证并治》。

② 脉沉者：《伤寒论》作"脉沉实者"。

③ 伤寒差……以下解之：语出《伤寒论·辨阴阳易差后劳复病脉证并治》。

六腑不通，荣卫不行，如是之后，三日乃死何也？岐伯曰：阳明者，十二经脉之长也，其血气盛，故不知人，三日其气乃尽，故死矣。长，上声。倪冲之①曰：伤寒重在胃气、神气，胃气已绝，则水浆不入；邪伤神脏，则昏不知人。即病在三阳，亦系危证。如两感于寒而胃气尚存，神气清爽者，即不致于死也②。[批]暑温。凡病伤寒而成温者，先夏至日者为病温，后夏至日者为病暑。凡伤于寒则为病热者，此即病之伤寒也。如邪气留连而不即病者，至春夏阳气外出，邪随正出而发为温暑，盖春温夏暑随气而化，亦随时而命名也。暑当与汗皆出，勿止。

疟《素问·疟论》

[批]痎疟皆生于风。黄帝问曰：夫痎疟皆生于风，其畜作③有时者何也？夫，音扶。痎，音皆。《说文》：痎，二日一发疟④。吴鹤皋曰：疟，夜病者谓之痎；昼病者谓之疟。《青箱杂记》⑤：蜀有痎市⑥。夫夜市谓之痎市，盖本乎此也。岐伯对曰：疟之始发也，先起于毫毛，伸欠乃作，寒栗鼓颔⑦，腰脊俱痛，寒去则内外皆热，头痛如破，渴欲冷饮。颔，音菡。

帝曰：何气使然？愿闻其道。岐伯曰：阴阳上下交争，虚实更作，阴阳相移也。更，平声。阳并于阴则阴实而阳虚，阳明

---

① 倪冲之：即倪朱泷，字冲之，张志聪同学。
② 伤寒重在胃气……即不致于死也：语出《黄帝内经素问集注·卷五·热论》。
③ 畜作：或伏、或发。
④ 痎，二日一发疟：语出《说文解字·卷七·广部》。
⑤ 青箱杂记：古代汉族文言轶事小说。由宋代朝散郎、知汉阳军吴处厚撰，共十卷，多记宋及五代朝野杂事、诗话及掌故。
⑥ 蜀有痎市：语出《青箱杂记·卷三》。
⑦ 鼓颔："颔"是颔下结喉上两侧肉之空软处。"鼓颔"是因寒战，两颔随之鼓动。

虚则寒栗鼓颔也；巨阳虚则腰背头项痛；三阳俱虚则阴气胜，阴气胜则骨寒而痛；寒主于内，故中外皆寒；邪与卫气内薄，则三阳之气同并于阴。阳盛则外热，阴虚则内热，外内皆热，则喘而渴，故欲冷饮也。阴气逆极，则复出之阳，并于阳则阴虚而阳盛。此皆得之夏伤于暑，热气盛藏于皮肤之内、肠胃之外，此荣气之所舍也。此令人汗空疏，腠理开。空，音孔。因得秋气，汗出遇风，及得之以浴，水气舍于皮肤之内，与卫气并居，卫气者昼日行于阳，夜行于阴。[批] 日作。此气得阳而外出，得阴而内薄，内外相薄，是以日作。薄，音搏，下同。

[批] 间日作。帝曰：其间日而作者何也？岐伯曰：其气之舍深，内薄于阴，阳气独发，阴邪内著，阴与阳争不得出①，是以间日而作也。间，去声，下同。著，直略切。帝曰：善。其作日晏②与其日早者，何气使然？岐伯曰：[批] 日晏。邪气客于风府，循膂而下，卫气一日一夜大会于风府，其明日日下一节，故其作也晏，此先客于脊背也，每至于风府则腠理开，腠理开则邪气入，邪气入则病作，以此日作稍益晏也。[批] 日早。其出于风府，日下一节，二十一日下至骶骨，骶，音帝。二十二日入于脊内，注于伏膂之脉，其气上行，九日出于缺盆之中，其气日高，故作日益早也。张注：伏膂，伏冲膂筋也。[批] 间日作。其间日发者，由邪气内薄于五藏，横连募原也。其道远，其气深，其行迟，不能与卫气俱行，不得皆出，故间日乃作也。张注：募原者，横连藏府之膏膜，即《金匮》所谓皮肤藏府之文理，

---

① 阴与阳争不得出：杨上善曰："邪气因卫入内，内薄于阴，共阳交争，不得日日与卫外出之阳，故间日而作。"

② 晏：晚。

乃卫气逆行①之腠理也。

帝曰：夫子言卫气每至于风府，腠理乃发，发则邪气入，入则病作。今卫气日下一节，其气之发也不当风府，其日作者奈何？岐伯曰：此邪气客于头项，循膂而下者也，故虚实不同，邪中异所，则不得当其风府也。故邪中于头项者，气至头项而病；中于背者，气至背而病；中于腰脊者，气至腰脊而病；中于手足者，气至手足而病。中，并去声。卫气之所在，与邪气相合，则病作。故风无常府，卫气之所发，必开其腠理，邪气之所合，则其府也。

帝曰：善。夫风之与疟也，相似同类，而风独常在，疟得有时而休者，何也？岐伯曰：风气留其处，故常在；疟气随经络沈以内薄，故卫气应乃作。帝曰：疟先寒而后热者何也？[批]寒疟。岐伯曰：夏伤于大暑，其汗大出，腠理开发，因遇夏气凄沧之水寒藏于腠理皮肤之中，秋伤于风则病成矣。夫寒者阴气也，风者阳气也，先伤于寒而后伤于风，故先寒而后热也，病以时作，名曰寒疟。

帝曰：先热而后寒者何也？[批]温疟。岐伯曰：此先伤于风而后伤于寒，故先热而后寒也，亦以时作，名曰温疟。[批]瘅疟。其但热而不寒者，阴气先绝，阳气独发，则少气烦冤，手足热而欲呕，名曰瘅疟。冤，音鸳。

帝曰：夫《经》言有余者泻之，不足者补之。今热为有余，寒为不足。夫疟者之寒，汤火不能温也，及其热，冰水不能寒也，此皆有余不足之类。当此之时，良工不能止，必须其自衰乃刺之，其故何也？愿闻其说。

---

① 逆行：《黄帝内经素问集注·卷五·疟论》作"游行"。

岐伯曰：《经》言无刺熇熇之热，无刺浑浑之脉，无刺漉漉之汗，故为其病逆，未可刺也。熇，音臛，火酷切。漉，音禄。不惟刺者，不可方其盛时即用药，亦宜因其已衰及未发时服方，书谓疟发之时寒药助寒，热药助热，此其义也。夫疟之始发也，阳气并于阴，当是之时，阳虚而阴盛，外无气，故先寒栗也。阴气逆极，则复出之阳，阳与阴复并于外，则阴虚而阳实，故先热而渴。夫疟气者，并于阳则阳胜，并于阴则阴胜。阴胜则寒，阳胜则热。疟者，风寒之气不常也，病极则复至。病之发也，如火之热，如风雨不可当也。故《经》言曰：方其盛时，必毁，因其衰也，事必大昌。此之谓也。夫疟之未发也，阴未并阳，阳未并阴，因而调之，真气得安，邪气乃亡。故工不能治其已发，为其气逆也。

帝曰：善。攻之奈何？早晏何如？岐伯曰：疟之且发①也，阴阳之且移也，必从四末始也。阳已伤，阴从之，故先其时坚束其处，令邪气不得入，阴气不得出，审候见之，在孙络盛坚而血者皆取之，此真往而未得并者也。鹤皋曰：取血一法，今北人行之。

帝曰：疟不发，其应何如？岐伯曰：疟气者，必更盛更虚，更，平声。当气之所在也。病在阳，则热而脉躁。在阴，则寒而脉静；极则阴阳俱衰，卫气相离，故病得休；卫气集，则复病也。［批］间二日或数日。帝曰：时有间二日或至数日发，成渴或不渴，其故何也？岐伯曰：其间日者，邪气与卫气客于六府，而有时相失，不能相得，故休数日乃作也。张注：六府者，谓六府之募原也……倪冲之曰：藏之膜原②而间日发者，乃胸中之隔膜，

---

① 且发："且"，助动词，有"将"义。

② 膜原：《黄帝内经素问集注》作"募原"，下文同。

其道近，六府之膜原更下而远，故有间二日或至于数日也。疟者，阴阳更胜也；或甚或不甚，故或渴或不渴。

帝曰：论言夏伤于暑，秋必病疟。今疟不必应者何也？岐伯曰：此应四时者也。其病异形者，反四时也。其以秋病者寒甚，以冬病者寒不甚，以春病者恶风，以夏病者多汗。恶，去声。

［批］温疟。帝曰：夫病温疟与寒疟而皆安舍，舍于何藏？岐伯曰：温疟者，得之冬中于风，寒气藏于骨髓之中，至春则阳气大发，邪气不能自出，因遇大暑，脑髓烁，肌肉消，腠理发泄，或有所用力，邪气与汗皆出，此病藏于肾，其气先从内出之于外也。如是者，阴虚而阳盛，阳盛则热矣，衰则气复反而入，入则阳虚，阳虚则寒矣。故先热而后寒，名曰温疟。中，上去声，下如字。髓，音虽，上声。泄，音薛。

［批］瘅疟。帝曰：瘅疟何如？岐伯曰：瘅疟者，肺素有热，气盛于身，厥逆上冲，中气实而不外泄。因有所用力，腠理开，风寒舍于皮肤之内分肉之间而发，发则阳气盛，阳气盛而不衰则病矣。其气不及于阴，故但热而不寒，气内藏于心，而外舍于分肉之间，令人消烁脱肉，故命曰瘅疟。帝曰：善。

十二疟 《素问·刺疟篇》

足太阳疟、足少阳疟、足阳明疟、足太阴疟、足少阴疟、足厥阴疟、肺疟、心疟、肝疟、脾疟、肾疟、胃疟，又附风疟。

［批］足太阳疟。足太阳之疟，令人腰痛头重，寒从背起，先寒后热，熇熇暍暍然，热止汗出，难已。熇，音臛。暍，音谒。《经》有"刺郄中出血"句未录。

足少阳之疟，令人身体解㑊①，寒不甚，热不甚。恶见人，

---

① 解㑊：身体倦怠，懒于行动。

见人心惕惕①然，热多汗出甚。休，音亦。恶，去声。懈，惰也。《经》有"刺足少阳"句。

[批]足阳明疟。足阳明之疟，令人先寒洒淅，洒淅寒甚，久乃热，热去汗出，喜见日月光火气。乃快然。淅，音锡。《经》有"刺足阳明跗上"句。

[批]足太阴疟。足太阴之疟，一令人不乐，好太息②，不嗜食，多寒热，一汗出，病至则善呕，呕已乃衰。乐，音洛。好，去声。呕，乌后切。《经》有"即取之"句。

[批]足少阴疟。足少阴之疟，令人呕吐甚，多寒热，热多寒少，欲闭户牖而处，其病难已。

[批]足厥阴疟。足厥阴之疟，令人腰痛，少腹满，小便不利如癃状，非癃也，数便，意恐惧，气不足，腹中悒悒③。癃，音隆。数，音朔。悒，音邑。《经》有"刺足厥阴"句未录。张隐庵曰：按：三阴三阳之病，论在六气，则不涉经络之有形。是以见太阳之先寒后热，少阳之寒热从枢，少阴之标寒本热，此病无形之六气也。又如胆病之恐人将捕，脾病之及于四旁④，少阴之呕吐，厥阴之腰痛，是又涉于有形之经，当知经不离乎气，气不离乎经，可分而可合者也。能明乎经气之理，进乎道矣。

[批]肺疟。肺疟者，令人心寒，寒甚热，热间善惊，如有所见者。《经》有"刺手太阴阳明"句。

[批]心疟。心疟者，令人烦心甚，欲得清水，反寒多，不甚热《经》有"刺手少阴"句。

---

① 惕惕：恐惧。
② 太息：《素问》作"大息"。
③ 悒悒：不畅貌。
④ 及于四旁：《黄帝内经素问集注》作"灌溉四旁"。

［批］肝疟。肝疟者，令人色苍苍然，太息，其状若死者。《经》有："刺足厥阴见血"句。

［批］脾疟。脾疟者，令人寒，腹中痛，热则肠中鸣，鸣已汗出。《经》有"刺足太阴"句。

［批］肾疟。肾疟者，令人洒洒寒，腰脊痛宛转，大便难，目眴眴然，手足寒。煦，音系，去声。眴眴，目摇动不明也。《经》有"刺足太阳少阴"句。

［批］胃疟。胃疟者，令人且病也，善饥而不能食，食而支满腹大。《经》有"刺足阳明，太阴横脉出血"句及下文"疟发身方热，刺跗上动脉"云云，凡六条并未录。莫仲超曰①：邪入于五藏六府募原之间，不干藏府之气，则为间日之疟。干藏府之气，则为五藏六府之疟。涉于三阴三阳，则为六经之疟②。

凡治疟，先发如食顷乃可以治，过之则失时也。《经》有"诸疟而脉不见刺十指间出血，血去必已，先视身之赤如小豆者，尽取之"等句。十二疟者，其发各不同时，察其病形，以知其何脉之病也。杨元如③曰：邪在气分者，皆④后其时以治之。盖气为阳，其性锐，故当避其来锐。邪在血分者，宜先其时以取之。盖血为阴，其性柔，故当迎而夺之。《经》有"先知其发时，如食顷而刺之"云云，许多文字未录。［批］风虐。风疟者，疟发则汗出恶风。恶，去声。《经》有"刺三阳经背俞之血者"句。又"骱痠痛甚，按之不可，名曰胕髓病"云云，许多文字概不录。

---

① 莫仲超：即莫承艺，字仲超，杭州人，张志聪同学。

② 邪入于五藏……六经之疟：语出《黄帝内经素问集注·卷五·刺疟论》。

③ 杨元如：杨象乾，字元如，张志聪同学。下同。"杨元如曰"句：语出《黄帝内经素问集注·卷五·刺疟论》。

④ 皆：《黄帝内经素问集注》作"宜"。

火热恶寒发热如疟《素问·至真要大论》

帝曰：上文许多录在运气、审治、脉要诸门，故此中删去善字。火热，复恶寒发热，有如疟状，或一日发，或间数日发，其故何也？岐伯曰：胜复之气，会遇之时，有多少也。阴气多而阳气少，则其发日远；阳气多而阴气少，则其发日近。此胜复相薄，盛衰之节，疟亦同法。复，恶二字，并去声。间，去声。薄，音博。胜复之复，如字。张志聪曰：夫火热伤气，病在气而不在经也。夫疟者，感外淫之邪病也。此单论人身中之阴阳外内相乘，与外因不相干涉。下文录在审治门约方条。

咳《素问·咳论》

肺咳、心咳、肝咳、脾咳、肾咳、胆咳、大肠咳、小肠咳、膀胱咳、三焦咳。

黄帝问曰：肺之令人咳，何也？岐伯对曰：五藏六府皆令人咳，非独肺也。帝曰：愿闻其状。岐伯曰：皮毛者，肺之合也，皮毛先受邪气，邪气以从其合也。其寒饮食入胃，从肺脉上至于肺则肺寒，肺寒则外内合邪因而客之，则为肺咳。[批]五藏咳。五藏各以其时受病，非其时，各传以与之。人与天地相参，故五藏各以时治。时感于寒则受病，微则为咳，甚则为泄为痛。泄，音薛。乘秋则肺先受邪，乘春则肝先受之，乘夏则心先受之，乘至阴则脾先受之，乘冬则肾先受之。

帝曰：何以异之？岐伯曰：[批]肺咳。肺咳之状，咳而喘息有音，甚则唾血。唾，汤卧切。[批]心咳。心咳之状，咳则心痛，喉中介介如梗状，甚则咽肿喉痹。[批]肝咳。肝咳之状，咳则两肋下痛，甚则不可以转，转则两胠下满。胠，音区，胁也。[批]脾咳。脾咳之状，咳则右肋下痛，阴阴引肩背，甚则不可以动，动则咳剧。剧，音屐。[批]肾咳。肾咳之状，咳则腰背相引而痛，甚则咳涎。腰背，张注作"肩背"。涎，徐连切。

[批] 六府咳。帝曰：六府之咳奈何？安所受病？岐伯曰：五藏之久咳，乃移于六府。[批] 胃咳。脾咳不已，则胃受之，胃咳之状，咳而呕，呕甚则长虫出。[批] 胆咳。肝咳不已，则胆受之，胆咳之状，咳呕胆汁。胆汁，苦汁也。[批] 大肠咳。肺咳不已，则大肠受之，大肠咳状，咳而遗失。遗失，当作遗矢。矢，屎也。廉颇传曰：坐顷，三遗矢。[批] 小肠咳。心咳不已，则小肠受之，小肠咳状，咳而失气，气与咳俱失。失气者，气下泄为屁也。[批] 膀胱咳。肾咳不已，则膀胱受之，膀胱咳状，咳而遗溺。溺，同尿。[批] 三焦咳。久咳不已，则三焦受之，三焦咳状，咳而腹满，不欲食饮。此皆聚于胃，关于肺，使人多涕唾而面浮肿气逆也。《经》有"帝曰：治之奈何？岐伯曰：治藏者，治其俞，治府者，治其合，浮肿者治其经。帝曰：善"等句未录。

风 《素问·风论》

寒热、热中、寒中、风疬、不仁、厉风、偏枯、脑风、目风、漏风、内风、首风、肠风、泄风、肺风、心风、肝风、脾风、肾风、胃风

黄帝问曰：风之伤人也，或为寒热，或为热中，或为寒中，或为厉风，或为偏枯，或为风也，其病各异，其名不同，或内至五藏六府，不知其解，愿闻其说。厉，音赖，同疠。岐伯对曰：[批] 寒热。风气藏于皮肤之间，内不得通，外不得泄，风者善行而数变，腠理开则洒然寒，闭则热而闷，其寒也则衰食饮，其热也则消肌肉，故使人怢栗而不能食，名曰寒热。泄，音薛。数，音朔。怢，音突。此论风邪客于肤腠而为寒热也。怢，忽也。栗，竦缩也。[批] 热中。风气与阳明入胃，循脉而上至目内

眦，其人肥则风气不得外泄，则为热中而目黄；[批] 寒中。人瘦则外泄而寒，则为寒中而泣出。眦，才诣切。泄，音薛。血脉生于阳明胃府，此论风邪客于脉中而为热中、寒中也。[批] 疡。风气与太阳俱入，行诸脉俞散于分肉之间，与卫气相干，其道不利，故使肌肉愤膜而有疡，[批] 不仁。卫气有所凝而不行，故其肉有不仁也。俞，当作腧。腧，音输，去声。膜，称人切。此论风邪伤卫而为肿疡不仁也。愤，郁积而怒满也。膜，肉胀起也。[批] 疠。疠者，有荣气热胕，其气不清，故使其鼻柱坏而色败，皮肤疡溃。疠，音例。又音赖。胕，吴注同"腐"，善。按，音扶，作胕肿义，亦通。此论风伤营气而为疠疡也。[批] 疠风。风寒客于脉而不去，名曰疠风，或名曰寒热。此承上文而言，风寒伤脉而亦为疠风也。以上二节论风伤营气皆名曰疠，如营热搏于脉外者，为败坏之疠疡，此毒疠之甚者也。风寒于脉中者，或为紫云、白癜之疠风，此为疠之轻者也。[批] 五藏风。以春甲乙伤于风者为肝风，以夏丙丁伤于风者为心风，以季夏戊己伤于邪者为脾风，以秋庚辛中于邪者为肺风，以冬壬癸中于邪者为肾风。"中于邪"之"中"，去声。下"中风"并同。此论风伤五藏之气而为五藏之风也。风者，虚乡不正之邪气。故曰风、曰邪、曰伤、曰中，盖言不正之风或伤之轻，或中之重也。

　　[批] 藏府之风。风中五藏六府之俞，亦为藏府之风。此论风中藏府之俞而亦为藏府之风也。夫五藏之气，外言于四时，故各以时受病者，病五藏之气也。如风中于经俞，则内连藏府，故亦为藏府之风病，五藏之经也。张隐庵曰：此二因与《金匮》之所谓"邪入于府，即不识人；邪入于藏，舌即难言，口吐涎"之因证不同也。《金匮》之所谓中藏、中府者，邪直中于藏府而伤藏府之元神。本篇之论，一因随时而伤藏气，一因经络受邪而内连于藏府，是以五藏之风状，止见色证，而不致如伤藏神之危险者也。[批] 偏枯。各人其门

户所中，则为偏风。此论风邪偏客于形身，而为偏枯也。门户者，血气之门户也。[批] 脑风。风气循风府而上，则为脑风。此论风气循气血而上为脑风也。风府，穴名，在项后入发际一寸，大筋内宛宛中，乃督脉阳经之会，上循于脑户。鹤皋曰：脑风，脑痛也。[批]目风。风入系头，则为目风，眼寒。此论风客于头而为目风也。张隐庵曰：係、系同，足太阳有通项入于脑者，正属目本，名曰眼系。鹤皋曰：目风，目痛也。[批] 漏风。饮酒中风，则为漏风，此论饮酒中风则腠理开，而为汗泄之漏风也。[批] 内风。入房汗出中风，则为内风。此论入房中风而为内风也。入房则阴精内竭，汗出则阳气外弛。鹤皋曰：今人遗精、咳血、寝汗、骨蒸、内风之所致也。[批] 首风。新沐中风，则为首风。此论濯首毛腠开，风入于首之皮肤而为首风也。 [批] 肠风。久风入中，则为肠风飧泄。[批] 泄风。外在腠理，则为泄风。飧，音孙。泄，音薛。此论久在肌腠之风入中，则与肠风、飧泄，在外则为泄风也。肠风，下血，飧泄，水谷不分。泄风，腠理开而汗外泄也。故风者，百病之长也，至其变化乃为他病也，无常方，然致自风气也。长，上声。

帝曰：五藏风之形状不同者何？愿闻其诊及其病能①。岐伯曰：肺风之状，多汗恶风，色䴠然白，时咳短气，昼日则差，暮则甚，诊在眉上，其色白。恶，去声。䴠，音烹，上声。差，楚懈切。䴠，喝白也。

[批] 心风。心风之状，多汗恶风，焦绝善怒嚇，赤色，病甚则言，不可快，诊在口，其色赤。嚇，音罅。又音赫。焦绝，唇舌焦而津液绝也。

[批] 肝风。肝风之状，多汗恶风，善悲，色微苍，嗌乾善

---

① 病能："能"与"态"通。"病能"即病态。《汉书·西域传下》："不能饥渴。"

怒，时憎女子，诊在目下，其色青。乾，音干。［批］脾风。脾风之状，多汗恶风，身体怠堕，四支不欲动，色薄微黄，不嗜食，诊在鼻上，其色黄。堕，同惰。［批］肾风。肾风之状，多汗恶风，面庞然浮肿，脊痛不能正立，其色炲，隐曲不利，诊在肌上，其色黑。庞，音尨。炲，音台。炲，灰煤也。［批］胃风。胃风之状，颈多汗，恶风，食饮不下，鬲塞不通，腹善满，失衣则䐜胀①，食寒则泄，诊形瘦而腹大。鬲与膈同。䐜，称人切。［批］首风。首风之状，头面多汗，恶风，当先风一日则病甚，头痛不可以出内，至其风日则病少愈。漏风之状，或多汗，常不可单衣，食则汗出，甚则身汗，喘息恶风，衣常濡，口干善渴，不能劳事②。［批］泄风。泄风之状，多汗，汗出泄衣上，口中干，上渍③其风，不能劳事，身体尽痛则寒。渍，痰智切。帝曰：善。

偏枯　痱　热病《灵枢·热病》

［批］偏枯。偏枯，身偏不用而痛，言不变，志不乱，病在分腠之间。《经》"有巨针取之"句，未录。益其不足，损其有余，乃可复也。《经》曰：虚邪偏客于身半，其入深，内居荣卫。荣卫稍衰，故真气去，邪气独留，故为偏枯。夫心主言肾藏志，不变不乱，是风寒偏中于形身，病在分腠之间而不伤于内也④。

［批］痱。痱之为病也，身无痛者，四肢不收，智乱不甚，其言微知，可治；甚则不能言，不可治也。病先起于阳，后入

---

①　失衣则䐜胀："失衣"是说少穿衣服。因于失衣风感之，阳明受寒于外，故发䐜胀。

②　不能劳事："能"与"耐"同。

③　上渍：腰以上多汗如水渍的意思。

④　虚邪偏客于身半……不伤于内也：语出《灵枢·刺节真邪》。

于阴者，先取其阳，后取其阴，浮而取之。痱，音肥。痱者，风热之病邪入里，故身无痛。脾主四肢而藏智，风木贼土，故不收而乱。乱而不甚，邪尚在表里之间，藏真未伤也。言微者，伤于气，不能言，则邪入于藏矣。浮取者，使外受之邪仍从表出也。

[批] 热病。**热病三日而气口静，人迎躁者，取之诸阳。**《经》有"五十九刺"四字未录。**以泻其热而出其汗，实其阴以补其不足者。**达出于阳而勿使入阴也。**身热甚，阴阳皆静者，勿刺也。**二句未录。**所谓勿刺者，有死征也。**此邪热甚而阴阳之正气皆虚。**热病七日八日，脉微小，病者溲血，口中乾，一日半而死；脉代者一日死。**溲，音搜。乾，音干。此外热不解内传少阴而为死证也。**热病已得，汗出而脉尚躁，喘且复热，勿刺肤，喘甚者死。**邪盛在里，而阴气受伤，故死。

热病七日八日，脉动①不躁，躁不散数，后三日中有汗，三日不汗，四日死。数，入声。正气不伤得阴液之汗而解。阳热盛而阴气绝，则死。

热病先肤痛，窒鼻充面，取之皮。窒，涉律切。此以下论内因之热，病在五藏，当取诸外合之皮脉肉筋骨也。经文一大段论刺，未录。余节俱同。**热病先身涩，倚而热，烦悗，乾唇口溢，取之脉。**悗，母官切，惑也。又母本切。废，忘也。乾，音干。**热病嗌乾多饮，善惊，卧不能起，取之肤肉。热病面青脑痛，手足躁，取之筋间。热病数惊，瘛疭而狂，取之脉②。**数，入声。瘛，音契。疭，音纵。**热病身重骨痛，耳聋而好瞑，取之骨。**瞑，音冥，又通"眠"。

热病不知所痛，耳聋不自收，口干，阳热甚，阴颇有寒者，

---

① 动：《灵枢》无此字。
② 脉：《灵枢》作"皮"。

热在髓，死不可治。髓，音虽，上声。此以下论外内之热合并而交争者也。**热病头痛，颞颥目瘈脉痛，善衄，厥热病也。**颞，而涉切。颥，音儒。瘈，尺制切。此外因之热与肝热交争也。又热病体重，肠中热，外因之热与脾热交争也。热病挟脐急痛，胸胁满，外因之热，与心热交并也。热病而汗且出，及脉顺，可汗者，外因之热与肺热相交，可俱从汗解也。经文三节未录，学者一偶①三反可耳。

［批］热病生死。**热病已得汗，而脉尚躁盛，此阴脉之极也，死；其得汗而脉静者，生。热病者脉尚盛躁而不得汗者，此阳脉之极也，死。脉盛躁得汗静者，生。**

痹《素问·痹论》

行痹、痛痹、著痹、骨痹、筋痹、脉痹、肌痹、皮痹、肺痹、心痹、肝痹、肾痹、脾痹、肠痹、胞痹

黄帝问曰：痹之安生？痹，音畀。**岐伯对曰：风寒湿三气杂至，合而为痹也。**［批］行痹。**其风气胜者为行痹。**风属阴中之阳，善行而数变，凡走注历节之类，俗名流火是也。［批］痛痹。**寒气胜者为痛痹。**阴寒之气乘于肌肉筋骨则凝闭不通故为痛痹，即痛风也。［批］著痹。**湿气胜者为著痹。**著，直略切。湿流关节，故重著不移。

帝曰：其有五者何也？岐伯曰：［批］骨痹。**以冬遇此者为骨痹，**［批］筋痹。**以春遇此者为筋痹，**［批］脉痹。**以夏遇此者为脉痹，**［批］肌痹。**以至阴遇此者为肌痹，**［批］皮痹。**以秋遇此者为皮痹。**皮肉筋骨，五藏之外合也。五藏之气合于四时五行，故各以其时而受病，同气相感也。

帝曰：内舍五藏六府，何气使然？岐伯曰：五藏皆有合，

---

① 偶：当作"隅"。

病久而不去者，内舍于其合也。故骨痹不已，复感于邪，内舍于肾。筋痹不已，复感于邪，内舍于肝。脉痹不已，复感于邪，内舍于心。肌痹不已，复感于邪，内舍于脾。皮痹不已，复感于邪，内舍于肺。所谓痹者，各以其时重感于风寒湿之气也。复，并去声。皮肉筋骨内合于五藏，五藏之气外合于四时，始病在外之有形，复伤在内之五气，外内行气相合而邪舍于藏矣。故所谓五藏之痹，各以五藏所合之时而重感于三气也。邪薄于五藏之间，干藏气而不伤藏真，故曰舍、曰客，而止见下文诸证，如其入藏者则死矣。

　　[批] 肺痹。凡痹之客五藏者，肺痹者，烦满喘而呕。[批] 心痹。心痹者，脉不通，烦则心下鼓，暴上气而喘，嗌乾善噫，厥气上则恐。乾，音干。噫，音隘。[批] 肝痹。肝痹者，夜卧则惊，多饮数小便，上为引如怀。数，音朔。[批] 肾痹。肾痹者，善胀，尻以代踵，脊以代头。尻，音考，平声。脊椎尽处为尻。[批] 脾痹。脾痹者，四支解堕，发咳呕汁，上为大塞。解与懈同。堕与惰通。[批] 肠痹。肠痹者，数饮而出不得，中气喘争，时发飧泄。数，音朔。飧，音孙。泄，音薛。肠痹者，兼大小肠而言也。[批] 胞痹。胞痹者，少腹膀胱按之内痛，若沃以汤，涩于小便，上为清涕。涩，色立切。胞者，膀胱之室，内居少腹。以上论藏府之气受邪而形诸于病也。张隐庵曰：六府之痹，止言其三，盖营气者，胃府之精气也；卫气者，阳明之悍气也。营卫相将，出入于外内，三焦之气游行于上下，甲胆之气先藏府而升。夫痹者，闭也。正气运行，邪不能留，三府之不病痹者，意在斯与！

　　阴气者，静则神藏，躁则消亡。此言藏气不藏而邪痹于藏也。饮食自倍，肠胃乃伤。此言肠胃伤而邪痹于府也。淫气喘息，痹聚在肺；淫气忧思，痹聚在心；淫气遗溺，痹聚在肾；淫气乏竭，痹聚在肝；淫气肌绝，痹聚在脾。诸痹不已，亦益内也。

其风气胜者，其人易已也。溺，同尿。易，去声。此申明阴气躁亡
而痹聚于藏也。夫五藏六府俱各有俞，如风寒湿气中于五藏之俞，而
藏气淫躁，则邪循俞内入而各聚于藏矣。中于六府之俞而饮食自倍，
肠胃乃伤。邪亦循俞而入，各舍其府矣。帝曰：痹其时有死者，或
疼久者，或易已者，其故何也？岐伯曰：其入藏者死，其留连
筋骨间者疼久，其留皮肤间者易已。疼，音彤，又音腾。此言五
藏之痹循俞而入藏者死也。其病在外之有形而不内舍于其合者，深则
疼久，浅则易已。帝曰：其客于六府者何也？岐伯曰：此亦其食
饮居处为其病本也。六府亦各有俞，风寒湿气中其俞，而食饮
应之，循俞而入，各舍其府也。此言六府之痹乃循俞而内入者也。
夫居处失常则邪气外客，饮食不节则肠胃内伤。故为六府之病本。
《经》有"帝曰：以针治之奈何？岐伯曰：五藏有俞，六府有合，循
脉之分，各有所发，各随其过，则病瘳也"等句。

帝曰：荣卫之气亦令人痹乎？岐伯曰：荣者，水谷之精气
也，和调于五藏，洒陈于六府，乃能入于脉也。故循脉上下，
贯五藏，络六府也。卫者，水谷之悍气也，其气慓疾滑利，不
能入于脉也，故循皮肤之中，分肉之间，熏于肓膜，散于胸腹。
逆其气则病，从其气则愈。不与风寒湿气合，故不为痹。悍，音
旱。慓，音漂。肓，音荒。悍，勇也。慓，急也。肓，腔中空虚无肉
之处。膜，鬲膜也。

帝曰：善。痹或痛，或不痛，或不仁，或寒，或热，或燥，
或湿，其故何也？不仁，不知痛痒也。岐伯曰：痛者，寒气多也，
有寒故痛也。其不痛不仁者，病久入深，荣卫之行涩，经络时
疏①，故不通；皮肤不营，故为不仁。不通之通，当作痛。其寒

---

① 疏：作"通"解。

者，阳气少，阴气多，与病相益，故寒也。其热者，阳气多阴气少，病气胜，阳遭阴，故为痹热。其多汗而濡者，此其逢湿甚也，阳气少阴气盛，两气相感，故汗出而濡也。张兆璜①曰：阳热盛者多汗出。濡湿之汗，又属阴寒，医者审之②。

帝曰：夫痹之为病，不痛何也？岐伯曰：痹在于骨则重，在于脉则血凝而不流，在于筋则屈不伸，在于肉则不仁，在于皮则寒，故具此五者则不痛也，经云气伤痛，此论邪痹经脉骨肉之有形而不伤其气焉，则不痛也。凡痹之类，逢寒则虫，逢热则纵。虫，《甲乙经》作急。张注：如虫行皮肤中。窃谓可作"蕴隆虫虫"③义解。帝曰：善。

风痹　营卫寒痹之为病《灵枢·寿夭刚柔》

是故此少师答黄帝之言也，篇首问答词一大段未录。内有阴阳，外亦有阴阳。在内者，五藏为阴，六府为阳；在外者，筋骨为阴，皮肤为阳。此中一段文字论刺未录。[批] 风痹。故曰病在阳者命曰风，病在阴者命曰痹，阴阳俱病命曰风痹。风者，天之阳气。痹者，人之阴邪。外内相合则风痹。病有形而不痛者，阳之类也；无形而痛者，阴之类也。有形，皮肉筋骨之有形；无形，五藏六府之气也。无形而痛者，其阳完而阴伤之也，急治其阴，无攻其阳；有形而不痛者，其阴完而阳伤之也，急治其阳，无攻其阴。阴完阳完者，藏府阴阳之气不伤也。阴阳俱动④，乍有

① 张兆璜：字玉师，张志聪之子。
② 阳热盛者……医者审之：语出《黄帝内经素问集注·卷五·痹论》。
③ 蕴隆虫虫：蕴隆，暑气郁结而隆盛。朱熹《诗经集注》："蕴，蓄；隆，盛也。"《诗·大雅·云汉》："旱既大甚，蕴隆虫虫。"马瑞辰通释："蕴隆谓暑气郁积而隆盛。虫虫则热气熏蒸之状也。"
④ 阴阳俱动：谓表里皆病。"动"与"痛"通。

形，乍无形，加以烦心，命曰阴胜其阳，此谓不表不里，其形不久。阴阳外内不交，水火上下相克故也。

[批] 形气内外相应。黄帝问于伯高曰：余闻形气病之先后、外内之应奈何？伯高答曰：风寒伤形，忧恐忿怒伤气。气伤藏，乃病藏；寒伤形，乃应形；风伤筋脉，筋脉乃应。此形气内外之相应也。风寒外受之邪，故病形；忧恐忿怒在内之气，故病藏。

[批] 营卫寒痹之为病。黄帝曰：营卫寒痹之为病奈何？伯高答曰：营之生病也，寒热少气，血上下行。卫之生病也，气痛时来时去，怫忾贲响①，风寒客于肠胃之中。寒痹之为病也，留而不去，时痛而皮不仁。怫，父沸切，心不安也，又芳未切，忿貌。又音佛，郁也。忾，许既切。太息也。又音慨，怒也。贲响之贲，音奔。

众痹　周痹《灵枢·周痹》

黄帝问于岐伯曰：周痹之在身也，上下移徙②，随脉其上下，左右相应，间不容空③，愿闻此痛，在血脉之中耶？将在分肉之间乎？何以致是？其痛之移也，间不及下针，其憯痛之时，不及定治而痛已止矣，何道使然？愿闻其故。憯，许六切。岐伯答曰：此众痹也，非周痹也。

黄帝曰：愿闻众痹。[批] 众痹。岐伯对曰：此各在其处，更发更止，更居更起，以右应左，以左应右，非能周也，更发更休也。论刺问答一大段未录。

帝曰：善。愿闻周痹何如？[批] 周痹。岐伯对曰：周痹者，

---

① 怫忾贲响：杨上善曰："怫忾，气盛满貌。贲响。腹胀貌。"
② 移徙：移动，流走。"移""徙"同义复词。
③ 间不容空："间"间隙。"空"，孔也。

在于血脉之中，随脉以上，随脉以下，不能左右，各当其所。论刺问答辞一大段未录。

黄帝曰：善。此痛安生？何因而有名？岐伯对曰：风寒湿气客于外，分肉之间，迫切而为沫，沫得寒则聚，聚则排分肉而分裂也，分裂则痛，痛则神归之，神归之则热，热则痛解，痛解则厥，厥则他痹发，发则如是。此中九字疑是衍文未录。此内不在藏，而外未发于皮，独居分肉之间，真气不能周，故命曰周痹。下刺痹法及黄帝曰云云未录。此篇论经脉与络脉之缪处也。经脉者，藏府之十二经脉循行于上下者也。络脉者，藏府之十二大络阴走阳而阳走阴，左之右而右之左者也。痹者，风寒湿邪杂合于皮肤分肉之间，邪在于皮肤而流溢于大络者为众痹。在于分肉而厥逆于经脉者，为周痹。

寒疝　筋痹　肌痹　骨痹　大风《素问·长刺节论》

［批］寒疝。病在少腹，腹痛不得大小便，病名曰疝，得之寒。此厥阴寒疝之病也。《长刺节论》篇共十余条皆论针刺，兹仅于五条内略摘数句，其论刺法概不录。

［批］筋痹。病在筋，筋挛节痛，不可以行，名曰筋痹。

［批］肌痹。病在肌肤，肌肤尽痛，名曰肌痹，伤于寒湿。

［批］骨痹。病在骨，骨重不可举，骨髓酸痛，寒气至，名曰骨痹。

［批］大风。病大风①，骨节重，须眉堕，名曰大风。

挛《灵枢·邪客》

［批］八虚候五脏。黄帝问于岐伯曰：人有八虚②，各何以候？

---

① 大风：即疠风。
② 八虚：指两肘、两腋、两髀、两腘。

岐伯答曰：以候五藏。黄帝曰：候之奈何？岐伯曰：肺心有邪，其气留于两肘；陟柳切。肝有邪，其气流于两腋；者亦。脾有邪，其气留于两髀；髀，音俾。肾有邪，其气留于两腘。音国。肘、腋、髀、腘，乃关节交会之处，节之交，神气之所游行出入。如五藏有邪，则气留于此而不得布散矣。凡此八虚者，皆机关之室，真气之所过，血络之所游，五藏之经脉各从此而经过。邪气恶血固不得住留，[批] 挛。住留则伤经络，骨节机关不得屈伸，故病挛也。

痿《素问·痿论》

痿躄、脉痿、筋痿、肉痿、骨痿

黄帝问曰：五藏使人痿，何也？痿，音萎，又音逶。张隐庵曰：痿者，四支无力，委弱举动不能，若委弃不用之状。夫五藏各有所合，痹从外而合病于内，外所因也；痿从内而合病于外，内所因也。岐伯对曰：肺主身之皮毛，心主身之血脉；肝主身之筋膜，脾主身之肌肉，肾主身之骨髓。故肺热叶焦，则皮毛虚弱急薄，[批] 痿躄。著则生痿躄也①。著，直略切。躄，音辟。隐庵曰：著者，皮毛燥著而无生转之气。[批] 脉痿。心气热，则下脉厥而上②，上则下脉虚，虚则生脉痿，枢折挈，胫纵而不任地也。[批] 筋痿。肝气热，则胆泄口苦筋膜乾，筋膜乾，则筋急而挛，发为筋痿。泄，音薛。乾，音干。[批] 肉痿。脾气热，则胃干而渴，肌肉不仁，发为肉痿。[批] 骨痿。肾气热，则腰脊不举，骨枯而髓减，发为骨痿。

帝曰：何以得之？岐伯曰：肺者，藏之长也，为心之盖也，有所失亡，所求不得，则发肺鸣，鸣则肺热叶焦。故曰：五藏

---

① 著则生痿躄也："著"有"甚"意。"痿躄"谓不能行。
② 下脉厥而上："下脉"谓下行之脉。"厥"者，逆行之谓。

因肺热叶焦，发为痿躄，此之谓也。长，上声。此申明五藏之热而成痿者，由肺热叶焦之所致也。下文复论心肝脾肾各有所因，而自成痿躄也。悲哀太甚则胞络绝，胞络绝则阳气内动，发则心下崩，数溲血也。故《本病》曰：大经空虚，发为肌痹，传为脉痿。数，音朔。溲，音搜。隐庵曰：胞络者，胞之大络，即冲脉也。冲脉起于胞中，为十二经脉之海。心主血脉，是以胞络绝则心气虚而内动矣。又曰：男子络唇口而生髭须，女子月事以时下者，肝经冲脉之血也。是以崩溲或大吐衄而不致于死。若心主脉中之血一息不运，则机缄穷；一毫不续，则穿壤判矣。《本病》即《本经》七十三篇之《本病论》，今遗亡矣。

思想无穷，所愿不得，意淫于外，入房太甚，宗筋弛纵，发为筋痿，及为白淫①。故《下经》②曰：筋痿者，生于肝，使内也。弛，同弛，音豕。有渐于湿，以水为事，若有所留，居处相湿，肌肉濡渍，痹而不仁，发为肉痿。故《下经》曰：肉痿者，得之湿地也。渍，疾智切。有所远行劳倦，逢大热而渴，渴则阳气内伐，内伐则热舍于肾，肾者水藏也，今水不胜火，则骨枯而髓虚，故足不任身，发为骨痿。故《下经》：曰：骨痿者，生于大热也。帝曰：何以别之？别，必列切。岐伯曰：肺热者色白而毛败，心热者色赤而络脉溢，肝热者色苍而爪枯，脾热者色黄而肉蠕动，肾热者色黑而齿槁。蠕，音软。

帝曰：如夫子言可矣，论言"治痿者独取阳明"，何也？岐伯曰：阳明者，五藏六府之海，主润宗筋，宗筋主束骨而利机关也。宗筋者，前阴也。前阴者，宗筋之所聚，太阴阳明之所合也。冲脉者，经脉之海也，主渗灌溪谷，与阳明合于宗筋，阴阳总

---

① 白淫：马莳："在男子为遗精，在女子为白带。"
② 下经：王冰注："上古之经名也。"已佚。

宗筋之会，会于气街，而阳明为之长，皆属于带脉而络于督脉。长，上声。少阴、太阴、阳明、冲、任、督脉，总会于宗筋，循腹上行而复会于气街。气街者，腹气之街，在冲脉于脐左右之动脉间。带脉起于季筋，围身一周，如束带然。三阴三阳十二经脉与奇经之任、督、冲、维、蹻循于上下，皆属带脉之所约束。故阳明虚则宗筋纵，带脉不引，故足痿不用也。

帝曰：治之奈何？岐伯曰：各补其荥补五藏之真气而通其俞通利五藏之热，调其虚实，气虚则补之，热是泻之。和其逆顺，和其气之往来。筋脉骨肉各以其时受月，则病已矣。各随其五藏受气之时月，合其深浅而取之。帝曰：善。

厥《素问·厥论》

寒厥，热厥，巨阳之厥，阳明之厥，少阳之厥，太阴之厥，少阴之厥，厥阴之厥，太阴厥逆，少阴厥逆，厥阴厥逆，三阴俱逆，太阳厥逆，少阳厥逆，阳明厥逆，手太阴厥逆，手心主少阴厥逆，手太阳厥逆，手阳明、少阳厥逆

黄帝问曰：厥之寒热者，何也？张隐庵曰：厥，逆也。气逆则乱，故忽为眩仆，卒不知人，此名为厥，与中风不同。有寒热者，有阴有阳也。[批] 寒厥。岐伯对曰：阳气衰于下，则为寒厥；[批] 热厥。阴气衰于下，则为热厥。阴阳二气皆从下而上也。帝曰：热厥之为热也，必起于足下者，何也？岐伯曰：阳气起于足五指之表，阴脉者集于足下而聚于足心，故阳气胜则足下热也。帝曰：寒厥之为寒也，必从五指而上于膝者，何也？岐伯曰：阴气起于五指之里。集于膝下而聚于膝上，故阴气胜则从五指至膝上寒。其寒也，不从外，皆从内也。

帝曰：寒厥何失而然也？岐伯曰：前阴者，宗筋之所聚。太阴阳明之所合也。春夏则阳气多而阴气少，秋冬则阴气盛而

阳气衰。此人者质壮，以秋冬夺于所用，下气上争，不能复，精气溢下，邪气因从之而上也，气因于中，阳气衰，不能渗营其经络，阳气日损，阴气独在，故手足为之寒也。言寒厥之因，因虚其所藏之阳而致之也。

帝曰：厥热何如而然也？岐伯曰：酒入于胃，则络脉满而经脉虚，脾主为胃行其津液者也，阴气虚则阳气入，阳气入则胃不和，胃不和则精气竭，精气竭则不营于四支也。此人必数醉，若饱以入房，气聚于脾中不得散，酒气与谷气相薄，热盛于中，故热偏于身，内热而溺赤也。夫酒气盛而慓悍，肾气日衰，阳气独胜，故手足为之热也。数，音朔。薄，音博。溺，同尿。慓，音漂。悍，音旱。言热厥之因，因伤其中焦所生之阴气也。张兆璜曰：寒厥因失其所藏之阳而致中气日损，热厥因伤其所生之阴而致肾气日衰。当知中下二焦互相资生者也①。

帝曰：厥或令人腹满，或令人暴不知人，或至半日远至一日乃知人者，何也？岐伯曰：阴气盛于上则下虚，下虚则腹胀满；阳气盛于上，则下气重上而邪气逆，逆则阳气乱，阳气乱，则不知人也。吴鹤皋曰：逆之微者半日复，逆之甚者一日复，复则知人矣。张兆璜曰：前论下气上争，则中焦之阳气日损，阴气虚中，则下焦之肾气日衰。此复论阴气盛于上，则下气亦虚；阳气盛于上，则下气重上，又一辙也②。帝曰：善。愿闻六经脉之厥状病能也。上文论阴阳二气之厥，此下复论经脉之厥状。［批］六经厥状。岐伯曰：巨阳之厥，则肿首头重，足不能行，发为眴仆。眴，音县，去声。目摇动不明也。阳明之厥，则癫疾欲走呼，腹满不得卧，面赤而热，妄见而妄言。少阳之厥，则暴聋颊肿而热，肋痛，

---

① 寒厥因失其……互相资生者也：语出《黄帝内经素问集注·卷五·厥论》。

② 前论……又一辙也：语出《黄帝内经素问集注·卷五·厥论》。

骺不可以运。骺，音行，足胫也。太阴之厥，则腹满膜胀，后不利，不欲食，食则呕，不得卧。䐜，称人切，肉胀起也。少阴之厥，则口乾溺赤，腹满心痛。乾，音干。溺，同尿。厥阴之厥，则少腹肿痛，腹胀，泾溲不利，好卧屈膝，阴缩肿，骺内热。溲，音搜。好，去声。盛则泻之，虚则补之，不盛不虚以经取之。阴阳二气皆起于足，故止论足之六经。厥在经脉当随经以治之。下文复论手足三阴三阳之气厥逆。

太阴厥逆，骺急挛，心痛引腹，治主病者。少阴厥逆，虚满呕变，下泄清，治主病者。泄，音薜。厥阴厥逆，挛腰痛，虚满前闭，谵言，治主病者。谵，音詹。三阴俱逆，不得前后，使人手足寒，三日死。此厥在气分，故主三日死，谓三阴之气绝厥也。若厥在经脉，则为厥状病能，而不至于死矣。太阳厥逆，僵仆，呕血，善衄，治主病者。僵，音姜。衄，女六切。少阳厥逆，机关不利。机关不利者，腰不可以行，项不可以顾，发肠痈不可治，惊者死。阳明厥逆，喘咳身热，善惊衄呕血。

手太阴厥逆，虚满而咳，善呕沫，治主病者。手心主少阴厥逆，心痛引喉，身热，死不可治。手太阳厥逆，耳聋泣出，项不可以顾，腰不可以俯仰，治主病者。手阳明少阳厥逆，发喉痹，嗌肿痉，治主病者。痉，充至切，音厕。

诸痛 《素问·举病论》

帝曰：此句上有许多文字未录。愿闻人之五藏卒痛，何气使然？卒，同猝，下同。岐伯对曰：经脉流行不止，环周不休，寒气入经而稽迟，泣而不行，客于脉外则血少，客于脉中则气不能①，故卒然而痛。泣与涩通，下同。张兆璜曰：气为阳，血为阴；

---

① 客于脉外……则气不能：马莳："客于经脉之外，则血原少而愈涩；或客于经脉之中，则脉遂涩而不通，皆能卒然而痛。"能，《素问》作"通"。

气无形，血有形，气行脉外，血行脉中。客于脉外则血少，客于脉中则气不通，正言其形气交感之要道。帝曰：其痛或卒然而止者，或痛甚不休者，或痛甚不可按者，或按之而痛止者，或按之无益者，或喘动应手者，或心与背相引而痛者，或胁肋与少腹相引而痛者，或腹痛引阴股者，或痛宿昔而成积者，或卒然痛死不知人，有少间复生者，或痛而呕者，或腹痛而后泄者，或痛而闭不通者，凡此诸痛，各不同形，别之奈何？别，必列切。

岐伯曰：寒气客于脉外则脉寒，脉寒则缩踡，缩踡则脉绌急，绌急则外引小络，故卒然而痛，得炅①则痛立止，踡，音权。绌，竹律切。炅，古迥切。踡，不伸也。绌，屈也。吴注："炅，热也。"因重中于寒则痛久矣。中，去声。

寒气客于经脉之中，与炅气相薄则脉满，满则痛而不可按也。寒气稽留，炅气从上，则脉充大而血气乱，故痛甚不可按也。薄，音博。寒气客于肠胃之间，膜原之下，血不得散，小络急引，故痛，按之则血气散，故按之痛止。膜原者，连于肠胃之脂膜，亦气分之腠理。《金匮要略》云：腠者，是三焦通会元真之处……理者，皮肤藏府之文理也②。盖在外则为皮肤肌肉之文理，在内则为横连藏府之膜原，皆三焦通会元气之处。

寒气客于侠脊之脉，则深按之不能及，故按之无益也。侠脊之脉，伏冲之脉也。张隐庵曰：痛皆邪伤于经脉。如邪客于脉外之气分，而迫于经络为痛者，或得炅，或按之则痛止，盖寒邪得气而易散也。如邪入于经络而为痛者，甚则不可按，或虽按之无益，盖阴分之邪难散也。

---

① 炅：热也。
② 腠者……之文理也：语出《金匮要略·脏腑经络先后病脉证》。

寒气客于冲脉，冲脉起于关元，随腹直上，寒气客则脉不通，脉不通则气因之，故喘动应手矣。冲脉之循于腹者，会于咽喉而散于脉外。关元，穴名，在脐下三寸。夫侠脊之冲脉则深，此在腹之冲脉则浮于外而浅矣。寒气客于背俞之脉则脉泣，脉泣则血虚，血虚则痛，其俞注于心，故相引而痛。按之则热气至，热气至则痛止矣。俞，当作腧。腧，音输，去声。背俞之脉，足太阳之脉也。五藏六府之俞皆在太阳之经。

寒气客于厥阴之脉，厥阴之脉者，络阴器系于肝，寒气客于脉中，则血泣脉急，故胁肋与少腹相引痛矣。肝脉布胁肋。

寒气客于阴股，寒气上及少腹，血泣在下相引，故腹痛引阴股。厥阴之脉上抵少腹，下循阴股。

寒气客于小肠膜原之间，络血之中，血泣不得注于大经，血气稽留不得行，故宿昔而成积。膜原之间，亦有血络。大经，藏府之大络也。寒气客于五藏，厥逆上泄，阴气竭，阳气未入，故卒然痛，死不知人，气复反则生矣。鹤皋曰：上泄，吐涌也。

寒气客于肠胃，厥逆上出，故痛而呕也。张注：在藏之邪溜府而解；在肠胃之邪，从下泄而解。今藏府之邪，皆从上逆而出者，病气而不入经也。

寒气客于小肠，小肠不得成聚，故后泄腹痛矣。邪入于肠内，故不成积聚而为后泄。

热气留于小肠，肠中痛，瘅热焦渴则坚乾不得出，故痛而闭不通矣。乾，音干。瘅，消瘅也。小肠之邪不得后泄，则稽留化热而为热闭。

帝曰：所谓言而可知者也，视而可见奈何？岐伯曰：五藏六府固尽有部，视其五色，黄赤为热，白为寒，青黑为痛，此所谓视而可见者也。五藏六府之气色，皆见于面而各有所主之部位，视其五色而可见其病矣。

帝曰：扪而可得奈何？岐伯曰：视其主病之脉，坚而血及陷下者，皆可扪而得也。篇首"黄帝问曰：余闻善言天者，必有验于人；善言古者，必有合于今；善言人者，必有厌于己。如此则道不惑而要数极，所谓明也。今余问于夫子，令言而可知，视而可见，扪而可得，令验于己，而发明解惑，可得而闻乎？岐伯再拜稽首，对曰：何道之问也？"

腰痛《素问·刺腰痛篇》

足太阳脉令人腰痛，引项脊尻背如重状，尻，音考，平声。《经》有"刺其郄中太阳正经出血，春无见血"二句未录。张隐庵曰：此篇记经脉为病，而痛于腰之实证，与内伤肝肾，外病筋骨之虚痛者不同。少阳令人腰痛，如以针刺其皮中，循循然不可以俛仰，不可以顾。俛，同俯。《经》有"刺少阳成骨之端出血"，"成骨，在膝外廉之骨独起者，夏无见血"三句。阳明令人腰痛，不可以顾，顾如有见者，善悲。《经》有"刺阳明于胻前三痏，上下和之出血，秋无见血"等句。

足少阴令人腰痛，痛引脊内廉。《经》有"刺少阴于内踝上二痏，春无见血，出血太多，不可复也"等句。厥阴之脉令人腰痛，腰中如张弓弩弦。弩，音怒，上声。《经》有"刺厥阴之脉，在腨踵鱼腹之外，循之累累然，乃刺之"等句。其病令人言①，嘿嘿然不慧。嘿与默同。《经》有"刺之三痏"句。张隐庵曰：腰中如弓弦者，所病在经也。善言不慧者，病厥阴之气而有是证也。三阴三阳之主腰痛，有单病在经者，有病经而及乎气者，故以此节分而论之。又

---

① 其病令人言：《素问》作"善言。"

曰：所谓之脉者①，足之三阴三阳及奇经之八脉皆循腰而上，惟足太阴之脉，从膝股内廉入腹属脾，以主腹中，故不论于外也。

解脉②令人腰痛，痛引肩，目䀮䀮然，时遗溲。䀮，音荒。溲，音搜。经有"刺解脉在膝筋肉分间，郄外廉之横脉出血，血变而止"等句未录。吴注：解脉，足太阳支别之脉也。张注：解脉者，散行横解之络脉也。盖经脉为里，浮而横者为络，络脉横散于皮肤之间，故名曰解脉。解脉令人腰痛，如引带，常如折腰状，善恐。《经》有"刺解脉在郄中结络如黍米，刺之，血射以黑，见赤血而已"等句。张注：此复论横络盛加于大经，令之不通，是太阳之病也。

同阴之脉令人腰痛，痛如小锤居其中，怫然肿。锤，直垂切。又弛伪切。怫，芳未切。《经》有"刺同阴之脉，在外踝上绝骨之端为三痏"句。同阴之脉，王冰注为"少阳之别络"。张隐庵曰："此论阳跷之脉而令人腰痛也。跷脉有阴阳，男子数其阳，女子数其阴。当数者为经；不当数者为络，是男女阴阳，经络交并，故为同阴之脉。其脉行健，故名曰跷。阳维之脉令人腰痛，痛上怫然肿。《经》有"刺阳维之脉，脉与太阳合腨下间，去地一尺所"等句。衡络之脉令人腰痛，不可以俛仰，仰则恐仆，得之举重伤腰，衡络绝，恶血归之。《经》有"刺之在郄阳筋之间，上郄数寸，横居，为二痏出血"等句。吴注：衡络，乃太阳脉之循脊络肾者也。张注：此论带脉为病而令人腰痛也。衡，横也。带脉横络于腰间，故曰衡络之脉。会阴之脉，令人腰痛，痛上漯漯然汗出，汗乾令人欲饮，饮已欲走。漯，善按：当作"泾"。乾，音干。《经》有"刺直阳之脉，上三痏，在跷上郄下五寸，横居，视其盛者出血"等句。吴鹤皋

---

① 所谓之脉者：《黄帝内经素问集注》作"所谓经脉者"，当是。
② 解脉：足太阳支别之脉也。

曰：会阴，在大便前，小便后，两阴之间，任脉之别络也。又曰：直阳，太阳之脉直下者。张隐庵曰：此论任脉为病，而令人腰痛也。任脉起于至阴，与督脉交会，分而上行，故名曰会阴。又曰：直阳之脉，督脉也。督脉总督一身之阳……故曰直阳。滑伯仁曰：任督二脉一源而二歧。一在于身之前，一行于身之后，又督脉别络，自长强走任脉者，由小腹直上，贯脐中央，入喉上颐，会太阳于睛明穴，是任督二脉阴阳合并，分而上行，然其间又有交会之处。张兆璜曰：任脉循于腹而其痛在腰，是所病之因在任，而所成之证在督也①。

飞阳之脉②**令人腰痛，痛上拂拂然，甚则悲以恐**。经有"刺飞阳之脉，在内踝上五寸，少阴之前，与阴维之会"等句。吴注：飞阳，足太阳之脉别走少阴者。张注：此论阴维之脉而令人腰痛也……名飞阳者，谓阴维之原，从太阳之脉走少阴而起者也。

昌阳之脉令人腰痛，痛引膺，目䀮䀮然，甚则反折，舌卷不能言。经有"刺内筋为二痏，在内踝上大筋前，太阴后，上踝二寸所"等句。马莳曰：昌阳，足少阴穴名，一名复溜，又名伏白。张注：此论阴蹻之脉，而令人腰痛也。阴蹻者，足少阴之别。

散脉令人腰痛而热，热甚生烦，腰下如有横木居其中，甚则遗溲。经有"刺散脉，在膝前骨肉分间，络外廉束脉，为三痏"句。吴注：散脉，阳明别络之散行者也。张注：此论冲脉为病而令人腰痛也……冲脉之浮而外者，循腹右上行，至胸中而散，灌于皮肤，渗于脉外，故名散脉也。**肉里之脉**③**令人腰痛，不可以咳，咳则筋缩急**。吴注：肉里之脉，分肉之理，少阳经之所行也。《经》有"刺肉里之脉为二痏，在太阳之外，少阳绝骨之后"等句，及再下文

---

① 任脉循于腹在督也：语出《黄帝内经素问集注·卷五·刺腰痛》。
② 飞阳之脉：此脉由阳经别出，故称飞扬。
③ 肉里之脉：王冰："肉里之脉，少阳所生，则阳维之脉气所发也。"

四节并未录。

胀《灵枢·胀论》

脉胀，肤胀，心胀，肺胀，肝胀，脾胀，肾胀，胃胀，大肠胀，小肠胀，膀胱胀，三焦胀，胆胀

［批］脉大坚以涩者。黄帝曰：脉之应于寸口，如何而胀？岐伯曰：［批］胀。其脉大坚以涩者，胀也。黄帝曰：何以知藏府之胀也？岐伯曰：阴为藏，阳为府。冲气行于形身，藏府之外内，有顺有逆。逆顺不从，在外则为脉胀、肤胀。在内则为藏府之胀矣。寸口坚大为阳脉，涩为阴脉，阴为藏，阳为府。以脉之阴阳，则知藏府之胀矣。

黄帝曰：夫气之令人胀也，在于血脉之中耶？藏府之内乎？［批］胀之舍。岐伯曰：三者皆存焉，然非胀之舍也。黄帝曰：愿闻胀之舍。岐伯曰：夫胀者，皆在于藏府之外，排藏府而郭胸肋，胀皮肤①，故命曰胀。病在气而及于藏府血脉之有形，故三者皆存焉。胀之舍，在内者皆在于藏府之外、空郭之中；在外者，胀于皮肤膝理之间，故命曰胀，谓胀在无形之气分也。

黄帝曰：藏府之在胸肋腹里之内也，若匣匮之藏禁器也，各有次舍，异名而同处，一域之中，其气各异，愿闻其故。此下必岐伯所答之阙文，今经文有"黄帝曰：未解其意，再问"九字不录。岐伯曰：夫胸腹藏府之郭也。膻中者，心主之宫城也。胃者，太仓也。咽喉小肠者，传送也。胃之五窍者，闾里门户也。廉泉玉英者，津液之道也。［批］脉胀肤胀。故五藏六府者，各有畔界，其病各有形状。营气循脉，卫气逆为脉胀；卫气并脉

---

① 胀皮肤：胀于皮肤膝理之间。

循分为肤胀。膻，音诞。卫气生于胃府，水谷之精日行于阳，夜行于阴，逆于阳则为脉胀，肤胀；逆于阴则为空郭之胀，及五藏六府之胀矣。卫气虽常，然并脉循行于分肉，而行有逆顺。若并脉顺行而乘于脉中则为脉胀，行于肤内则为肤胀，此皆卫气之逆行也。**三里而泻，近者一下，远者三下，无问虚实，工在疾泻。**卫气出于太仓，故泻足阳明胃经之三里。至于药治之法，当于此引伸，三反而得之。吴氏曰：卫气逆于空郭之中，则为鼓胀。著于募原而传送液道阻塞者，则为肠胃之胀，门户界畔不清者，则为五藏之胀。此皆胃府之门户道路，故泻足之三里，若病久而成虚者，泻之反伤胃气，故曰工在疾泻，疾泻者，治其始蒙也。杨元如曰："逆则生长之机渐消，故久而未有不成虚者。审其传送阻塞者泻之，门户液道不通者通之，界畔不清者理之，正气不足者补之。补泻疏理兼用，斯为治胀之良法。若新病而不大虚者，急宜攻之，可一鼓而下①。朱永年曰：医者止知泻以消胀，焉知其中之门户道路。知其门户道路，可以批隙导窾②矣。故《内经》乃端本澄源之学③。

黄帝曰：愿闻胀形。岐伯曰：[批]心胀。夫心胀者，烦心短气，卧不安。[批]肺胀。肺胀者，虚满而喘咳。[批]肝胀。肝胀者，肋下满而痛引小腹。[批]脾胀。脾胀者，善哕，四肢烦悗，体重不能胜衣，卧不安。[批]肾胀。肾胀者，腹满引背央央然，腰髀痛，六府胀。[批]胃胀。胃胀者，腹满，胃脘痛，鼻闻焦臭，妨于食，大便难。[批]大肠胀。大肠胀者，肠鸣而

---

① 逆则生长之机……可一鼓而下：语出《黄帝内经灵枢集注·卷四·胀论》。

② 批隙导窾：出自《庄子·养生主》："批大隙，导大窾。"比喻善于从关键处入手，顺利解决问题。

③ 医者止知……澄源之学：语出《黄帝内经灵枢集注·卷四·胀论》。

痛濯濯，冬日重感于寒，则飧泄不化。[批] 小肠胀。小肠胀者，少腹䐜胀，引腰而痛。[批] 膀胱胀。膀胱胀者，少腹满而气癃。[批] 三焦胀。三焦胀者，气满于皮肤中，轻轻然而不坚。[批] 胆胀。胆胀者，胁下痛胀，口中苦，善太息。哕，于月切。悗，母官切。又母木切。髀，音俾。脘，音管。飧，音孙。泄，音薛。䐜，称人切，音瞋。癃，音隆。此卫气逆于城郭之中，而为藏府之胀。始在无形，而及于有形也。凡此诸胀者，其道在一，明知逆顺，针数不失。泻虚补实，神去其室，致邪失正，真不可定，粗之所败，谓之夭命。补虚泻实，神归其室，久塞其空，谓之良工。前言问虚实工在疾泻，此又曰泻虚补实，神去其室，是又当审其邪正而补泻之。圣人之虑深矣，学者不可不深体之，用药之法亦然。

黄帝曰：胀者焉生？何因而有？岐仁曰：卫气之在身也，常然并脉循分肉，行有逆顺，阴阳相随，乃得天和，五藏更始，四时有序，五谷乃化。然后厥气在下，营卫留止，寒气逆上，真邪相攻，两气相抟，乃合为胀也。更，平声。抟，音团。此言卫气逆行，因下焦寒气之所致也。卫气与脉内之营气相逆顺而行，而脉外之营卫则相将而行，阴阳清浊，有逆有顺，乃得天和。应天气之右旋而西转，经水皆归于东流，得天地自然之和气也。五藏更始者，谓营行于藏府经脉，外内出入，阴阳递更，终而复始也。四时有序者，谓卫气日行于阳，夜行于阴，应四时寒暑之往来也。阴阳和平，五谷乃化，而营卫生焉。此先论其阴阳和调，然后论厥逆之因，“如是云”以下许多经文未录。

水肿 《素问·水热穴论》

黄帝问曰：少阴何以主肾？肾何以主水？岐伯对曰：肾者至阴也，至阴者盛水也，肺者太阴也，少阴者冬脉也，故其本在肾，其末在肺，皆积水也。张兆璜曰：肺主气而发原在肾，是气后下而生水，亦从下而上，下则为溲，上则为汗，留聚则溢于皮肤而为胕肿矣①。帝曰：肾何以能聚水而生病？岐伯曰：肾者，胃之关也。关门不利，故聚水而从其类也。水由中焦入胃之饮而生，从下焦决渍而出。若关门了戾，而水不沾流，则类聚而生病。上下溢于皮肤，故为胕肿。胕肿者，聚水而生病也。胕，音扶。按《金匮要略》云："腰以下肿当利小便；腰以上肿当发汗乃愈②。"正见肺肾本末攸关。

帝曰：诸水皆生于肾乎？岐伯曰：肾者牝藏③也，地气上者属于肾，而生水液也，故曰至阴。张隐庵曰：水在地之下，地气上者，直从泉下之气而生，是地气上通于天，而水气亦上通于天也。以上论水液生始之原，聚则为水为肿，和则清中之浊者，从决渎而下行；清中之清者，为精、为液、为气、为血，生肌肉而充皮肤，濡筋骨而利关节，莫不由此入胃之饮。医者知此，能通调其生始出入之原，不惟病之不生，而更可使其形体不敝，益寿延年，斯可谓调羹之国手。勇而劳甚则肾汗出，肾汗出，逢于风，内不得入于藏府，外不得越于皮肤，客于玄府，行于皮里，传为胕肿，本之于肾，名曰风水。所谓玄府者，汗空也。空，音孔。隐庵曰：上文论关门不利，水聚于下，溢于上而为胕肿。此言劳动肾液，上出为汗，逢于风而闭溢于皮肤之间为胕肿，当知胕肿之有二因也……又曰：五液皆出于肾，而五藏六府之气亦藉肾藏之津液以濡养。故水从上降，而复从下升，乃津液环转之道。此中则去经文四千四字。

故水病下为胕肿大腹，上为喘呼不得卧者，标本俱病，故肺为喘呼，肾为水肿，肺为逆不得卧。隐庵曰：有形之血，行于

---

① 肺主气……为胕肿矣：语出《黄帝内经素问集注·卷七·水热穴论》。

② 腰以下……发汗乃愈：语出《金匮要略·水气病脉证并治》。

③ 牝藏：阴脏。

脉中；无形之气，行于脉外。是以有形之水，行于无形之气分；无形之水气，行于有形之脉中。水循经而行于上下，而水气亦随经而留于脉中也。故胕肿大腹者，水所从出入于外内；喘呼不得卧者，水气上逆于脉中。下文皆论刺穴，并不录。

水胀　肤胀　鼓胀　肠覃　石瘕《灵枢·水胀》

黄帝问于岐伯曰：水与肤胀、鼓胀、肠覃、石瘕、石水，何以别之？瘕，音假。别，必列切。余伯荣曰："水溢于皮间，则为皮水。寒乘于肌肤，则为肤胀。留于空郭，则为鼓胀。客于肠外，则为肠覃。客于子门，则为石瘕。皆水与寒气之为病也。经云："肾肝并沉为石水①。"又云："太阳之上寒水主之②。"寒者，水之气也，肾与膀胱皆积水也，故曰石水。石水者，肾水也。夫邪之所凑，其正必虚。外之皮肤肌腠，内之藏府募原、肠胃空郭，皆正气之所循行。气化则水行，气伤则水凝聚而为病。是以凡论水病，当先体认其正气。知正气之循行出入，则知所以治之之法矣。[批] 水胀。**岐伯答曰：水始起也，目窠上微肿，如新卧起之状，其颈脉动，时咳，阴股间寒，足胫肿，腹乃大，其水已成矣。以手按其腹，随手而起，如里水之状，此其候也。**窠，音科。此太阳膀胱之水溢于皮肤而为水胀也。太阳之气运行于肤表，此处随气溢而为病也。太阳之脉起于目内眦，目窠上微肿，水循经而上溢也。颈脉动，水伤气而及于脉也。咳者，水邪上乘于肺也。股寒、胫肿，太阳之气虚而水流于下也。腹大者，水泛而土虚也。水在皮中，故按之随手而起，如里水之状。

[批] 肤胀。**黄帝曰：肤胀何以候之？岐伯曰：肤胀者，寒**

---

① 肾肝并沉为石水：语出《素问·大奇论》。
② 太阳之上寒水主之：语出《素问·天元纪大论》，原文作"太阳之上，寒气主之"。

气客于皮肤之间，鼞鼞然不坚，腹大，身尽肿，皮厚，按其腹，窅而不起，腹色不变，此其候也。鼞，音空。窅，伊鸟切，音杳。寒者，水之气也。此无形之气，客于皮肤而为虚胀也。无形之大气，故鼞鼞然不坚。气胀，故腹大身尽肿。寒气在于肌腠，故皮厚。病在气，故按其腹窅而不起。窅，深也。腹色不变者，寒气在皮肤而脾土未伤也。

[批] 鼓胀。鼓胀何如？岐伯曰：腹胀，身皆大，大与肤胀等也，色苍黄，腹筋起，此其候也。此寒气乘于空郭之中，所谓藏寒生满病也。藏寒者，水藏之寒气盛而火土之气衰也。身皆大者，脾主肌肉也。色苍黄，腹筋起，土败而木气乘之也。

[批] 肠覃。肠覃何如？岐伯曰：寒气客于肠外，与卫气相抟，气不得营，因有所系，癖而内著，恶气乃起，瘜肉乃生。其始生也，大如鸡卵，稍以益大，至其成如怀子之状，久者离藏，按之则坚，推之则移，月事以时下，此其候也。抟，音团。癖，音僻。著，直略切。瘜，音息。卵，鲁管切。藏，或作岁。推，音退，平声。此寒气客于肠外而生覃也。夫卫气者，夜则行阴二十五度，循于肠胃之募原。今寒气客于肠外，与卫气相抟，则不得营行矣。于是，无形之气抟聚于肠外空郭之中，而系著于有形之膏膜，恶气起，瘜肉生，而覃成焉。久则离于藏府之脂膜，如怀子之虚系于空处。故虽坚而推之可移也。病不涉于藏府，故月事以时下。

[批] 石瘕。石瘕何如？岐伯曰：石瘕生于胞中，寒气客于子门，子门闭塞，气不得通，恶血当泻不泻，衃以留止，日以益大，状如怀子，月事不以时下。皆生子女子，可导而下。衃，铺枚切，音坏。胞中，血海也，在少腹内，男子之血上唇口而生髭须，女子之血贮血海以行月事。今寒气客于子门，则子门闭，而胞中之血当泻不泻，留积以成衃块，亦日益大，而状如怀子也。血留胞中，故月事不以时下。覃瘕皆生于女子，治之者可导而下之。本篇

文有"黄帝曰：肤胀、鼓胀可刺耶？岐伯曰：先泻其胀之血络，后调其经，刺去其血络也"数句未录。任氏曰："肠覃、石瘕乃有形之血积，可从气分而导之；肤胀、鼓胀乃无形之气胀，可从血络而泻之。血气之相通也①。""石水"本篇无明文。考《灵枢·邪气藏府病形篇》"肾脉微大为石水，起脐以下至小腹，肿肿然上至胃脘，死不治。"

鼓胀　血枯　伏梁　伏梁　厥逆　怀子《素问·腹中论》

[批] 臟胀。黄帝问曰：有病心腹满，旦食则不能暮食，此为何病？岐伯对曰：名为鼓胀。脾上气虚不能磨谷，以致虚胀如鼓也。帝曰：治之奈何？岐伯曰：治之以鸡矢醴②，一剂知，二剂已。屎，本作矢。醴，音礼。剂，来诣切。其方用羯鸡矢干者入合，炒香，以无灰酒三碗，煎至一半，滤汁，五更热饮，则腹鸣，辰巳时行黑水二三次，次日觉足面渐有皱纹。又饮一次，渐皱至膝上则愈矣。帝曰：其时有复发者，何也？岐伯曰：此饮食不节，故时有病也。复伤其脾，故时有复病。虽然其病且已，时故当病气聚于腹也。病已即受饮食，则气聚于腹而复发。

[批] 血枯。帝曰：有病胸肋支满者，妨于食，病至则先闻腥臊臭，出清液，先唾血，四支清，目眩，时时前后血，病名为何？何以得之？腥，音星。臊，音骚。唾，汤卧切。岐伯曰：病名曰血枯。此得之年少时有所大脱血，若醉入房中，气竭肝伤，故月事衰少不来也。张隐庵曰：上节论腹中气虚，其在脾。此论腹中血脱，所伤在肝也。夫血乃中焦水谷之汁，专精者行于经隧，为经

---

① 肠覃石瘕……血气之相通也：语出《黄帝内经灵枢集注·卷七·水胀》。

② 鸡矢醴：杨上善："取鸡粪作尺，熬令盛，以清酒一斗半沃之，承取汁，名曰鸡醴。"

脉之血。其流溢于中者，注于肾藏而为精，复奉心化赤而为血，从胞中而注于冲脉，循腹上行，至胸中而散，充肤热肉，淡渗于皮肤而生毫毛。卧则归藏于肝，寤则随卫气而复行于皮肤之气分。男子络唇口而生髭须，女子以时下为月事。此流溢于中，布散于外之血也。杨元如曰：是女子之月事发原于胞中，上行于冲任，布散于皮毛，归藏于肝藏，而后下为月事者也①。帝曰：治之奈何？复以何术？岐伯曰：以四乌鲗骨、一藘茹，二物并合之，丸以雀卵，大如小豆，以五丸为后饭，饮以鲍鱼汁，利肠中及伤肝也。鲗，音贼。藘，音间。卵，鲁管切。乌贼骨，一名海螵蛸。藘茹，一名茜草。性详《本草》。后饭，先药后饭也。

[批]伏梁。帝曰：病有少腹盛，上下左右皆有根，此为何病？可治不？岐伯曰：病名曰伏梁。张隐庵曰：上二节论气血之虚胀，此下二节论血气之实胀。帝曰：伏梁因何而得之？岐伯曰：裹大脓血居肠胃之外在空郭之间，不可治，治之每切按之致死。不可治以按摩，盖有形之邪不易散也。帝曰：何以然？岐伯曰：此下则因阴，必下脓血。阴，谓前后二阴。上则迫胃脘，生鬲侠胃脘内痈。脘，音管。鬲与隔同。张兆璜曰：痈生于鬲胃之间，乃在胃外之膜原，而非胃上也②。此久病也，难治。居齐上为逆，居齐下为从。齐，脐通。勿动亟夺。吴注：言勿得动胃气，行大便，而数夺之也。张注：言不可按摩引动，急当迎而夺之，以泻之。论在《刺法》中。其刺取之法用圆利针，微大其末，反小其身，令可深纳以取痈痹。

---

① 是女子之月事……月事者也：语出《黄帝内经素问集注·卷五·腹中论》。

② 痈生于鬲胃之间……而非胃上也：语出《黄帝内经素问集注·卷五·腹中论》。

[批] 伏梁。帝曰：人有身体髀股胻皆肿，环齐而痛，是为何病？髀，音俾。胻，音行。岐伯曰：病名伏梁，此风根也。风邪伤气而留于脐腹之间，故曰风根。上节伏梁病在血分，此论邪留气分而为伏梁也。其气溢于大肠而著于肓，肓之原在齐下，故环齐而痛也。著，直略切。肓，音荒。大肠，谓大肠之外空郭之间。肓乃膏肓，即膜原之属，肓之原出于脖胦。不可动之，动之为水溺涩之病。溺，同尿。言不可妄攻以动之也。按：伏梁二证与《难经》心积伏梁不同。《经》有"热中、消中，不可服高粱芳草石药"节，另录审治门。

[批] 厥逆。帝曰：经文有"善"字，今删去。有病膺肿、颈痛、胸满、腹胀，此为何病？何以得之？岐伯曰：名厥逆。《经》有"帝曰：治之奈何？岐伯：灸之则喑。石之则狂。须其气并，乃可治也。帝曰：何以然？岐伯曰：阳气重上，有余于上，灸之则阳气入阴，入则喑。石之则阳气虚，虚则狂。须其气并而治之，可使全也"等句不录。

[批] 怀子。帝曰：经有"善"字，删去。何以知怀子之且生也？岐伯曰：身有病而无邪脉也。张隐庵曰："身有病者，月事不来也。无邪脉者，血气和平也。"杨元如曰："至哉坤元，资生万物。腹中之气，坤土之气也。是以白术补脾，为养胎之圣药，冲任之血源于肾藏之精。阳主施化，阴主成形，是以归芎熟地乃胎产之神方①。"下文病热而有所痛节不录。

关格《灵枢·脉度》

五藏常内阅于上七窍也，故肺气通于鼻，肺和则鼻能知臭香矣；心气通于舌，心和则舌能知五味矣；肝气通于目，肝和

---

① 至哉坤元……乃胎产之神方：语出《黄帝内经素问集注·卷五·腹中论》。

则目能辨五色矣；脾气通于口，脾和则口能知五谷矣；肾气通于耳，肾和则耳能闻五音矣。五藏不和则七窍不通，六府不和则留为痈。故邪在府则阳脉不和，阳脉不和则气留之，气留之则阳气盛矣。[批] 关格。阳气太盛，则阴脉不利，阴脉不利则血留之。血留之则阴气盛矣。阴气太盛则阳气不能荣也，故曰关。阳气太盛，则阴气弗能荣也，故曰格。阴阳俱盛，不得相荣，故曰关格。关格者，不得尽期而死也。

阴阳交　风厥　劳风　肾风《素问·评热病论》

[批] 阴阳交。黄帝问曰：有病温者，汗出辄复热，而脉躁疾不为汗衰，狂言不能食，病名为何？岐伯对曰：病名阴阳交，交者死也。辄，陟叶切。汗乃阴液外出之阳。阳热不从汗解，复入之阴，名阴阳交，乃正不能胜邪而邪复伤正气。帝曰：愿闻其说。岐伯曰：人所以汗出者，皆生于谷，谷生于精。今邪气交争于骨肉而得汗者，是邪却而精胜也。倪冲之曰：胃主肉，肾主骨。谷精之汗出于胃，血液之汗原于肾。邪在肉者，得水谷之汗而解。邪在骨者，得肾精之汗而后解①。精胜则当能食而不复热。复热者邪气也，汗者精气也，今汗出而辄复热者，是邪胜也。不能食者，精无俾也。病而留者，其寿可立而倾也。且夫《热论》曰：汗出而脉尚躁盛者死。今脉不与汗相应，此不胜其病也，其死明矣。狂言者是失志，失志者死。今见三死，不见一生，虽愈必死也。以上论邪正阴阳之理而归重于正气之生原，不可伤也。

[批] 风厥。帝曰：有病身热汗出烦满，烦满不为汗解，此为何病？岐伯曰：汗出而身热者，风也，汗出而烦满不解者，

---

　　① 胃主肉……得肾精之汗而后解：语出《黄帝内经素问集注·卷五·评热病论》。

厥也，病名曰风厥。上节论病虽愈而正气绝者，死也。以下论邪病虽留而根本不坏者，不死。邪正虚实大有死生之关系，学者不可不审。帝曰：愿卒闻之。岐伯曰：巨阳主气，故先受邪，少阴与其为表里也，得热则上从之①，从之则厥也。《经》有"帝曰：治之奈何？岐伯曰：表里刺之，饮之脉汤"等句未录。

［批］劳风。帝曰：劳风为病何如？岐伯曰：劳风法在肺下，其为病也，使人强上冥视，唾出若涕，恶风而振寒，强，去声。唾，汤卧切。恶，去声。此为劳风之病。勇而劳甚，则肾汗出，肾汗出而逢于风也。经文有"帝曰：治之奈何？岐伯曰：以救俛仰，巨阳引，精者三日，中年者五日，不精者七日"等句未录。咳出青黄涕，其状如脓，大如弹丸，从口中若鼻中出，不出则伤肺，伤肺则死也。弹，徒案切。清液凝聚于肺下，故当咳而出之。肺主气而至清虚，故邪浊伤之则死。

帝曰：有病肾风者，面胕庞然壅②，害于言，可刺不？胕，音肤。庞，莫江切，音龙。不与否通。肾风者，因风而动肾藏之水，故又名风水。胕，足胕也。庞然，肿貌。岐伯曰：虚不当刺，不当刺而刺，后五日其气必至。帝曰：其至何如？岐伯曰：至必少气时热，时热从胸背上至头，汗出，手热，口干苦渴，小便黄，目下肿，腹中鸣，身重难以行，月事不来，烦而不能食，不能正偃③，正偃则咳，病名曰风水。《经》有"论在刺法中"一句，盖风水病详在《水热穴论》中。

帝曰：愿闻其说。岐曰：邪之所凑，其气必虚。阴虚者，阳必凑之，故少气时热而汗出也。凑，千候切。小便黄者，少腹

---

① 上从之：王冰："上从之，谓少阴随从于太阳而上也。"

② 壅：谓目下壅如卧蚕形也。

③ 正偃：即仰卧。

中有热也。不能正偃者，胃中不和也。正偃则咳甚，上迫肺也。诸有水气者，微肿先见于目下也。帝曰：何以言？岐伯曰：水者阴也，目下亦阴也，腹者至阴之所居，故水在腹者，必使目下肿也。真气上逆，故口苦舌干，卧不得正偃，正偃则咳出清水也。诸水病者，故不得卧，卧则惊，惊则咳甚也。腹中鸣者，病本于胃也。薄脾则烦不能食，食不下者，胃脘隔也。脘，音管。身重难以行者，胃脉在足也。月事不来者，胞脉闭也。胞脉者属心而络于胞中，今气上迫肺，心气不得下通，故月事不来也。帝曰：善。

不冻栗　肉苛《素问·逆调论》

［批］热而烦满。黄帝问曰：人身非常温也，非常热也，为之热而烦满者，何也？岐伯对曰：阴气少而阳气胜，故热而烦满也。

［批］寒从中生。帝曰：人身非衣寒也，中非有寒气也，寒从中生者何？岐伯曰：是人多痹气也，阳气少，阴气多，故身寒如从水中出。热出于阳火，故烦寒出于阴水，故如从水中出。此上下、水火、阴阳之不和也。

［批］四支热逢风如。帝曰：人有四支热，逢风寒如炙如火者，何也？岐伯曰：是人者，阴气虚，阳气盛。四支者阳也，两阳相得而阴气虚少，少水不能灭盛火，而阳独治，独治者不能生长也，独胜而止耳，逢风而如炙如火者，是人当肉烁①也。长，上声。烁，音铄。

［批］身寒不冻栗。帝曰：人有身寒，汤火不能热，厚衣不能温，然不冻栗，是为何病？岐伯曰：是人者，素肾气胜，以

---

① 肉烁：肌肉消瘦。

水为事，太阳气衰，肾脂枯不长，一水不能胜两火。肾者水也，而生于骨，肾不生则髓不能满，故寒甚至骨也。所以不能冻栗者，肝，一阳也，心，二阳也，肾，孤藏也，一水不能胜二火，故不能冻栗，病名曰骨痹，是人当挛节也。以上论表里阴阳之不调也。

[批] 肉苛。帝曰：人之肉苛者，虽近衣絮，犹尚苛也，是谓何疾？苛，音何。岐伯曰：营气虚，卫气实也。营气虚则不仁，卫气虚则不用，营卫俱虚则不仁且不用，肉如故也，人身与志不相有，曰死。此论营卫之气不和也。

皮寒热　肌寒热　骨寒热　骨痹　体惰　五部痈疽

《灵枢·寒热病》

[批] 皮肌骨寒热。皮寒热者，不可附席，毛发焦，鼻槁腊①，不得汗。槁，音考。腊，音昔。肌寒热者，肌痛，毛发焦而唇槁腊，不得汗。骨寒热者，病无所安，汗注不休，齿已槁，死不治。骨厥亦然。

[批] 骨痹。骨痹，举节不用而痛，汗注烦心。以上论病三阴三阳之经气，而为寒为热也。太阳主皮毛，阳明主肌肉，少阳主筋骨，肺主皮，脾主肌，肾主骨。

[批] 体惰。身有所伤，血出多，及中风，寒，若有所堕墜，四支懈惰不收，名曰体惰。堕，徒果切。墜，直类切。懈，居溢切。惰，徒果切。此言皮肤之血气受伤，当取之阳明太阴也。

[批] 五部痈疽。五藏身有五部：伏兔一；腓二，腓者腨也；背三；五藏之腧四；项五。此五部有痈疽者死。腓，音肥。腨，市兖切，又尺兖切，音喘。腧，音输，去声。张注曰：夫在外者，皮

① 槁腊（xī 昔）："腊"，"槁腊"同义复词，即"干"的意思。

肤为阳，筋骨为阴。痈疽之发，在于皮肉筋骨之间。此言五藏各有五部，而一部之阴阳不和，即留滞而为痈矣。伏兔，肾之街也。腨者，脾之部也。背者，肺之俞也。五藏俞者，谓五椎之心俞也。项者，肝之俞也。五部之有痈疽者，乃五藏渐积之郁毒外应于血气之不和而为痈疽。故五部有此者死。余伯荣曰：痈疽之发，有因于风寒外袭者，有因于喜怒不测、饮食不节、营卫不和、逆于肉理，乃发为痈。阴阳不通，两热相搏，乃化为脓。然有发于肘臂而死者，有发于项背而生者，此又以邪毒之重轻，正气之虚实，以别其死生。然病及五藏者，必死。故因于外邪者，善治治皮毛，其次治肌肉；因于内伤者，使五藏之郁气四散于皮肤，弗使痈肿于一部，所谓始萌可救，脓成则死。此上工之治未病也①。

气为上膈虫为下膈　肠胃痛《灵枢·上膈》

[批] 上膈。黄帝曰：气为上膈者，食饮入而还出，余已知之矣。[批] 下膈。虫为下膈，下膈者，食晬子对切时②乃出，余未得其意，愿卒闻之。上膈者，上焦之气。下膈者，中焦之气。膈者，内之膈肉，前连于胸之鸠尾，后连于脊之十一椎，旁连于胁。膈上为膻中，名曰气海，上焦宗气之所居。膈下，胃府之所居，名水谷之海。病在膈上者，食入还出。因于膈下者，食入晬时乃还。晬时，周时也。岐伯曰：喜怒不适，食饮不节，寒温不时，则寒汁流于肠中。流于肠中则虫寒，虫寒则积聚，守于下管，同脘，下"管"字并同。则肠胃充郭，卫气不营，邪气居之。人食则虫上食，虫上食则下管虚，下管虚则邪气胜之，积聚以留，留则痈成，痈成则下管约。其痈在管内者，即而痛深；其痈在外者，

---

　　①　痈疽之发……治未病也：语出《黄帝内经灵枢集注·卷三·寒热病》。

　　②　晬时：即一周时。指一天的某一时辰至次日的同一时辰。

则痈外而痛浮，痈上皮热。此言汁沫积于肠胃而成痈也。汁沫者，胃府所生之津液渗出于肠胃之外，募原间之孙脉络脉化出为血，注于胃之大络，从藏府之经隧外出于皮肤，如因于外邪，以致汁沫渗留于肠外不得散，则日以成积，即《百病始生篇》所论者是也。此因于内伤汁沫留于肠内，渐积两成痈，是皆因于中上二焦之气有伤，不能宣化输布之所致。徐振公曰：形之中之肌肉血气藉胃府水谷之所生养。若食饮入而还出，或朝食暮吐，暮食朝吐，则形气消索矣。此皆因于喜怒不节，若伤于五藏之形，则成五藏之积，伤于肠胃则成肠胃之痈。经曰"五藏不和，则七窍不通；六府不和，则留为痈"。下文治法论刺不录。

喜怒饮食发为痈疽《灵枢·玉版》

黄帝曰：病之生时，有喜怒不测，饮食不节，阴气不足，阳气有余，营气不行，乃发为痈疽。阴阳不通，两热相搏，乃化为脓，小针能取之乎？岐伯曰：圣人不能使化者，为其邪不可留也。故两军相当，旗帜音炽相望，白刃陈于中野者，此非一日之谋也。能使其民令行禁止，士卒无白刃之难者，非一日之教也，须臾之得也。夫至使身被痈疽之病，脓血之聚者，不亦离道远乎！夫痈疽之生，脓血之成也，不从天下，不从地出，积微之所生也。故圣人自治于未有形也。愚者遭其已成也。

黄帝曰：其已形，不予遭，脓已成，不予见，为之奈何？岐伯曰：脓已成，十死一生。故圣人勿使已成，而明为良方，著之竹帛，使能者踵而传之后世，无有终时者，为其不予遭也。以上言内伤喜怒饮食，而痈生于藏府之间者。黄帝曰：其已有脓血而后遭乎？不道云声之以小针治乎？岐伯曰：以小治小者其功小，以大治大者多害，故其已成脓血者，其惟砭悲廉切，音贬，平声石铍音披锋之所取也。此言痈发于外者，有大小之难易也。

黄帝曰：多害者其不可全乎？岐伯曰：其在逆顺焉。

黄帝曰：愿闻逆顺。岐伯曰：以为伤者，其白眼青黑，眼小，是一逆也；内同纳药而呕上声者，是二逆也；腹痛渴甚，是三逆也；肩项中不便，是四逆也；音嘶音西色脱，是五逆也。除此五者为顺矣。此言痈发于外而大者，有逆顺死生之分也。

痈疽 《灵枢·痈疽》

猛疽、天疽、脑烁、肩髃疵痈、米疽、马刀挟瘿、井疽、甘疽、败疵、股胫疽、锐疽、赤施、膝疵痈、发背、兔啮、走缓、四淫、厉痈、脱痈

黄帝曰：余闻肠胃受谷，上焦出气，以温分肉而养骨节，通腠理。中焦出气如露，上注溪谷而渗孙脉，津液和调，变化而赤为血，血和则孙脉先满溢，乃注于络脉。皆盈，乃注于经脉。阴阳已张，因息乃行，行有经纪，周有道理，与天合同，不得休止。切而调之，从虚去实，泻则不足，疾则气减，留则先后。从实去虚，补则有余，血气已调，形气乃持。余已知血气之平与不平，未知疽之所从生，成败之时，死生之期，有远近，何以度之，可得闻乎？腠，千候切。渗，所禁切。度，音铎。

岐伯曰：经脉流行不止，与天同度，与地合纪。故天宿失度，日月薄蚀；地经失纪，水道流溢，草蕫不成，五谷不殖，径路不通，民不往来，巷聚邑居，则别离异处。血气犹然，请言其故。度，如字。蚀，音食。蕫，音冥。夫血脉营卫周流不休，上应星宿，下应经数。寒邪客于经络之中则血泣，血泣则不通，

不通则卫气归之，不得复反，故痈肿。寒气化为热，热胜则腐肉，肉腐则为脓，脓不泻则烂筋，筋烂则伤骨，骨伤则髓消，不当骨空，不得泄泻，血枯空虚则筋骨肌肉不相荣，经脉败漏，熏于五藏，脏伤故死矣。泣与涩通。髓，音虽，上声。泄，音薛。

[批]猛疽。黄帝曰：愿尽闻痈疽之形与忌日名。岐伯曰：痈发于嗌中，名曰猛疽。猛疽不治，化为脓，脓不泻，塞咽，半日死；其化为脓者，泻则合豕膏冷食，三日而已。嗌乃呼吸出入之门，故其劳甚猛。

[批]天疽。发于颈，名曰天疽。其痈大以赤黑，不急治，则热气下入渊液，前伤任脉，内熏肝肺，熏肝肺十余日而死矣。颈乃手足少阳、阳明血气循行之分部。渊液乃足少阳胆经穴，在腋下三寸。任脉居阳明、少阳四脉之中。[批]脑烁。阳气大发，消脑留项，名曰脑烁。其色不乐，项痛而如刺以针，烦心者，死不可治。烁，式灼切。乐，音洛。此甚阳之气消烁脑髓也。

[批]疵痈。发于肩及臑，名曰疵痈。其状赤黑，急治之。此令人汗出至足，不害五藏。痈发四五日，逞焫之。臑，音脑，去声。疵，音慈。逞，音聘。焫，如劣切，音驰。肩臑乃肺之部分，此盖痈生之浮浅者。逞，快也。

[批]米疽。发于腋下赤坚者，名曰米疽。治之以砭石，欲细而长，疏砭之，涂以豕膏，六日已，勿裹之。砭，悲廉切。腋下亦肺之部分。[批]马刀挟瘿。其痈坚而不溃者，为马刀挟缨，急治之。溃，音绘。缨，当作"瘿"。《经脉篇》胆足少阳之脉，是主骨所生病者。腋下肿，马刀侠瘿，此瘰疬之生于颈腋之间者。

[批]井疽。发于胸，名曰井疽，其状如大豆，三四日起，不早治，下入腹，不治，七日死矣。胸者，膻中之分，宗气之所居也。[批]甘疽。发于膺，名曰甘疽。色青，其状如谷实菰蓏，

常苦寒热，急治之，去其寒热。十岁死，死后出脓。菰，音括。蒌，音楼。膺乃足厥阴阳明之部分。此即乳岩石痈之类也。[批] 败疵。发于肋，名曰败疵①。败疵者，女子之病也。灸之，其病大痈脓，治之其中乃有生肉，大如赤小豆。剉蔆藬草根各一升，以水一斗六升煮之竭，为取三升，则强饮厚衣，坐于釜上，令汗出至足已。剉，麄卧切。蔆，音陵。藬，音翘。强，上声。肋在腋之下肺肝之部分也。[批] 股胫疽。发于肌胫，名曰肌胫疽。其状不甚变，而痈脓搏骨，不急治，三十日死矣。足少阴之毒也。

[批] 锐疽。发于尻，名曰锐疽。其状赤坚大，急治之。不治，三十日死矣。尻，音考，平声。尻乃足太阳之部分。

[批] 赤施。发于股阴，名曰赤施。不急治，六十日死。在两股之内，不治，十日而当死。股阴、股内，足三阴之部分。[批] 疵痈。发于膝，名曰疵痈。其状大痛，色不变，寒热而坚石，勿石，石之者死，须其柔，乃石之者生。膝者筋之会，足少阳之分也。[批] 发背。诸痈疽之发于节而相应者，不可治也。发于阳者百日死，发于阴者三十日死。此论痈疽之发于背也。节者，脊之二十一椎，每椎有节，节之交，神气之所游行出入者也。相应者内应于五藏也。

[批] 兔啮。发于胫，名曰兔啮。其状赤至骨，急治之，不治害人也。胫内，乃冲脉与少阴之大络而下行者所循之处。

[批] 走缓。发于内踝，名曰走缓。其状痈也，色不变，数石②其输，而止其寒热，不死。踝，音华，上声。数，入声。输，

① 败疵：又名胁痈，多由肝胆郁火而成，常发于妇女及体虚者，症见软肋部初起如梅如李，色红焮痛，易脓易溃。
② 石：杨上善："石其输者，以冷石熨其所由之输也。"张介宾："数石其输，砭其所肿邪留于脉而不行，故名曰走缓。"

去声。此邪客于足少阴之脉而为肿也。

[批] 四淫。发于足上下，名曰四淫。其状大痈，急治之，百日死。此邪气淫于左右之太少阳也。

[批] 厉痈。发于足傍，名曰厉痈。其状不大，初如小指发，急治，去其黑，不消辄益，不治，百日死。辄，陟叶切。此寒邪客于足阳明之脉而为痈也。

[批] 脱痈。发于足指，名曰脱痈，其状赤黑，死不治；不赤黑，不死。不衰，急斩之，不则死矣。此足少阴之毒从内而发于外也。

[批] 别痈疽。黄帝曰：夫子言痈疽，何以别之？岐伯曰：营卫稽留于经脉之中，则血泣而不行，不行则卫气从之而不通，壅遏而不得行，故热。大热不止，热胜则肉腐，肉腐则为脓。然不能陷骨髓，不为焦枯，五藏不为伤，故命曰痈。

黄帝曰：何谓疽？岐伯曰：热气淳盛，下陷肌肉，筋髓枯，内连五藏，血气竭，当其痈下筋骨良肉皆无余，故命曰疽。疽者，上之皮夭以坚，上如牛领之皮。痈者，其皮上薄以泽。此其候也。上文既分别部位之阴阳死生，此复总论痈疽之浅深轻重也。张隐庵曰：人之血气流行，环转出入，而淫邪泮衍，变易无常，且气秉有厚薄，邪客有微甚，是以死生成败各不同焉。按：《内经》论痈疽所发，有因于喜怒不测，饮食不节，藏府不和，留积而成痈者；有因于藏府之寒热相移而成痈者。本篇止论外因之邪积久留滞而成者也①。闵士先曰："痈者，壅也。疽者，阻也。毒者，痈疽之总名也。上古以痈疽所发之处，分阴阳而命名，后世以发于背者即名曰发背，发于臂者即名曰臂痈，是以古今之名，各不同焉②。

---

① 人之血气……而成者也：语出《黄帝内经灵枢集注·卷九·痈疽》。
② 痈者……各不同焉：语出《黄帝内经灵枢集注·卷九·痈疽》。

瘰疬鼠瘘《灵枢·寒热》

黄帝问于岐伯曰：寒热瘰鲁果切，音棵疬音历在于颈腋者，皆何气使生？岐伯曰：此皆鼠瘘音漏寒热之毒气也，留于脉而不去者也。张注：寒热者，先天水火之气。瘰疬者，肾藏先天之水毒。天开于子，天一生水，其毒在外，故名鼠瘘。夫颈腋之脉，少阳之脉也。少阳初阳之气，生于先天水中，少阳与肾藏经气相通，故曰少阳属肾。善按：方书瘰疬，或在耳后、颐、项、缺盆，手少阳三焦经主之；或在胸及胸之侧，皆为马刀疮，足少阳胆经主之。

黄帝曰：去之奈何？岐伯曰：鼠瘘之本，皆在于藏，其末上出于颈腋之间。其浮于脉中而未内著直略切于肌肉而外为脓血者，易去声去也。

黄帝曰：去之奈何？岐伯曰：请从其本引其末，可使衰去而绝其寒热。刺法固然，用药法亦然。苟能一隅三反，则无往而不可。经文有"审按其道以予之，徐往徐来以去之，其小如麦者，一刺知，三刺而已"等句不录。

黄帝曰：决其生死奈何？岐伯曰：反其目视之，其中有赤脉上下贯瞳子①，见一脉，一岁死；见一脉半，一岁半死；见二脉，二岁死；见二脉半，二岁半死；见三脉，三岁而死。赤脉不下贯瞳子，可治也。张隐庵曰：夫肾藏天一之水，地二之火，此先天始分之两仪也。少阳、厥阴之气，皆出于肾。厥阴之气，上合于心下之包络，而为有形之一藏。包络主脉而代君行其血焉。少阳之气，游行于上中下，出入于肌腠，归于中焦之部署，而为有形之一府，与心主包络之相合也。是厥阴少阳之形藏，在于心下中焦之部

---

① 其中有赤脉上下贯瞳子："赤脉"指红色脉络。张介宾曰："目者，宗脉之所聚也；随子者，骨之精也。赤脉下贯瞳子，以邪毒之焰，深贼阴分而然，死之征也。"

分，而二气皆本于肾藏之所生。瞳子者，水藏之骨精也，赤脉从上而下贯瞳子者，水藏之毒气，上交于包络之火藏。火藏之毒气，复下交于水藏之骨精，此为阴阳交者，死不治。盖毒气在于阴阳之藏内往来，不能出于末而从脉溃，故为不治之恶疾也。夫天一地二，合而为三，一脉一岁死者，水藏之毒甚也；二脉二岁死者，水藏之毒，传于火藏也；三脉三岁死者，毒气分于二藏之间也。盖毒之专者重，故死之速；分者，死之迟也。一脉半者，一二之间也；二脉半者，二三之间也。夫人禀先天之水火而成此形，有感于正气，必协于邪淫。是以痘毒发原在肾，先天之火毒也，瘰疬者，先天之水毒也。盖火有毒而水亦有毒，但火毒多而水毒少耳。

癫狂厥《灵枢·癫狂》

目眦外决于面者，为锐眦；在内近鼻者，为内眦。上为外眦，下为内眦。眦，才诣切。肌肉之精为约束，是太阴之气，主外内之目眦。太阳为目上纲，阳明为目下纲，是太阳阳明，主上下之目眦。此盖为下文张本。本集不录针刺，而是篇概录不遗者，盖用药之道，亦当与之左右逢原也。

癫疾始生，先不乐，头重痛，视举①，目赤甚，作极已而烦心，候之于颜，取手太阳、阳明、太阴，血变而止。乐，音洛。阴阳之气，先厥于下，后逆于上，则为癫。《通评虚实论》曰：癫疾厥狂，久逆之所生也。又曰：厥成为癫疾。此节言厥逆之气，上乘于太阴阳明，而复乘于少阴之心主也。

癫疾始作，而引口啼呼喘悸者，候之手阳明，太阳左强者攻其右，右强者攻其左，血变而止。此论厥气上乘，致开阖不清，而为癫疾也。癫疾始作，先反僵②，因而脊痛，候之足太阳、阳明、

---

① 视举：目上视。
② 反僵："僵"与"强""疆"通。"反僵"即角弓反张。

太阴，手太阳，血变而止。僵，音姜。此厥气逆于寒水之太阳也。

治癫疾者，常与之居，察其所当取之处。病至，视之有过者泻之，置其血于瓠壶之中，至其发时，血独动矣。不动，灸窍骨二十壮。窍骨者，骶骨也。瓠，音胡。骶，音帝。此言治癫疾者，当分别天地水火之气而治之。

骨癫疾者，顑齿诸腧分肉皆满，而骨居，汗出烦悗，呕多沃沫，气下泄，不治。顑，音坎，顑颌。腧，音输，去声。悗，母官切，惑也。又母本切，废忘也。呕，乌后切。沫，音末。泄，音薛。此下三证病在有形之筋骨。

筋癫疾者，身倦①挛急，大刺项大经之大杼。脉呕多沃沫，气下泄，不治。杼，直吕切。除，上声。又常怒切，音署。

脉癫疾者，暴仆，四肢之脉皆胀而纵。脉满，尽刺之出血；不满，灸之挟项太阳，灸带脉于腰相去三寸，诸分肉本输，呕多沃沫，气下泄，不治。仆，音赴。输，去声。

癫疾者，疾发如狂者，死不治。阴盛病癫，阳盛病狂。癫疾，疾发如狂者，阴阳气并伤，故死。前三节"呕多沃沫，气下泄者，阴阳上下离脱，故不治也"，以上论癫，以下论狂。

狂始生，先自悲也，喜忘，苦怒，善恐者，得之忧饥，治之取手太阴、阳明，血变而止，及取足太阴、阳明。以下论狂疾之所生，有虚而有实，此节言阴虚以致阳狂也。狂始发，少卧不饥，自高贤也，自辩智也②，自尊贵也，善骂詈，日夜不休，治之取手阳明、太阳、太阴、舌下、少阴，视之盛者皆取之，不盛释之也。骂，音祃。詈，音荔。此心气之实狂也。

狂，言惊，善笑，好歌乐，妄行不休者，得之大恐，治之

---

① 身倦：身曲不伸。"倦"与"卷"相通。
② 自辩智也：自认为能言有才胜于他人。

取手阳明、太阳、太阴。此肾病上传于心，而为心气之实狂也。狂，目妄见，耳妄闻、善呼者，少气之所生也，治之取手太阳、太阴、阳明、足太阴、头两颛。此因肾气少而致心气虚狂也。狂者多食，善见鬼神，善笑而不发于外者，得之有所大喜，治之取足太阴、太阳、阳明，后取手太阴、太阳、阴明。此喜伤心志而为虚狂也。狂而新发，未应如此者，先取曲泉左右动脉，及盛者见血，有顷已；不已，以法取之，灸骨骶二十壮。此缌结以上之狂疾，如从下而上者，则当先取肝经也。以下论厥逆。

风逆，暴四肢肿，身漯漯，唏然时寒，饥则烦，饱则善变，取手太阴表里，足少阴、阳明之经，肉清取荣，骨清取井、经也。漯，他合切，又鲁水切。唏，音喜，又音稀。风逆者，因盛外淫之风，以致少阴之气上逆也。

厥逆为病也，足暴清，胸若将裂，肠若将以刀切之，烦而不能食，脉大小皆涩，暖取足少阴，清取足阳明，清则补之，温则泻之。此足少阴之本气厥逆而为病也。

厥逆腹胀满，肠鸣，胸满不得息，取之下胸二胁咳而动手者，与背腧以手按之立快者是也。此言厥逆之气，上乘于太阴阳明，而将成癫疾也。

内闭不得溲，刺足少阴、太阳，与骶上以长针；溲，音搜。此承上文而言厥逆，气惟逆于下而不上乘者也。气逆则取其太阴、阳明、厥阴，甚取少阴、阳明动者之经也。此言逆气上来而为狂疾者也。

少气，身漯漯①也，言吸吸也，骨酸体重，懈惰不能动，补足少阴。此是少阴之气少，而欲为虚逆也。

---

① 漯漯：汗出貌。

短气，息短不属，动作气索，补足少阴，去血络也。此虚气上乘而将作虚狂也。

头痛　心痛　风痹淫泺《灵枢·厥病》

[批] 厥头痛。厥头痛，面若肿起而烦心，取之足阳明、太阴。此阳明之气上逆于头，而为厥头痛也。内科专用药治，故本集但录论理之文，间或录取刺法如此类者。因经文无决断语，欲假以明理。学者苟能引伸触类，自获制方之效，不必拘文牵义。

厥头痛，头脉痛，心悲善泣，视头动脉反盛者，刺尽去血，后调足厥阴。此厥阴之气，厥逆于上，转入于经，而为厥头痛也。厥头痛，贞贞头重而痛，泻头上五行①，行五②，先取手少阴，后取足少阴。此少阴之气，厥逆于上，转及于太阳之经脉，而为厥头痛也。贞贞，固而不移也。

厥头痛，意善忘，按之不得，取头面左右动脉，后取足太阴。此太阴之气，厥逆于上，及于头面之脉，而为厥头痛也。

厥头痛，项先痛，腰脊为应，先取天柱，后取足太阳。此太阳之气，上逆于头，而为厥头痛也。

厥头痛，头痛甚，耳前后脉涌有热，泻出其血，后取足少阳。此少阳之气，厥入于头项之经脉，而为厥头痛也。[批] 真头痛。真头痛，头痛甚，脑尽痛，手足寒至节，死不治。此非六气之厥逆，乃客邪犯脑。夫头为诸阳之会，脑为精髓之海。真气为邪所伤，故死。

[批] 头半寒痛。头半寒痛，先取手少阳、阳明，后取足少阳、阳明。此寒邪客于经脉，而为偏头痛也。手足三阳之脉，上循

---

① 泻头上五行：头顶的经脉，左右共五条。正中是督脉，太阳膀胱经左右计二条。足少阳胆经左右各一，共五条，即五行。
② 行五：五行中正中的督脉的五个穴位。据张志聪曰：乃五处、承光、通天、络却、玉枕五穴。

于头，左者络左，右者络右。伤于左则左痛，伤于右则右痛。非若厥气上逆，而通应于头也。

[批]肾厥心痛。厥心痛，与背相控，善瘈，如从后触其心，伛偻者，肾心痛也。控，苦贡切。瘈，音契。伛，委羽切。偻，音楼。此以下论五藏之经气厥逆，而为厥心痛也。

[批]胃厥心痛。厥心痛，腹胀胸满，心尤痛甚，胃心痛也。"厥心痛"五条，咸有用针法，兹并未录。盖既有断词，论理已明，故敢而也。

[批]脾厥心痛。厥心痛，痛如以锥针刺其心，心痛甚者，脾心痛也。锥，职追切。

[批]肝厥心痛。厥心痛，色苍苍如死状，终日不得太息，肝心痛也。

[批]肺厥心痛。厥心痛，卧若徒居，心痛间，动作痛益甚，色不变，肺心痛也。间，去声。

[批]真心痛。真心痛，手足青至节，心痛甚，旦发夕死，夕发旦死。夫四藏厥逆而为心痛者，从经脉而薄于心之分也。心为君主，义不受邪，若伤其藏真，不竟日而死矣。

[批]蛟蛕心肠痛。心肠痛，憹作痛，肿聚往来上下行，痛有休止，腹热喜渴，涎出者，是蛟蛕也。憹，音恼。蛕，音回。憹懊，憹而不安也。此言蛕虫而亦能为心痛也。[批]𰚼腹憹痛。𰚼腹憹痛，形中上者。𰚼，披耕切。腹𰚼满而心中懊憹作痛，乃瘕聚之形类从中而上者也。

[批]风痹淫泺。风痹淫泺，病不可已者，足如履水，时如入汤中，股胫淫泺①，烦心头痛，时呕时悗，眩已汗出，久则

---

① 淫泺：王冰曰："淫泺，谓似酸疼而无力也。"

目眩，悲以喜恐，短气不乐，不出三年死也。泺与灤通。音药。恍，母官切，音瞒。又母本切，音门，上声。眩，音縣。乐，音洛。泺，热貌。恍，惑也，又废忘也。夫风邪善行而数变，痹逆之，风邪淫泺于上下、阴阳、内外、水火、气血皆伤。寒之则伤心生之火；热之则伤肾藏之阴。病不可治也。此篇论厥逆为病，有经气、五藏、阴阳、邪正之分。张氏曰：五藏相通，移皆有次，六气旋转，上下循环，若不以次相传，则厥逆而为病矣。又曰：贤人上配天以养头，下象地以养足，中旁人事以养五藏。苟失其养，则气厥而为头痛，藏厥而为心痛矣。

子喑　息积　疹筋　厥逆　脾瘅　胆瘅　厥　胎病　肾风

《素问·奇病论》

[批] 子喑。黄帝问曰；人有重身①，九月而喑，此为何也？喑，音阴。妊娠失音不能言语，方书谓之"子喑"。岐伯对曰：胞之络脉绝也。帝曰：何以言之？岐伯曰：胞络者系于肾，少阴之脉贯肾系舌本，故不能言。声音之道，在心主言，在肺主声。然由肾间之动气，上出于舌，而后能发其音声。帝曰：治之奈何？岐伯曰：无治也，当十月复。待分娩则胞络自通也。下文有刺法曰："无损不足、益有余，以成其疹，然后调之。所谓无损不足者，身羸瘦无用镵石也。无益其有余者，腹中有形而泄之，泄之则精出而病，独擅中。故曰疹成也"等句未录。

[批] 息积。帝曰：病胁下满，气逆，二三岁不已，是为何病？岐伯曰：病名曰息积肺之积也，此不妨于食。张隐庵曰：肝肺之积皆主胁下满，积在肝则妨于食，此积在肺，故不妨于食。不可灸刺，积为导引服药，药不能独治也。凡积当日，用导引之功、

① 重身：妊娠。

调和之药，二者并行，期病可愈。下文"伏梁节"已见腹中论，重出不录。

[批] 疹筋。帝曰：人有尺脉数甚，筋急而见，此为何病？数，音朔。岐伯曰：此所谓疹筋，是人腹必急，白色黑色见，则病甚。疹筋，病筋也。

[批] 厥逆。帝曰：人有病头痛以数岁不已，此安得之？名为何病？岐伯曰：当有所犯大寒，内至骨髓，髓者以脑为主，脑逆故令头痛，齿亦痛，病名曰厥逆。《经》有"帝曰：善"三字未录。

[批] 脾瘅。帝曰：有病口甘者，病名为何？何以得之？岐伯曰：此五气之溢也，名曰脾瘅。夫五味入口，藏于胃，脾为之行其精气，津液在脾，故令人口甘也。此肥美之所发也，此人必数食甘美而多肥也，数，音朔。肥者令人内热，甘者令人中满，故其气上溢，转为消渴。治之以兰，除陈气也。

[批] 胆瘅。帝曰：病有口苦，《经》有"取阳陵泉，口苦者"句未录。病名为何？何以得之？岐伯曰：病名曰胆瘅。夫肝者中之将也，取决于胆，咽为之使。将，去声。此人者，数谋虑不决，故胆虚，气上溢而口为之苦。数，音朔。《经》有"治之以胆募俞""治在阴阳十二官相使中"二句未录。

[批] 厥。帝曰：有癃者，一日数十溲，此不足也。身热如炭，颈膺如格①，人迎躁盛，喘息，气逆，此有余也。太阴脉微细如发者，此不足也。其病安在？名为何病？癃，音隆。溲，音搜。岐伯曰：病在太阴，其盛在胃，颇在肺，病名曰厥，死不治。此所谓得五有余二不足也。帝曰：何谓五有余二不足？

---

① 颈膺如格：谓胸喉气不通。

岐伯曰：所谓五有余者，五病气之有余也；二不足者，亦病气之不足也。今外得五有余，内得二不足，此其身不表不里，亦正死明矣。

［批］胎病。帝曰：人生而有病巅疾者，病名曰何？安所得之？巅，当作癫。岐伯曰：病名为胎病。此得之在母腹中时，其母有所大惊，气上而不下，精气并居，故令子发为巅疾也。今小儿初生有病胎惊者，即此类耶。张兆璜曰：胎中受病，非止惊痫。妊娠女子，饮食起居，大宜谨慎，则生子聪俊，无病长年①。

［批］肾风。帝曰：有病痝然如有水状，切其脉大紧，身无痛者，形不瘦，不能食，食少，名为何病？痝，音龙。岐伯曰：病生在肾，名为肾风。肾风而不能食，善惊，惊已心气痿者死。帝曰：善。

欠　哕　唏　振寒　噫　嚏　亸　哀而泣涕出　太息
涎下　耳中鸣　自啮舌颊唇《灵枢·口问》

［批］口传。黄帝曰此句上一大段文字未录：愿闻口传。岐伯答曰：夫百病之始生也，皆生于风雨寒暑，阴阳喜怒，饮食居处，大惊卒恐。则血气分离，阴阳破败，经络厥绝，脉道不通，阴阳相逆，卫气稽留，经脉空虚，血气不次，乃失其常。夫，音扶。卒，音猝。以上先言内外二因引起下文奇邪。论不在以经，请道其方。道，去声。

［批］欠。黄帝曰：人之欠者，何气使然？岐伯答曰：卫气昼日行于阳，夜半则行于阴，阴者主夜，夜者卧；阳者主上，阴者主下。故阴气积于下，阳气未尽，阳引而上，阴引而下，

---

① 胎中受病……无病长年：语出《黄帝内经素问集注·卷五·奇病论》。

阴阳相引，故数欠。阳气尽，阴气盛，则目瞑；阴气尽而阳气盛，则寤矣。数，入声。瞑，音冥。此论阴阳之气上下出入也。《经》有"泻足少阴""补足太阳"二句，系针法，未录。夫补足太阳，所以助阳引而上；泻足少阴，以引阴气而下也。少阴、太阳标本相合，为阴阳之主宰。若论药治理亦相通。

［批］哕。黄帝曰：人之哕者，何气使然？岐伯曰：谷入于胃，胃气上注于肺。今有故寒气与新谷气俱还入于胃，新故相乱，真邪相攻。气并相逆，复出于胃，故为哕。哕，于月切。此言人之所受谷气，由胃海之布散于天下者也。《经》有"补手太阴""泻足少阴"二句。补手太阴以助天之阳气；泻足少阴以下肺之寒邪也。肺之寒者，乃肾水之寒气也。此篇论人身之应天地阴阳，奇邪之走空窍，非外因之形寒，亦非饮冷之寒气也。

［批］唏。黄帝曰：人之唏者，何气使然？岐伯曰：此阴气盛而阳气虚，阴气疾而阳气徐，阴气盛而阳气绝，故为唏。唏，音喜，又音希。此论阴阳之不相和也。《经》有"补足太阳""泻足少阴"二句。按：张注："唏者，唏嘘，悲咽也。"据此当音希。又按：扬子《方言》："唏，痛也。凡哀而不泣，曰唏。则音喜。"亦通。盖阳气盛则多喜笑，阴气盛则多悲哀也。

［批］振寒。黄帝曰：人之振寒者，何气使然？岐伯曰：寒气客于皮肤，阴气盛，阳气虚，故为振寒寒慄。慄，音栗。此言阳气之在外也，《经》有"补诸阳"句。吴懋先曰："寒气即太阳寒水之气，故当补诸阳①。"

［批］噫。黄帝曰：人之噫者，何气使然？岐伯曰：寒气客于胃，厥逆从下上散，复出于胃，故为噫。噫，音隘。此言土位中央，而气出于上下也。《经》有"补足太阴阳明，一曰补眉本也"

---

① 寒气……故当补诸阳：语出《黄帝内经灵枢集注·卷四·口问》。

二句。眉本，乃足太阳之经。

[批] 嚏。黄帝曰：人之嚏者，何气使然？岐伯曰：阳气和利，满于心，出于鼻，故为嚏。嚏，丁计切。此言太阳之气与心气之相和也。《经》有“补足太阳荣眉本，一曰眉上也”二句，盖取荣于眉本，使津液上资，则阴阳相平，补眉上以取太阳之气，使行于外，则不满于心矣。

[批] 𪖵。黄帝曰：人之𪖵者，何气使然？岐伯曰：胃不实则诸脉虚，诸虚则筋脉懈惰，筋脉懈惰则行阴用力，气不能复，故为𪖵。𪖵，音朵，丁可切。此言筋脉皆本于胃府之所生也。𪖵者，垂首斜倾，懈惰之态也。经文有“因其所在，补分肉间”二句。

[批] 哀而泣涕出。黄帝曰：人之哀而泣涕出者，何气使然？岐伯曰：心者，五藏六府之主也。目者，宗脉之所聚也，上液之道也；口鼻者，气之门户也。故悲哀愁忧则心动，心动则五藏六府皆摇。摇则宗脉感，宗脉感则液道开，液道开故泣涕出焉。液者，所以灌精濡空窍者也，故上液之道开则泣，泣不止则液竭，液竭则精不灌，精不灌则目无所见矣，故命曰夺精。空，同孔。此言五藏之液，内濡百脉；膀胱之津，外濡空窍。藏府、膀胱之津液，交相资益者也。《经》有“补天柱经挟颈”句。天柱，膀胱经穴，盖以资津液上灌也。

[批] 太息。黄帝曰：人之太息者，何气使然？岐伯曰：忧思则心系急，心系急则气道约，约则不利，故太息以伸出之。此言上焦之宗气与下焦之生气相通，而行呼吸者也。《经》有“补手少阴心主、足少阳，留之也”句，盖以通上焦之气，以候下焦之生气以上交。

[批] 涎下。黄帝曰：人之涎下者，何气使然？岐伯曰：饮食者皆入于胃，胃中有热则虫动，虫动则胃缓，胃缓则廉泉开，故涎下。此言足少阴之气，上与阳明相合，而主化水谷者也。《经》

有"补足少阴"句，盖胃热则虫动，而肾气不交于阳明，故胃气缓，而水邪反从任脉上出于廉泉，补足少阴以助下焦之生气上升，则水邪自下矣。

[批] 耳中鸣。黄帝曰：人之耳中鸣者，何气使然？岐伯曰：耳者，宗脉之所聚也，故胃中空则宗脉虚，虚则下，溜脉有所竭者，故耳鸣。此言经脉之血气，资生于胃，而资始于肾也。《经》有"补客主人，手大指爪甲上与肉交者也"句。客主人，足少阳穴。少商，手太阴穴。补之，以引下溜之脉气上行。

[批] 自啮舌颊唇。黄帝曰：人之自啮舌者，何气使然？缺"岐伯曰"三字。此厥逆走上，脉气辈至也。少阴气至则啮舌，少阳气至则啮颊，阳明气至则啮唇矣。啮，音孽。此总结脉气生于中焦后天之水谷，本于下焦先天之阴阳，中下之气，相合而行者也。经文有"视主病者则补之"一句。

[批] 邪之所在皆为不足。凡此十二邪者，皆奇邪之走空窍者也。故邪之所在，皆为不足。故上气不足，脑为之不满，耳为之苦鸣，头为之苦倾，目为之苦眩；中气不足，溲便为之变，肠为之苦鸣；下气不足，则乃为痿厥心悗。空，音孔。溲，音搜。悗，母官切，惑也，又母本切，废忘也。此总结十二邪者，皆缘膀胱所藏之津液，不能灌津濡空窍故也。所谓奇邪者，外不因于风雨寒暑，内不因于阴阳喜怒，饮食居处，皆缘津液不足而空窍虚无，故邪之所在皆为之不足。盖因正气不足，而生奇邪之证也。姚士因曰："欠者，足太阳少阴之气，相引而上下也。哕者，少阴寒水之气，客于肺也。唏者，太阳与少阴之气不和也。振寒者，寒水之气客于皮肤，而太阳之阳气虚于表也。噫者，太阳寒水之气客于胃也。嚏者，太阳之阳气满于心也。軃者，筋脉之气，行阴用力，前阴者，足少阴、太阳之会也。哀泣者，太阳之津液竭也。太息者，下焦之生气，不交于上也。涎下者，膀胱之水邪上溢也。耳鸣者，宗脉之气溜陷于

下焦也。自啮者，下焦之气厥逆走上也。此皆足太阳与少阴之津气为病。太阳之气生于膀胱，少阳之气发于肾藏，肾与膀胱雌雄相合，皆为水藏而为生气之原，膀胱之津水随太阳之气，运行于肤表，以濡空窍，应六气之旋转。肾藏之精气，贯通于五藏，应五运之神机。此皆不在六经阴阳逆顺之论"①。

忧恚无音《灵枢·忧恚无言》

黄帝问于少师曰：人之卒音猝然忧恚于避切而言无音者，何道之塞，何气出行使音不彰？愿闻其方。张隐庵曰：音声者，五音之声，嘹亮而有高下者也。语言者，分别清浊字面，发言而有语句也。在肺主声，心主言，肝主语，然由足少阴肾气之所发。又五者，音也，音主长夏，是音声之道，本于五藏之气全备，而后能音声响喨，语句清明。故善治者，审其有音声而语言不清者，当责之心肝；能语言而无音声者，当责之脾肺；不能语言而无音声者，此肾气之逆也。夫忧则伤肺，肺伤则无声矣。恚怒伤肝，肝伤则语言不清矣。**少师答曰：咽喉者，水谷之道也。**胃之上脘为咽喉，主进水谷，在喉咙之后。**喉咙者，气之所以上下者也。**肺之上管为喉咙，主气之所以呼吸出入，在咽喉之前。**会厌**张注上声**者，音声之户也。**会厌在喉咽之上，乃喉咽交会之处，凡人饮食则会厌掩其喉咙，而后可入于咽。此喉咙之上管，声气从此而外出者也。**口唇者，音声之扇也。**脾开窍于口唇，口开阖而后语句清明。**舌者，音声之机也。**心开窍于舌，足少阴之脉上挟舌本，舌动而后能发言。**悬雍垂者，音声之关也。**悬雍者，喉间之上腭，有如悬痈之下垂者，俗名小舌，声从此而出。**颃颡抗二音颡者，分气之所泄音薛也。**肝脉循喉咙入颃颡。颃颡者，腭之上窍口鼻之气及涕唾从此相通，而气亦从此而分出于口

---

① 欠者……逆顺之论：语出《黄帝内经灵枢集注·卷四·口问》。

鼻者也。横骨者，神气所使，主发舌者也。横骨在舌本内，心藏神而开窍于舌，骨节之神气之所游行出入。故人之鼻洞涕出不收者，颃颡不开，分气失也。是故厌小而疾薄，则发气疾，其开阖利，其出气易去声；其厌大而厚，则开阖难，其气出迟，故重言也。会厌为开，为阖，主声气之出入。重言者，口吃而期期也。人卒音猝然无音者，寒气足少阴寒水之气客于厌，则厌不能发不能开，发不能下不能阖，至其开阖不致，故无音。

黄帝曰：刺之奈何？岐伯曰：足之少阴上系于舌，络于横骨，终于会厌，两泻其血脉，脉道有两岐，一通气于舌本，一通精液于廉泉、玉英。浊气乃辟。与阆通，寒水之浊气。辟，除也。盖足少阴主藏先天之精气，而上通于空窍者也。会厌之脉，上络任脉，取之天突，其厌乃发也。

惑 善忘 善饥不嗜食 目闭 多卧《灵枢·大惑论》

[批] 惑。黄帝问于岐伯曰：余尝上于清冷之台，中阶而顾，匍匐而前，则惑。余私异之，窃内怪之，独瞑独视，安心定气，久而不解，独博①独眩，被发长跪，俛而视之，后久之不已也。卒然自上，何气使然？匍，音蒲。匐，蒲北切。瞑，音冥。博，音团。眩，荧绢切。被，音彼。彼，跪，苦委切。又巨委切。俛，同俯。卒，音猝。岐伯对曰：五藏六府之精气，皆上注于目而为之精。精之窠为眼。窠，音科。骨之精为瞳子。瞳，音同，肾之精也。筋之精为黑眼肝之精也。血之精为络心之精也。其窠气之精为白眼，肺之精也。肌肉之精为约束。脾之精也。约束者，目之上下纲。裹撷筋、骨、血、气之精而与脉并为系，撷，音页。心主包络之精也。上属于脑，后出于项中。属，音烛。脉系从下而

---

① 博：《灵枢》作“博”。

（页边）卷之二 一六九

上，从前而后也。故邪中于项，因逢其身之虚，其入深，则随眼系以入于脑，入于脑则脑转，脑转则引目系急，目系急则目眩以转矣。邪其精，其精所中不相比也，则精散，精散则视岐，视岐见两物。邪中、所中之"中"并去声，比去声。张注：比，周密也，其精为邪所中，则不相比密而精散矣。目者，五藏六府之精也，营卫魂魄之所常营也，神之所生也。故神劳则魂魄散，志意乱，是故瞳子、黑眼法于阴，白眼赤脉法于阳也。故阴阳合传而精明也。阴阳相合传于目而为睛明。目者，心使也。心者，神之舍也。故神精乱而不转，卒然见非常处，精神魂魄散不相得，故曰惑也。黄帝曰：余疑其然。余每之东苑，未曾不惑，去之则复，余惟独为东苑劳神乎？何其异也？岐伯曰：不然也。心有所喜，神有所恶，卒然相感，则精气乱，视误，故惑。神移乃复，是故闻者为迷，甚者为惑。曾，音层。恶，去声。喜恶交感则无所主。夫肾藏志而开窍于耳，是故志不上交于神则迷，甚则神反下扰于志则惑也。

[批] 善忘。黄帝曰：人之善忘者，何气使然？岐伯曰：上气不足，下气有余，肠胃实而心肺虚，虚则营卫留于下，久之不以时上，故善忘也。[批] 善饥不嗜食。黄帝曰：人之善饥而不嗜食者，何气使然？岐伯曰：精气并于脾，热气留于胃，胃热则消谷，谷消故善饥；胃气逆上，则胃脘寒，故不嗜食也。脘，音管。谷入于胃，五藏六府皆以受气，别出两行营卫之道。清者为营，浊者为卫，其大气之抟而不行者，积于上焦之胸中。今脾家实不能为胃转输，则热留于胃，脾不为行津液，则营卫大气留而不行，而上脘虚寒，胃之逆气反上冲于头而别走阳明矣。此下有"病而不得卧"节，大义与《邪客篇》相同，不录。

[批] 目闭。黄帝曰：病目而不得视者，何气使然？岐伯曰：

卫气留于阴，不得行于阳，留于阴则阴气盛，阴气盛则阴蹻满，不得入于阳则阳气虚，故目闭也。蹻，音跷。

[批] 多卧。黄帝曰：人之多卧者，何气使然？岐伯曰：此人肠胃大而皮肤湿而分肉不解焉。肠胃大则卫气留久，皮肤湿则分肉不解，其行迟。夫卫气者，昼日常行于阳，夜行于阴，故阳气尽则卧，阴气尽则寤。故肠胃大，则卫气行留久；皮肤湿分肉不解，则行迟。留于阴也久，其气不精，则欲瞑，故多卧矣。[批] 少瞑。其肠胃小，皮肤滑以缓，分肉解利，卫气之留于阳也久，故少瞑焉。上节论卫气通贯于阳蹻、阴蹻之脉中，此论卫气出入于分肉募原之气分。夫卫者，阳气也，主外而夜行于阴。卫者，浊气也。注阴而复贯于脉，此应天道之运行，无往而不偏者也。

[批] 卒然多卧。黄帝曰：其非常经也，卒然多卧者，何气使然？岐伯曰：邪气留于上膲，上膲闭而不通，已食若饮汤，卫气留久于阴而不行，故卒然多卧焉。膲，音焦。身半以上为阳，身半以下为阴。上焦不通，中焦满实，以致卫气久留下于下之阴，而不能上行于阳也。

黄帝曰；善。治此诸邪奈何？岐伯曰：先其藏府，先调其五藏六府之精、气、神、志。诛其小过去其微邪也，后调其气调其营卫，盛者泻之，虚者补之，必先明知其形志之苦乐，定乃取之。乐，音洛。志者，精神魂魄志意也。形者，营卫血气之所荣也。故志苦则伤神，形劳则伤精气。

目不瞑不卧出《灵枢·邪客》

[批] 糟粕津液宗气。黄帝问于伯高曰：夫邪气之客人也，或令人目不瞑音冥，不卧出者，何气使然？[批] 分三隧。伯高曰：五谷入于胃也，其糟音遭粕音魄、津液、宗气分为三隧，音

遂。谷气化糟粕以次传下，一也；津液溉五藏而生营卫，二也，宗气积胸中以司呼吸，三也。下文从津液宗气两边分解。［批］宗气。故宗气积于胸中，出于喉咙，以贯心脉，而行呼吸焉。［批］营气。营气者，泌音秘其津液，注之于脉，化以为血，以荣四末，内注五藏六府，以应刻数焉。此论宗气同营气行于脉中，以应呼吸漏下。心脉者，手心主包络之脉，从心而行于十六经脉之中，呼吸定息，脉行六寸，昼夜一万三千五百息，漏水下百刻，脉行八百一十丈，以终五十营之一周。［批］卫气。卫气者，出其悍音旱气之慓音漂疾，而先行于四末、分肉、皮肤之间，而不休者也。昼日行于阳，夜行于阴。常从足少阴之分扶问切间行于五藏六府。卫气行于脉外，行阳则目张而起，行阴则目瞑而卧。司昼夜之开阖。今厥气客于五藏六府，则卫气独卫其外。行于阳不得入于阴，行于阳则阳气盛，阳气盛则阳蹻音跷陷。蹻，《新校正》《内经音释》渠略切。又音乔。李时珍《奇经考》音脚、却、乔、跷四音。今据张注《内经·脉度篇》训，举足行高曰蹻，盖取从下行上之义，则当音跷。《大惑论》：卫气不得入于阴，则阳气满，阳气满则阴蹻盛。此"陷"字疑讹。［批］目不瞑。不得入于阴，阴虚故目不瞑。

　　黄帝曰：善。治之奈何？伯高曰：补其不中补卫气之不足，泻其有余泻厥气之有余，调其虚实调外内之虚实，以通其道卫气行于阴之道路可通，而去其邪客于藏府之厥气可去。饮以半夏汤一剂才诣切，阴阳已通，其卧立至。黄帝曰：善。此所谓决渎音读壅塞，经络大通，阴阳和得者也，愿闻其方。［批］半夏汤方。伯高曰：其汤方，以流水千里以外者八升，扬之万遍，取其清五升煮之，炊以苇薪，火沸置秫音术米一升，治半夏五合音蛤，徐炊令竭，为一升半，去其滓，饮汁一小杯，日三，稍益，以知为度。故其病新发者，覆杯则卧，汗出则已矣。久者，三饮而已也。此论调足少阴阳明之气，以通卫气之行于内也。盖卫气之行于阴，从手足阳明下行至足，而交于足少阴，从足少阴而注于五藏六府。故当调此二经之气焉。

逆气不得卧而息有音 起居如故而息有音 不得卧

卧则喘《素问·逆调论》

帝曰：人有逆气不得卧而息有音者，有不得卧而息无音者，有起居如故而息有音者，有得卧行而喘者，有不得卧不能行而喘者，有不得卧卧而喘者，皆何藏使然？愿闻其故。[批] 不得卧而息有音。岐伯曰：不得卧而息有音者，是阳明之逆也，足三阳者下行，今逆而上行，故息有音也。阳明者胃脉也，胃者六府之海，其气亦下行，阳明逆不得从其道，故不得卧也。《下经》曰：胃不和则卧不安。此之谓也。鹤皋曰：有不得卧而息无音者，阳明实也。阳明主肌肉，热盛于肌肉，故不得卧。然以经气不逆，故息无音也。[批] 起居如故而息有音。夫起居如故而息有音者，此肺之络脉逆也。络脉不得随经上下，故留经而不行，络脉之病人也微，故起居如故而息有音也。鹤皋曰：有得卧，行而喘者，此阴气虚也。阴气虚，故得卧。行而劳其四支，则虚阳上逆，肺苦气上逆，是以喘也。有不得卧不能行而喘者，此肺与阳明病也。邪居于肺，肺布叶举，故不得卧，卧而喘也。阳明行于足，阳明虚，则水谷之气居之，令足重而不能行。肺脉循胃口，胃中水谷之邪，循经上逆于肺，是为肺邪也，是不能行而喘也。[批] 不得卧卧则喘。夫不得卧卧则喘者，是水气客也，夫水者循津液而流也，肾者水藏，主津液，主卧与喘也。帝曰：善。按：张隐庵《集注》中杨君立问曰："帝问有不得卧而息无音者，有得卧行而喘者，有不得卧不能行而喘者，岐伯皆未详答，后人有言简脱者，有增补其文者，是耶？非耶？"曰："此节专论气之呼吸，脉之顺逆。盖经脉者，所以行气血而荣阴阳，濡筋骨，利关节者也。是以三阳之脉上行，则气逆而为息有音。如三阳之脉顺行而下，止阳明不得从其道，是当不得卧而息无音矣。如病在经脉，则阴阳不和而不得卧，筋骨不利而不能行，今病在络脉，故止息有音而起居如故也。圣人立言浑然隐括，或言在意中，或意居言表，奈何后学不细心体认，而妄增臆论耶。"

胃脘痈 卧不安 不得偃卧 厥 阳厥 酒风

《素问·病能论》

[批] 胃脘痈。黄帝问曰：人病胃脘痈者，诊当何如？脘，音管。岐伯对曰：诊此者当候胃脉右手关脉，其脉当沉细，沉细者气逆，逆者人迎甚盛，甚盛则热。人迎者胃脉也，吴注：左手关前之人迎。张注：结喉两旁之动脉。张注为是。逆而盛，则热聚于胃口而不行，故胃脘为痈也。帝曰：善。人有卧而有所不安者，何也？[批] 卧不安。岐伯曰：藏有所伤，及精有所之。五藏，所以藏精者也。精者，胃府水谷之所生而分走于五藏。如藏有所伤，及精有所往而不受，则为卧不安矣。寄则安，故人不能悬其病也。胃府所生之精，能分寄于五藏，则安。逆留于胃，即为卧不安之病。

[批] 不得偃卧。帝曰：人之不得偃卧者，何也？岐伯曰：肺者，藏之盖也，肺气盛则脉大，脉大则不得偃卧。首节论胃中气逆则为脘痈，上节言胃府精逆则卧不安，此言肺气逆则不得偃卧。经文有"论在奇恒阴阳中"七字未录。

[批] 厥腰痛。帝曰：有病厥者，诊右脉沉而紧，左脉浮而迟，不然，病主安在？张注：左脉主血当沉，右脉主气当浮，今脉不然，其所主之病安在？岐伯曰：冬诊之右脉固当沉紧，此应四时；左脉浮而迟，此逆四时。脉合四时，冬诊之左右皆当沉紧。在左当主病在肾，颇关在肺，当腰痛也。帝曰：何以言之？岐伯

曰：少阴脉贯肾络肺，今得肺脉，肾为之病，故肾为腰痛之病也。下节"帝曰：善。有病颈痛者，或石治之，或针灸治之，而皆已。其真安在？岐伯曰：此同名异等者也。夫痈气之息者，宜以针开除去之。夫气盛血聚者，宜石而泻之。此所谓同病异治也"。诸句未录。

[批]阳厥怒狂。帝曰：有病怒狂者，此病安生？岐伯曰：生于阳也。帝曰：阳何以使人狂？岐伯曰：阳气者，因暴折而难决，故善怒也，病名曰阳厥。帝曰：何以知之？岐伯曰：阳明者常动，巨髎动于两颊，人迎动于喉之两侧，冲阳动于足跗。巨阳少阳不动，巨阳有委中、昆仑，少阳有悬钟、听会，其脉皆不甚动。不动而动大疾，此其候也。帝曰：治之奈何？岐伯曰：夺其食即已。夫食入于阴，长气于阳，故夺其食则已。夫，音扶。长，上声。使之服以生铁洛为饮。夫生铁洛者，下气疾也。[批]酒风。帝曰：善。有病身热解堕，汗出如浴，恶风少气，此为何病？岐伯曰：病名曰酒风。解，同懈；堕，同惰。恶，去声。帝曰：治之奈何？岐伯曰：以泽泻、术各十分，麋衔①五分，合以三指撮②，为后饭③。麋衔，一名薇衔，能治风湿筋痿。后饭者，先药后饭也。下文另录诊候门。

厥 喉痹 疟 齿痛 聋 腰痛 腹满 心痛 哕

《灵枢·杂病》

[批]厥。厥，挟脊而痛至顶，头沉沉然，目𥄊𥄊然，腰脊强，取足太阳。𥄊，音荒。强，去声。"腘中血络"四字未录，总之本编但明病理，不载针术。

① 麋衔：药名。《本草纲目·卷十五·草部》引《本经》"主治风湿"。
② 合以三指撮："合"谓修合。"三指撮"言如三指宽一撮也。
③ 后饭：王冰："饭后药先，谓之后饭。"

厥，胸满面肿，唇漯漯然，暴言难，甚则不能言，取足阳胆。漯，讬合切，又鲁水切。

厥气走喉而不能言，手足清，大便不利，取足少阴。

厥而腹嚮嚮然，多寒气，腹中谷谷，便溲难，取足太阴。嚮，同响。谷，音斛。溲，音搜。

［批］喉痹。喉痹不能言，取足阳明，能言，取手阳明。

［批］虐。疟不渴，间日而作，取足阳明；渴而日作，取手阳明。间，去声。

［批］齿痛。齿痛，不恶清饮，取足阳明；恶清饮，取手阳明。恶，去声。

［批］聋。聋而不痛者，取足少阳；聋而痛者，取手阳明。张注云：阳明当作少阳。

［批］腰痛。腰痛，痛上寒，取足太阳、阳明；痛上热，取足厥阴；不可以俛仰，取足少阳。俛，同俯。

［批］腹满。小腹满大，上走胃至心，渐渐身时寒热，小便不利，取足厥阴。渐，音锡。

腹满，大便不利，腹大，亦上走胸嗌，喘息喝喝然，取足少阴。喝，于介切。腹满，食不化，腹嚮嚮然，不能大便，取足太阴。嚮，同響。

［批］心痛。心痛引腰脊，欲呕，取足少阴。

心痛腹胀，嗇嗇然大便不利，取足太阴。嗇，音色。

心痛引背，不得息，刺足少阴；不已，取手少阳。

心痛引小腹满，上下无常处，便溲难，刺足厥阴。

心痛但短气不足以息，刺手太阴。

［批］哕。岁，以草刺鼻嚏，嚏而已；无息而疾，迎引之，立已；大惊之，亦可已。岁，张介宾曰：当作哕。哕，于月切。

嚔，丁讨切。疾迎引之，连取其嚔也。

病深者其声哕《素问·宝命全形论》

夫盐之味咸者，其气令器津泄；夫，音扶。泄，音薛。有瓯于此，盛咸卤或醃渍雉豚后，去其卤而洗之净，以之置米，过五六月，其米必烂。又置卤漆中，以漆器物，经年不干。又余尝握管，手汗捻入管中，每届土润溽暑之时，其管濡手湿润，此皆味咸者，令器津泄之征也。**弦绝者，其音嘶败；**嘶，音西。**木敷者，其叶发；**以上三句，言有诸内而形诸外，以比哕之府坏而后发于音声。**病深者，其声哕。人有此三者，是谓坏府，毒药无治，短针无取此皆绝皮伤肉，血气争黑。**哕，于月切。以上皆岐伯之言也。张隐庵曰：夫哕有三因，如因肺气逆而欲复出于胃者，橘皮竹茹汤主之，此哕之逆证也；如哕而腹满，当视其前后，知何部不利，利之而愈者，此哕之实证也；如有此上文三者之比而其声哕者，哕之败证也。此因病深而胃府已坏，虽毒药无可治其内，短针无可取其外，此皆皮毛焦绝，肌肉损伤，而气血争为腐败矣。黑者，腐之色也。朱永年①曰：《金匮要略》云：六府气绝于外者，手足寒，上气脚缩。五藏气绝于内者，利不禁，手足不仁，此哕之坏证也。所谓坏府者，言病深，而五藏六府、血气皮肉俱已败坏②。吴鹤皋曰：盐，水化也。有酸、苦、甘、辛之味以调之，则木、火、土、金、水不偏于一，而相成相济，今日盐之味咸者，则浑无酸、苦、甘、辛以杂之矣。味既偏于一，则其水化独行而令器津泄者，势也。喻言肾中有木、火、土、金之气，则肾气冲和，不偏于一。若真藏用事，无木、火、土、金以和之，则肾独行施泄之令，而遗精、寝汗、咳血之疾纷然矣，犹夫盐之偏咸而

---

① 朱永年：即朱长春，字永年，张志聪同学。

② 朱永年曰……血气皮肉俱已败坏：语出《黄帝内经素问集注·卷四·宝命全形论》。

令器津泄也。又曰：凡弦之绝者，音必嘶败。以人喻之，人之有肺，譬则琴也，五藏之脉循于肺，譬则琴之有五弦也。心脉从心系却上肺，故心病火胜，肺变其音。脾脉上膈挟咽，故脾病湿胜，肺变其音。肝脉贯膈上注肺，故肝病木胜，肺变其音。肾脉贯肝膈入肺中，故肾病水不胜火，肺变其音。又，肺之本经自病，亦令变音，犹之弦绝而音嘶败也。又曰：造化之道，有生长必有收藏，若偏于生长而废收藏，则木一于敷布生发矣，喻肝脉也。

睾大不休俛仰不便趋翔不能 《灵枢·刺节真邪》

岐伯曰：腰脊者，身之大关节也，肢胫者，人之管以趋翔也；茎垂者，身中之机，阴精之候，津液之道也。茎，户耕节。故饮食不节，喜怒不时，津液内溢，乃下留于睾，血道不通，日大不休，俛仰不便，趋翔不能。睾，音高。俛，同俯。胃府所生之津液，随神气而淖注于骨节；肾藏所藏之津液，从宗脉而上濡于空窍。如伤于饮食喜怒，致津液下流于睾，则囊大而不能俯仰趋翔也。

卷之三

病机下

五气所病　　五病所发　　五邪所乱　　五邪所见　　五劳所伤

《素问·宣明五气篇》

[批] 五气所病。五气所病：心为噫，肺为咳，肝为语，脾为吞，肾为欠为嚏。噫，音隘。嚏，音帝。《灵枢·九针论》"五藏气"与此同。胃为气逆为哕为恐，大肠小肠为泄，下焦溢为水，膀胱不利为癃，不约为遗溺，胆为怒。哕，于月切。泄，音薛。癃，音隆。溺，同尿。哕，气牾①也。小便不通谓之癃。《九针论》"六府气"同。是为五病。

[批] 五病所发。五病所发：阴病发于骨，肾为阴藏，在体为骨。阳病发于血，心为阳中之太阳，在体为血脉。阴病发于肉，脾为阴中之至阴，在体为肉。阳病发于冬，肝为阴中之少阳，逆冬气则奉生者少，春为萎厥。阴病发于夏。肺为牝藏，逆夏气则奉收者少，秋为痎疟。是谓五发。《灵枢·九针论》同。

[批] 五邪所乱。五邪所乱：邪入于阳则狂，邪入于阴则痹。《灵枢·九针论》作"血痹"。搏阳则为巅疾，搏阴则为喑。搏，音博。喑，音阴。喑，不能言也。《九针论》作"邪入于阳转则为癫疾，邪入于阴转则为喑"。阳入之阴则静，阴出之阳则怒。是为五乱。

---

① 牾：《说文解字》：牾，逆也。又《汉书·严延年传》：自郡吏以下皆畏避之，莫敢与牾。

[批] 五邪所见。五邪所见：春得秋脉，夏得冬脉，长夏得春脉，秋得夏脉，冬得长夏脉，名曰阴出之阳，病善怒不治。是谓五邪，皆同命，死不治。《九针论》无此节。

[批] 五劳所伤。五劳①所伤：久视伤血，久卧伤气，久坐伤肉，久立伤骨，久行伤筋。是谓五劳所伤。《九针论》曰：此五久劳所病也。

肝病　心病　脾病　肺病　肾病《素问·藏气法时论》

肝病者，两胁下痛引小②腹，令人善怒。病者，邪气实也。虚则目䀮䀮无所见，耳无所闻，善恐如人将捕之。䀮，音荒。捕，音步。《经》有"取其经，厥阴与少阳"句，未录。气逆则头痛，耳聋不聪，颊肿。《经》有"取血者"句。

心病者，胸中痛，胁支满，胁下痛，膺背肩甲间痛，两臂内痛。虚则胸腹大，胁下与腰相引而痛。《经》有"取其经，少阴太阳，舌下血者。其变病，刺郄中血者"二句。

脾病者，身重，善肌肉痿，足不收，行善瘈，脚下痛。肌，或作饥。瘈，尺制切，音掣。虚则腹满肠鸣，飧泄食不化。飧，音孙。泄，音薛。《经》有"取其经，太阴阳明少阴血者"句。

肺病者，喘咳逆气，肩背痛，汗出，尻阴股膝髀腨胻足皆痛。尻，音考，平声。髀，音俾。腨，市克切。胻，音行。虚则少气不能报息，耳聋嗌乾。嗌，音益。乾，音干。《经》有"取其经太阴，足太阳之外厥阴内血者"句。

肾病者，腹大胫肿，喘咳身重，寝汗出憎风。虚则胸中痛，大腹小腹痛，清厥意不乐。乐，音洛。《经》有"取其经，少阴太

① 劳：谓太过也。
② 小：《素问》作"少"。

阳血者"句。以上皆岐伯之言。

邪在肺肝脾肾心 《灵枢·五邪》

[批] 邪在肺。邪在肺，则病皮肤痛，寒热，上气喘，汗出，咳动肩背。《经》有治法，因纯用针刺，今俱不录，下四节相同。

[批] 邪在肝。邪在肝，则两胁中痛，寒中，恶血在内，行善掣节，时脚肿。掣，尺制切，又尺列切，义同。

[批] 邪在脾胃。邪在脾胃，则病肌肉痛。阳气有余，阴气不足，则热中善饥。阳气不足，阴气有余，则寒中肠鸣腹痛。阴阳俱有余，若俱不足，则有寒有热。

[批] 邪在肾。邪在肾，则病骨痛阴痹。阴痹者，按之而不得。腹胀腰痛，大便难，肩背颈项痛。时眩。

[批] 邪在心。邪在心，则病心痛喜悲，时眩仆。视有余不足而调之①。眩，音县。仆，音赴。此论邪在五藏而病于外也。夫六府之应于皮肉筋骨者，藏府雌雄之相合也，五藏之外应者，阴阳之气皆有出有入也。

五藏热病 《素问·刺热篇》

肝热病者，小便先黄，腹痛多卧，身热。病六气者，外因之邪，病在肌形。病五藏者，内因之病，伤五藏之神志。此言内因之病始在气分，先下而上，内而外也。先者，谓先有此内热之证，而未与外热交争也。热争则狂言及惊，胁满痛，手足躁，不得安卧。此言外淫之邪内干五藏，与内因之热交争而为重病也。庚辛甚，甲乙大汗，气逆则庚辛死。大汗者，正胜邪而外出也。气逆者，热淫而反内逆也。夫五藏者，五行之所生也，天之十干化生地之五行，五藏之热病，病涉于五行，是以死生皆系于十干也。《经》有"刺足厥阴

---

① 视有余不足而调之：《素问》作"视有余不足而调之其输也"。

少阳"句，未录。**其逆则头痛员员，脉引冲头也。**此言肝藏之热发于外而与形热相应，热甚而上逆于头也。

心热病者，先不乐，数日乃热。乐，音洛。按：五藏之热病皆主身热，盖内因之热从内而外也。五藏之热争多主内证，盖外淫之热交争于内也。**热争则卒心痛，烦闷善呕，头痛，面赤无汗。**卒，音猝。呕，乌后切。董帷园①曰：论热争当在内因外因之证兼看。**壬癸甚，丙丁大汗，气逆则壬癸死。**《经》有"刺手少阴太阳"句。

脾热病者，先头重颊痛，烦心颜青，欲呕身热。热争则腰痛不可用俛仰，腹满泄，两颔痛。俛，同俯。泄，同薛。颔，胡感切。**甲乙甚，戊己大汗，气逆则甲乙死。**《经》有"刺足太阴阳明"句。

肺热病者，先淅然厥起毫毛，恶风寒，舌上黄，身热。淅，音锡。恶，去声。**热争则喘咳，痛走胸膺背，不得太息，头痛不堪，汗出而寒。丙丁甚，庚辛大汗，气逆则丙丁死。**《经》有"刺手太阴阳明，血出如大豆，立已"等句。

肾热病者，先腰痛胻痠，苦渴数饮，身热。胻，音行。痠，音酸。数，音朔。**热争则项痛而强，胻寒且痠，足下热，不欲言。其逆则项痛员员澹澹然。**澹，音淡。**戊己甚，壬癸大汗，气逆则戊己死。**《经》有"刺足少阴太阳"句。**诸汗者，至其所胜日汗出也。**

肝热病者，左颊先赤。心热病者，颜先赤。脾热病者，鼻先赤。肺热病者，右颊先赤。肾热病，颐先赤。病虽未发，见赤色者刺之，名曰治未病。无论用针用药治之，宜早。**热病从部**

---

① 董帷园：即董儒林，字帷园，张志聪同学。

所起者，至期而已。《经》有"其刺之反者，三周而已，重逆则死"等句，未录。**诸当汗者，至其所胜日，汗大出也。**胜日，如肝之甲乙，心之丙丁。

诸治热病者，以饮之寒水乃刺之，必寒衣之，居止寒处，身寒而止也。表里俱热必使表里俱寒方已。今之治热病者，饮之渴剂，卧之暖室，厚被温衣，重逆其病，其不死也几希，夫亦知《内经》乎哉！下文热病先胸胁痛云云凡六条，并未录。

太阳之脉，色荣颧骨，热病也。荣未交，曰今且得汗，待时而已。与厥阴脉争见者，死期不过三日。颧，音权。其热病内连肾，少阳之脉色也。**少阳之脉，色荣颊前，热病也。荣未交，曰今且得汗，待时而已。与少阴脉争见者，死期不过三日。**下文热病气穴云云，未录。

颊下逆颧为大瘕，下牙车为腹满，颧后为胁痛。颊上者，鬲上也。瘕，音假。车，昌遮切。鬲，与隔同。肾热乘肝为大瘕，泄肾热乘胃为腹满，热邪乘胆为胁痛，鬲上心肺之分也。

六府之病《灵枢·邪气藏府病形》

黄帝曰：愿闻六府之病。岐伯答曰：**面热者，足阳明病。鱼络血者，手阳明病。两跗之上脉竖陷者，足阳明病。此胃脉也。**跗，音肤。面跗系足阳明经所过。鱼际乃手太阴经肺与大肠相表里也。

[批]大肠病。**大肠病者，肠中切痛而鸣濯濯，冬日重感于寒即泄，当脐而痛，不能久立。与胃同候。**经文有"取巨虚上廉"句，系明刺法，未录。下凡言刺法者均不录。

[批]胃病。**胃病者，腹䐜胀，胃脘当心而痛，上肢两胁膈咽不通，食饮不下。**䐜，称人切，音嗔。上肢，心肺之分。两胁，肝之分也。

［批］小肠病。小肠病者，小腹痛，腰脊控睾而痛，时窘之后，当耳前热，若寒甚，若独肩上热甚，及手小指次指之间热。睾，音高，肾丸也。

［批］三焦病。三焦病者，腹气满，小腹尤坚，不得小便，窘急，溢则水，留即为胀。

［批］膀胱病。膀胱病者，小腹偏肿而痛，以手按之，即欲小便而不得，肩上热，经文有"若脉陷"句，未录。及足小指外廉及胫踝后皆热。踝，音华，上声。

［批］胆病。胆病者，善太息，口苦呕宿汁，心下澹澹，恐人将捕之，嗌中吤吤然，数唾。澹，音淡。捕，音步。吤，音戒。唾，汤卧切。经文六府病每节皆有治法，因言针法，故并未录。澹澹，动也。吤吤，声也。

邪在大小肠胆胃三焦《灵枢·四时气》

［批］邪在大肠。腹中常鸣，气上冲胸，喘不能久立，邪在大肠。

［批］邪在小肠。小腹控睾，引腰脊上冲心，邪在小肠者，连睾系，属于脊，贯肝肺，络心系。气盛则厥逆，上冲肠胃燻肝，散于肓，结于脐。睾，音高。燻，同熏，肓，音荒。

［批］邪在胆。善呕，呕有苦，长太息，心中憺憺，恐人将捕之，邪在胆，逆在胃，胆液泄则口苦，胃气逆则呕苦，故曰呕胆。呕，乌后切。憺，徒滥切，音淡。泄，音薛。

［批］邪在胃。饮食不下，膈塞不通，邪在胃脘。脘，音管。

［批］邪在三焦。小腹痛肿，不得小便，邪在三焦约。以上皆岐伯答黄帝之言也。是篇纯论刺法，故仅节录五条。

太阴阳明脾胃脉生病而异　脾病而四支不用

《素问·太阴阳明论》

［批］脾胃脉生病而异。黄帝问曰：太阴阳明为表里，脾胃

脉也，生病而异者何也？岐伯对曰：阴阳异位，更虚更实，更逆更从，更，平声。或从内，或从外，所从不同，故病异名也。帝曰：愿闻其异状也。岐伯曰：阳者天气也，主外。阴者地气也，主内。故阳道实，阴道虚。故犯贼风虚邪者，阳受之。食饮不节，起居不时者，阴受之。阳受之则入六府，阴受之则入五藏。入六府则身热，不时卧，上为喘呼。入五藏则䐜满闭塞，下为飧泄，久为肠澼。䐜，称人切。飧，音孙。泄，音薛。澼，音僻。故喉主天气，咽主地气。故阳受风气，阴受湿气。故阴气从足上行至头，而下行循臂至指端。阳气从手上行至头，而下行至足。故曰：阳病者，上行极而下。阴病者，下行极而上。故伤于风者，上先受之。伤于湿者，下先受之。

[批] 脾病四支不用。帝曰：脾病而四支不用何也？岐伯曰：四支皆禀气于胃，而不得至经，必因于脾，乃得禀也。今脾病不能为胃行其津液，为，去声。下同。四支不得禀水谷气，气日以衰，脉道不利，筋骨肌内，皆无气以生，故不用焉。帝曰：脾不主时何也？岐伯曰：脾者土也，治中央，常以四时长四藏，各十八日寄治，不得独主于时也。长，上声。脾藏者，常著胃土之精也。土者生万物而法天地，故上下至头足，不得主时也。

[批] 脾为胃行津液。帝曰：脾与肾以膜相连耳，而能为之行其津液何也？岐伯曰：足太阴者，三阴也，其脉贯胃属脾络嗌，故太阴为之行气于三阴。阳明者表也，五藏六府之海也，亦为之行气于三阳。藏府各因其经而受气于阳明，故为胃行其津液。四支不得禀水谷气，日以益衰，阴道不利，筋骨肌肉，无气以生，故不用焉。

足阳明之脉病《素问·阳明脉解》

黄帝问曰：足阳明之脉病，恶人与火，闻木音则惕然而惊，钟鼓不为动，闻木音而惊何也？愿闻其故。恶，去声，下并同。岐伯对曰：阳明者胃脉也，胃者土也，故闻木音而惊者，土恶木也。帝曰：善。其恶火何也？岐伯曰：阳明主肉，其脉血气盛，邪客之则热，热甚则恶火。帝曰：其恶人何也？岐伯曰：阳明厥则喘而惋①，惋则恶人。惋，乌贯切。帝曰：或喘而死者，或喘而生者，何也？岐伯曰：厥逆连藏则死，连经则生。帝曰：善。病甚则弃衣而走，登高而歌，或至不食数日，逾垣上屋，所上之处，皆非其素所能也。病反能者何也？逾，音俞。垣，音袁。岐伯曰：四支者，诸阳之本也。阳盛则四支实，实则能登高也。帝曰：其弃衣而走者何也？岐伯曰：热盛于身，故弃衣欲走也。帝曰：其妄言骂詈，不避亲疏而歌者，何也？骂，音祃。詈，力智切。岐伯曰：阳盛则使人妄言骂詈，不避亲疏而不欲食，不欲食，故妄走也。

五藏六府寒热相移 《素问·气厥论》

黄帝问曰：五藏六府寒热相移者何？张隐庵曰：寒热者，邪正阴阳之气也。如邪舍于藏府募原之间，阴阳外内相乘，则为往来之寒热。如藏邪传移于藏，府热传移于府，则为气厥②之变病。岐伯曰：肾移寒于肝，痈肿少气。肝，《甲乙经》、全元起、吴鹤皋误作脾。脾移寒于肝，痈肿筋挛。肝移寒于心，狂，隔中。心移寒于肺，肺消。肺消者，饮一溲二，死不治。溲，音搜。肺移寒于肾，为涌水。涌水者，按腹不坚，水气客于大肠，疾行则鸣濯濯，如囊里浆，水之病也。涌，音勇。倪冲之③曰：肺移于肾，肝

① 惋：吴注：热郁于内而不自安也。
② 厥：张注作"逆"。语出张志聪《黄帝内经素问集注·卷五·气厥论》。下同。
③ 倪冲之：即倪朱泷，字冲之，张志聪同学。

移于心，传其我所生也。肾移于脾，脾移于肝，侮其所不胜也。心移于肺，乘其己所胜也。

脾移热于肝，则为惊衄。衄，女六切。肝移热于心则死。心移热于肺，传为鬲消。鬲，与膈同。吴鹤皋曰：鬲消者，鬲上焦烦，饮水多而善消也。肺移热于肾，传为柔痓。痓，音厕，充至切。有汗为柔痓，无汗为刚痓。《金匮》云："脊强者，五痓之总名，其证卒口噤，背反张而瘛疭①。肾移热于脾，传为虚肠澼，死不可治。澼，音僻。张隐庵曰：藏不受邪，五藏之寒热相移，留薄于藏外而干藏气，不伤藏真者也。倪冲之曰：治五藏者半死半生，盖病藏气者生，伤藏真者死②。

胞移热于膀胱，则癃溺血。癃，音隆。溺，同尿。不得小便谓之癃。膀胱移热于小肠，鬲肠不便，上为口糜。糜，烂也。小肠移热于大肠，为虑瘕，为沉。虑，音服，与伏通。瘕，音假。张注：沉，痔也。大肠移热于胃，善食而瘦，入谓之食㑊。㑊，音亦。胃移热于胆，亦曰食㑊。胆移热于脑，则辛頞鼻渊。鼻渊者，浊涕不下止也。传为衄衊瞑目，頞，音遏。衊，音蔑。頞，鼻茎也。鼻渊，俗名脑漏。衊，污血也。故得之气厥也。张隐庵曰：经脉内连藏府，如藏邪在经，入藏则死，府邪在经，则溜于肠胃而从下解。此邪在藏府气分，故外内相乘，则为寒热之往来，藏府相移，则为寒热之气厥，此在气而不在经也。

病传所胜之次《素问·玉机真藏论》

黄帝曰：五藏相通，移皆有次，五藏有病，则各传其所胜。言五藏相通，有顺传之次序，如逆传其所胜者，盖因其病而逆之也。

---

① 脊强者……背反张而瘛疭：语见《金匮玉函经·卷二·辨痓湿暍》。

② 张隐庵曰……伤藏真者死：《黄帝内经素问集注》中此段为前文"肝移寒于心，狂，隔中"句之注疏。

《内经》有"不治，法三月，若六月，若三日，若六日，传五藏而当死，是顺传所胜之次。故曰：别于阳者，知病从来，别于阴者，知死生之期。言知至其所困而死"等句，未录。

是故风者，百病之长也。长，上声。今风寒客于人，使人毫毛毕直，皮肤闭而为热，当是之时，可汗而发也。或痹不仁，肿痛，当是之时，可汤熨及火灸刺而去之。熨，音慰。弗治，病入舍于肺，名曰肺痹，发咳上气。弗治，肺即传而行之肝，病名曰肝痹，一名曰厥，胁痛出食，当是之时，可按若刺耳。弗治，肝传之脾，病名曰脾风，发瘅，腹中热，烦心出黄，当此之时，可按可药可浴。弗治，脾传之肾，病名曰疝瘕，少腹冤热而痛，出白，一名曰蛊，当此之时，可按可药。疝，音讪。瘕，音假。冤，音鸳。出白，淫浊之类。弗治，肾传之心，病筋脉相引而急，病名曰瘛，当此之时，可灸可药。弗治，满十日，法当死。瘛，音掣，又音系。肾因传之心，心即复反传而行之肺，发寒热，法当三岁死，此病之次也。心不受邪而复传，故又有三年之久。吴注改作三哕①，似亦未该。然其卒发者，不必治于传。卒，音猝。或其传化，有不以次。不以次入者，忧恐悲喜怒，令不得以其次，故令人有大病矣。因而喜大虚则肾气乘矣，怒则肝气乘矣，悲则肺气乘矣，恐则脾气乘矣，忧则心气乘矣，此其道也。故病有五，五五二十五变，及其传化。传，乘之名也。

喜怒伤藏病起于阴　清湿袭虚病起于下　风雨袭虚病起于上　虚邪传舍留著成积《灵枢·百病始生》

黄帝问于岐伯曰：夫百病之始生也，皆生于风雨寒暑，清

---

① 哕：语见吴崐《内经素问吴注·第六卷·玉机真脏论》，吴注曰："然心为脾之母，肺为脾之子，心肺气争，脾不自安，发声为哕。当五脏气衰之时，三哕则死。"

湿喜怒。喜怒不节则伤藏，风雨则伤上，清湿则伤下。三部之气，所伤异类，愿闻其会。岐伯曰：三部之气各不相同，或起于阴，或起于阳，请言其方。喜怒不节则伤藏，藏伤则病起于阴也，清湿袭虚则病起于下。风雨袭虚则病起于上，是谓三部。至于其淫泆音逸，不可胜平声数上声。

黄帝曰：余固不能数，故问先师，愿卒闻其道。岐伯曰：风雨寒热风寒暑湿燥火六气乃天之正邪，不得虚邪虚乡不正之邪风，不能独伤人。不能客于其形。盖正邪伤气，虚邪伤形也。卒音猝然逢疾风暴雨而不病者，盖无虚虚邪之风，故邪正邪不能独伤人。此必因虚邪之风，如春时之风从西方来，夏时之风从北风来之类。此五行不正之气。与其身形木火土金水二十五变之形，两虚相得，乃客其形，身形、皮、脉、肉、筋骨，乃五藏之外合。两实相逢，众人平常之人得五行五音之全者肉坚。其中于虚邪也，因于天时，如春时西风之类。四时不正之虚风。于其身形，参以虚实，大病乃成大邪著于肠胃之间而成积。气有定舍，因处为名，邪气淫泆或著于孙络，或著于经输，及伏冲，脊筋，募原，缓筋而有定名。上下中外，分为三员。风雨伤上，清湿伤下，喜怒伤中，以上总言，风雨之邪客于形而不伤气者，传舍于内而成积也。

是故虚邪之中人也，始于皮肤，皮肤缓则腠理开，开则邪从毛发入，入则抵深，深则毛发立，如邪伤气则折毛发理，此邪入于皮肤而气不伤，故毛发立。立，直起也。毛发立则淅音锡然洒淅动形，故皮肤痛。留而不去，则传舍于络脉浮见于皮肤之孙脉络脉，在络之时，痛于肌肉，其痛之时息，大经乃代。邪止息于肌肉络脉之间，则不得入于经脉而流于大经。留而不去，传舍于经，在经之时，洒淅喜惊。留而不去，传舍于输，去声。转输血气之经脉，即藏府之经隧也。在输之时，六经不通，四肢则肢节痛，腰脊乃强去声。留而不去，传舍于伏冲之脉伏行腹内之冲脉，在伏冲之时，体重身痛。留而不去，传舍于肠胃，在肠胃之时，贲音奔响腹胀，多寒则肠鸣飧音孙泄音薛，食不化，多热则溏出麋。当作糜。飧泄与出糜皆谷之不化，而寒热则有别。留而不去，传舍与肠胃之外，募原之间，留著直略切于脉募原间之脉络，稽留而不去，息而成积。或著孙脉，或著络脉募原中之小络，或著经脉胃府之大经隧，或著输脉，藏府之大络，转输水谷之血气者。或著于伏冲之脉，或著于膂筋附于脊膂之筋，或著于肠胃之募原肠胃外之膏膜，上连于缓筋循于腹内之筋，邪气淫泆，不可胜论。以上言风雨虚邪，伤于形身之上，从形层传舍于内而成积也。

黄帝曰：愿闻尽①其所由然。岐伯曰：其著孙络之脉肠胃募原之小络而成积者，其积往来上下，臂手孙络之居也，浮而缓，不能句当作拘积而止之，故往来移行肠胃之间，水凑千凑切渗所禁切注灌，濯濯有音，胃府所出之血气，渗出于胃外之小络，而转注于大络，从大络而出于孙络皮肤。邪著于内之孙络而成积，其胃府之水津渗注于外而有声。盖留滞于小络，而不能注于大络也。有寒则膜称人切胀②满雷引，故时切痛。其著于阳明之经，则挟脐而居，饱食则益大，饥则益小。其著于缓筋也，似阳明之积，饱食则痛，饥则安。其著于肠胃之募原也，痛而外连于缓筋，饱食则安，饥则痛。其著于伏冲之脉者，揣楚委切之应手而动冲脉挟脐，发手则热气下于两股，如汤沃之状。冲脉下循阴股，出于胫气之街。其著于膂筋，在肠后者，饥则积见，饱则积不见，按

---

① 闻尽：《灵枢》作"尽闻"。
② 胀：《灵枢》作"膜"。《黄帝内经素问集注》《黄帝内经素问注证发微》皆无此字。

之不得。其著于输之脉者，闭塞不通，津液不下，孔窍乾音干壅。此邪气之从外入内，从上下也。以上申明留著而成积者，各有形证也。

黄帝曰：积之始生，至其已成，奈何？岐伯曰：积之始生，得寒乃生，厥乃成积也。此承上启下之文言。风雨在天之邪伤上而生，清湿之邪厥逆于下而成积也。

黄帝曰：其成积奈何？岐伯曰：厥气生足悗，张注："音门，上声①。"盖取废志之义。悗生胫寒，胫寒则血脉凝涩，血脉凝涩则寒气上入于肠胃，入于肠胃则䐜胀，䐜胀则肠外之汁沫音末迫聚不得散，日以成积。卒然多食饮，则肠满。起居不节，用力过度，则络脉伤。阳络伤则血外溢，血外溢则衄女六切血。阴络伤则血内溢，血内溢则后血。肠胃之络伤，则血溢于肠外。肠外有寒汁沫与血相抟，音团。则并合凝聚不得散而积成矣。卒然外中于寒，若内伤于忧怒，则气上逆，气上逆则六输不通，温气不行温肤热肉之气不得转输充布，凝血蕴裹而不散，津液涩渗，涩于络中，渗于络外。著而不去，而积皆成矣。以上言清湿之邪，伤下之形而成积也。盖肠外汁沫迫聚可以成积，或寒汁沫与血相抟亦能成积，或外中于寒兼之内伤忧怒，凝血与津液留著亦皆能成积。

黄帝曰：其生于阴者奈何？岐伯曰：忧思伤心。重寒伤肺。忿怒伤肝。醉以入房，汗出当风伤脾。用力过度，若入房汗出浴，则伤肾。此内外三部之所生病者也。此言喜怒不节，则伤五藏之形，而病起于阴也。徐振公②曰：因于风雨所生之积，著于有形

---

① 音门上声：语见张志聪《黄帝内经灵枢集注·百病始生》："悗，莫本切，叶门上声。"

② 徐振公：即徐开先，字振公，张志聪同学。

而生，故曰生。因于清湿所成之积，乃凝血与津汁抟聚于空郭之中，如怀子之状，虚悬而成形。盖因于天者，本于无形，故附于有形而生。因于地者，乃自成其形也。张隐庵曰：五藏止曰生病，而不曰积，盖五藏之病积，在气而非有形也。《难经》所谓在肝曰肥气，在肺曰息贲，在心曰伏梁，在脾曰痞气，在肾曰奔豚。此乃无形之气积，而非有形之血积也。倪仲玉①曰：忧思忿怒伤气，故积在气。

黄帝曰：善。治之奈何？岐伯答曰：察其所痛积之痛于内，以知其应，如著于孙络之积，则外应于手臂之孙络。著于阳明之经积，则外应于光明。著于肠胃募原之积，则外应于溪谷之穴会。著于伏冲之积，则外应于气冲大赫。著于脊筋之积，则外应于足少阴太阳之筋。结于缓筋之积，则应于足太阴阳明之筋。成于六输之积，则外应于内关外关通里列缺支正偏历。积于空郭之中，则外应于阳明之五里，臂腕之尺肤。积于五藏，察其左右上下，则外应于五藏之经俞。有余不足，当补则补，当泻则泻，随四时之序，气之所处，病之所舍，藏府之所宜。毋逆天时，是谓至治。

病易已难已《灵枢·论痛》

黄帝曰：人之病，或同时而伤，或易已，或难已，其故何如？少俞曰：同时而伤，其身多热者易已，多寒者难已。少阴为生气之原。其身多热者，少阴之生气盛也。其身多寒者，少阴之生气虚也。人之形气，生于后天之水谷，始于先天之阴阳，形气盛则邪散，形气虚则邪留，是以病之难已易已，由少阴生气之盛衰也。

百病多以旦慧昼安夕加夜甚《灵枢·顺气一日分为四时》

黄帝曰：夫百病之所始生者，必起于燥湿寒暑风雨外因天之六气，阴阳喜怒，饮食居处内因人之失调。气合而有形六淫之邪

---

① 倪仲玉：即倪昌世，字仲玉，张志聪门人。

外合于形而病形，**得藏而有名**，内因之病得之于藏而病藏，如伤喜则心病，伤怒则肝病，伤悲则肺病，伤恐则肾病，伤饮食则脾胃病是也。余知其然也。夫百病者，多以旦慧昼安，夕加夜甚，何也？岐伯曰：四时气之使然。

黄帝曰：愿闻四时之气。岐伯曰：春生夏长，秋收冬藏，是气之常也，人亦应之。以一日分为四时，朝则为春，日中为夏，日入为秋，夜半为冬。朝则人气始生，病气衰，故曰旦慧。日中人气长，长则胜邪，故安。夕则人气始衰，邪气始生，故加。夜半人气入藏，邪气独居于身，故甚也。人之正气，合天地之阴阳五行，人气盛可以胜天之淫邪。旦慧昼安，夕加夜甚者，邪正之气交相胜负也。

黄帝曰：其时有反者何也？岐伯曰：**是不应四时之气，藏独主其病者，**因于阴阳、喜怒、饮食、居处者，五藏独主其病。**是必以藏气之所不胜时者甚，**肝病甚于申酉，心病甚于亥子，脾病甚于寅卯，肺病甚于巳午，肾病甚于辰戌丑未。**以其所胜时者起也。**肝病起于辰戌丑未，心病起于申酉，脾病起于亥子，肺病起于寅卯，肾病起于巳午。**黄帝曰：治之奈何？岐伯曰：顺天之时，而病可与期。顺者为工，逆者为粗。**良工顺天之时，以调养五行之气，则病之起，可与之期。若不知天地阴阳四时五行之理者，不可以为工矣。张注云：圣人春夏养阳，秋冬养阴，以从其根。养一日之气，以应天之四时，顺天地之四时，以调养其精气，可以寿蔽天地①。

五藏之气间甚之时死生之期《素问·藏气法时论》

五行者，金木水火土也，此句上"黄帝问曰"云云，录《审

---

① 圣人春夏养阳……可以寿蔽天地：语见张志聪《黄帝内经灵枢集注·卷五·顺气一日分为四时》，该句为前段文末之注疏。

治门》。"岐伯对曰"句未录。更贵更贱，以知死生，以决成败，而定五藏之气，间甚之时，死生之期也。更，平声。间，去声。"帝曰：愿卒闻之"六字未录。"岐伯曰：肝主春"云云，录《审治门》。

病在肝，愈于夏，夏不愈，甚于秋，秋不死，持于冬，起于春。禁当风。肝病者，愈在丙丁，丙丁不愈，加于庚辛，庚辛不死，持于壬癸，起于甲乙。肝病者，平旦慧，下晡甚，夜半静。慧，音惠。晡，奔模切，音逋。"肝欲散"云云，另录《审治门》。

病在心，愈在长夏六月也，长夏不愈，甚于冬，冬不死，持于春，起于夏。禁温食热衣。心病者，愈在戊己，戊己不愈，加于壬癸，壬癸不死，持于甲乙，起于丙丁。心病者，日中慧，夜半甚，平旦静。"心欲软"云云，录于《审治门》。

病在脾，愈在秋，秋不愈，甚于春，春不死，持于夏，起于长夏。禁温食饱食，湿地濡衣。脾病者，愈在庚辛，庚辛不愈，加于甲乙，甲乙不死，持于丙丁，起于戊己。脾病者，日昳慧，日出甚，下晡静。昳，因迭。昳，日昃也，谓未晴。"脾欲缓"云云，录《审治门》。

病在肺，愈在冬，冬不愈，甚于夏，夏不死，持于长夏，起于秋。禁寒饮食寒衣。肺病者，愈在壬癸，壬癸不愈，加于丙丁，丙丁不死，持于戊己，起于庚辛。肺病者，下晡慧，日中甚，夜半静。"肺欲收"云云，录在《审治》。

病在肾，愈在春，春不愈，甚于长夏，长夏不死，持于秋，起于冬。禁犯焠㶽温①热食，温炙衣。肾病者，愈在甲乙，甲

---

① 温：《素问》无此字。

乙不愈，甚于戊己，戊己不死，持于庚辛，起于壬癸。肾病者，夜半慧，四季甚，下晡静。四季，辰戌丑未时也。"肾欲坚"云云，录《审治门》。

夫邪气之客于身也，以胜相加，至其所生而愈，至其所不胜而甚，至于所生而持，自得其位而起。必先定五藏之脉，乃可言间甚之时，死生之期也。下文"肝病者"云云另录。

五逆《灵枢·玉版》

黄帝曰：诸病皆有逆顺，可得闻乎？岐伯曰：腹胀身热，脉大，是一逆也逆伤于皮也。腹鸣而满，四肢清泄，其脉大，是二逆也。泄，音薛。逆伤于肾。衄而不止，脉大，是三逆也。衄，女六切。逆伤肝。欬且溲血，脱形，其脉小劲，是四逆也。欬，音慨。溲，音搜。逆伤肺。咳，脱形身热，脉小以疾，是谓五逆也逆伤心。如是者，不过十五日而死矣。此言血气之逆于经脉者，不过半月而死也。

其腹大胀，四末清，脱形泄甚，是一逆也。气血逆于胃之大络，不得出于皮肤，充于四体也。腹胀便血，其脉大时绝，是二逆也逆于肾络。咳溲血，形肉脱，脉搏，是三逆也逆于肺络。呕血，胸满引背，脉小而疾，是四逆也逆于心络。咳呕腹胀，且飧泄，其脉绝，是五逆也。飧，音孙。逆于肝脾之络。如是者，不及一时而死矣。此言气血之逆于气分者，不过一周时而死矣。凡病多主于营卫血气之不调，若失其旋转之机，则有遄死之害。夫血脉者，五藏之所生也，血气逆则失其旋转之机，而反伤其藏真矣。经脉应地之经水，水以应月，不过十五日而死者，随月之赢虚而死，不能终周天之数耳。夫皮肤分肉之气血，从胃府而注于藏府之大络，从大络而出于孙络，从孙络而外渗于皮肤。胃者，水谷血气之海也。五藏之大络，海之所以行云气于天下之道路也。水天之气，上下相通，一昼一夜，绕地环转一周，如逆而不行，则开阖已息，是以不过一周时而死矣。夫人皮以应天，皮肤之气血逆而不行，则当不过一月而死焉。经文有"工不察此者而刺之，是谓逆治"句。

五夺　五逆《灵枢·五禁》《五禁篇》

论刺有五禁五夺五过五逆九宜，惟两节与用药相通。

[批] 五夺。黄帝曰：何谓五夺？岐伯曰：形肉已夺，是一夺也。大夺血之后，是二夺也。大汗出之后，是三夺也。大泄之后，是四夺也。新产及大血之后，是五夺也。此皆不可泻。本篇上文："黄帝曰：余闻刺有五夺。岐伯曰：无泻其不可夺者也。"余氏①曰："形肉血气已虚脱者，虽有实邪，皆不可泻。"

[批] 五逆。黄帝曰：何谓五逆？岐伯曰：热病脉静，汗已出，脉盛躁，是一逆也。病泄，脉洪大，是二逆也。著痹不移，䐃肉破，身热，脉偏绝，是三逆也。淫而夺形，身热，色夭然白，及后下血衃，血衃笃重，是谓四逆也。寒热夺形，脉坚博，是谓五逆也。泄，音薛，上节泄同。著，直略切。䐃，音窘。衃，音坏。本篇上文："黄帝曰：余闻刺有五逆。岐伯曰：病与脉相逆，命曰五逆。"余氏曰："热病脉静者，阳病见阴脉也。汗已出，脉盛躁者，阳热之邪不从汗解，阴液去而邪反盛也。病泄者，脉宜沉弱，反洪大者，阴泻于下，阳盛于上，阴阳上下之相离也。著痹不移，䐃肉破身热者，湿邪伤形，久而化热。脉偏绝者，脾胃之气败也。淫者，酷虐之邪。夺形者，邪伤形也。如但热不寒之疟气，内藏于心而外淫于分肉之间，令人消烁脱肉。夫心主血而血脉荣于色，色夭然白，及后下衃血重笃者，形气消于外，血液脱于内，血气外内之离脱也。寒热夺形，脉坚博者，寒热之邪盛而正气伤也。此为五逆，皆不可刺

---

① 余氏：即余国锡，字伯荣，张志聪同学。下同。

也。"善按：不可泻者，尚可用补，针不可刺，则补泻皆不可施，惟以汤药，凭理用之，苟能通神入秒①，或可十救一二。

四时阴阳生病起于过用《素问·经脉别论》

黄帝问曰：人之居处动静勇怯，脉亦为之变乎？怯，乞业切。岐伯对曰：凡人之惊恐恚劳动静，皆为变也。恚，于避切。是以夜行则喘出于肾，淫气病肺。肾主夜，肺为肾母。有所堕恐，喘出于肝，淫气害脾。堕则伤筋，肝主筋。有所惊恐，喘出于肺，淫气伤心。惊则气乱神越，肺主气而心之盖，心藏神。度水跌仆，喘出于肾与骨。度，与渡通。跌，音迭。水气内通于肾，肾主骨，跌则骨伤。当是之时，勇者气行则已，怯者则着而为病也。着，直略切。故曰：诊脉之道，观人勇怯骨肉皮肤，能知其情，以为诊法也。气有勇怯，理有疏密，肤有厚薄，骨肉有坚脆。故饮食饱甚，汗出于胃。汗者，水谷之悍液。惊而夺精，汗出于心。惊则伤心，血乃心之精，汗乃血之液。持重远行，汗出于肾。持重而远行，其伤在骨。疾走恐惧，汗出于肝。肝主筋而藏魂，疾走伤筋，恐惧伤魂。摇体劳苦，汗出于脾。脾主四肢，劳顿伤脾也。故春秋冬夏，四时阴阳生病，起于过用，此为常也。

百病生于气《素问·举痛论》

帝曰：《经》有"善"字，因承上文论诸痛而为言，今既分录，故删去"善"字。余知百病生于气也。天有春夏秋冬，人有喜怒哀乐，夫智者之养生，顺四时而适寒温，和喜怒而安居处，则苛疾不起，百病不生。怒则气上，喜则气缓，悲则气消，恐则气下，寒则气收，炅则气泄，惊则气乱，劳则气耗，思则气结，九气不

---

① 秒：存疑，疑为"妙"字，

卷之三
一九七

同，何病之生？炅，古迥切。泄，音薛。耗，音好，去声。岐伯曰：怒则气逆，甚则呕血及飧泄，故气上矣。飧，音孙。《甲乙经》无"及飧泄"三字，有"食而气逆"句。喜则气和志达，荣卫通利，故气缓矣。悲则心系急，肺布叶举，而上焦不通，荣卫不散，热气在中，故气消矣。恐则精却，却则上焦闭，闭则气还，还则下焦胀，故气不行矣。寒则腠理闭，气不行，故气收矣。炅则腠理开，荣卫通，汗大泄，故气泄矣①。惊则心无所倚，神无所归，虑无所定，故气乱矣。劳则喘息汗出，外内皆越，故气耗矣。思则心有所存，神有所归，正气留而不行，故气结矣。

通天者生之本数犯者则邪气伤人《素问·生气通天论》

[批] 通天者生之本。黄帝曰：夫自古通天者，生之本，凡人有生，受气于天。本于阴阳天以五行阴阳化生万物。天地之间，六合之内，其气九州九窍，五藏十二节，皆通乎天气。九窍乃藏气之所出入，五藏乃阴阳二气之所舍藏，节乃神气之所游行。十二节者，两手两足各三大节也。《灵枢经》曰："地有九州，人有九窍。天有五音，人有五藏。岁有十二月，人有十二节。"其生五，天之十干，化生地之五行。其气三，地之五行，上应三阴三阳之气。[批] 犯则邪气伤人。数犯此者，则邪气伤人，此寿命之本也。数，音朔。三阴，寒燥湿也。三阳，风火暑也。人禀五行之气而生，犯此六气而死，故宜慎调而不可犯。

苍天之气清净则志意治，顺之则阳气固，虽有贼邪，弗能害也，此因时之序。故圣人传精神，服天气而通神明。失之则内闭九窍，外壅肌肉，卫气散解，此谓自伤，气之削也言苍天之

---

① 矢：《素问》无。

气宜顺而不可失也。

阳气者，若天与日，失其所则折寿而不彰。故天运当以日光明，是故阳因而上，卫外者也所谓生气通天。

[批] 寒。因于寒，欲如运枢，起居如惊，神气乃浮。寒邪伤人，欲吾身之阳气充足运转以外御之，故初感有如惊战栗之意，若阳失卫御便为直中阴证。[批] 暑。因于暑，汗烦则喘喝，静则多言，体若燔炭，汗出而散。喝，于介切。《经》云："暑当与汗俱出①"。《伤寒论》② 曰："病常自汗出者，此卫气不和也……复发其汗，营卫和则愈。"故因于暑而汗出者，暑伤阳而卫气不和。汗出而散者，得营③卫和而汗出乃解也。然发表宜辛凉不宜辛热。[批] 湿。因于湿，首如裹，湿热不攘，大筋緛短，小筋弛长，緛短为拘，弛长为痿。緛，音软。弛，同弛，音豕。湿邪伤阳，阳气不能柔养于筋，故大筋连于骨节之内者，郁热而缩短为拘挛，小筋络于骨肉之外者，因湿而放纵为萎弃緛缩也。以上言寒暑湿邪之伤人阳气。因于气为肿，四维相代，阳气乃竭。四维，四时也。代，更也。外淫之邪伤于气，而为肿，淹延岁月则阳竭而难治。下两节言劳怒伤阳气。

[批] 煎厥。阳气者，烦劳则张，精绝，辟积于夏，使人煎厥，目盲不可以视，耳闭不可以听，溃溃乎若坏都，汩汩乎不可止。盲，音萌。溃，音绘。汩，音骨。此烦劳而伤其阳气也。《金匮要略》云："劳之为病，其脉大④，手足烦，春夏剧，秋冬瘥，阴

---

① 暑当与汗俱出：语本《素问·热论》："暑当与汗皆出，勿止。"

② 病常自汗出者……营卫和则愈：语见《注解伤寒论·卷三·辨太阳病脉证并治中》："病常自汗出者，此为荣气和……复发其汗，荣卫和则愈。"

③ 营：《黄帝内经素问集注》作"荣"。

④ 其脉大：语出《金匮要略·血痹虚劳病脉证并治》，作"其脉浮大。"

寒精自出，酸削不能行。"夫古人造字，两火著力为劳①。人之阳气如灯上之火，阴精如灯中之油，油满则火亮，火炎则油干，故阳张则精绝。叶天士曰："劳动阳气弛张发泄，则阴精不司留恋其阳，虽有若无，故曰绝襲，积既久，逢夏季阳正开泄，五志火动内风以生。若煎熬者然。斯为晕厥耳②。"骨之精为瞳子，耳为肾窍，肾藏精与志，阴精内绝，故失其聪明溃溃乱也。民逃其上曰溃。汩汩，波浪声也。若居坏都，若行淼水，皆形容其神志之迷乱不清也。张注谓："膀胱者，州都之官……言州都之坏而不能藏精……精出而不可止也。"似汰③迂太凿。

[批] 薄厥。**阳气者，大怒则形气绝，而血菀于上，使人薄厥。有伤于筋，纵，其若不容**。菀，吴："音郁。"张："于远切。"薄，音博。纵，去声。此因怒而伤其阳气也。大怒则气上逆，而形中之气绝其旋转之机。血随气逆而菀积于胸中，其为厥也，势如雷风之相薄而束骨之，筋无阳气以柔养，无血脉以涵濡，则四体缓纵而不容我用。

[批] 偏枯。**汗出偏沮，使人偏枯**。沮，慈吕切。沮，止也。张注：阳气者，外卫于皮肤，充塞于四体，若天气之运用于六合九州之外，而为阴之固也。如汗出而止半身者④，是阳气虚而不能充身偏泽，必有偏枯之患矣。吴注：偏枯，半身不遂，由此中于风邪使然。

[批] 痤痱。**汗出见湿，乃生痤痱**。痤，才何切。痱，方味切。痤，疖也。肤疹如沸者，曰痱。于湿热郁于皮肤之间，甚为痤疖，微作痱疮也。

---

① 劳：繁体字作"勞"。故曰：两火著力为劳。
② 叶天士曰……斯为晕厥耳：叶天士《临证指南医案·卷七·痉厥》作："夫劳动阳气弛张，则阴精不司留恋其阳，虽有若无，故曰绝，积之既久，逢夏季阳正开泄，五志火动风生，若煎熬者然。斯为晕厥耳。"
③ 汰：据上下文意，当作"太"。
④ 者：《黄帝内经素问集注》前有"沮湿"二字。

［批］大疔。**高粱之变，足生大丁，受如持虚**。高粱，当做膏粱。丁，当做疔。味厚伤形，气伤于味，恣食辛辣厚味，炙烤荤腥，蕴毒于中，变而外发，逆于肉理，多生痈疽疔毒。初生不觉，有如持虚器以受之。谚云：膏粱无厌发痈疽。又按：疔毒有十三种，曰麻子疔、曰石疔、曰雄疔、曰雌疔、曰火疔、曰烂疔、曰三十六疔、曰蛇眼疔、曰盐肤疔、曰水洗疔、曰刀镰疔、曰浮沤疔、曰牛狗疔者是也。皆缘感天地暴沴而生。

［批］皶痤。**劳汗当风，寒薄为皶，郁乃痤**。薄，音博。皶，皶，同音渣。红晕似疮，浮起著面鼻者，曰酒皶，俗谓之粉刺。寒湿薄于皮肤之间轻则为皶，甚亦为痤。然皶与痤痱乃血滞于肤表之轻证。

卷之三

二〇一

［批］大偻。**阳气者，精则养神，柔则养筋**。内而精养藏神，外而柔养筋骨，盖有开有阖，有出有入者也。**开阖不得，寒气从之，乃生大偻**，偻，音楼。偻，曲背也。阳虚失其开阖之机，则寒邪痹闭于背，而形体为之伛偻。《金匮》所谓"痹侠背行①"是也。

［批］瘘。**陷脉为瘘。留连肉腠**。瘘，音漏。阳虚不能为营血之卫，邪气陷留于脉络肉腠之间，则为瘘，如《金匮》所谓"马刀侠瘘②"之类。

［批］善畏惊骇。**俞气化薄，传为善畏，及为惊骇**。俞，当做腧，腧，音输，去声，下穴俞同。骇，音蟹。经俞之气化虚薄，则入内而干及藏神。心主脉，神伤则恐惧自失。肝主血，其病发惊骇。

［批］痈肿。**营气不从，逆于肉理，乃生痈肿**。《经》曰：阳

---

① 痹侠背行：语出《金匮要略·血痹虚劳病脉证并治》："人年五六十，其病脉大者，痹侠背行，若肠鸣，马刀侠瘿者，皆为劳得之。"

② 马刀侠瘿：语出《金匮要略·血痹虚劳病脉证并治》："人年五六十，其病脉大者，痹侠背行，若肠鸣，马刀侠瘿者，皆为劳得之。"

气有余，营气不行，乃发为痈。阴阳不通，两热相搏，乃化为脓①。

[批]风疟。魄汗未尽，形弱而气烁，穴俞以闭，发为风疟。肺藏魄而主皮毛，表疏汗出邪未尽去，肌腠虚弱而风气烁之，闭而不泄，表气与邪同陷于内，与卫气相应乃发为疟。

故风者，百病之始也，清静则肉腠闭拒，虽有大风苛毒，弗之能害，此因时之序也。苛，音何。《金匮要略》云：若是五藏元真通畅，人即安和……不使形体有衰，病则无由入其腠理②。

故病久则传化，上下不并，良医弗为。故阳畜积病死，而阳气当隔，隔者当泻，不亟正治，粗乃败之。亟，音棘。邪留不去，则表里相传，阴阳更变，致身中之气上下不相交，并则隔绝而死，故阳邪蓄积而隔塞者，当亟泻之，粗工不知，必致败绩。故阳气者，一日而主外，平旦人气生，日中而阳气隆，日西而阳气已虚，气门乃闭。是故暮而收拒，无扰筋骨，无见雾露，反此三时，形乃困薄。以一日分为四时，朝则为春，日中为夏，日入为秋，夜半为冬。阳气者，昼则行阳而起，夜则行阴而卧，故夜宜安静，不可反此，而如三时之动作也。气门，玄府也。三时，平旦日中日西也。

岐伯曰：阴者，藏精而起亟也。阳者，卫外而为固也。亟，音器。亟，频数也。言阴精亟起以外应乎阳。[批]狂。阴不胜其阳，则脉流薄疾，并乃狂。重阳则狂。[批]九窍不通。阳不胜其阴，则五藏气争，九窍不通。五藏为阴，九窍为水注之气。阴甚凝塞，故不通。吴鹤皋曰：阴阳贵得其平，不宜相胜。是以圣人陈阴

---

① 阳气有余……乃化为脓：语出《灵枢·玉版》："阳气有余，营气不行，乃发为痈疽。阴阳不通，两热相搏，乃化为脓，小针能取之乎？"

② 若是五藏……入其腠理：语出《金匮要略·藏府经络先后病脉证》："若五藏元真通畅，人即安和……不遗形体有衰，病则无由入其腠理。"

阳，筋脉和同，骨髓坚固，气血皆从。如是则内外调和，邪不能害，耳目聪明，气立如故。根于中者，命曰神机。根于外者，命曰气立。出入废则神机化灭，升降则气立孤危。惟圣人敷陈其阴阳，使升降出入，外内调和，是以气立如故也。

风客淫气，精乃亡，邪伤肝也。阳邪客于肤表，则淫伤于气。阳邪伤阴，则内烁于精。肝主风木，故相应。[批]肠为澼痔。因而饱食，筋脉横解，肠澼为痔。澼，音僻。痔，音池，上声。食气入胃，散精于肝，淫气于筋，邪伤肝而复饱食，不能淫散其食气，而筋脉横解于下矣。食气留滞，则湿热之气壅积于阳明大肠，澼沫结聚而为痔。[批]气逆。因而大饮，则气逆。饮入于胃，脾为之转输，肺为之通调。肺主周身之气，气为邪伤而复大饮，则水津不能四布而气反逆矣。[批]高骨坏。因而强力，肾气乃伤，高骨乃坏。"强力"之"强"，上声。精已亡而复强用其力，则更伤其肾。高骨，腰高之骨。腰者肾之府，高骨坏而不能转摇，肾将惫矣。凡阴阳之要，阳密乃固。两者不和，若春无秋，若冬无夏。因而和之，是谓圣度。故阳强不能密，阴气乃绝。阴平阳秘，精神乃治。阴阳离决，精气乃绝。一阴一阳谓之道，偏阴偏阳谓之疾。故调养精气神者，当先平秘其阴阳。此总结上文，乃一篇之精义。

因于露风，乃生寒热。露，阴邪。风，阳邪。是以春伤于风，邪气留连，乃为洞泄。夏伤于暑，秋为痎疟。秋伤于湿，上逆而咳，发为痿厥。冬伤于寒，春必病温。伤四时之阳邪而为阴病，四时之阴邪而为阳病者，皆吾身中之阴阳上下出入而变化者也。四时之气，更伤五藏。风寒暑湿，匪只病阴阳之气化，久则更伤五藏之有形。

邪气在上浊气在中清气在下《灵枢·小针解》

夫气之在脉也，邪气在上者，言邪气之中人也高，故邪气在上也。浊气在中者，言水谷皆入于胃，其精气上注于肺，浊溜于肠胃，言寒温不适，饮食不节，而病生于肠胃，故命曰浊气在中也。清气在下者，言清湿地气之中人也，必从足始，故曰清气在下也。

邪气之中阴中阳中藏　虚邪正邪《灵枢·邪气藏府病形》

黄帝问于岐伯曰：邪气之中人也奈何此中一段文字未录？岐伯曰：身半已上者，邪中之也风雨寒暑，天之邪也。身半已下者，湿中之也。湿乃水土之气。故曰邪之中人也，无有常，中于阴则溜于府，中于阳则溜于经如下文所详是也。

黄帝曰：阴之与阳也，异名同类，上下相会，经络之相贯，如环无端。邪之中人，或中于阴，或中于阳，上下左右，无有恒常，其故何也？［批］中阳。岐伯曰：诸阳之会，皆在于面。中人也，方乘虚时，及新用力，若饮食汗出，腠理开而中于邪。中于面则下阳明，中于项则下太阳，中于颊则下少阳，其中于膺背两胁，亦中其经。手足三阳之络，皆循颈项而上于头面。膺背两胁者，复循头项而下于胸胁肩背也。下者，谓三阳皮部之邪，下入于三阳之经。［批］中阴。黄帝曰：其中于阴奈何？岐伯答曰：中于阴者，常从臂胻始。手臂之内侧，乃三阴络脉所谓之处。外侧为阳，内侧为阴。始者，始于三阴之皮部，而入于三阴之络脉也。夫臂与胻，其阴皮薄，其肉淖泽，故具受于风，独伤其阴。淖，奴教切，音闹，濡甚曰淖。黄帝曰：此故伤其藏乎？岐伯答曰：身之中于风也，不必动藏，故邪入于阴经，则其藏气实，邪气入而不能客，故还之于府。散于肠胃，阳明居中土，为万物之所归，邪归于阳明之肠胃，而无所复传矣。故中阳则溜于经，中阴则溜于府。

黄帝曰：邪之中人藏奈何？岐伯曰：愁忧恐惧则伤心。形寒寒饮则伤肺，以其两寒相感，中外皆伤，故气逆而上行。有所堕坠，恶血留内，若有所大怒，气上而不下，积于胁下则伤肝。有所击仆，若醉入房，汗出当风则伤脾。有所用力举重，若入房过度，汗出浴水则伤肾。五藏神气内藏，则血脉充盛，故中于阴则溜府。若藏气内伤，则邪乘虚而入矣。黄帝曰：五藏之中风奈何？岐伯曰：阴阳俱感，邪乃得往。八风从其虚之乡来，乃能病人，三虚相搏，则为暴病暴死。此又不因内伤五藏而邪中于藏也。

[批]虚邪。黄帝曰：邪之中人，其病形何如？岐伯曰：虚邪之中身也，灑淅动形，[批]正邪。正邪之中人也微，先见于色，不知于身，若有若无，若亡若存，有形无形，莫知其情。灑，洒，音洒。淅，音锡。虚邪者，八正之虚邪气。洒淅，寒悚意。正邪，风寒暑湿燥火六气也。中于气，故微见于色。不知于身。张注云：此节论天地之气中于人也，有病在气而见于色者，有病在形而见于脉者，有病在气而见于尺肤者，有病在形而见于尺脉者，有病在气而应于形者，有病在形而应于气者，邪之变化，无有恒常，而此身之有形无形，亦莫知其情。

一脉生数十病皆邪气之所生 《灵枢·刺节真邪》

[批]一脉生数十病。黄帝曰：有一脉生数十病者，或痛，或痈，或热，或寒，或痒，或痹，或不仁，变化无穷，其故何也？痒，同痒，音养。岐伯曰：此皆邪气之所生也。

[批]真气。黄帝曰：余闻气者，有真气，有正气，有邪气。何谓真气？岐伯曰：真气者，所受于天，与谷气并而充身也。[批]正气。正气者，正风也，从一方来，非实风，又非虚风也。[批]邪气。邪气者，虚风之贼伤人也，其中人也深，不能自去。正风者，其中人也浅，合而自去，其气来柔弱，不能胜真气，故自去。中，去声。

[批] 虚邪。虚邪之中人也，洒淅动形，起毫毛而发腠理。[批] 骨痹、筋挛、痛。其入深，内搏于骨，则为骨痹。搏①于筋，则为筋挛。搏于脉中，则为血闭不通，则为痛。搏于肉，与卫气相搏，阳胜者则为热，阴胜者则为寒，寒则真气去，去则虚，虚则寒。[批] 痒、痹、不仁。搏于皮肤之间，其气外发腠理，开毫毛，淫②气往来，行则为痒，留而不去为③痹，卫气不行，则为不仁。淅，音锡。腠，千候切。搏，音博。搏，音团。

[批] 偏枯。虚邪偏客于身半，其入深，内居荣卫，荣卫稍衰，则真气去，邪气独留，发为偏枯。其邪气浅者，脉偏痛。

[批] 肉枯。虚邪之入于身也深，寒与热相搏，久留而内著，寒胜其热，则骨疼肉枯，[批] 骨蚀。热胜其寒，则烂肉腐肌为脓，内伤骨，内伤骨为骨蚀。[批] 筋溜。有所疾前筋，筋屈不得伸，邪气居其间而不反，发为筋溜。[批] 肠溜。有所结，气归之，卫气留之不得反，津液久留，合而为肠溜。[批] 昔瘤。久者数岁乃成，以手按之柔。已有所结，气归之，津液留之，邪气中之，凝结日以易甚，连以聚居，为昔瘤，以手按之坚。[批] 骨疽。有所结，深中骨，气因于骨，骨与气并，日以益大，则为骨疽。[批] 肉疽。有所结，中于肉，宗气归之，邪留而不去，有热则化而为脓，无热则为肉疽。凡此数气者，其发无常处而有常名也。著，直略切。疼，音彤，又音腾。蚀，音食。溜，力救切。瘤，音留。

---

① 搏：《灵枢》并作"抟"。本段余"搏"字，同。
② 淫：《灵枢》作"摇"。
③ 为：《灵枢》作"则"。

病成而变《素问·脉要精微论》

帝曰：病成而变何谓也①？岐伯曰：风成为寒热。张隐庵曰：风者善行而数变，腠理开则洒然寒，闭则热而闷，此风病已成而变为寒热也。瘅成为消中。瘅，湿热病也。热久津液不生，变成中消之证。厥成为巅疾。吴注：厥，藏气逆也。巅，癫，古通用。气逆上而不已，则上实而下虚，故令忽然癫仆，今世所谓五痫是也。张注：厥者，气上逆而手足厥冷也。气惟上逆，则变为巅顶之病。久风为飧泄。飧，音孙。泄，音薛。久风入中致伤脾土，则完谷不化。《经》曰：春伤于风，邪气留连，乃为洞泄②。脉风成为厉。厉，音赖，与疠、癞同。《风论》曰：疠者，有营气热胕，其气不清，故使其鼻柱坏而色败，皮肤疡溃③。又曰：风寒客于脉而不去，名曰疠风④。病之变化，不可胜数。胜，平声，数，上声。

帝曰：诸痈肿筋挛骨痛，此皆安生？岐伯曰：此寒气之肿，八风之变也。帝曰：治之奈何？岐伯曰：此四时之病，以其胜治之愈也。

相顺则治相逆则乱　大倪　五乱《灵枢·五乱》

黄帝曰：经脉十二者，别为五行，分为四时，何失而乱？何得而治？［批］相顺则治，相逆则乱。岐伯曰：五行有序，四时有分，相顺则治，相逆则乱。

---

① 也：《素问》无"也"。

② 春伤于风……乃为洞泄：语出《素问·生气通天论》："是以春伤于风，邪气留连，乃为洞泄"。

③ 疠者……皮肤疡溃：语出《素问·风论》："疠者，有营气热胕，其气不清，故使其鼻柱坏，面色败，皮肤疡溃。"

④ 风寒……名曰疠风：语出《素问·风论》："风寒客于脉而不去，名曰疠风，或名曰寒热。"

黄帝曰：何谓相顺？岐伯曰：经脉十二者，以应十二月。十二月者，分为四时。四时者，春秋冬夏，其气各异。营卫相随，阴阳已和，清浊不相干，如是则顺之而治。

黄帝曰：何谓逆而乱？[批] 大悗。岐伯曰：清气在阴，浊气在阳，营气顺脉，卫气逆行，清浊相干，乱于胸中，是谓大悗。悗，母官切，惑也。又，母本切，废忘也。清浊相干，循脉之营卫与行阴行阳之营卫相干，是以乱于胸，乱于心肺，及乱于肠胃臂胫头。盖经脉外内之血气厥逆也。[批] 五乱。故气乱于心，则烦心密嘿，俛首静伏。乱于肺，则俛仰喘喝，接手以呼。乱于肠胃，则为霍乱。乱于臂胫，则为四厥。乱于头，则为厥逆，头重眩仆。嘿，同默。俛，同俯。喝，于介切。以下经文论刺法，并未录。

三阴三阳之发病　结阴结阳《素问·阴阳别论》

[批] 三阴三阳之发病。曰：二阳之病发心脾，有不得隐曲，女子不月，其传为风消，其传为息贲者，死不治。贲，音奔。二阳者，阳明也。风消，风热消瘦也。息贲，喘息奔迫也。曰：三阳为病发寒热，下为痈肿，及为痿厥腨㾓，其传为索泽，其传为㿗疝。腨，市兖切，又音喘。㾓，音渊。㿗，当作癞。三阳，太阳也。㾓，酸疼也。索泽，枯索而无润泽也。癞疝，囊肿大如升斗，不痒不痛者。曰：一阳发病，少气，善咳善泄，其传为心掣，其传为膈。泄，音薛。掣，尺制切。一阳，少阳也。心掣，心中如牵挽而痛也。膈，食不下也。二阳一阴发病，主惊骇背痛，善噫善欠，名曰风厥。骇，音蟹。噫，音隘。二阳一阴者，阳明厥阴之为病也。二阴一阳发病，善胀，心满善气。二阴一阳者，少阴少阳也。善气，太息也。三阳三阴发病，为偏枯痿易，四支不举。三阳三阴者，太阳太阴之为病也。

阴争于内，阳扰于外，魄汗未藏，四逆而起，起则熏肺，使人喘鸣。鹤皋曰：此阴阳离绝，垂死之证也。

[批] 结阴结阳。**结阳者，肿四支。**此概三阳而言。以下论阴阳之气不和自结而为病也。**结阴①者，便血一升，再结二升，三结三升。**阴气结于内而不得流行，则血亦留聚而下泄。此概三阴而言也。《辨脉篇》曰："脉有阳结阴结者，何以别之？答曰：其脉浮而数，能食，不大便者，名曰阳结也……其脉沉而迟，不能食，身体重，大便反硬，名曰阴结也②。**阴阳结斜，多阴少阴曰石水，少腹肿。**结斜者，偏结于阴阳之间也。石水，肾水也。此结于形身之内，藏府之外，胃肾空郭之间而为水也。**二阳结，谓之消。**阳明气结则水谷之津液不生，而为消渴。**三阳结，谓之膈。**太阳之气从内膈而出胸胁达肤表，阳气结则膈气不通，隔气逆则脘食亦膈塞而不下。**三阴结，谓之水。**脾气结则入胃之水液不行，而为水逆。**一阴一阳结，谓之喉痹。**厥阴少阳之风火气结，则金肺受伤也。以上皆岐伯之言也。

虚实《素问·通评虚实论》

黄帝问曰：何谓虚实？岐伯对曰：邪气盛则实，精气夺则虚。帝曰：虚实何如？岐伯曰：气虚者肺虚也，气逆者足寒也，非其时则生，当其时则死。吴注：时，当王之时也，如夏月人皆气虚，冬月人皆足寒，皆非肺王之时，故生。若秋月有气虚足寒之证，则当肺王时也，是犯大禁，故死。张注：如值其生旺之时则生，当其胜克之时则死。二注相反，未详孰是。余藏皆如此。

帝曰：何谓重实？岐伯曰：所谓重实者，言大热病，气热脉满，是谓重实。帝曰：经络俱实何如？何以治之？岐伯曰：

---

① 阴：原作"阳"，据作者注疏之文意，改。《素问》亦作"阴"。

② 脉有阳结……名曰阴结也：语出成无己《注解伤寒论·卷一·辨脉法》。句首有"问曰"二字。

经络皆实，是寸脉急而尺缓也，皆当治之。故曰滑则从，涩则逆也。夫虚实者，皆从其物类始，故五藏骨肉滑利，可以长久也。

帝曰：络气不足，经气有余何如？岐伯曰：络气不足，经气有余者，脉口热而尺寒也。秋冬为逆，春夏为从，治主病者。帝曰：经虚络满何如？岐伯曰：经虚络满者，尺热满，脉口寒涩也。此春夏死，秋冬生也。《经》有"帝曰：治此者奈何？岐伯曰：络满经虚，灸阴刺阳，经满络虚，刺阴灸阳"等句，未录。

帝曰：何谓重虚？岐伯曰：脉气上虚尺虚，是谓重虚。帝曰：何以治之？岐伯曰：所谓气虚者，言无常也。宗气虚而语言无接续。尺虚者，行步恇然。恇，音匡。恇，怯也，恐也。张注：阳明之气虚于下，则令人行步恇然。脉虚者，不象阴也。张注：言以寸尺之脉以候阳明之生气，而不效象其阴之虚也。如此者，滑则生，涩则死也。朱圣公①问：上以尺肤而候络脉之虚实，此以寸尺之脉而候气分之阳，岂以皮肤候血脉而反以脉候气耶？张隐庵曰：经言：善调尺者，不待于寸。脉急者，尺之皮肤亦急，脉缓者，尺之皮肤亦缓。盖阴阳虚实之气，由藏府而达于经脉，由经脉而出于肤表。以尺肤之缓急滑涩，而候藏府血气之虚实，而不待以寸诊也②。上③以络脉在皮之部，故以尺肤审之，此候脉气之虚实，故以寸尺之脉诊也。《论疾诊尺篇》曰：尺肤寒，其脉小者，少气④。是尺肤尺脉皆可以候气候血也。诊候之道，通变无穷，不可执一而论，惟会心者明之。

帝曰：寒气暴上，脉满而实何如？岐伯曰：实而滑则生，

---

① 朱圣公：未详字号，《黄帝内经素问集注》注者之一。
② 而不待以寸诊也：《黄帝内经素问集注》无此句。
③ 上：《黄帝内经素问集注》作"上节"。
④ 少气：此前《论疾诊尺》有"泄"字。

实而逆则死。帝曰：脉实满，手足寒，头热，何如？岐伯曰：春秋则生，冬夏则死。脉浮而涩，涩而身有热者死。帝曰：其形尽满何如？岐伯曰：其形尽满者，脉急大坚，尺涩而不应也。如是者，从①则生，逆则死。帝曰：何谓从则生，逆则死？岐伯曰：所谓从者，手足温也。所谓逆者，手足寒也。

帝曰：乳子而病热，脉悬小者何如？岐伯曰：手足温则生，寒则死。帝曰：乳子中风热，喘鸣肩息者，脉何如？岐伯曰：喘鸣肩息者，脉实大也，缓则生，急则死。

帝曰：肠澼便血何如？岐伯曰：身热则死，寒则生。帝曰：肠澼下白沫何如？岐伯曰：脉沉则生，脉浮则死。澼，音僻。沫，音末。便血，血泄于内也。下白沫，气利于下也。血泄者不宜气弛而身热，气利者不宜血溢而脉浮，否则阴阳离反矣。帝曰：肠澼下浓血何如？岐伯曰：脉悬绝则死，滑大则生。张隐庵曰：肠澼便血者，阴络之血溢也。肠澼下白沫者，肠外之寒汁沫也。肠澼下脓血者，汁沫与血相抟②，并合而下者也。

帝曰：肠澼之属，身不热，脉不悬绝何如？岐伯曰：滑大者曰生，悬涩者曰死，以藏期之。

帝曰：癫疾何如？岐伯曰：脉搏大滑，久自已。脉小坚急，死不治。帝曰：癫疾之脉，虚实何如？岐伯曰：虚则可治，实则死。

帝曰：消瘅虚实何如？岐伯曰：脉实大，病久可治。脉悬小坚，病久不可治。下节论针刺者，不录。

凡治消瘅仆击，偏枯痿厥，气满发逆，肥贵人则高粱之疾也。高，当作膏。隔塞闭绝，上下不通，则暴忧之病也，暴厥而

---

① 从：此前《素问》有"故"字。
② 抟：《黄帝内经素问集注》作"搏"。

聋，偏塞闭不通，内气暴薄也。薄，音博。不从内外中风之病，故瘦留著也。中，去声。著，直略切。蹠跛，寒风湿之病也。蹠，音双。跛，补火切。蹠，足履践也。跛，行不正也。

黄帝曰：黄疸暴痛，癫疾厥狂，久逆之所生也。五藏不平，六府闭塞之所生也。头痛耳鸣，九窍不利，肠胃之所生也。

虚实之形 《素问·调经论》

黄帝问曰：余闻刺法言，有余泻之，不足补之，何谓有余？何谓不足？岐伯对曰：有余有五，不足亦有五，帝欲何问？帝曰：愿尽闻之。岐伯曰：神有余有不足，气有余有不足，血有余有不足，形有余有不足，志有余有不足，凡此十者，其气不等也。帝曰：人有精气津液，四支九窍，五藏十六部，三百六十五节，乃生百病，百病之生，皆有虚实。今夫子乃言有余有五，不足亦有五，何以生之乎？岐伯曰：皆生于五藏也。夫心藏神，肺藏气，肝藏血，脾藏肉，肾藏志，而此成形。志意通，内连骨髓而成身形五藏。五藏之道，皆出于经隧，以行血气，血气不和，百病乃变化而生，是故守经隧焉。

帝曰：神有余不足何如？岐伯曰：神有余则笑不休，神不足则悲。血气未并，五藏安定，邪客于形，洒淅起于毫毛，未入于经络也，故命曰神之微。《经》有"帝曰：补泻奈何？岐伯曰：神有余则泻其小络之血出血，勿之深斥，无中其大经，神气乃平。神不足者，视其虚络，按而致之，刺而利之，无出其血，无泄其气，以通其经，神气乃平。帝曰：刺微奈何？岐伯曰：按摩勿释，著针勿斥，移气于不足，神气乃得复"等句，未录。

帝曰：善。气有余不足奈何？岐伯曰：气有余则喘咳上气，不足则息利少气。血气未并，五藏安定，皮肤微病，命曰白气微泄。《经》有"帝曰：补泻奈何？岐伯曰：气有余则泻其经隧，无伤其经，无出其血，无泄其气。不足则补其经隧，无出其气。帝曰：刺微奈何？岐伯曰：按摩勿释，出针视之，曰我将深之，适入必革，精气自伏，邪气散乱，无所休息，气泄腠理，真气乃相得"等句。

帝曰：善。血有余不足奈何？岐伯曰：血有余则怒，不足则恐。血气未并，五藏安定，孙络水溢，则经有留血。《经》有"帝曰：补泻奈何？岐伯曰：血有余则泻其盛经，出其血。不足则视其虚经，内针其脉中，久留而视脉大，疾出其针，无令血泄。帝曰：刺留血奈何？岐伯曰：视其血络，刺出其血，无令恶血得入于经，以成其疾"等句。

帝曰：善。形有余不足奈何？岐伯曰：形有余则腹胀，泾溲不利，不足则四支不用。溲，音搜。血气未并，五藏安定，肌肉蠕动，命曰微风。蠕，音软。《经》有"帝曰：补泻奈何？岐伯曰：形有余则泻其阳经，不足则补其阳络。帝曰：刺微奈何？岐伯曰：取分肉间，无中其经，无伤其络，卫气得复，邪气乃索"等句。

帝曰：善。志有余不足奈何？岐伯曰：志有余则腹胀飧泄，不足则厥。飧，音孙。泄，音薛。血气未并，五藏安定，骨节有动。吴鹤皋曰：则骨节有微风①。《经》有"帝曰：补泻奈何？岐伯曰：志有余则泻然筋血者，不足则补其复溜。帝曰：刺未并奈何？岐伯曰：即取之，无中其经，邪所乃能立虚"等句，未录。

帝曰：善。余已闻虚实之形，不知其何以生。岐伯曰：气血以并，阴阳相倾，气乱于卫，血逆于经，血气离居，一实一虚。血并于阴，气并于阳，故为惊狂。血并于阳，气并于阴，乃为炅中。炅，古迥切。血并于上，气并于下，心烦惋善怒。惋，乌贯切。血并于下，气并于上，乱而喜忘。

---

① 则骨节有微风：接上句"骨节有动"，为吴鹤皋增补。注言见吴崑《内经素问吴注·第十七卷·调经论》。

帝曰：血并于阴，气并于阳，如是血气离居，何者为实？何者为虚？岐伯曰：血气者，喜温而恶寒，寒则泣不能流，温则消而去之，是故气之所并为血虚，血之所并为气虚。恶，去声。泣，与涩通。

帝曰：人之所有者，血与气耳。今夫子乃言血并为虚，气并为虚，是无实乎？岐伯曰：有者为实，无者为虚，故气并则无血，血并则无气，今血与气相失，故为虚焉。络之与孙络，俱输于经，血与气并，则为实焉。血之与气，并走于上，则为大厥，厥则暴死，气复反则生，不反则死。

帝曰：实者何道从来？虚者何道从去？虚实之要，愿闻其故。岐伯曰：夫阴与阳，皆有俞会，阳注于阴，阴满之外，阴阳匀平，以充其形，九候若一，命曰平人。俞，当作腧，音输，去声。夫邪之生也，或生于阴，或生于阳。其生于阳者，得之风雨寒暑。其生于阴者，得之饮食居处，阴阳喜怒。

帝曰：风雨之伤人奈何？岐伯曰：风雨之伤人也，先客于皮肤，传入于孙脉，孙脉满则传入于络脉，络脉满则输于大经脉，血气与邪并客于分腠之间，其脉坚大，故曰实。实者外坚充满，不可按之，按之则痛。帝曰：寒湿之伤人奈何？岐伯曰：寒湿之中人也，皮肤不收，肌肉坚紧，荣血泣，卫气去，故曰虚。虚者聂辟气不足，按之则气足以温之，故快然而不痛。中，去声。泣，与涩通。

帝曰：善。阴之生实奈何？岐伯曰：喜怒不节，则阴气上逆，上逆则下虚，下虚则阳气走之，故曰实矣。帝曰：阴之生虚奈何？岐伯曰：喜则气下，悲则气消，消则脉虚空，因寒饮食，寒气熏满，则血泣气去，故曰虚矣。

帝曰：经言阳虚则外寒，阴虚则内热，阳盛则外热，阴盛则内寒，余已闻之矣，不知其所由然也。岐伯曰：阳受气于上焦，以温皮肤分肉之间，今寒气在外，则上焦不通，上焦不通，则寒气独留于外，故寒栗。帝曰：阴虚生内热奈何？岐伯曰：有所劳倦，形气衰少，谷气不盛，上焦不行，下脘不通，胃气热，热气熏胸中，故内热。脘，音管。帝曰：阳盛生外热奈何？岐伯曰：上焦不通利，则皮肤致密，腠理闭塞，玄府不通，卫气不得泄越，故外热。致，直利切。泄，音薛。帝曰：阴盛生内寒奈何？岐伯曰：厥气上逆，寒气积于胸中而不泻，不泻则温气去，寒独留，则血凝泣，凝则脉不通，其脉盛大以涩，故中寒。此下经文有三问答，论刺取之法及泻实补虚之法，凡二百余字，未录。

帝曰：夫子言虚实者有十，生于五藏，五藏五脉耳。夫十二经脉皆生其病，今夫子独言五藏，夫十二经脉者，皆络三百六十五节，节有病必被经脉，经脉之病皆有虚实，何以合之？岐伯曰：五藏者，故得六府与为表里，经络支节，各生虚实，其病所居，随而调之。病在脉，调之血。病在血，调之络。病在气，调之卫。病在肉，调之分肉。病在筋，调之筋。病在骨，调之骨。下文有六十字，论针刺，未录。

三阴三阳有余不足《素问·四时刺逆从论》

[批] 三阴三阳有余不足。厥阴有余病阴痹，不足病热痹，滑则病狐疝风，涩则病少腹积气。少阴有余病皮痹隐轸，不足病肺痹，滑则病肺风疝，涩则病积溲血。隐轸，当作瘾疹。溲，音搜。太阴有余病肉痹寒中，不足病脾痹，滑则病脾风疝，涩则病积，心腹时满。阳明有余病脉痹，身时热，不足病心痹，滑则病心风疝，涩则病积时善惊。太阳有余病骨痹身重，不足病肾痹，滑则病肾风疝，涩则病积，善时巅疾。少阳有余病筋痹

胁满，不足病肝痹，滑则病肝风疝，涩则病积，时筋急目痛。

张隐庵曰：此论六气之内合于五藏也。曰厥阴少阴太阳少阳，论六气之为病也。曰皮肉筋骨脉者，因六气而及于五藏之外合也。曰心肝脾肺肾者，因六气而及于五藏之次也。有余者多气少血，不足者血气皆少。滑者阳气盛，微有热。涩者多血少气，微有寒。痹者，闭也，血气留著于皮肉筋骨之间而为痛也。气病之谓疝，血病之谓积，盖气盛而生热则为疝痛，血多而凝涩①故成积也。

[批] 四时人气所在。是故春气在经脉，夏气在孙络，长夏气在肌肉，秋气在皮肤，冬气在骨髓中。帝曰：余愿闻其故。岐伯曰：春者天气始开，地气始泄，冻解冰释，水行经通，故人气在脉。泄，音薛。夏者经满气溢，入孙络受血，皮肤充实。长夏者经络皆盛，内溢肌中。秋者天气始收，腠理闭塞，皮肤引急。冬者盖藏，血气在中，内著骨髓，通于五藏。著，直略切。是故邪气者，常随四时之气血而入客也，至其变化，不可为度，然必从其经气，辟除其邪，除其邪则乱气不生。辟，音闭。下文论逆四时而生乱气，未录。又末节论刺中五藏，已见《刺禁论》，重出不再录。

肝肾肺满雍 《素问·大奇论》

肝满肾满膈满皆实，即为肿。张隐庵曰：满，谓藏气充满也。夫五藏者，藏精气而不泻，故满而不实。如满而皆实，是为太过，当即为肿。然此论藏气实而为肿，与气伤痛形伤肿因证不同也。肺之雍，喘而两胠满。肝雍，两胠满，卧则惊，不得小便。肾雍，脚下至少腹满，胫有大小，髀骺大跛，易偏枯。雍，当作壅。

---

① 涩：《黄帝内经素问集注》作"泣"。

肤，音区。髀，音俾。骱，音行。跛，补火切。吴注"肾雍"作
"胠①下至少腹满"。今从张注作"脚"。隐庵曰：雍者，谓藏气满而
外雍于经络也。盖满在气则肿在肌肉，雍在经则随经络所循之处而为
病也……此论藏气雍于经脉而为此诸病，与邪在三焦之不得小便，虚
邪偏客于形身而发为偏枯之因证不同也。

经脉奇恒病《素问·脉解篇》

《脉解篇》中无"经脉奇恒病"字样，张隐庵曰：此篇论奇恒之
势乃六十首，盖以三阴三阳之气各主六十日为首，六六三百六十日，
以终一岁之周。阴阳六气，各有盛衰，而能为经脉作病，故名之曰
《脉解篇》。然此篇之论与诸经之论阴阳各不相同，乃解奇病之脉也。

太阳所谓肿腰脽痛者，正月太阳寅，寅太阳也，正月阳气出
在上而阴气盛，阳未得自次也，帮肿腰脽痛也。脽，音谁。正，音
征。脽，臀也。病偏虚为跛者，正月阳气冻解地气而出也。所谓偏
虚者，冬寒颇有不足者，故偏虚为跛也。跛，补火切，足偏废也。
所谓强上引背者，阳气大上而争，故强上也。强，上声。所谓耳
鸣者，阳气万物盛物盛上而跃，故耳鸣也。所谓甚则狂巅疾者，
阳尽在上而阴气从下，下虚上实，故狂巅疾也。所谓浮为聋者，
皆在气也。所谓入中为喑者，阳盛已衰，故为为喑也。内夺而
厥，则为喑俳，此肾虚也。少阴不至者厥也。喑，音阴。俳，当作
痱。痱，音肥。喑，不能言也。痱之为病，四支不收。

少阳所谓心胁痛者，言少阳盛也。盛者，心之所表也，九月阳
气尽而阴气盛，故心胁痛也。所谓不可反侧者，阴气藏物也，物藏
则不动，故不可反侧也。所谓甚则跃者，九月万物尽衰，草木毕落
而堕，则气去阳而之阴，气盛而阳之下长，故谓跃。长，上声。

---

① 胠：吴注："胠下，胁下也。"

阳明所谓洒洒振寒者，阳明者午也，五月盛阳之阴也，阳盛而阴气加之，故洒洒振寒也。所谓胫肿而股不收者，是五月盛阳之阴也。阳者衰于五月，而一阴气上，与阳始争，故胫肿而股不收也。所谓上喘而为水者，阴气下而复上，上则邪客于藏府间，故为水也。所谓胸痛少气者，水气在藏府也。水者阴气也，阴气在中，故胸痛少气也。所谓甚则厥，恶人与火，闻木音则惕然而惊者，阳气与阴气相薄，水火相恶，故惕然而惊也。恶，去声。薄，音博，下并同。所谓欲独闭户牖而处者，阴阳相薄也，阳尽而阴盛，故欲独闭户牖而居。所谓病至则欲乘高而歌，弃衣而走者，阴阳复争而外并于阳，故使之弃衣而走也。所谓客孙脉则头痛鼻衄腹肿者，阳明并于上，上者则其孙络太阴也，故头痛鼻衄腹肿也。衄，音求。

太阴所谓病胀者，太阴子也，十一月万物气皆藏于中，故曰病胀。所谓上走心为噫者，阴盛而上走于阳明，阳明络属心，故曰上走心为噫也。噫，于介切。所谓食则呕者，物盛满而上溢，故呕也。所谓得后与气，则快然如衰者，十二月阴气下衰，而阳气且出，故曰得后与气，则快然如衰也。得后者，得大便也。气者，转矢气也。

少阴所谓腰痛者，少阴者肾也，十月万物阳气皆伤，故腰痛也。所谓呕咳上气喘者，阴气在下，阳气在上，诸阳气浮，无所依从，故呕咳上气喘也。所谓色色不能，久立久坐起则目䀮䀮无所见者，万物阴阳不定，未有主也，秋气始至，微霜始下，而方杀万物，阴阳内夺，故目䀮䀮无所见也。䀮，音荒。色色，吴鹤皋改作"邑邑①"。高士宗②曰：色色不能，犹言种种不能自

---

① 邑邑：吴注言："愁苦不堪之貌，旧作色色，僭改此。"
② 高士宗：即高世栻，字士宗，张志聪同学。

如也。所谓少气善怒者，阳气不治，阳气不治则阳气不得出，肝气当治而未得，故善怒。善怒者，名曰煎厥。所谓恐如人将捕之者，秋气万物未有毕去，阴气少，阳气入，阴阳相薄，故恐也。所谓恶闻食臭者，胃无气，故恶闻食臭也。所谓面黑如地色者，秋气内夺，故变于色也。所谓咳则有血者，阳脉伤也，阳气未盛于上而脉满，满则咳，故血见于鼻也。

厥阴所谓癞疝，妇人少腹肿者，厥阴者辰也，三月阳中之阴，邪在中，故曰癞疝少腹肿也。癞，音颓。疝，音讪。所谓腰脊痛不可以俛仰者，三月一振，荣华万物，一俛而不仰也。俛，同俯。所谓癞癃疝肤胀者，曰阴亦盛而脉胀不通，故曰癞癃疝也。癃，音隆。张隐庵曰：癞癃疝者，阴器肿而不得小便也。所谓甚则嗌乾热中者，阴阳相薄而热，故嗌乾也。乾，音干。

邪客大络 《素问·缪刺论》

夫邪之客于形也，此句上有"黄帝问曰：余闻缪刺，未得其意，何谓缪刺？岐伯对曰"二十字，未录。必先舍于皮毛，留而不去，入舍于孙络，留而不去，入舍于络脉，留而不去，入舍于经脉，内连五藏，散于肠胃，阴阳俱感，五藏乃伤，此邪之从皮毛而入，极于五藏之次也，如此则治其经焉治经不用缪刺。今邪客于皮毛，入舍于孙络，留而不去，闭塞不通，不得入于经，流溢于大络，而生奇病也。夫邪客大络者，左注右，右注左，上下左右，与经相干，而布于四末，其气无常处，不入于经俞，命曰缪刺。俞，当作腧。腧，音输，去声。缪，音谬。缪刺者，谓病在左而取之右，病在右而取之左。此下有"帝曰云云……岐伯曰云云"，又有"帝曰云云"至"岐伯曰"共一百一字，未录。

邪客于足少阴之络，令人卒心痛，暴胀，胸胁支满。卒，音猝。下文论缪刺法，未录。

邪客于手少阳之络，令人喉痹，舌卷口乾，心烦，臂外廉痛，手不及头。乾，音干。下文缪刺法未录。

邪客于足厥阴之络，令人卒疝暴痛。下文缪刺法未录。

邪客于足太阳之络，令人头项肩痛。下文论缪刺法未录。

邪客于手阳明之络，令人气满，胸中喘息，而支胠胸中热。胠，音区。缪刺法未录。

邪客于臂掌之间手厥阴之络也，不可得屈缪刺法未录。

邪客于足阳蹻之脉，令人目痛，从内眦始。蹻，宋本《灵枢》音释：渠略切又音乔①。《奇经考》释：音脚，却，乔，跷四音②。据张注"举足行高之义③"则当音跷。眦，在诣切。缪刺法未录。

人有所堕坠，恶血留内，腹中胀满，不得前后，"先饮利药"句，未录。此上伤厥阴之脉，下伤少阴之络缪刺法未录。善悲惊不乐。"刺如右方"句，未录。

邪客于手阳明之络，令人耳聋，时不闻音。本节缪刺法及下节"凡痹往来，行无常处者"缪刺法均未录。

邪客于足阳明之络，令人鼽衄，上齿寒。鼽，音求。衄，女六切。缪刺法未录。

邪客于足少阳之络，令人胁痛不得息，咳而汗出。缪刺法未录。

邪客于足少阴之络，令人嗌痛，不可内食，无故善怒，气上走贲上。内，同纳。贲，音奔。贲，即贲门也。下文缪刺法未录。

---

① 渠略切又音乔：《灵枢·脉度》音释："蹻脉，渠略切，又音乔。"
② 音脚……跷四音：《奇经八脉考》释音："蹻——脚，却，乔，跷四音，举足高也。"
③ 举足行高之义：《黄帝内经素问集注》中未见此注，存疑。《说文》："蹻，举足行高也。从足，乔声。"

邪客于足太阴之络，令人腰痛，引少腹控䏚，不可以仰息。䏚，音藐。䏚，在季胁下，侠胁两旁虚软处是也。下文缪刺法未录。

邪客于足太阳之络，令人拘挛背急、引胁而痛。缪刺法未录。

邪客于足少阳之络，令人留于枢中痛，髀不可举。髀，音俾。本节下文缪刺法及下治诸经节，耳聋节，齿龋节，邪客于五藏节，缪传引上齿节，均未录。

邪客于手足少阴太阴足阳明之络，此五络者皆会于耳中，上络左角，五络俱竭，令人身脉皆动，而形无知也，其状若尸，或曰尸厥。本节下文缪刺法及下凡刺之数节均未录。

三阳并至 《素问·著至教论篇》

雷公曰上文录杂说门：请受道，讽诵用解。帝曰：子不闻《阴阳传》① 乎？曰：不知。曰：夫三阳天为业，上下无常，合而病至，偏害阴阳。张隐庵曰：天为阳，地为阴，在上为阳，泉② 下为阴，日为阳，夜为阴。一昼一夜，天道绕地一周，阴阳相贯，上下气交，昼夜环转之不息，而人亦应之。气为阳，血为阴，火为阳，水为阴，亦昼夜环转之不息也。一阴一阳，雌雄相应，少阴与太阳相合，太阴与阳明相合，厥阴与少阳相合，故气从太阴出注阳明，阳明行于太阳，太阳合于少阴，少阴行于少阳，少阳合于厥阴，厥阴复出于太阴，阴阳相贯，如环无端。若三阳并至，则为偏害之患矣。雷公曰：三阳莫当言人之阴气不能当三阳之并至，请闻其解。帝曰：三阳独至者，是三阳并至，并至如风雨，上为巅疾，下为漏泄。泄，音薛。犹天之阳气独盛，而在下之泉水竭也。外无期，内无正，

---

① 阴阳传：上古所传论阴阳之书。
② 泉：《黄帝内经素问集注》作“在”。

不中经纪，诊无上下以书别。言三阳并至，外无阴阳出入之可期，内无生阳之阴正，不中经脉之纪纲，故不能以《脉经》上下篇之书别。盖言此在气并而不形于血脉之诊也。雷公曰：臣治疏愈，说意而已。帝曰：三阳者，至阳也，积并则为惊，病起疾风，至如霹砺，九窍皆塞，阳气滂溢，乾嗌喉塞，并于阴则上下无常，薄为肠澼。霹砺，同霹雳。滂，普郎切。乾，音干。薄，音博。澼，音僻。此论三阳之气滂溢于外窍，而内薄于阴也。此谓三阳直心，坐不得起卧者，便身全三阳之病。此言太阳之气正当于心，而分出于形身之外。《经》有"且以知天下，何以别阴阳，应四时，合之五行。雷公曰：阳言不别，阴言不理，请起受解，以为至道。帝曰：子若受传，不知合至道以惑师教，语子至道之要，病伤五藏，筋骨以消，子言不明不别，是世主学尽矣"七十七字未录。肾且绝，张注：如三阳并至，并于阴而上下无常，薄为肠澼，则肾之精气且绝矣。愧愧日暮，从容不出，人事不殷。愧，乌贯切。从，七恭切。吴注以为肾经衰绝之候①。张注：古者日中为市，人事正殷，至日暮阳尽而阴受气，则万民皆卧。盖言在天之道，阳气为阳，精水为阴，昼为阳，夜为阴。在人之道，三阳为阳，精液为阴，昼出为阳，夜入为阴。盖以比天之阴阳，昼出夜卧，阴阳和平，可常保其天年。若能和于阴阳，调于四时，亦可寿敝天地。如有阳无阴，有阴无阳，且毙在旦夕，又焉能如天之常地之久乎？是以天下万民应天之道，至阳尽而阴受气之时，惊叹其日暮，则从容不出，人事不殷。盖以天之阴阳，比类人之阴阳。绝者绝而生者生，在天之道不过阴阳亢极，岂至于有阳无阴，有昼无夜哉！

---

① 吴注以为肾经衰绝之候：吴注本"肾且绝，愧愧日暮，从容不出，人事不殷"句，曰："此上必有诸经衰绝之候，盖阙之，今惟存肾绝一条尔。"语出吴崑《内经素问吴注·第二十三卷·著至教论》。

肝虚肾虚脾虚皆令人体重烦冤《素问·示从容论》

雷公曰：上文有"黄帝燕坐，召雷公而问之曰：汝受术诵书者，若能览观杂学，及于比类，通合道理，为余言子所长，五藏六府，胆胃大小肠，脾胞膀胱，脑髓涕唾，哭泣悲哀，水所从行，此皆人之所生，治之过失。子务明之，可以十全，即不能知，为世所怨。雷公曰：臣请诵《脉经》上下篇，甚众多矣，则无比类①，犹未能以十全，又安足以明之？帝曰：子别试通五藏之过，六府之所不和，针石之败，毒药所宜，汤液滋味，具言其状，悉言以对，请问不知。一百五十九字，未录。肝虚肾虚脾虚，皆令人体重烦冤，当投毒药，刺灸，砭石，汤液，或已或不已，愿闻其解。冤，音鸳。砭，悉廉切。帝曰："公何年之长而问之少，余真问以自谬也。吾问子窈冥，子言上下篇以对，何也"三十字未录。夫脾虚浮似肺，肾小浮似脾，肝急沉散似肾，此皆工之所时乱也，然从容得之。从，七恭切。王冰曰：浮而缓曰脾，浮而短曰肺，小浮而滑曰心，急紧而散曰肝，搏沉而滑曰肾②。若夫三藏土木水参居，此童子之所知，问之何也？

雷公曰：于此有人，头痛筋挛，骨重怯然少气，哕噫腹满，时惊不嗜卧，此何藏之发也？脉浮而弦，切之石坚，不知其解，复问所以三藏者，以知其比类也。怯，乞业切。哕，于月切。噫，音隘。复，去声。帝曰：夫从容之谓也。夫年长则求之于府，年少则求之于经，年壮则求之于藏。今子所言，皆失八风菀热，

---

① 则无比类：与《黄帝内经素问集注》同。《素问》《内经素问吴注》并作"别异比类"。

② 王冰曰……搏沉而滑曰肾：语见王冰《重广补注黄帝内经素问·卷第二十三·示从容论》："然：浮而缓曰脾，浮而短曰肺，小浮而滑曰心，急紧而散曰肝，搏沉而滑曰肾。"

五藏消烁，传邪相受。菀，音郁。夫浮而弦者，是肾不足也。沉而石者，是肾气内著也。怯然少气者，是水道不行，形气消索也。咳嗽烦冤者，是肾气之逆也。一人之气，病在一藏也。若言三藏俱行，不在法也。著，直略切。

雷公曰：于此有人，四支解堕，喘咳血泄，而愚诊之，以为伤肺，切脉浮大而虚，愚不敢治。粗工下砭石，病愈，多出血，血止身轻。此何物也？解堕，同懈惰。泄，音薛。帝曰：子所能治，知亦众多，与此病失矣。譬以鸿飞，亦冲于天。夫圣人之治病，循法守度，援物比类，化之冥冥，循上及下，何必守经。今夫脉浮大虚者，是脾气之外绝，去胃外归阳明也。夫二火不胜三水，是以脉乱而无常也。四支解堕，此脾精之不行也。喘咳者，是水气并阳明也。血泄者，脉急血无所行也。若夫以为伤肺者，由失以狂也。不引比类，是知不明也。夫伤肺者，脾气不守，胃气不清，经气不为使，真藏坏决，经脉旁绝，五藏漏泄，不衄则呕，此二者不相类也。衄，女六切。下文"譬如天之无形，地之无理，白与黑相去远矣。是失吾过矣。以子知之，故不告子，明引比类从容，是以名曰诊轻，是谓至道也"四十七字未录。

气多少逆皆为厥 《素问·方盛衰论》

雷公请问：气之多少，何者为逆？何者为从？黄帝答曰：阳从左，阴从右，老从上，少从下。春气始于左，秋气始于右。春气始于下，秋气始于上。是以春夏归阳为生，归秋冬为死，从左而右，从下而上为从。从右而左，从上而下为逆。反之，则归秋冬为生。反之，谓秋冬也。从右而左，从上而下为从。从左而右，从下而上为逆。是以气多少逆皆为厥。

问曰：有余者厥耶？答曰：一上不下，寒厥到膝，少者秋冬死，老者秋冬生。气上不下，头痛巅疾，求阳不得，求阴不审，五部隔无征，若居旷野，若伏空室，绵绵乎属不满日。

是以少气之厥，令人妄梦，其极至迷。三阳绝，三阴微，是为少气。是以肺气虚，则使人梦见白物，见人斩血藉藉，得其时则梦见兵战。藉，音籍。得其时，谓得其主令之时也。下同。肾气虚，则使人梦见舟船溺人，得其时则梦伏水中，若有畏恐。肝气虚，则梦见菌香生草，得其时则梦伏树下不敢起。菌，音囷，区伦切。《博雅》：菌，薰也。其叶谓之蕙。心气虚，则梦救火阳物，得其时则梦燔灼。脾气虚，则梦饮食不足，得其时则梦筑垣盖屋。垣，音袁。凡此五藏气虚，阳气有余，阴气不足，合之五诊，调之阴阳，以在经脉。下文录在《诊候门》。

淫邪发梦 《灵枢·淫邪发梦》

黄帝曰：愿闻淫邪泮衍奈何？［批］卧不安而喜梦。岐伯曰：正邪从外袭内而未有定舍，反淫于藏，不得定处，与营卫俱行而与魂魄飞扬，使人卧不得安而喜梦。气淫于府，则有余于外，不足于内。气淫于藏，则有余于内，不足于外。

黄帝曰：有余不足有形乎？［批］十二盛。岐伯曰：阴气盛，则梦涉大水而恐惧。阳气盛，则梦大火而燔焫。燔，音烦。焫，音爇。阴阳俱盛，则梦相杀。上盛则梦飞，下盛则梦堕。盛饥则梦取，甚饱则梦予音与。肝气盛则梦怒。肺气盛则梦恐惧哭泣飞扬。心气盛则梦善笑恐畏。脾气盛则梦歌乐，身体重不举。肾气盛则梦腰脊两解不属音烛。凡此十二盛者，至而泻之，立已。

［批］十五不足。厥气客于心，则梦见丘山烟火。客于肺，则梦飞扬，见金铁之奇物。客于肝，则梦山林树水。客于脾，则梦见丘陵大泽，坏屋风雨。客于肾，则梦临渊，没居水中。

客于膀胱，则梦游行。客于胃，则梦饮食。客于大肠，则梦田野。客于小肠，则梦聚邑冲衢。衢，昌容切。衢，音劬。客于胆，则梦斗讼自刳音枯。客于阴器，则梦接内。客于项，则梦斩首。客于胫，则梦行走而不能前，及居深地窌苑中。窌，张注："音教。"旧音，力交切。客于股肱，则梦礼节拜起。客于胞䐴，则梦泄便。胞，音抛，膀胱也。䐴，音直，肥肠也。泄，音薛。泄便，遗矢溲便也。凡此十五不足者，至而补之，立已也。以上皆病梦也，与《周礼》占六梦之吉凶，一正梦，二噩梦，三思梦，四寤梦，五喜梦，六惧梦①者不同然。观"魂魄飞扬，卧不得安"二句，可见梦皆幻境，是以至人无梦。《素问·脉要精微论》中有"阴盛则梦涉大水，恐惧，至肺气盛，则梦哭"九句，略同。多"短虫多，则梦聚众。长虫多，则梦相击毁伤"二句，无心气盛以下诸句。

经有五风《素问·金匮真言论》

黄帝问曰：天有八风，经有五风，何谓？八风，八方之风。经，谓五藏之经俞。五风，五经之风也。岐伯对曰：八风发邪，以为经风，触五藏邪气发病。八方不正之邪风，发而为五经之风，触人五藏。盖在天则为八方之风，在人则为五经五藏之风也。此天之阳邪始伤阳气，由气而经，由经而藏也。下文有"所谓得四时之胜者，春胜长夏，长夏胜冬，冬胜夏，夏胜秋，秋胜春，所谓四时之胜也"等句，已见别篇，重出不录。

东风生于春，病在肝，俞在颈项。南风生于夏，病在心，俞在胸胁。西风生于秋，病在肺，俞在肩背。北风生于冬，病在肾，俞在腰股。中央为土，病在脾，俞在脊。俞，当作腧。

---

① 一正梦……六惧梦：语见《周礼·春官宗伯》："占梦，掌其岁时观天地之会，辨阴阳之气，以日月星辰占六梦之吉凶，一曰正梦，二曰噩梦，三曰思梦，四曰寤梦，五曰喜梦，六曰惧梦。"

腧，音输，去声。此言四时之正气，亦能为五藏经俞作病也。藏气实则病气，藏气虚则病藏，是以下文有病在气者，有病在经者，有病在藏者，有病衄衄之在上者，有病洞泄之在内者，有病风疟之在外内出入者，分别藏气经俞之有虚实也。**故春气者，病在头**。阳气上升。**夏气者，病在藏**。气外泄则内虚。**秋气者，病在肩背**。风入肺俞。**冬气者，病在四支**。气内藏而虚于外也。以上论四时五藏之气为病。**故春善病衄衄**。衄，音求。衄，女六切。鼻塞曰衄，鼻血曰衄，头面之经病。**仲夏善病胸胁**心之经俞，**长夏善病洞泄寒中**，洞，音动。泄，音薛。风气入乘俾土也。**秋善病风疟**，阳气内收，阴气外出，邪正相搏。**冬善病痹厥**。阳气入藏，经气外虚，风寒雷著。以上论经络为病。**故冬不按蹻，春不衄衄，春不病颈项，仲夏不病胸胁，长夏不病洞泄寒中，秋不病风疟，冬不病痹厥，飧泄而汗出也**。蹻，当作桥引之桥。飧，音孙。张注：阳气者，卫外而为经俞之固。按蹻者，按摩导引，引阳气之通畅于四支也。冬时阳气伏藏，若导引其四出，则无以奉春生夏长之气……言阳气固密者，四时无经俞之病也。**夫精者，身之本也**。神气血脉皆生于精。**故藏于精者，春不病温**。血气内固邪不外侵。**夏暑汗不出者，秋成风疟**。暑气伏藏不泄，秋伤于风。**此平人脉法也**。阴阳开阖，生长收藏，乃平人之脉法。

故曰：阴中有阴，阳中有阳。此中有平旦至日中，天之阳节及人之阴阳节，今录《藏象门》。**所以欲知阴中之阴，阳中之阳者，何也**？为冬病在阴肾为阴中之阴，夏病在阳心为阳中之阳，春病在阴肝为阴中之阳，秋病在阳肺为阳中之阴。皆视其所在，为施针石也。针石所以治经脉，视五藏之经俞所在而施之也。下文并录《藏象门》。

四时之风所病各不同形《灵枢·论勇》

黄帝问于少俞曰：有人于此，并行并立，其年之长上声少去声等也，衣之厚薄均也，卒音猝然遇烈风暴雨，或病，或不病，或皆病，或皆不病，其故何也？少俞曰：帝问何急？黄帝曰：愿尽闻之。

[批] 四时之风所病各不同形。少俞曰：春青风，夏阳风，秋凉风，冬寒风。凡此四时之风者，其所病各不同形。黄帝曰：四时之风，病人如何？少俞曰：黄色薄皮弱肉者，不胜春之虚风。白色薄皮弱肉者，不胜夏之虚风。青色薄皮弱肉者，不胜秋之虚风。赤色薄皮弱肉，不胜冬之虚风也。黄帝曰：黑色不病乎？少俞曰：黑色而皮厚而肉坚，固不伤于四时之风。其皮薄而肉不坚色不一者，长夏至而有虚风者病矣。其皮厚而肌肉坚者，长夏至而有虚风不病矣。其皮厚而肌肉坚者，必重感于寒，外内皆然乃病。黄帝曰：善。

不离屏蔽不出室穴之中卒然病者　毋所遇邪气又毋怵惕之志卒然而病者《灵枢·贼风》

黄帝曰：夫子言贼风邪气伤人也，令人病焉。今有其不离屏蔽，不出室穴之中，卒然病者，非不离贼风邪气，其故何也？岐伯曰：此皆尝有所伤于湿，气藏于血脉之中，分肉之间，久留而不去。若有所堕坠，恶血在内而不去。卒然喜怒不节，饮食不适，寒温不时，腠理闭而不通。其开而遇风寒，则血气凝结，与故邪相袭，则为寒痹。其有热则汗出，汗出则受风，虽不遇贼风邪气，必有因加而发焉。卒，并音猝。此论病形而伤其精气神也。

黄帝曰：今夫子之所言者，皆病人之所自知也，其毋所遇邪气，又毋怵惕之所志，卒然而病者，其故何也？惟有因鬼神之事乎？岐伯曰：此亦有故邪，留而未发，因而志有所恶，及有所慕，血气内乱，两气相搏。其所从来者微，视之不见，听而不闻，故似鬼神。怵，音黜。惕，音剔。所恶之恶，去声。此言病在内而伤其精气神者也。

黄帝曰：其祝而已者，其故何也？岐伯曰：先巫者祝由科，因知百病之胜知精气神三者能胜其百病也，先知其病之所从生者，知先伤其精气神而病之所由生也可祝而已也先巫能移精变气而通神明故也。张注云："上古之人恬淡虚无，精神内守，邪不能深入，故可移精祝由而已。当令之世不然，忧患缘其内，苦形伤其外，贼风数至，虚邪朝夕，内至五藏骨髓，外伤空窍肌肤，故祝由不能已也。"此注当与《素问·移精变气论》参看。

九宫八风 《灵枢·九宫八风》

太一常以冬至之日，居叶蛰之宫四十六日，明日居天留四十六日，明日居仓门四十六日，明日居阴洛四十五日，明日居天宫四十六日，明日居玄委四十六日，明日居仓果四十六日，明日居新洛四十五日，明日复居叶蛰之宫，曰冬至矣。叶，古文协字。蛰，直立切。卢良侯①曰："此章论太一所居之宫，徙游之日，以下应君民将相之安否也。太一②，北极也。斗杓所指之辰，谓之月建，即气令所主之方，月令五日谓之候，三候谓之气，三气谓之节。冬至子之半，一阳初动，乃岁时之首也。是以此日太一居叶蛰之宫③，叶蛰，坎宫也。"立春徙居天留艮宫，春分居仓门震宫，立夏居阴洛巽宫，夏至居上天离宫，立秋居玄委坤宫，秋分居仓果兑宫，立冬居新洛乾宫，复居叶蛰系明年之冬至矣。此太一一岁所居之宫也。

---

① 卢良侯：即卢冶，字良侯，张志聪同学。
② 一：《黄帝内经素问集注》作"乙"。
③ 是以此日太一居叶蛰之宫：《黄帝内经素问集注》作"是以太一常以冬至之日，居叶蛰之宫"。

太一日游，以冬至之日，居叶蛰之宫，数所在日，从一日至九日，复返于一。常如是无已，终而复始。数，上声。此太一日游于九宫也。以所在之宫，数至九日，而复反于本宫。如今日居叶蛰之宫，则明日至天留，义明日至仓门，第五日至中宫，九日至新洛，而复反于叶蛰。如居天留之宫，即从天留数至九日而复反于天留。

太一移日，天必应之以风雨，以其日风雨则吉，岁美民安少病矣。先之则多雨，后之则多汗。张注：汗，当作旱。卢氏①曰：太一出游之第一日，即移宫之第四十七日……风雨者，天地阴阳之和气。

太一在冬至之日有变，占在君。太一在春分之日有变，占在相。太一在中宫之日有变，占在吏。太一在秋分之日有变，占在将。太一在夏至之日有变，占在百姓。所谓有变者，太一居五宫之日，病风折树木，扬沙石，各以其所主占贵贱，二至二分乃为阴阳离合之候，中宫乃占八风之时变者，暴戾之变气。因视风所从来而占之。风从其所居之乡来为实风，主生长，养万物。长，上声。春东风，夏南风，秋西风，冬北风，春夏交东南风，秋冬交西北风，此天地四时之正气。从其冲后来为虚风，伤人者也，主杀主害者。冬至从南西二方而来，春分从西北二方而来，是虚乡不正之邪风。谨候虚风而避之，故圣人曰：避虚邪之道，如避矢石然，邪弗能害，此之谓也。言避太一游宫之第一日也。

是故太一入徙立于中宫，乃朝八风，以占吉凶也。风从南方来，名曰大弱风，其伤人也，内舍于心，外在于脉，气主热。

---

① 卢氏：即卢良侯。

风从西南方来，名曰谋风，其伤人也，内舍于脾，外在于肌，其气主为弱。风从西方来，名曰刚风，其伤人也，内舍于肺，外在于皮肤，其气主为燥。风从西北方来，名曰折风，其伤人也，内舍于小肠，外在于手太阳脉，脉绝则溢，脉闭则结不通，善暴死。风从北方来，名曰大刚风，其伤人也，内舍于肾，外在于骨与肩背之膂筋，其气主为寒也。风从东北方来，名曰凶风，其伤人也，内舍于大肠，外在于两胁腋骨下及肢节。风从东方来，名曰婴儿风，其伤人也，内舍于肝，外在于筋纽，其气主为身湿。风从东南方来，名曰弱风，其伤人也，内舍于胃，外在肌肉，其气主体重。此八风皆从其虚之乡来，乃能病人。朝，音潮。膂，音吕。腋，音亦。卢氏曰：太一出游之第五日，立于中宫……八风者，八方之风也①。夫人之五藏，生于五方五行，内合六府，外合于皮脉肉筋骨，是以八方不正之风，内伤藏府，外病形身……如居叶蛰之宫，而出游之第五日，风从南西二方来，如居仓门之宫，而出游之第五日，风从西北二方来，数所在其宫之日而来不正之风，皆谓之虚风。

三虚相搏，则为暴病卒死。卒，音猝。乘年之虚、逢月之空、失时之和，是谓三虚。两实一虚，病则为淋露寒热，上伤于虚风，病汗出而为寒为热。犯其两湿之地则为痿风湿相搏也。故圣人避风，如避矢石焉。此言避太一立于中宫所朝之八风也。其有三虚而偏中于邪风，则为击仆偏枯矣。中，去声。仆，音赴。击仆，言卒倒如被击也。偏枯，半身不遂也。旧本《内经》有九宫之图，云合八风虚实邪正，其图附表于下。

---

① 八风者八方之风也：《黄帝内经素问集注》作"八风者，四正思维之风也"。

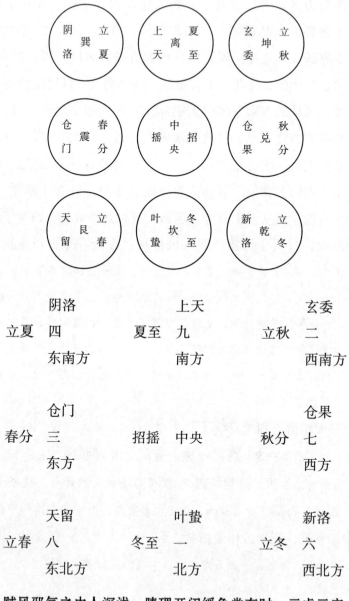

	阴洛		上天		玄委
立夏	四	夏至	九	立秋	二
	东南方		南方		西南方
	仓门				仓果
春分	三	招摇	中央	秋分	七
	东方				西方
	天留		叶蛰		新洛
立春	八	冬至	一	立冬	六
	东北方		北方		西北方

贼风邪气之中人深浅　腠理开闭缓急常有时　三虚三实

八正之候　候岁之风峻伤人《灵枢·岁露论》

黄帝问于少师曰：余闻四时八风之中人也，故有寒暑。寒则皮肤急而腠理闭，暑则皮肤缓而腠理开。贼风邪气，因得以入乎？将必须八正虚邪，乃能伤人乎？［批］贼风邪气之中人深浅。少师答曰：不然。贼风邪气之中人也，不得以时。然必因其开也，其入深，其内极病，其病人也卒暴。因其闭也，其入浅以留，其病也徐以迟。少，去声。中，去声。腠，十候切。卒，音猝。言贼风邪气之中人，因人气之虚实开阖而入有浅深，不因寒暑之开闭也。

黄帝曰：有寒温和适，腠理不开，然有卒病者，其故何也？少师答曰：帝弗知邪入乎？虽平居，其腠理开闭缓急，其故常有时也。黄帝曰：可得闻乎？少师曰：人与天地相参也，与日月相应也。故月满则海水西盛，人血气积，肌肉充，皮肤致，毛发坚，腠理郄，烟垢著，当是之时，虽遇贼风，其入浅不深。至其月郭空，则海水东盛，人气血虚，其卫气去，形独居，肌肉减，皮肤纵，腠理开，毛发残，焦理薄，烟垢落，当是之时，遇贼风则其入深，其病人也卒暴。应，去声。致，直利切。郄，乞逆切。著，直略切。纵，去声。此承上文申明人气之虚实开阖，应天时之盛衰。

黄帝曰：其有卒然暴死暴病者何也？［批］三虚三实。少师答曰：三虚者，其死暴疾也。得三实者，邪不能伤人也。黄帝曰：愿闻三虚。少师曰：乘年之衰，逢月之空，失时之和，因为贼风所伤，是谓三虚。故论不知三虚，工反为粗。帝曰：愿闻三实。少师曰：逢年之盛，遇月之满，得时之和，虽有贼风邪气，不能危之也，命曰三实。为，去声。年之衰盛，五运六气之有余不及也。月之空满即上文所论者，时之得和失和四时之气正不正也。经文有"黄帝曰：善乎哉论！明乎哉道！请藏之金匮。然此一夫之论也"等句，不录。

黄帝曰：愿闻岁之所以皆同病者，何因而然？［批］八正之
候。少师曰：此八正之候也。黄帝曰：候之奈何？少师曰：候
此者，常以冬至之日，太一立于叶蛰之宫，其至也，天必应之
以风雨者矣。风雨从南方来者，为虚风，贼伤人者也。其以夜
半至也，万民皆卧而弗犯也，故其岁民少病。其以昼至者，万
民懈怠，而皆中于虚风，故万民多病。虚邪入客于骨，而不发
于外，至其立春，阳气大发，腠理开，因立春之日，风从西方
来，万民又皆中于虚风，此两邪相搏，经气结代者矣。［批］岁
露。故诸逢其风而遇其雨者，命曰遇岁露焉。因岁之和而少贼
风者，民少病而少死。岁多贼风邪气，寒温不和，则民多病而
死矣。所谓失时之和也，八正者。二至二分四立之日，定八方立正位
以候八方之风雨也。

黄帝曰：虚邪之风，其所伤贵贱何如？候之奈何？少师答
曰：正月朔日，太一居天留之宫，其日西北风不雨，人多死矣。
正月朔日，平旦北风，春，民多死。正月朔日，平旦北风行，
民病死者十有三也。正月朔日，日中北风，夏，民多死。正月
朔日，夕时北风，秋，民多死。终日北风，大病死者十有六。
正月朔日，风从南方来，命曰旱乡。从西方来，命曰白骨，将
骨①有殃，人多死亡。正月朔日，风从东方来，发屋扬沙石，
国有大灾也。正月朔日，风从东南方行，春有死亡。正月朔日，
天和温不风，糴贱民不病，天寒而风，糴贵民多病。［批］候岁
之风峻伤人。此所以候岁之风峻伤人者也。二月丑不风，民多心
腹病。三月戌不温，民多寒热。四月巳不暑，民多瘅病。十月

---

① 骨：《灵枢》《黄帝内经素问集注》并作"国"。

申不寒，民多暴死。诸所谓风者，皆发屋折树木，扬沙石，起毫毛，发腠理者也。貂，音狄。峨，音义未详，或云：疑是战字，音占，然战字有音无义，窃谓可作残字读，与文义颇洽。瘅，音旦，又音单。亦所谓失时之和者。夫人之虚实，因天气之盛衰，而四时之风露，又有和厉之异气，故圣人日避虚邪如避矢石。

卷之四

脉 要

平脉病脉死脉《素问·平人气象论》

黄帝问曰：平人何如？岐伯对曰：人一呼脉再动，一吸脉亦再动，呼吸定息脉五动，闰以太息，命曰平人。平人者，不病也。出气曰呼，入气曰吸，一呼一吸为一息。太息者，呼吸定息之时，有余不尽，而脉又一动，如岁余有闰也。常以不病调病人，医不病，故为病人平息以调之为法。人一呼脉一动，一吸脉一动，曰少气。一息二至，气之不及也。人一呼脉三动，一吸脉三动而躁，尺热曰病温，尺不热脉滑曰病风，脉涩曰痹。一息六至，气之太过也。温病者，冬伤于寒，至春发为温病，冬伤于风，至春发为风温也。盖从内而外者为温病，从外而内者为风邪，留著于外内之间者为痹也。上节言不及者，缘正气之衰少。此言太过者，乃邪气之有余，而有余之邪又有阴阳外内出入之别。人一呼脉四动以上曰死，一息八至以上，太过之极。脉绝不至曰死，不及之极。乍疏乍数曰死。数，音朔。或太过或不及，气之乱也。三者皆不平之甚，故死。越人《十四难》曰："脉有损至，何谓也？然：至之脉，一呼再至曰平，三至曰离经，四至曰夺精，五至曰死，六至曰命绝，此至之脉也。何谓损？一呼一至曰离经，二①呼一至曰夺精，三呼一至曰死，四呼一至曰命绝，此损之脉也。至脉从下上。损脉从上下也。损脉之为病奈何？然：一损损于皮毛，皮聚而毛落。二损损于血脉，血脉虚

---

① 二：《难经·十四难》中作"再"。

少，不能荣于五藏六府也。三损损于肌肉消瘦，饮食不能为肌肤。四损损于筋，筋缓不能自收持。五损损于骨，骨痿不能起于床。若此者，损脉之病也①。从上下者，骨痿不能起于床者死。从下上者，皮聚而毛落者死。然②治损之法奈何？然：损其肺者，益其气。损其心者，调其荣卫。损其脾者，调其饮食，适其寒温。损其肝者，缓其中。损其肾者，益其精。此治损之法也。脉有一呼再至，一吸再至。有一呼三至，一吸三至。有一呼四至，一吸四至。有一呼五至，一吸五至。有一呼六至，一吸六至。有一呼一至，一吸一至。有再呼一至，再吸一至。有呼吸再至。脉来如此，何以别知其病也？然：脉来一呼再至，一吸再至，不大不小曰平。一呼三至，一吸三至，为适得病，前大后小，即头痛、目眩。前小后大，即胸满、短气。一呼四至，一吸四至，病欲甚，脉洪大者，苦烦满。沉细者，腹中痛。滑者伤热，涩者中雾露。一呼五至，一吸五至，其人当困，沉细夜加，浮大昼加，不大不小，虽困可治，其有大小者，为难治。一呼六至，一吸六至，为死脉也，沉细夜死，浮大昼死。一呼一至，一吸一至，名曰损，人虽能行，犹当著床，所以然者，血气皆不足故也。再呼一至，再吸一至，名曰无魂。无魂者，当死也，人虽能行，名曰行尸。上部有脉，下部无脉，其人当吐不吐者死。上部无脉，下部有脉，虽困无能为害。所以然者，譬如人之有尺，树之有根，枝叶虽枯槁，根本将自生，脉有根本，人有元气，故知不死。"

平人之常气禀于胃，胃者，平人之常气也。人无胃气曰逆，逆者死。人受气于谷，谷入于胃，五藏六府皆以受气。若人无胃气，是生机已绝。春胃微弦曰平，弦多胃少曰肝病，但弦无胃曰死。四时弦钩毛石，脉中有一段冲和之气，不偏不倚，无过不及者，为胃

---

① 若此者损脉之病也：《难经·十四难》作"反此者，至脉之病也"。
② 然：《难经·十四难》无此字。

气。弦者，端直而长之谓也。**胃而有毛曰秋病，毛甚曰今病。**毛属秋金，金来克木，故非时而见，盖四时各有所主之气，如见克贼之脉，虽有胃气而亦病。**藏真散于肝，肝藏筋膜之气也。**上"藏"字，去声。下"藏"字，平声。下同。藏真，真藏所藏之神也。肝主疏泄，故曰散。**夏胃微钩曰平，钩多胃少曰心病，但钩无胃曰死。**脉来盛去衰曰钩。**胃而有石曰冬病，石甚曰今病。**石乃冬令之脉，甚则水来克火。**藏真通于心，心藏血脉之气也。**心主血脉故曰通。**长夏胃微耎弱曰平，弱多胃少曰脾病，但代无胃曰死。**耎，音软。软弱者，中土柔和之气。代者，相离之脉。盖脾主四季，四时有交相更代之气，是以和柔相离。**软弱有石曰冬病，弱甚曰今病。**水来侮土，至冬水气反虚而病。若脾气太弱当主即病。盖乘侮太甚者即病，而本气虚者亦即病也。句法变换尤宜参详。**藏真濡于脾，脾藏肌肉之气也。**脾主灌溉，故曰濡。**秋胃微毛曰平，毛多胃少曰肺病，但毛无胃曰死。**脉来轻虚浮曰毛。**毛而有弦曰春病，弦甚曰今病。**木反侮金也。至其时而病者，彼虚其本位。所谓侮反受邪也，今病者我受其乘侮而病也。**藏真高于肺，以行营卫阴阳也。**肺位居尊，故曰高。**冬胃微石曰平，石多胃少曰肾病，但石无胃曰死。**石者其来沉以抟也。**石而有钩曰夏病，钩甚曰今病。**火侮水也。按《平脉篇》①曰：有相乘，有纵有横。水行乘火，金行乘木，名曰纵。火行乘水，木行乘金，名曰横。是四时之中，皆有纵有横。纵者虽得胃气而所不胜乘之，故曰胃而有毛，胃而有石。横者藏气不足而所胜妄行，故曰毛而有弦，石而有钩。此藏气横行，是以本位虚而反招仇复。按四季长夏之中，文义三换，当知四时之气有纵有横，有客气甚而有本气虚也②。**藏真下于肾，肾藏骨髓之气也。**肾

---

① 平脉篇：指《注解伤寒论·卷一·平脉法》，下同。
② 有相乘……本气虚也：语出《注解伤寒论·卷一·平脉法》。

属水藏，故曰下。此下许多经文皆另录。**夫平心脉来，累累如连珠，如循琅玕，曰心平，夏以胃气为本。**累，同纍，力追切。琅，音郎。玕，音干。琅玕，美石似珠者。此形容脉之连缀相贯，温润柔滑之象也。夫所云弦钩毛石者，藏真之气象也。如连珠如榆荚者，藏真之体象也。**病心脉来，喘喘连属，其中微曲，曰心病。**属，音烛。喘喘，急疾之意。曲，即钩之象。**死心脉来，前曲后居，如操带钩，曰心死。**居止而不动也，操带钩与循琅玕两相比较，生死判矣。**平肺脉来，厌厌聂聂，如落榆荚，曰肺平，秋以胃气为本。**厌，平声。聂，与摄同，音叶。荚，吉协切。厌厌，安静也。聂聂，动貌。榆荚，轻小之物。言其静而不歇，动而不制也。**病肺脉来，不上不下，如循鸡羽，曰肺病。**言其脉往来涩滞而轻虚。**死肺脉来，如物之浮，如风吹毛，曰肺死。**其脉虚而无根散乱之剧也。**平肝脉来，软弱招招，如揭长竿末梢，曰肝平，春以胃气为本。**揭，音杰。手呼曰招。揭，举而竖之也。此形容脉态之柔小端直也。**病肝脉来，盈实而滑，如循长竿，曰肝病。**盈实则不软弱，长竿则大而强，非如末梢之柔袅。**死肝脉来，急益劲，如新张弓弦，曰肝死。**强劲之剧，胃气绝也。**平脾脉来，和柔相离，如鸡践地，曰脾平，长夏以胃气为本。**和柔，土之性也。相离，时一代也。脾土灌溉四藏如鸡践地，和缓而四散也。**病脾脉来，实而盈数，如鸡举足，曰脾病。**鸡举足，拳而收敛。**死脾脉来，锐坚如鸟之喙，如鸟之距，如屋之漏，如水之流，曰脾死。**喙，许秽切。鸟喙，锐而益坚。鸟距，拳而更急。屋漏，溅而不收。水流，去而不返。**平肾脉来，喘喘累累如钩，按之而坚，曰肾平，冬以胃气为本。**心脉如琅玕美石，肾脉喘累如钩，水火交而为既济也。**病肾脉来，如引葛，按之益坚，曰肾病。**引葛，言其紧也。**死肾脉来，发如夺索，辟辟如弹石，曰肾死。**辟，吴注："音劈。"夺索，坚强劲急之极也。弹石，无喘累生劲之义矣。

四时脉《素问·玉机真藏论》

[批] 春。黄帝问曰：春脉如弦，何如而弦？岐伯对曰：春脉者肝也，东方木也，万物之所以始生也。故其气来耎弱轻虚而滑，端直以长，故曰弦，反此者病。耎，音软。帝曰：何如而反？岐伯曰：其气来实而强，此谓太过，病在外。其气来不实而微，此谓不及，病在中。帝曰：春脉太过与不及，其病皆何如？岐伯曰：太过则令人善忘，忽忽眩冒而巅疾。其不及则令人胸痛引背，下则两胁胠满。胠，音祛。

[批] 夏。帝曰：善。夏脉如钩，何如而钩？岐伯曰：夏脉者心也，南方火也，万物之所以盛长也。故其气来盛去衰，故曰钩，反此者病。长，上声。帝曰：何如而反？岐伯曰：其气来盛去亦盛，此谓太过，病在外。其气来不盛去反盛，此谓不及，病在中。帝曰：夏脉太过与不及，其病皆何如？岐伯曰：太过则令人身热而肤痛，为浸淫。其不及则令人烦心，上见咳唾，下为气泄。唾，吐卧切。张注：浸淫，肤受之疮。

[批] 秋。帝曰：善。秋脉如浮，何如而浮？岐伯曰：秋脉者肺也，西方金也，万物之所以收成也。故其气来轻虚以浮，来急去散，故曰浮，反此者病。帝曰：何如而反？岐伯曰：其气来毛而中央坚，两旁虚，此谓太过，病在外。其气来毛而微，此谓不及，病在中。帝曰：秋脉太过与不及，其病皆何如？岐伯曰：太过则令人逆气而背痛，愠愠①然。其不及则令人喘呼吸少气而咳，上气见血，下闻病音。

[批] 冬。帝曰：善。冬脉如营，何如而营？岐伯曰：冬脉

---

① 愠愠（yùn 孕）：忧郁不舒貌。

者肾也，北方水也，万物之所以合藏也。故其气来沉以抟，故曰营，反此者病。抟，音团。营，即营窟之义。抟，圆也，捏聚也。帝曰：何如而反？岐伯曰：其气来如弹石者，此谓太过，病在外。其去如数者，此谓不及，病在中。数，音朔。帝曰：冬脉太过与不及，其病皆何如？岐伯曰：太过则令人解㑊，脊脉痛而少气不欲言。其不及则令人心悬如病饥，䏚中清，脊中痛，少腹满，小便变。㑊，音亦。䏚，音妙，上声。解㑊，寒不寒，热不热，弱不弱，壮不壮，伫不可名之名也。䏚，在季胁下，侠胁两旁虚软处，肾外当䏚。

[批] 土灌四旁。帝曰：善。此中又有"帝曰"二字，今删去。四时之序，逆从之变异也。然脾脉独何主？岐伯曰：脾脉者土也，孤藏以贯①四旁者也。帝曰：然则脾善恶可得见之乎？岐伯曰：善者不可得见，恶者可见。帝曰：恶者如何可见？岐伯曰：其来如水之流者，此谓太过，病在外。如乌之喙者，此谓不及，病在中。喙，许秽切。帝曰：夫子言脾为孤藏，中央土以灌四旁，其太过与不及，其病皆何如？岐伯曰：太过则令人四肢不举。其不及，则令人九窍不通，名曰重强。脾弱而不得禀水谷之气，则胃气益强，故名曰重强。

食饮入胃之精气《素问·经脉别论》

食气入胃，散精于肝，淫气于筋。散者，因其满溢而分布也。淫者，随其脉理而浸渍也。此言食气之下出者。食气入胃，浊气归心，淫精于脉。以下言食气之上出者。脉气流经，《经脉篇》②曰：谷入于胃，脉道以通，血气乃行。经气归于肺，肺朝百脉，输精

---

① 贯：据及上下文义，当作"灌"。
② 经脉篇：即《灵枢·经脉》。

于皮毛。朝，音潮。毛脉合精，行气于府。皮毛主气，经脉主血，血气相合乃行于府。府精神明，留于四藏，伯高曰：谷入于胃，乃传之肺，五藏六府皆以受气。气归于权衡，权衡以平，气口成寸，以决死生。气口，手太阴之两脉口，五藏六府之精气皆出于胃，变见于气口。饮入于胃，游溢精气，上输于脾。脾气散精，上归于肺，通调水道，下输膀胱。水精四布，五经并行。脾主为胃行其津液，先升而后降者，所谓地气上而为云，天气降而为雨也。《平脉篇》曰：谷入于胃，脉道乃行。水入于经，而血乃成。合于四时五藏，阴阳揆度，以为常也。度，音铎。以上皆岐伯之言。

寸口人迎大小齐等曰平人《灵枢·禁服》

黄帝曰：寸口主中，人迎主外，两者相应，俱往俱来，若引绳大小齐等。春夏人迎微大，秋冬寸口微大，如是者名曰平人。

寸口太过与不及《素问·平人气象论》

欲知寸口太过与不及，寸口之脉中手短者，曰头痛。寸口脉中手长者，曰足胫痛。寸口脉中手促上击者，曰肩背痛。寸口脉沉而坚者，曰病在中。寸口脉浮而盛者，曰病在外。寸口脉沉而弱，曰寒热及疝瘕少腹痛。寸口脉沉而横，曰胁下有积，腹中有横积痛。寸口脉沉而喘，曰寒热。"中手"之"中"，并去声。余如字。疝，音讪。瘕，音假。此以寸口而候外因之病者也。脉盛滑坚者，曰病在外，脉小实而坚者，曰病在内。脉小弱以涩，谓之久病。脉滑浮而疾者，谓之新病。脉急者，曰疝瘕少腹痛。脉滑，曰风。脉涩，曰痹。缓而滑，曰热中。盛而紧，曰胀。此复以寸关尺之三部，而候病之外内新故也。夫以寸口之浮沉，以候病之外内上下者，候表里阴阳之气也。盖天地四时之邪，始伤气分，留而不去，则入于经，然亦有始终留于气分者，有即转入于经者。邪之中人，变幻不一，故当以脉甄之。是以气分之邪，止见寸口之浮沉长短，如入于经，则有滑涩紧急之形象。以上两节皆岐伯之言也。

脉其四时动　知病之所在　知病乍在内乍在外

《素问·脉要精微论》

帝曰：脉其四时动奈何？知病之所在奈何？知病之所变奈何？知病乍在内奈何？知病乍在外奈何？请问此五者，可得闻乎？岐伯曰：请言其与天运转大也。言人之阴阳出入，与天道运转之大相合。万物之外，六合之内，天地之变，阴阳之应，彼春之暖，为夏之暑，彼秋之忿，为冬之怒，四变之动，脉与之上下。以春应中规，夏应中矩，秋应中衡，冬应中权。中，去声。春时天气始生，其脉软弱，轻虚而滑，如规之圆转而动。夏时天气正方，其脉洪大，如矩之方正而盛。秋时天气始降，其脉浮平，有如衡之平准。冬时天气闭藏，其脉沉石，有如权之下垂也。是故冬至四十五日，阳气微上，阴气微下。夏至四十五日，阴气微上，阳气微下。阴阳有时，与脉为期，期而相失，知脉所分，分之有期，故知死时。微妙在脉，不可不察，察之有纪，从阴阳始，始之有经，从五行生，生之有度，四时为宜，补泻勿失，与天地如一，得一之情，以知死生。是故声合五音，色合五行，脉合阴阳。此中论梦一节与《灵枢·淫邪发梦篇》中文略同，故不录。是故持脉有道，虚静为保。春日浮，如鱼之游在波。夏日在肤，泛泛乎万物有余。秋日下肤，蛰虫将去。冬日在骨，蛰虫周密，君子居室。蛰，直立切。故曰：知内者按而纪之，知外者终而始之。此六者，持脉之大法。以上答"脉其四时动奈何"。

心脉搏坚而长，当病舌卷不能言，其软而散者，当消环自已。搏，音博。肺脉搏坚而长，当病唾血，其软而散者，当病灌汗，至令①不复散发也。唾，吐卧切。肝脉搏坚而长，色不青，当病坠。若搏，因血在胁下，令人喘逆，其软而散，色泽者，当病溢饮。溢饮者，渴暴多饮，而易入肌皮肠胃之外也。易，去声。胃脉搏坚而长，其色赤，当病折髀②，其软而散者，当病食痹。髀，音俾。脾脉搏坚而长，其色黄，当病少气，其软而散，色不泽者，当病足胻③肿，若水状也。胻，音行。肾脉搏坚而长，其色黄而赤者，当病折腰，其软而散者，当病少血，至令不复也。

帝曰：诊得心脉而急，此为何病？病形何如？岐伯曰：病名心疝，少腹当有形也。帝曰：何以言之？岐伯曰：心为牡藏，小肠为之使，故曰少腹当有形也。

帝曰：诊得胃脉，病形何如？岐伯曰：胃脉实则胀，虚则泄。泄，音薛。以上答"知病之所在奈何"，此下"有病成而变"节及"因脉色知久暴病"节，另录《病机诊候》诸门。

尺内两旁，则季胁也。尺外以候肾，尺里以候腹。中附上，左外以候肝，内以候鬲。右外以候胃，内以候脾。鬲，与隔同。上附上，右外以候肺，内以候胸中。左外以候心，内以候膻中。膻，音诞。前以候前，后以候后。上竟上者，胸喉中事也。下竟下者，少腹腰股膝胫足中事也。

粗大者，阴不足，阳有余，为热中也。来疾去徐，上实下虚，为厥巅疾。来徐去疾，上虚下实，为恶风也。故中恶风者，阳气受也。有脉俱沉细数者，少阴厥也。数，音朔。沉细数散

---

① 令：《素问》作"今"。下同。

② 折髀：大腿疼痛如折。髀：大腿部。

③ 胻（héng 横）：小腿。

者，寒热也。浮而散者为眴仆。眴，音县，去声。仆，言赴。眴，目摇也。诸浮不躁者，皆在阳，则为热。其有躁者在手，诸细而沉者皆在阴，则为骨痛，其有静者在足。数动一代者，病在阳之脉也，泄及便脓血。泄，音薛。诸过者切之，涩者阳气有余也，滑者阴气有余也。阳气有余，为身热无汗。阴气有余，为多汗身寒。阴阳有余，则无汗而寒。

推而外之，内而不外，有心腹积也。推而内之，外而不内，身有热也。推而上之，上而不下，腰足清也。推而下之，下而不上，头项痛也。按之至骨，脉气少者，腰脊痛而身有痹也。以上答"乍在内乍在外，奈何"。

脉之缓急大小滑涩之病变《灵枢·邪气藏府病形》

黄帝问于岐伯曰：五藏之所生，变化之病形何如？此中一段文字未录。岐伯曰：调其脉之缓、急、大、小、滑、涩，而病变定矣。黄帝曰：调之奈何？岐伯答曰：脉急者，尺之皮肤亦急。脉缓者，尺之皮肤亦缓。脉小者，尺之皮肤亦减而少气。脉大者，尺之皮肤亦贲而起。脉滑者，尺之皮肤亦滑。脉涩者，尺之皮肤亦涩。凡此变者，有微有甚。故善调尺者，不待于寸。善调脉者，不待于色。能参合而行之者，可以为上工，上工十全九。行二者，为中工，中工十全七。行一者为下工，下工十全六。

黄帝曰：请问脉之缓、急、大、小、滑、涩之病形何如？岐伯曰：臣请言五藏之病变也。[批] 心脉六变。心脉急甚者为瘛疭。微急为心痛引背，食不下。缓甚为狂笑。微缓为伏梁在心下，上下行，时唾血。大甚为喉吤，微大为心痹引背，善泪出。小甚为善哕。微小为消瘅。滑甚为善渴。微滑为心疝引脐，小腹鸣。涩甚为喑。微涩为血溢维厥，耳鸣颠疾。瘛，音契。

疢，音纵。唾，汤默切。吤，音戒。哕，于月切，音歲。喑，音阴。
瘈急疭缓，乍缓乍急，故曰瘈疭。心积曰伏梁。吤，声也。哕，气悟
也，有物有声曰呕，有物无声曰吐，有声无物曰哕。消瘅者，三消之
证。瘖，不能言也。

　　[批] 肺脉六变。肺脉急甚为癫疾。微急为肺寒热，怠惰，
咳唾血，引腰背胸，若鼻息肉不通。缓甚为多汗。微缓为痿瘘
偏风，头以下汗出不可止。大甚为胫肿，微大为肺痹引胸背，
起恶见日光。小甚为泄，微小为消瘅。滑甚为息贲上气。微滑
为上下出血。涩甚为呕血。微涩为鼠瘘，在颈支腋之间，下不
胜其上，其应善痠矣。瘘，音漏。贲，音奔。腋，音亦。痠，音酸。
瘘，瘘贒。瘘，瘘疮。偏风，偏枯也。肺积曰息贲，一曰喘息奔迫
也。鼠瘘，在颈腋间者，盖瘰疬也。

　　[批] 肝脉六变。肝脉急甚为恶言。微急为肥气在胁下，若
覆杯。缓甚为善呕。微缓为水瘕痹也。大甚为内痈，善呕衄。
微大为肝痹，阴缩，咳引小腹。小甚为多饮。微小为消瘅。滑
甚为㿉疝。微滑为遗溺。涩甚为溢饮。微涩为瘈挛筋痹。瘕，音
假。衄，女六切。㿉，音颓。溺，同尿。肝积曰肥气。鼻血曰衄。㿉
疝，男阴病。挛，拘急也。

　　[批] 脾脉六变。脾脉急甚为瘈疭。微急为膈中，食饮入而
还出，后沃沫。缓甚为痿厥。微缓为风痿，四肢不用，心慧然
若无病。大甚为击仆。微大为疝气，腹里大，脓血在肠胃之外。
小甚为寒热。微小为消瘅。滑甚为㿉癃。微滑为虫毒蛔蝎腹热。
涩甚为肠㿉。微涩为内㿉，多下脓血。沫，音末。蛔，音回。蝎，
音曷。蛔蝎，虫也。

　　[批] 肾脉六变。肾脉急甚为骨癫疾。微急为沉厥奔豚，足
不收，不得前后。缓甚为折脊。微缓为洞，洞者食不化，下嗌

还出。大甚为阴痿。微大为石水，起脐以下至小腹腄腄然，上至胃脘，死不治。小甚为洞泄。微小为消瘅。滑甚为癃癀。微滑为骨痿，坐不能起，起则目无所见。涩甚为大痈。微涩为不月沉痔。腄，竹垂切。痔，音池，上声。

诸急者多寒，缓者多热，大者多气少血，小者血气皆少，滑者阳气盛，微有热，涩者多血少气，微有寒。此中一大段文未录。诸小者，阴阳形气俱不足，勿取以针，而调以甘药也。此亦岐伯言也。

脉有逆从《素问·平人气象论》

脉从阴阳，病易已。脉逆阴阳，病难已。脉得四时之顺曰病无他。脉反四时及不间藏曰难已。易，去声。间，去声。藏，去声。张注：间藏，生而传也。不间藏者，相克而传也。

脉有逆从，四时未有藏形，春夏而脉瘦，秋冬而脉浮大，命曰逆四时也。风热而脉静，泄而脱血脉实，病在中脉虚，病在外脉涩坚者，皆难治，命曰反四时也。张注："夫天地有四时之寒暑，而人之气血有浮大沉瘦之阴阳，即受病之脉气，亦有外内虚实之相应。是以脉不应病者，命曰反四时也。"以上两节皆岐伯之言。

脉有阴阳《素问·阴阳别论》

黄帝问曰：人有四经十二从，何谓？岐伯对曰：四经应四时，春弦、夏钩、秋毛、冬石。十二从应十二月，十二月应十二脉。手足三阴三阳之气。脉有阴阳，知阳者知阴，知阴者知阳。三阴为阴，三阳为阳。真藏为阴，胃气为阳。凡阳有五，五五二十五阳。此所谓阳，胃气脉也。四时之脉，春弦、夏洪、秋浮、冬沉、长夏和缓。五藏之脉，肝弦、心洪、脾缓、肺涩、肾沉。如春时之肝脉，微弦而长，心脉微弦而洪，脾脉微弦而缓，肺脉微弦而涩，肾脉微弦而沉。夏时之肝脉微洪而弦，心脉微洪而大，脾脉微洪而缓，肺脉微洪而涩，肾脉微洪而沉。四时五藏皆得微和之胃气，故为二十五阳也。所谓阴者，真藏也。见则为败，败必死也。五藏为阴，藏真藏而不见者也。如无阳和之胃气而真藏之阴脉独见，则死。所谓阳者，胃脘之阳也。二十五阳乃胃脘所生之气。别于阳者，知病处也，别于阴者，知死生之期。别，必列切，下同。此论真藏为阴，胃气为阳，与经脉之阴阳不同。

三阳在头，三阴在手，所谓一也。十二经脉虽有手足阴阳之分，然皆一以贯通。别于阳者，知病忌时，别于阴者，知死生之期。此论别手足三阴三阳之脉证也。谨熟阴阳，无与众谋。言能熟阴阳则得心应手，若道听途说则不溃于成。所谓阴阳者，去者为阴，至者为阳。静者为阴，动者为阳。迟者为阴，数者为阳。数，音朔。此审别十二经脉之阴阳也。凡持真脉之藏脉者，肝至悬绝急，十八日死。心至悬绝，九日死。肺至悬绝，十二日死。肾至悬绝，七日死。脾至悬绝，四日死。此审别真藏胃脘之阴阳也。悬绝者，言其真藏孤悬而绝，无胃气之阳和也。下文三阴三阳之发病另录《病机门》。

鼓一阳曰钩，鼓一阴曰毛，鼓阳胜急曰弦，鼓阳至而绝曰石，阴阳相过曰溜。相过，张注本作"超避"，疑误。兹从吴注本作"相过"。隐庵曰："钩当作弦，弦当作钩。此论四经之脉应四时也……溜，滑也。"下文数节另录《生死》及《病机门》。

阴搏阳别，谓之有子。搏，音博。此以尺寸言阴阳也。尺脉滑利而搏击，应手与寸口之阳，似乎别出而不相贯，盖有诸内而形诸外也。阴阳虚，肠澼死。澼，音僻。下血，下白沫。皆名肠澼，气血皆虚，下无所藏。阳加于阴，谓之汗。吴注：寸之阳脉加倍于尺中之阴。张注：动数之阳脉加于尺部。阴虚阳搏，谓之崩。阴血不足，阳邪有余，迫血妄行，下文录《生死门》。

诸真藏脉见者皆死不治《素问·玉机真藏论》

真肝脉至，中外急，如循刀刃责责然，如按琴瑟弦，色青白不泽，毛折乃死。真心脉至，坚而搏，如循薏苡子累累然，色赤黑不泽，毛折乃死。真肺脉至，大而虚，如以羽毛①中人肤，色白赤不泽，毛折乃死。真肾脉至，搏而绝，如指弹石辟辟然，色黑黄不泽，毛折乃死。真脾脉至，弱而乍数乍疏，色黄青不泽，毛折乃死。诸真藏脉见者，皆死不治也。累，力追切。"中人肤"之"中"，去声。辟，吴注："音劈。数，音朔。"

黄帝曰：见真藏曰死，何也？岐伯曰：五藏者，皆禀气于胃。胃者，五藏之本也。藏气者，不能自致于手太阴，必因于胃气，乃至于手太阴也。故五藏各以其时，自为而至于手太阴也。故邪气胜者，精气衰也。故病甚者，胃气不能与之俱至于手太阴，故真藏之气独见。独见者，病胜藏也，故曰死。藏气者，五藏之精气也。手太阴者，两脉口也。

真藏见者死《素问·平人气象论》

肝见庚辛死，心见壬癸死，脾见甲乙死，肺见丙丁死，肾见戊己死，是谓真藏见者②死。此论真藏脉见而死于胜克之时日也。

人以水谷为本，故人绝水谷则死，脉无胃气亦死。所谓无胃气者，但得真藏脉，不得胃气也。所谓脉不得胃气者，肝不弦，肾不石也。以上两节皆岐伯之言。

持脉口人迎知有余不足《灵枢·终始》

持其脉口人迎，以知阴阳有余不足，平与不平，天道毕矣。

---

① 羽毛：《素问》作"毛羽"。
② 者：《素问》作"皆"。

关前一分动脉，右为脉口，亦日气口，左为人迎。

　[批]平人。所谓平人者，不病。不病者，脉口人迎应四时也，上下相应而俱往来也，六经之脉不结动也，本末之寒温相守司也，形肉血气必相称也，是谓平人。称，去声，下同。

　[批]少气。少气者，脉口人迎俱少而不称尺寸也。如是者，则阴阳俱不足，补阳则阴竭，泻阴则阳脱。如是者，可将以甘药，不可饮以至剂。如此者，弗灸。不已者，因而泻之，则五藏气坏矣。

　[批]人迎盛躁。人迎一盛，病在足少阳。一盛而躁，病在手少阳。人迎二盛，病在足太阳。二盛而躁，病在手太阳。人迎三盛，病在足阳明。三盛而躁，病在手阳明。[批]溢阳为外格。人迎四盛，且大且数，名曰溢阳，溢阳为外格①。[批]脉口盛躁。脉口一盛，病在足厥阴。厥阴一盛而躁，在手心主。脉口二盛，病在足少阴。二盛而躁，在手少阴。脉口三盛，病在足太阴。三盛而躁，在手太阴。[批]溢阴为内关。脉口四盛，且大且数者，名曰溢阴，溢阴为内关②。内关不通，死不治。[批]关格。人迎与太阴脉口俱盛四倍以上，命曰关格，关格者，与之短期。

　格阳　关阴《素问·六节藏象论》

　故人迎一盛病在少阳，二盛病在太阳，三盛病在阳明，四盛以上为格阳。寸口一盛病在厥阴，二盛病在少阴，三盛病在太阴，四盛以上为关阴。人迎与寸口俱盛四倍以上为关格，关格之脉赢，不能极于天地之精气，则死矣。赢，吴注训："赢败。"张注训："盈同。"如从张注，当作赢。此岐伯之言也。越人

---

　① 外格：张注："外格者，谓阳盛于外而无阴气之和。"
　② 内关：张注："内关者，阴盛于内而无阳气之和。"

《三难》曰："脉有太过，有不及，有阴阳相乘，有覆有溢，有关有格，何谓也？然：关之前者，阳之动也，脉当九分而浮。过者，法曰太过。减者，法曰不及。遂上鱼为溢，为外关内格，此阴乘之脉也。关以后者，阴之动也，脉当一寸而沉。过者，法曰太过。减者，法曰不及。遂入尺为覆，为内关外格，此阳乘之脉也。故曰覆溢。是其真藏之脉，人不病而死也①。"《难经》注②：太过不及，脉见本位而言，阴阳相乘，脉越本位而言。九分阳之位，一寸阴之位。浮，阳脉也，沉，阴脉也。法，诊之法也。遂径行也。关前为阳脉，当见九分而浮。关后为阴脉，当见一寸而沉。若太过不及，则阴阳偏胜矣。甚则覆溢，关格见焉。覆者，自上之下。溢者，自下之上。关则无出之由，格则无入之理。关者阴气太盛，阳气不能营也。格者阳气太盛，阴气不能营也。阳气不得营于阴，阴遂上出而溢于鱼际，为外关内格也。外关内格者，乃阴脉乘阳，阳外关而不下，阴内出以格拒之也。其为病，外热而液汗不通，内寒而胸满吐食，阴气不得营于阳，阳遂下陷而覆于尺部，为内关外格也。内关外格者，乃阳脉乘阴，阴内关而不上，阳从外入而格拒之也。其为病，内热而大小便闭，外寒而手足厥冷。夫《内经》以左人迎右寸口论阴阳，《难经》以关前关后论阴阳，部位虽异而理则一贯，正以互相发明关格之脉耳。

代脉 《灵枢·根结》

［批］狂生。一日一夜五十营，以营五藏之精，不应数者，名曰狂生。所谓五十营者，五藏皆受气，持其脉口，数其至也。
［批］藏无气则脉代。五十动而不一代者，五藏皆受气。四十动一代者，一藏无气。三十动一代者，二藏无气。二十动一代者，三藏无气。十动一代者，四藏无气。不满十动一代者，五藏无

---

① 脉有太过……人不病而死：语出《难经·三难》。
② 难经注：《难经》未见，出处不详。

气。予之短期，要在终始。所谓五十动而不一代者，以为常也。以知五藏之期，予之短期者，乍数乍疏也。"应数"之"数"，去声。"数其至"之"数"，上声。"乍数"之"数"，入声。予，上声。脉动而中止不能自还，曰代。终始，本经篇名。夫五藏生于五行，五行之气，本于十干合化，故五十动不一代者，五藏皆受气，以为常也。此节系岐伯之言。

阴阳象《素问·经脉别论》

太阳藏独至，厥喘虚气逆，是阴不足阳有余也，《经》有"表里当俱泻，取之下俞"二句。阳明藏独至，是阳气重并也，《经》有"当泻阳补阴，取之下俞"二句。少阳藏独至，是厥气也，《经》有"蹻前卒大，取之下俞"二句。少阳独至者，一阳之过也。太阴藏搏者，用心省真，五脉气少，胃气不平，三阴也，《经》有"宜治其下俞，补阳泻阴"二句。一阳独啸，少阳厥也，阳并于上，四脉争张，气归于肾，《经》有"宜治其经络，泻阳补阴"二句。一阴至，厥阴之治也，真虚㾓心，厥气留薄，发为白汗。㾓，音渊。㾓，烦郁也。《经》有"调食和药，治在下俞"二句。以上皆岐伯之言。

帝曰：太阳藏何象？岐伯曰：象三阳而浮也。

帝曰：少阳藏何象？岐伯曰：象一阳也。一阳藏者，滑而不实也。

帝曰：阳明藏何象？岐伯曰：象大浮也。太阴藏搏，言伏鼓也。三①阴搏至，肾沉不浮也。按：《平人气象论》曰："太阳脉至，洪大以长。少阳脉至，乍数乍疏，乍短乍长。阳明脉至，浮大而短。"与此略异。盖平脉与病脉之分也。学者宜兼参之。

---

① 三：《素问》作"二"。

大奇脉《素问·大奇论》

心脉满大，痫瘛筋挛。痫，音闲。瘛，音制，又音系。此火盛生风也。凡发时卒然倒仆，口眼相引，手足搐搦，口吐涎沫，有顷乃苏者，谓之痫病。瘛，牵也，搐也，挛拘急也。

肝脉小急，痫瘛筋挛。小则为虚，急则为寒，肝盛不能荣养于筋也。张隐庵曰：此论筋之为病，有因心气之有余，有因肝气之不足，与风伤筋脉，筋脉乃应之为病不同。

肝脉骛暴，有所惊骇。骛，音务。骇，音蟹。骛，疾奔也，乱驰也。隐庵曰："此言因惊骇而致肝脉暴乱，非东方肝木其病发惊骇也。"脉不至，若瘖，不治自已。瘖，音阴，吴注作喑①。隐庵曰：脉络阻于下则音不出于上，脉络疏通，其音自复……此系经脉所阻之病，与邪搏于阴则为瘖者不同。

肾脉小急，肝脉小急，心脉小急，不鼓皆为瘕。瘕，音假。隐庵曰：藏气有所留聚，故脉见小急而不鼓指②。

肾肝并沉为石水，二藏之气闭逆于下也。吴注：石水者，水凝不流，结于小腹，其坚如石也。张注：石水者，肾水也。如石之沉，腹满而不喘。并浮为风水，并虚为死，张隐庵曰：肝主风木，肾主寒水，肝肾并浮，是二藏所主气皆发于外，故名风水。此言肝肾之气过于闭藏，则沉而为水，过于发越，则浮而兼风，皆本藏所主之气而自以为水，为风，与《热病论》《水热穴论》③《灵枢·论疾诊尺》篇及《金匮要略》诸经，所论石水风水不同也。又曰：如浮而并虚，是藏气不藏而外脱，故死。鹤皋曰："肾为五藏之根，肝为生生之始。

---

① 喑：《内经素问吴注》《黄帝内经素问集注》作"喑"，《素问》作"瘖"。

② 指：《黄帝内经素问集注》无。

③ 热病论水热穴论：即《素问·评热病论》《素问·水热穴论》。

并小弦欲惊。隐庵曰：小者，血气皆少，弦则为减为寒……是二藏之气皆虚而欲发惊也。上句言虚脱于外者死，此言本虚于内者惊。

肾脉大急沉，肝脉大急沉，皆为疝。大则为虚，急则为寒，沉为在下在里。**心脉搏滑急为心疝，**脉击指，曰搏。心疝者，少腹当有形。**肺脉沉搏为肺疝。**肺气逆聚于内。**三阳急为瘕，三阴急为疝。**子繇①曰：瘕者，假也。假物而成有形。疝字从山，有艮止高起之象。故病在三阳之气者为瘕，在三阴之气者为疝。

二阴急为痫厥，二阴，少阴也。痫厥者，昏迷扑仆，卒不知人。**二阳急为惊**阳明脉病发惊。

脾脉外鼓，沉为肠澼，久自已。肝脉小缓为肠澼，易治。肾脉小搏沉，为肠澼下血，血温身热者死。澼，音僻。易，去声。肠澼，下痢也。隐庵曰：此三阳并至，干薄藏阴，乃奇恒之下痢，与外受六淫之邪迫于经络而为下痢脓血者不同，故病见于藏脉而各有死生之分。夫阴阳相和则生，偏害则死。血温者，血受热伤也。身热者，三阳盛而三阴之气绝也。**心肝澼，亦下血，二藏同病者可治。**隐庵曰：心主生血，肝主藏血，二藏受阳盛之气而为肠澼。如阴血盛而可以对待阳邪，尚为可治。**其脉沉小涩为肠澼，其身热者死，热见七日死。**三阴之气为阳薄所伤，阳盛而阴绝也。隐庵曰：此奇恒之病，缘于阴阳不和，非关外淫之气，医者大宜体析。如因表邪而发热者，其脉必浮，或见滑大。初起之时，必骨痛头疼，或恶寒喘急，表证始盛，里证尚微，盖先表而后入于里也，此系三阳之气直并于阴，阴气受伤，是以脉小沉涩，一起之时，里证即急，或噤口腹痛，或下重痢甚，或发惊昏沉，或嗌干喉塞，身虽热而热微，外证轻而里证急，此三阳之气疾起如风，至如霹雳，当急用抑阳救阴之药以

---

① 子繇：即卢之颐（约 1598—1664），字子繇、繇生、子蒙，号晋公、芦中人。钱塘人，明清间医学家。名医卢复之子。

救援。若见身有微热而表散之轻剂，因脉小涩而用和调之缓方，三日之后，即成不救矣。存德好生之士，当合参诸经，细心体认，幸勿以人命为轻忽也。

胃脉沉鼓涩，胃外鼓大，心脉小坚急，皆鬲偏枯。鬲，与隔同。吴鹤皋曰："鬲，阴阳闭绝也。偏枯，半身①不用也。"凡脉贵于中和，以其阴阳偏胜，故为证亦偏绝也。张隐庵曰："此言荣卫血气虚逆而成偏枯也……荣卫之气由阳明所生，血脉乃心藏所主……鬲者，里之鬲肉，前连于胸，旁连于胁，后连于脊之十一椎，荣卫血气皆从此内膈而外达于形身……鬲气虚，是以胸胁脊背之间而成麻痹不仁之证，故曰鬲偏枯也……夫邪之偏中于身，及风之伤人而成偏枯者，乃外受之邪，当主半身不遂，此由在内所生之血气虚逆，故主于膈偏枯……止病在胸胁腰脊之间，而不及周身之上下也。"两说不同，并存俟考。**男子发左，女子发右。**男子血气从左而转，女子血气从右而旋。左右者，阴阳之道路也。**不喑舌转，可治，**先天根气未伤。**三十日起。**言其愈之速也。**其从者，喑，三岁起。**从，谓男左女右为顺从也。虽顺而喑，弥久方复。鹤皋曰：长不可助，化不可违。张兆璜②曰：不喑舌转，先天之气在也。其从者喑，后天之气复也。**年不满二十者，三岁死。**藏府正盛，血气方殷，而反有此衰败之证，比及三年，五藏胃府之气渐次消灭而死矣。

脉至而搏，血衄身热者死。脉来悬钩浮，为常脉。衄，女六切。鼻血曰衄。失血脉芤，是其常也。悬钩浮者，芤之象也。若藏气不守，经血沸腾，脉至而搏击应手者，此热盛而血流妄行，一丝不续，则穹壤判矣。

---

① 半身：《内经素问吴注》万历三十七年石室刻本作"手足"。清宏道堂本、清光绪二十四年程梁刻本作"半身"。

② 张兆璜：字玉师，张志聪之子。下同。

脉至如喘，名曰暴厥。暴厥者，不知与人言。鹤皋曰："如喘者，如喘人之息，有出无入也。"气逆而上，神明皆为壅蔽。隐庵曰："如喘者，脉来滑急也。此痰水上壅，一时昏厥。"脉至如数，使人暴惊，三四日自已。数，音朔。隐庵曰：有形之邪上乘，则脉至如喘。无形之气上逆，则脉至数疾。邪薄心下，故发惊。心不受邪，邪自下而已，非比外淫卒厥之难愈也。

南北政脉不应　六气脉至　脉从病反《素问·至真要大论》

帝曰：上文录在《运气门六气分治》条。夫子言察阴阳所在而调之，论言人迎与寸口相应，若引绳小大齐等，命曰平。阴之所在寸口何如？岐伯曰：视岁南北，可知之矣。注：内经家咸以甲己二岁为南政，乙庚丙辛丁壬戊癸八岁为北政。盖以土为君，而木火金水皆为臣也。独张隐庵以戊癸化火之年为南政，甲乙丙丁己庚辛壬为北政。恐未必然，俟考。南政，面南定其上下左右，北政，面北定其上下左右也。

[批] 南北政脉不应。帝曰：愿卒闻之。岐伯曰：北政之岁，少阴在泉，则寸口不应。厥阴在泉，则右不应。太阴在泉，则左不应。南政之岁，少阴司天，则寸口不应。厥阴司天，则右不应。太阴司天，则左不应。诸不应者，反其诊则见矣。不应，吴注："脉来沉细而伏，不应指，亦不应病也。"张注："脉微而不应于诊。"《医宗金鉴》："少阴之至其脉钩。"言其不应钩也。反其诊，吴注："复其手而诊之，沉为浮，细为大也。"张注："以人面南面北而诊之也。"《医宗金鉴》："南政十二年，北政四十八年，南政候以正诊，北政候以反诊。"

帝曰：尺候何如？岐伯曰：北政之岁，三阴在下，则寸不应。三阴在上，则尺不应。南政之岁，三阴在天，则寸不应。三阴在泉，则尺不应。左右同。故曰：知其要者，一言而终，不知其要，流散无穷，此之谓也。按《医宗金鉴》南北政年①脉不应歌补出"从违非失分微甚，尺反阴阳交命难"两句。其注云："不应之部不应者，则为得其气而和也。不应之部反应者，则为违其气而病也。应左而右，应右而左者，则为非其位。应上而下，应下而上者，则为失其位。皆主病也，而有微甚之别。甚者即尺寸反阴阳交也，谓少阴之脉，当寸不应而反见于尺，当尺不应而反见于寸，是谓②尺寸反，子、午、卯、酉年有之。少阴之脉，当左不应，反见于右，当右不应，反见于左，是为阴阳交，辰、戌、丑、未、寅、申、巳、亥年有之。皆主死，故曰命难也。"此亦发经旨之未发欤。下文录《运气门六气分治》条及《审治门约方》条内。

[批] 六气脉至。帝曰：其脉至何如？岐伯曰：厥阴之至其脉弦，少阴之至其脉钩，太阴之至其脉沉，少阳之至大而浮，阳明之至短而涩，太阳之至大而长。此论六气之应六脉也。至而和则平，至而甚则病，至而反者病，至而不至者病，未至而至者病，阴阳易者危。此言弦钩长短之脉，当应六气而至也。下文录《运气门六气标本条》。

[批] 脉从病反。帝曰：脉从而病反者，其诊何如？岐伯曰：脉至而从，按之不鼓，诸阳皆然。帝曰：诸阴之反，其脉何如？岐伯曰：脉至而从，按之鼓甚而盛也。张隐庵曰："此论脉病之有标本也。脉从者，阳病而得阳脉，阴病而得阴脉也。如太阳阳明之病，其脉至而浮，是脉之从也。其病反阴寒者，太阳之病从本化，阳明之病从中见之阴化也，故脉虽浮而按之不鼓也。如少阴厥阴之病，其脉至而沉，是脉之从也。其病反阳热者，少阴之病从标化，厥阴之

---

① 年：原脱，据《医宗金鉴·卷三十五·运气要诀篇》补。
② 谓：《医宗金鉴》作"为"。

病从中见之火化也，故脉虽沉而按之鼓甚也。是脉有阴阳之化，而病有标本之从也。"下文另录《运气审治病机诸门》。

阴阳类《素问·阴阳类论》

帝曰：此句上有"孟春始至，黄帝燕坐①，临观八极，正八风之气，而问雷公曰：阴阳之类，经脉之道，五中所主，何藏最贵？雷公对曰：春甲乙青，中主肝，治七十二日，是脉之主时，臣以其藏最贵。帝曰：却念上下经，阴阳从容，子所言贵，最其下也。雷公致斋七日，旦复侍坐"九十四字未录。三阳为经，二阳为维，一阳为游部，此知五藏终始。径直于外之谓经，连接于内之谓维。游部者，游行于外内阴阳之间也。三阳为表，二阴为里，一阴至绝作朔晦，却具合以正其理。阳外阴内，太阳乃至阳之气，少阴乃至阴之气，厥阴为阴中之少阳，乃阴尽而阳生，犹月之晦而始朔，是具合阳生于阴，阴阳粗长之理。雷公曰：受业未能明。帝曰：所谓三阳者，太阳也②，三阳脉至手太阴，弦浮而不沉，决以度，察以心，合之阴阳之论。手太阴，寸口也。弦，枢脉也。诸阳之脉，皆从阴而枢出于阳，浮在表而主开太阳之气也。太阳之气在表而合天，在上而应日。肺主皮表应天，心乃君火应日。是太阳与手太阴、少阴同类而相合也。所谓二阳者，阳明也，至手太阴，弦而沉急不鼓，炅至以病皆死。炅，古迥切。阳明为阖，故脉沉急而不鼓动然，有阖无开，似无胃气。如为炅热所伤，是阳病见阴脉，故死。张隐庵曰：炅者，日中之火气也。此言阳明之气与手太阴、少阴不相类③，而亦不与太阳相合也。一阳

---

① 燕坐：安闲、悠静、轻松如燕，四方平稳地盘坐。

② 太阳也：同《内经素问吴注》。《素问》《黄帝内经素问集注》作"太阳为经"。

③ 此言阳明……少阴不相类：语出《黄帝内经素问集注·卷九·阴阳类论》，作"此言阳明之气不与天气相合"。

者，少阳也，至手太阴，上连人迎，弦急悬不绝，此少阳之病也，专阴则死。少阳主枢，枢者从阴出阳，从阳入阴，外内出入之无息者也。脉来急暴相去不绝，是有开而不能枢转复入也。若专甚而无阳和之气，即为真藏阴脉，见则死矣。此言少阳与手太阴之不相应也。闵士先①曰：手太阴主气，而上属于天，故止与太阳相合，与肾藏膀胱之水相合，与足太阴之地气相合，与余气则不相合矣。

三阴者，六经之所主也，交于太阴，伏鼓不浮，上空志心。坤土为万物之母，六经皆受气于脾，今寸口之至也，搏而沉是气伏于下，不能开而上达，故肾志亦不上交于心而膈上空虚也。二阴至肺，其气归膀胱，外连脾胃。此言二阴之气上通于天，下归于泉，而水津复通贯于地中。盖少阴与手足太阴足太阳阳明之相类也。一阴独至，经绝气浮，不鼓钩而滑。厥阴为阴之绝阴，然阴尽则阳生，生阳之气，勃勃外浮，脉不鼓搏，钩曲而颇滑利也。独至者，谓一阴之无类聚也。此六脉者，乍阴乍阳，交属相并，缪通五藏，合于阴阳，先至为主，后至为客。吴鹤皋曰："岁有六气，每气之中，又有主客，主气先至，客气后至。"此中有"雷公曰：臣悉尽意，受传经脉，颂得从容之道，以合从容，不知阴阳，不知雌雄。帝曰"三十一字未录。三阳为父太阳为乾之象，二阳为卫，阳明主阖，固守如卫，所谓胃为卫之本也。一阳为纪少阳乃枢转出入之纲纪。三阴为母太阴为坤之象，二阴为雌肾为牝藏，一阴为独使。厥阴布生意于三焦，为外内阴阳之独使。二阳一阴，阳明主病，不胜一阴，脉软而动，九窍皆沉。阳明主卫外，与厥阴之阖不同。类聚而病，土不胜木，脉软动者，阳欲外出而无力也，九窍不和都属胃病。三阳一阴，太阳脉胜，一阴不能止，内乱五藏，外为惊骇。阴阳类而开

---

① 闵士先：即闵振儒，字士先，名医闵自成之子，张志聪同学。

阖不合，开胜则阖病。藏阴不能内守，故乱。经云：东方肝木，其病发惊骇①。**二阴二阳，病在肺，少阴脉沉，胜肺伤脾，外伤四肢。**少阴阳明相类为病，是肾水从阳明而直乘于肺。若少阴脉沉，是肾气不交于心，则火上胜金而肺损。水不灌土而脾伤。四肢者，脾所主。**二阴二阳皆交至，病在肾，骂詈妄行，巅疾为狂。**骂，音枵。詈，力智切。两经之气交至于阳明，是肾气病而津液少，其虚气厥逆上奔也。骂詈等证乃足阳明之脉病。**二阴一阳，病出于肾，阴气客游于心脘下空窍，堤闭塞不通，四肢别离。**脘，音管。空，音孔。堤，音低，又音底。少阳之气发原于肾水之中，此缘肾藏病而津入少，不能渗灌于脾肺，其虚气返厥逆于心下，而见清阳否塞之证。**一阴一阳代厥，此阴气至心，上下无常，出入不知，喉咽乾燥，病在土脾。**乾，音干。厥阴少阳之气内乘，脾土衰绝，不能为胃行其津液，故厥气奔迫而咽燥。盖上升之气皆从肝出，咽门为肝胆之外候也。**二阳三阴，至阴皆在，阴不过阳，阳气不能止阴，阴阳并绝，浮为血瘕，沉为脓胕。**瘕，音假。胕，音附。肺胕，又音扶肿也。至阴，脾也，脾在于中而为开为阖者，太阴阳明之所主也。阖不能开，开不能阖，则阴阳不相和合而绝矣。张隐庵曰：脉浮则病在脾而为血瘕，脉沉则病在胃而为脓胕。**阴阳皆壮，下至阴阳，上合昭昭，下合冥冥，**不偏不倚开阖枢无所乖戾，便可上合于天下合于泉。**诊决死生之期，遂合岁首。**诊家欲决病人死生，即合六气而推验之。

雷公曰：请问短期。此中"有黄帝不应。雷公复问。黄帝曰：在经论中。雷公曰：请闻短期"二十二字未录。**黄帝曰：冬三月之病，病合于阳者，至春正月脉有死征，皆归出春。**水令而病太阳

---

① 东方肝木其病发惊骇：语出《黄帝内经素问集注·卷二·阴阳别论》注文。

之气，伤木之生源，至春而生机断者，死于夏初。**冬三月之病，在理已尽，草与柳叶皆杀。**死于草与柳叶所生之时，盖草木得春气而生，人病感春气而死。**春阴阳皆绝，期在孟春。**言短期之速。春三月之病，曰阳杀，阳气正盛而反病，故称阳杀。吴鹤皋曰：此真藏之病，非客感也。**阴阳皆绝，期在草干。**月令季秋之月，草木黄落，当生有时既已相绝，复逢病杀，其能生乎。**夏三月之病，至阴不过十日。**张隐庵曰：阴，谓岁半以下。阳气病伤，故交阴即死。**阴阳交，期在濂水。**濂，音廉。吴鹤皋曰：阴脉见于阳，阳脉见于阴，阴阳交易其位。张隐庵曰：濂水，水之清也。在三秋之时。**秋三月之病，三阳俱起，不治自已。**金令而太阳之气先起，是母子相生。**阴阳交合者，立不能坐，坐不能起。**秋时百物枯槁，人之筋骨亦枯病，而阴阳交伤，是血气俱损，衰弱已甚，故令动止艰难。**三阳独至，期在石水。**独至与俱起不同，是惟见太阳脉至，更无他脉也，故坚冰之时则死。**二阴独至，期在盛水。**秋时太阴阳明主气，而独见少阴之脉，不能再有阳气之生发矣。秋冬水涸，春夏水生，言死于春夏也。吴注"二阴"作"三阴"。张隐庵曰：太阳少阴为水火阴阳之主，标本互合，阴阳气交。如三阳独至，是有阳无阴。二阴独至，是惟阴无阳。石水，坚冰之时。孤阳而无阴气之和，又值水性坚凝，故死。盛水，立春雨水之时。独阴而无阳气之和，又值春阳外泄，故死也。

诊 候

诊法《素问·脉要精微论》

黄帝问曰：诊法何如？岐伯对曰：诊法当①以平旦，阴气

---

① 当：《素问》作"常"。

未动，阳气未散，饮食未进，经脉未盛，络脉调匀，气血未乱，故乃可诊有过之脉。匀，于伦切。切脉动静，而视精明，察五色，观五藏有余不足，六府强弱，形之盛衰，以此参伍，决死生之分。

夫脉者，血之府也，长则气治，短则气病，数则烦心，大则病进，数，音朔。上盛则气高，下盛则气胀，代则气衰，细则气少，涩则心痛，上谓寸口，下谓尺中，脉来动而中止不能自还，曰代。浑浑革至如涌泉，病进而色弊，绵绵其去如弦绝，死。隐庵曰：浑浑，浊乱疾流之貌。革至者，迥异于平常也。《辨脉篇》曰：绵绵如泻漆之绝者亡其血也①……病进而脉至如此之盛，血亡而脉去如此之衰……邪盛正亡，不治之死证矣。以上论切脉之大概，以别阴阳气血之盛衰。夫精明五色者，气之华也。赤欲如白裹朱，不欲如赭。白欲如鹅羽，不欲如盐。青欲如苍璧之泽，不欲如蓝。黄欲如罗裹雄黄，不欲如黄土。黑欲如重漆色，不欲如地苍。五色精微象见矣，其寿不久也。赭，音者。此言色生于气，气生于藏，欲其气华于色，而不欲藏象见于外也。夫精明者，所以视万物，别白黑，审短长。以长为短，以白为黑，如是则精衰矣。以上论察色。

五藏者，中之守也。中盛藏满，气胜伤恐者，声如从室中言，是中气之湿也。言而微，终日乃复言者，此夺气也。衣被不敛，言语善恶不避亲疏者，此神明之乱也。仓廪不藏者，是门户不要也。水泉不止者，是膀胱不藏也。得守者生，失守者死。

夫五藏者，身之强也。头者精明之府，头倾视深，精神将

---

① 绵绵如泻……其血也：语出成无己《注解伤寒论·卷一·辨脉法》。

夺矣。头倾，垂头不举也。视深，目陷也。背者胸中之府，背曲肩随，府将坏矣。腰者肾之府，转摇不能，肾将惫矣。惫，音败。膝者筋之府，屈伸不能，行则偻附，筋将惫矣。偻，音楼。偻附，偻曲其身，依附而行也。骨者髓之府，不能久立，行则振掉，骨将惫矣。髓，音虽，上声。掉，音调，去声。掉，摇也。得强则生，失强则死。以上论观五藏有余不足，六府强弱形之盛衰。

三部九候《素问·三部九候论》

帝曰：愿闻天地之至数，合于人形血气，通决死生，为之奈何？岐伯曰：天地之至数，始于一，终于九焉。一者天……三者人①，因而三之，三三者九，以应九野。故人有三部，部有三候，以决死生，以处百病，以调虚实，而除邪疾。

帝曰：何谓三部？岐伯曰：有下部，有中部，有上部，部各有三候。三候者，有天有地有人也。必指而导之，乃以为真。扪循三部九候之盛虚而调之，乃以为刺法之真。上部天，两额之动脉。在额两分，上循于顶，足太阳膀胱脉也。上部地，两颊之动脉。在鼻两旁，近于巨髎之分，足阳明胃脉也。上部人，耳前之动脉。在耳前曲车下陷中，手太阳小肠脉也。中部天，手太阴也。两手气口之动脉。中部地，手阳明也。在大指次指歧骨间，合骨②之分，动应于手。中部人，手少阴也。在锐骨端之动脉。下部天，足厥阴也。在毛际外气冲下五里之分，动应于手。下部地，足少阴也。在足内踝后太溪之分，动脉应手。下部人，足太阴也。在鱼腹上越筋间，箕门之分，动脉应手。故下部之天以候肝，地以候肾，

---

① 一者天……三者人：一，奇也，阳也，故应天。二，偶也，阴也，故应地。三，参也，和也，故应人。

② 合骨：《素问》《黄帝内经素问集注》，及《内经素问吴注》并作"合谷"。

人以候脾胃之气。帝曰：中部之候奈何？岐伯曰：亦有天，亦有地，亦有人。天以候肺，地以候胸中之气，人以候心。帝曰：上部何以候之？岐伯曰：亦有天，亦有地，亦有人。天以候头角之气，地以候口齿之气，人以候耳目之气。三部者，各有天，各有地，各有人。三而成天，三而成地，三而成人。三而三之，合则为九，九分为九野，九野为九藏。故神藏五，形藏四，合为九藏。神藏者，心藏神，肝藏魂，肺藏魄，脾藏意，肾藏志也。从前注《内经》者，咸以一头角，二耳目，三口齿，四胸中，为形藏，似以文辞害志。张隐庵注云：形藏者，胃与大肠小肠膀胱，藏有形之物也。五藏已败，其色必夭，夭必死矣。隐庵曰：五藏之神气由形藏之资生，五色之外荣由五藏之所发。

帝曰：以候奈何？岐伯曰：必先度其形之肥瘦，以调其气之虚实，实则泻之，虚则补之。必先去其血脉而后调之，无问其病，以平为期。度，音铎。

帝曰：决死生奈何？岐伯曰：形盛脉细，少气不足以息者危。形充而脉坚大者，顺也。形充而脉小以弱者气衰，衰则危矣。形瘦脉大，胸中多气者死。病而形肉脱，气胜形者死，形胜气者危。盖形瘦者，正气衰。脉大者，病气进。胸中多气者，气胜形也。此邪气盛而正气脱也。形气相得者生。形气和平，是为相得。参伍不调者病。即下文独大、独小、独疾、独徐之意。三部九候皆相失者死。皆相失者，非止不调矣。藏府阴阳之气，无一不病。上下左右之脉相应，如参舂者病甚。舂，书容切。如参舂者，言如舂者之参差，彼上而此下也。此因邪病甚而正为邪伤也。上下左右相失，不可数者死。数，上声。至数错乱不可数计，此邪病更甚而正气将脱。中部之候虽独调，与众藏相失者死。失其旋转相生之机。中部之候相减者死中焦之生原化薄。目内陷者死。五藏六府之精气皆上注于目，此精气消灭也。

帝曰：何以知病之所在？岐伯曰：察九候独小者病，独大者病，独疾者病，独迟者病，独热者病，独寒者病，独陷下者病。大小者，脉之体象。疾迟者，脉之气数。寒热者，三部皮肤之寒热。陷下者，沉陷而不起也。此中一大段经文未录。是以脱肉身不去者死。吴注：脱肉，消瘦也。身不去，筋弱骨痿不能步也。张注：正气虚……而不去①。中部乍疏乍数者死。数，音朔。中焦之生气欲绝。其脉代而钩者，病在络脉。血脉生于心而输于脾。代乃脾脉，钩乃心脉。九候之相应也，上下若一，不得相失。一候后则病，二候后则病甚，三候后则病危。所谓后者，应不俱也。察其府藏，以知死生之期，必先知经脉，然后知病脉。真藏脉见者，胜死。即肝见庚辛死之类是也。足太阳气绝者，其足不可屈伸，死必戴眼②。太阳主筋而脉起于目内眦。

帝曰：冬阴夏阳奈何？本篇首章，黄帝问曰：余闻九针于夫子，众多博大，不可胜数，余愿闻要道，以属子孙，传之后世，著之骨髓，藏之肝肺，歃血而受，不敢妄泄。今合天道，必有终始，上应天光，星辰历纪，下副四时五行，贵贱更互。冬阴夏阳，以人应之奈何？愿闻其方。岐伯对曰：妙乎哉问也！此天地之至数。岐伯曰：九候之脉，皆沉细悬绝者为阴，主冬，故以夜半死。盛躁喘数者为阳，主夏，故以日中死。是故寒热病者，以平旦死。热中及热病者，以日中死。病风者，以日夕死。病水者，以夜半死。其脉乍疏乍数，乍迟乍疾者，日乘四季死。形肉已脱，九候虽

---

① 正气虚……而不去：语出张志聪《黄帝内经素问集注·卷四·三部九候论》，原注作"言正气虚而肉脱，邪留于身而不去者死也"。

② 戴眼：吴注："戴眼者，瞳子高而又高，如戴其眼于巅顶之上也，是为太阳已绝。"

调，犹死。言有上文七者而加之以形肉脱，则虽九候若一，犹当死也。七胗虽见，九候皆从者，不死。胗，同诊。张注：七诊，谓沉细悬绝，盛躁喘数，寒热热中，病风病水，及土绝于四季也。九候皆从，谓上下若一，无独大独小也①。所言不死者，风气之病，及经月之病，似七诊之病而非也，故言不死。七诊，乃阴阳之气自相分离，是以应时而死，若因邪病而有，有乎七诊者，不死。若有七诊之病，其脉候亦败者，死矣，必发哕噫。哕，于月切。噫，乙介切。胃为哕，心为噫，外绝内逆，故也。必审问其所始病，与今之所方病，而后各切循其脉，视其经络浮沉，以上下逆从循之。其脉疾者不病，邪伤经脉，不病在七诊。其脉迟者病，藏气受伤，其病在七诊。脉不往来者死，皮肤著者死。著，直略切。此中经文一大段论刺，不录。瞳子高者，太阳不足。戴眼者，太阳已绝。此决死生之要，不可不察也。下文一句论针，不录。

十二经脉之本末　皮肤之寒热　脉之盛衰滑涩《灵枢·邪客》

岐伯曰：必先明知十二经脉之本末，皮肤之寒热，脉之盛衰滑涩。此论审别病气在于皮肤经脉之外内，有出入盛衰之别也。其脉滑而盛者，病日进进于经脉之中。虚而细者，久以持。病久持于脉外。大以涩者，为痛痹。大则病进，涩则少血。阴阳如一者，病难治。皮肤筋骨之浅深皆病。其本末尚热者，病尚在。尚在于血脉之中。其热已衰者，其病亦去矣。病气随经脉之血气外出而衰也。持其尺，察其肉之坚脆此芮切、大小、滑涩、寒温、燥湿，脉滑者，尺之皮肤亦脉滑。涩者，尺之皮肤亦涩。故察其尺肤之

---

① 七诊……无独大独小也：语出张志聪《黄帝内经素问集注·卷四·三部九候论》，原注作"七诊者，谓沉细悬绝，盛躁喘数，寒热热中，病风病水，土绝于四季也。九候皆从者，谓上下若一，无独大独小也"。

坚脆、大小、滑涩，以知皮肤分肉之寒热燥湿也。**因视目之五色，以知五藏而决死生。**五藏之血色见于目。病在藏者半死半生也。**视其血脉，察其色，以知其寒热痛痹。**皮部论①曰：凡十二经络脉者，皮之部也。其色多青则痛，多黑则痹，黄赤则热，多白则寒，五色皆见，则寒热也。

论疾诊尺 《灵枢·论疾诊尺》

黄帝问于岐伯曰：余欲无视色持脉，独调其尺，以言其病，从外知内，为之奈何？岐伯曰：审其尺之缓急、小大、滑涩，肉之坚脆，而病形定矣。脆，此芮切，音毳。论疾诊尺者，论疾而知其证，诊尺肤而知其病也。盖血气之行于脉中者，至手太阴之两脉口。行于脉外者，从手阳明之大络，循经脉之五里，而散行于尺肤。故《邪气藏府病形篇》曰：脉急者，尺之皮肤亦急。脉缓者，尺之皮肤亦缓。脉小者，尺之皮肤亦减而少气。脉大者，尺之皮肤亦贲而起。脉滑者，尺之皮肤亦滑。脉涩者，尺之皮肤亦涩……善调尺者，不待②于寸，善调脉者，不待于色，能参合而行之者，可以为上工。闵士先曰：小儿视虎口纹，乃手阳明之色，与手太阴之脉相应也③。

视人之目窠上微痈，如新卧起状，其颈脉动，时咳，按其手足上，窅而不起者，风水肤胀也。窠，音科。窅，伊鸟切，音杳。痈，非痈疡之痈，乃壅肿之义。窅，深也。风水者，因外受于风，风行而水涣也。肤胀者，寒气客于皮肤之间，鏧鏧然不坚，腹大身尽肿，皮厚。

尺肤滑，其淖泽者，风也。淖，奴教切，音闹。濡甚曰淖，风

---

① 皮部论：即《素问·皮部论》。

② 侍：据后文"善调脉者，不待于色"，意同，疑为"待"。

③ 小儿视虎口纹……相应也：闵士先此注出自张志聪《黄帝内经灵枢集注·卷九·论疾诊尺》："小儿视虎口纹，乃手阳明之色，与手太阴之脉相应者也。"

在于皮肤而鼓动其津液也。尺肉弱者，解㑊安卧。脱肉者，寒热不治。肌肉者，五藏元真之所通会，脾土之所主。脾虚故懒惰嗜卧。若致寒热脱肉，则阴阳形气皆虚脱矣。尺肤滑而泽脂者，风也。脂者，肌肉文理间之脂膜，盖风在于肌肉间也。尺肤涩者，风痹也。在外者，皮肤为阳，筋骨为阴。病在阳者，名曰风，病在阴者，名曰痹。此风痹于筋骨间也。尺肤粗如枯鱼之鳞者，水泆饮也。泆，音逸。阳微寒，水饮邪用事，故皮肤起寒粟。尺肤热甚，脉盛躁者，病温也，其脉盛而滑者，病且出也。寒毒藏于肌肤，至春发为温病。尺肤寒，其脉小者，泄少气。泄，音薛。气者所以肤热充肉，盖泄于内而虚于外也。尺肤炬然，先热后寒者，寒热也。尺肤先寒，久大之而热者，亦寒热也。炬，音巨。尺肤主三阴三阳之气也。

肘所独热者，腰以上热。手所独热者，腰以下热。肘，陟柳切。此诊尺肤以候形身之上下，故与脉候之上下反其诊也。肘前独热者，膺前热。肘后独热者，肩背热。盖以两手下垂，上以候上，下以候下，前以候前，后以候也。盖脉内之血气，应地气之上腾于天，脉外之气血，应天气之下流于地，人与天地参也。臂中独热者，腰腹热。肘后廉以下三四寸热者，肠中有虫。廉，即麤①字。掌中热者，腹中热。掌中寒者，腹中寒。鱼上白肉有青血脉者，胃中有寒。所谓肘所手所者，论手臂之背面。臂中掌中鱼上，乃手臂之正面。背面为阳，故候形身之外。正面主阴，故候腰腹肠胃之内。尺炬然热，人迎大者，当夺血。尺坚大，脉小甚，少气，悗有加，立死。悗，母官切，惑也。又母本切，废忘也。三阳之气偏盛而阴绝于内外也。目赤色者病在心，白在肺，青在肝，黄在

---

① 麤：通粗。《周礼·天官·内宰》："此其小大，与其麤良，而赏罚之。"

脾，黑在肾。黄色不可名者，病在胸中。不可名，言黄而有黑白青赤之间色也。此以目色而候五藏之血气也。诊目痛，赤脉从上下者，太阳病。从下上者，阳明病。从外走内者，少阳病。太阳为目上纲，阳明为目下纲，少阳之脉循目锐眦，此诊目脉以知三阳之气。诊龋齿痛，按其阳之来，有过者独热，在左左热，在右右热，在上上热，在下下热。龋，音矩。龋齿，蠹也。上齿属足阳明胃经，喜寒饮而恶热饮，下齿属手阳明大肠经，喜热饮而恶寒饮。诊血脉者，多赤多热，多青多痛，多黑为久痹，多赤多黑多青皆见者寒热。此以皮部之色，而知血脉之寒热也。身痛而色微黄，齿垢黄，爪甲上黄，黄疸也。安卧，小便黄赤，脉小而涩者，不嗜食。疸，音旦。《新校正》作"脉小而寒①"，今从张注，作"涩"。黄疸乃脾家之病，脾主中央，故皮肉筋骨皆见其旁溢之色。人病，其寸口之脉与人迎之脉小大等，及其浮沉等者，病难已也。表里阴阳气血皆病。

女子手少阴脉动甚者，妊子。妊，音任。妊始成形，先生两肾，犹太极中之阴阳，阴阳分而五行备，五行备而形始成。且胞胎亦系于肾，是以两手之少阴肾脉动甚也。《经》云②："阴搏阳别谓之有子。"言尺脉滑利有力，与寸部有别也。赵庭霞③曰：动甚者，厥厥动摇，状如小豆，盖有诸内而形诸外也④。朱卫公⑤曰：动在左者，先感天一之气，主男。动在右者，先感地二之气，主女⑥。婴儿病，其

---

① 脉小而寒：《新校正》未见。

② 阴搏阳别谓之有子：语出《素问·阴阳别论》。

③ 赵庭霞：即赵尔功，字庭霞，张志聪同学。

④ 动甚者……形诸外也：语出《黄帝内经灵枢集注·卷九·论疾诊尺》。

⑤ 朱卫公：即朱输，字卫公，张志聪门人。

⑥ 动在左者……主女：语出《黄帝内经灵枢集注·卷九·论疾诊尺》。

头毛皆逆上者，必死。毛发由少阴精血之所生。人之血气从下而升，复从巅而下，故发下垂，若其发逆上，是升而无降矣。升降息，不免于死亡。耳间青脉起者，掣痛。掣，尺制切。肾主骨而开窍于耳。大便赤辨①，飧泄脉小者，手足寒，难已。飧泄脉小，手足温，泄易已。飧，音孙。泄，音薛。易，去声。赤辨，未详。张注曰：黄赤之间别也。又曰：大便赤辨，乃中焦之血与糟粕并下。飧泄，由大肠虚而不能济泌……若手足温者，尚得下焦之生气。四时之变，寒暑之胜，重阴必阳，重阳必阴。故阴主寒，阳主热。故寒甚则热，热甚则寒。故曰寒生热，热生寒。此阴阳之变也。本篇诊目痛赤脉节，下有诊寒热赤脉上下至瞳子节，此下有冬伤于寒，春生瘅热，春伤于风，夏生飧泄肠澼节，并因义重出，不录。

论疾诊尺《素问·平人气象论》

本篇无《论疾诊尺》之文，盖借《灵枢》篇名以为目也

臂多青脉曰脱血。臂内浮见之络脉多青，盖因血脱而不华于色也。尺脉缓涩，谓之解㑊，安卧。脉盛，谓之脱血。尺涩脉滑，谓之多汗。尺寒脉细，谓之后泄。脉尺粗常热者，谓之热中。㑊，音亦。此以尺部而候五藏之病也。

颈脉动，喘疾咳，曰水。目内微肿，如卧蚕起之状，曰水。溺黄赤，安卧者，黄疸。已食如饥者，胃疸。面肿，曰风。足胫肿，曰水。目黄者，曰黄疸。溺，同尿。此以视疾而知其病也。以上两节皆岐伯之言。

诊病五决　合色脉《素问·五藏生成篇》

[批]诊病五决。诊病之始，五决为纪，欲知其始，先建其母。所谓五决者，五脉也。欲知其病之在，在某经，先分立五藏为

---

① 辨：《素问》作"瓣"，下同。

根本，审其邪病某经之气某藏之经也。是以头痛巅疾，下虚上实，过在足少阴巨阳，甚则入肾。此太阳邪气实于上，而少阴正气虚于下也。徇蒙招尤，目冥耳聋，下实上虚，过在足少阳、厥阴，甚则入肝。此邪实于下而经气不能上通也。徇，使也。与《庄子》"徇耳目内通①"之徇字同义。徇蒙招尤，盖形容目冥耳聋之状。腹满䐜胀，支鬲胠胁，下厥上冒，过在足太阴、阳明。䐜，称人切。鬲，与隔同。胠，音区。咳嗽上气，厥在胸中，过在手阳明、太阴。心烦头痛，病在鬲中，过在手巨阳、少阴。以上皆以审证而知五藏之病也。

夫脉之大小滑涩浮沉，可以指别。五藏之象，可以类推。五藏相音，可以意识。五色微诊，可以目察。[批] 合色脉。能合色脉，可以万全。别，必列切。赤脉之至也，喘而坚，诊曰有积气在中，时害于食，名曰心痹，得之外疾，思虑而心虚，故邪从之。喘脉至，如喘息之急疾也。白脉之至也，喘而浮，上虚下实，惊，有积气在胸中，喘而虚，名曰肺痹寒热，得之醉而使内也。青脉之至也，长而左右弹，有积气在心下支胠，名曰肝痹，得之寒湿，与疝同法，腰痛，足清，头痛。弹脉，弦而急也。黄脉之至也，大而虚，有积气在腹中，有厥气，名曰厥疝，女子同法，得之疾使四肢，汗出当风。黑脉之至也，上坚而大，有积气在小腹与阴，名曰肾痹，得之沐浴清水而卧。上坚者，坚大在上而不沉也。以上五条示人合色脉之准也。

虚实之要《素问·刺志论》

黄帝问曰：愿闻虚实之要。岐伯对曰：气实形实，气虚形

---

① 徇耳目内通：语见《庄子·人间世》："夫徇耳目内通而外于心知，鬼神将来舍，而况人乎！"

虚，此其常也，反此者病。谷盛气盛，谷虚气虚，此其常也，反此者病。脉实血实，脉虚血虚，此其常也，反此者病。帝曰：如何而反？岐伯曰：此处当有"气盛身寒，此谓反也"八字，盖简脱也。气虚身热，此谓反也。谷入多而气少，此谓反也。谷不入而气多，此谓反也。脉盛血少，此谓反也。脉少血多，此谓反也。气盛身寒，得之伤寒。气虚身热，得之伤暑。谷入多而气少者，得之有所脱血，湿居下也。谷入少而气多者，邪在胃及与肺也。脉小血多者，饮中热也。脉大血少者，脉有风气，水浆不入，此之谓也。夫实者气入也，虚者气出也。气实者，热也。气虚者，寒也。下文"入实者，右手开针空也。入虚者，左手闭针空也"两句，未录。

视色脉《灵枢·四时气》

睹其色，察其以，知其散复者，视其目色，以知病之存亡也。一其形，听其动静者，持气口人迎，以视其脉，坚且盛且滑者，病日进。脉软者，病将下。诸经实者，病三日已。气口候阴，人迎候阳也。睹，当古切。张注云："睹其色者，分别五行之色也。如色青者，内病在胆，外病在筋。色赤者，内病在小肠，外病在脉之类①也。察其以者，察其所以然之病，或病因于外，或病因于内，或因于外而病及于内者，或因于内而病及于外者。散者，邪散而病已也。复者，病在外而复及于内，病在内而复及于外也。视其目色者，察其血色也。盖在外之皮肉筋骨，内应于六府，六府内合五藏，外内之病，皆本于五行之色，而五藏之血色皆见于目，故视其目色以知病之存亡也。一其形者，静守其神，形与神俱也。听其动静者，持气口人迎，以视脉之坚滑软静，而知病之进退也。诸经实者，

---

① 之类：《黄帝内经素问集注》无此二字。

邪在经脉也。气口人迎，候三阴三阳之气也。"右为气口，左为人迎。此系岐伯之言也。

因脉色知久暴至之病《素问·脉要精微论》

帝曰：有故病五藏发动，因伤脉色，各何以知其久暴至之病乎？岐伯曰：此中有"悉乎哉问也"句，今删去。征①其脉小色不夺者，新病也。征其脉不夺，其色夺者，此久病也。征其脉与五色俱夺者，此久病也。征其脉与五色俱不夺者，新病也。脉者，血之府。色者，气之华。病久则色脉伤，夫病者由五藏而见于脉，由五脉而见于色，至于色脉之败伤，又由色而脉，脉而藏也。肝与肾脉并至，其色苍赤，当病毁伤不见血，已见血，湿若中水也。此言毁伤形身之暴病，而即见于色脉也。《金匮要略》云：寸口脉沉而弱，沉即主骨，弱即主筋，沉即为肾，弱即为肝②。

诊络脉《灵枢·经脉》

雷公曰：何以知经脉之与络脉异也？黄帝曰：经脉者，常不可见也，其虚实也，以气口知之，即手太阴之两脉口，亦曰寸口。脉之见者，皆络脉也。此中问答词，一大段未录。总之，凡论刺者本集都不录也。凡诊络脉此下亦黄帝言，脉色青则寒且痛，赤则有热。胃中寒，手鱼之络多青矣。胃中有热，鱼际络赤。其暴黑者，留久痹也。其有赤有黑有青者，寒热气也。其青短者，少气也。

皮肉气血筋骨之病《灵枢·卫气失常》

黄帝问于伯高曰：何以知皮肉气血筋骨之病也？伯高曰：

---

① 征：验也。
② 寸口脉沉而弱……弱即为肝：语见《金匮要略·中风历节病脉证并治》。

色起两眉薄泽者，病在皮。唇色青黄赤白黑者，病在肌肉。荣色①濡或作𡰥然者，病在血气。目色青黄赤白黑者，病在筋。耳焦枯受尘垢，病在骨。此言卫气从内之脉络，布散于皮肉筋骨之间，而各有所在。而卫气之病亦各有所在也。色者，气之章也。两眉间，即阙中，肺之部也，肺主皮。肤者，脾之外候，脾主肉。荣者，血之气也，心主血。目为肝窍，肝主筋。耳为肾窍，肾主骨。

黄帝曰：病形何如？取之奈何？伯高曰：夫百病变化，不可胜数，然皮有部，肉有柱，血气有输，骨有属。胜，平声。数，上声。输，去声。承上文而言卫气行于皮肉筋骨之间，各有所主之部属也。

黄帝曰：愿闻其故。伯高曰：皮之部，输于四末。肉之柱，在臂胫诸阳分肉之间，与足少阴分间。血气之输，输于诸络，气血留居，则盛而起。筋部无阴无阳，无左无右，候病所在。骨之属者，骨空之所以受益，而益脑髓者也。输，两"输于"，平声。血气之"输"，去声。卫气出于阳，从头目而下注于手足之五指，故以四末为皮之部也。肉之大分为谷，小分为溪，分肉之间，溪谷之会，以行营卫，以会大气。臂胫之大肉，肉之大分也。故以臂胫之分为柱也。足少阴出于气街，行于分肉之间。卫气者，后天水谷之所生。会少阴先天之气于分间，此气之大会也。营气从络而行于经脉，卫气从络而出于皮肤，血气输转于诸络之间，故气血留居，则络脉盛而起也。骨空者，津液淖泽注于骨，骨属屈伸，泄泽补益脑髓。髓空在脑后三分，颅际锐骨之下。盖髓之所以补益脑者，从尾骶而渗于脊骨，从脊骨以上渗于髓空而入脑。故卫气之行于骨者，以脊骨为所属也。卫气，应天之气。筋者，厥阴风气之所主。风者，大块之噫气，充满于天地之间，故筋与卫气相合，阴阳左右，无处不有。如留

① 荣色：《素问》作"营气"。

滞于手足某经之筋，即为病之所在也。

候人善病风厥漉汗消瘅寒热留痹积聚《灵枢·五变》

黄帝问于少俞曰：余闻百疾之始期也，必生于风雨寒暑，循毫毛而入腠千候切理，或复还，或留止，或为风肿汗出，或为消瘅音旦，又音单。或为寒热，或为留痹，或为积聚，奇邪淫溢，不可胜平声数上声，愿闻其故。夫音扶，下同同时得病，或病此，或病彼，意者天之为去声人生风乎，何其异也？少俞曰：夫天之生风者，非以私百姓也。其行公平正直，犯者得之，避者得无殆，非求人而人自犯之。

黄帝曰：一时遇风，同时得病，其病各异，愿闻其故。少俞曰：善乎哉问！请论以比匠人。匠人磨斧斤砺音例刀削斫竹角切材木。木之阴阳尚有坚脆此芮切，坚者不入，脆者皮弛音豕，至其交节而缺斤斧焉。夫一木之中，坚脆不同，坚者则刚，脆者易去伤伤，况其材木之不同，皮之厚薄，汁之多少，而各异耶。夫木之蚤音平花先生叶者，遇春霜烈风，则花落而叶萎。久曝音仆大旱，则脆木薄皮者，枝条汁少而叶萎。久阴淫雨，则薄皮多汁者，皮溃音绘而漉音禄。卒音猝风暴起，则刚脆之木，枝折杌五忽切伤。秋霜疾风，则刚脆之木，根摇而叶落。凡此五者，各有所伤，况于人乎！

黄帝曰：以人应木奈何？少俞答曰：木之所伤也，皆伤其枝，枝之刚脆而坚，未成伤也。人之有常病也，亦因其骨节皮肤腠理之不坚固者，邪之所舍也，故常为病也。

[批]善病风厥漉汗。黄帝曰：人之善病风厥漉汗者，何以候之？少俞答曰：肉不坚，腠理疏，则善病风。黄帝曰：何以候肉之不坚也？少俞答曰：䐃肉不坚而无分理疑阙"无分"二字，理者粗理，粗理而皮不致直利切者，腠理疏，此言其浑音魂

然者。

　　［批］善病消瘅。黄帝曰：人之善病消瘅者，何以候之？少俞答曰：五藏皆柔弱者，善病消瘅。黄帝曰：何以知五藏之柔弱也？少俞答曰：夫柔弱者，必有刚强，刚强多怒，柔者易伤也。黄帝曰：何以候柔弱之与刚强？少俞答曰：此人薄皮肤而目坚固以深者，长冲直扬，其心刚，刚则多怒，怒则气上逆，胸中蓄积，血气逆留，髋坤宽二音皮充肌，血脉不行，转而为热，热则消肌肤，故为消瘅。此言其人暴刚而肌肉弱者也。

　　［批］善病寒热。黄帝曰：人之善病寒热者，何以候之？少俞答曰：小骨弱肉者，善病寒热。黄帝曰：何以候骨之小大，肉之坚脆，色之不一也？少俞答曰：颧音权骨者，骨之本也。颧大则骨大，颧小则骨小。皮肤薄而其肉无䐃，渠陨切，音窘。其臂懦懦旧音儒，张注："音糯"然，其地色殆然，不与其天同色，污然独异，此其候也。然后臂薄者，其髓音虽，上声不满，故善病寒热也。

　　［批］善病痹。黄帝曰：何以候人之善病痹者？少俞答曰：粗理而肉不坚者，善病痹。黄帝曰：痹之高下有处乎？少俞答曰：欲知其高下者，各视其部。

　　［批］善病肠中积聚。黄帝曰：人之善病肠中积聚者，何以候之？少俞答曰：皮肤薄而不泽，肉不坚而淖奴教切泽，如此则肠胃恶，恶则邪气留止，积聚乃伤。脾胃之间，寒温不次，邪气稍至，蓄许六切积留止，大聚乃起。下文不录。

五官五阅以观五气 《灵枢·五阅五使》

　　黄帝问于岐伯曰：余闻刺有五官五阅，以观五气。五气者，五藏之使也，五时之副也。愿闻其五使当安出？岐伯曰：五官者，五藏之阅也。黄帝曰：愿闻其所出，令可为常。岐伯曰：

脉出于气口，色见于明堂。五色更出，以应五时，各如其藏，从内而应于外。经气入藏，必当治里。从外而内，是皮而络，络而脉，脉而经，经而藏。莫仲超①曰：此章论五藏之气，外见于五色，上通于五窍。杨元如②曰：色气应天，经脉应地。五藏者，在地五行之所生③也。而色见于面，此五行之气上呈于天也。从内而外者，由藏而经脉皮肤，应地气之上腾于天。从外而内者，由皮肤经脉而藏，应天气之下降于地。升降出入，环转无端。

帝曰：善。五色独决于明堂乎？岐伯曰：五官已辨，阙庭必张，乃立明堂。明堂广大，蕃蔽见外，方壁高基，引垂居外，五色乃治，平博广大，寿中百岁。见此者，刺之必已，如是之人者，血气有余，肌肉坚致，故可苦以④针。致，直利切。阙者，眉间也。庭者，颜也。蕃者，颊侧也。蔽者，耳门也。明堂者，鼻也。壁、基、垂，未详。张注：莫氏曰：方壁高基者，四方之墙壁坚固，而地基高厚也。引垂居外者，边陲在外，为中土之保障也。

黄帝曰：愿闻五官。岐伯曰：鼻者，肺之官也。目者，肝之官也。口唇者，脾之官也。舌者，心之官也。耳者，肾之官也。官之为言司也。所以闻五臭，别五色，受五谷，知五味，听五音，乃五藏之气外应于五窍，而五窍之各有所司也。

黄帝曰：以官何候？岐伯曰：以候五藏。故肺病者，喘息鼻张。肝病者，眦青。脾病者，唇黄。心病者，舌卷短，颧赤。肾病者，颧与颜黑。眦，才诣切，音剂，去声。颧，音权。阅其五官之色证，则知五藏之病矣。

---

① 莫仲超：即莫承艺，字仲超，杭州人，张志聪同学。
② 杨元如：即杨象乾，字元如，张志聪同学。
③ 生：《黄帝内经素问集注》作"主"。
④ 以：《灵枢》作"已"。

黄帝曰：五脉安出，五色安见，其常色殆者如何？岐伯曰：五官不辨，阙庭不张，小其明堂，蕃蔽不见，又埤其墙，墙下无基，垂角去外，如是者，虽平常殆，况加疾哉！埤，音脾。墙低曰埤。莫氏曰："土基埤薄者，其常色亦殆。盖人禀天地之气所生，得博厚高明，而后能悠久。"善按：经云：耐毒者以厚药，不胜毒者以薄药①。窃谓血气有余，肌肉坚致者当耐毒，常色殆者必不胜毒也。

黄帝曰：五色之见于明堂，以观五藏之气，左右高下，各有形乎？岐伯曰：府藏之在中也，各以次舍，左右上下，各如其度也。莫氏曰：五藏次于中央，六府挟其两侧，言五色见于明堂，而藏府之气各有所次之部位。

五官五色　病益甚与方衰　以色言病之间甚　人不病卒死病小愈卒死　五藏六府肢节之部　五色命藏《灵枢·五色》

雷公问于黄帝曰：五色独决于明堂乎？小子未知其所谓也。[批]五官五色。黄帝曰：明堂者，鼻也。阙者，眉间也。庭者，颜也。蕃者，颊侧也。蔽者，耳门也。其间欲方大，去之十步，皆见于外，如是者寿必中百岁。

雷公曰：五官之辨奈何？黄帝曰：明堂骨高以起，平以直，五藏次于中央，六府挟其两侧，首面上于阙庭，王宫在于下极。五藏安于胸中，真色以致，病色不见，明堂润泽以清，五官恶得无辨乎？恶，音污。

雷公曰：其不辨者，可得闻乎？黄帝曰：五色之见也，各出其色部。部骨陷者，必不免于病矣。其色部乘袭者，虽病甚，

---

① 耐毒者……以薄药：《素问·五常政大论》言："胜毒者以厚药，不胜毒者以薄药。"

不死矣。袭，音习。朱永年①曰："不辨者，不辨其真色，而释其病色也。各出色部者，谓五藏之病色，各见于本部也。"部骨陷者，谓本部之色，隐然陷于骨间也。承袭者，谓子袭母气。如心部见黄，肝部见赤之类也。

雷公曰：官五色奈何？黄帝曰：青黑为痛，黄赤为热，白为寒，是谓五官。此察五部之色，而知外淫之病也。

[批]病之益甚与其方衰。雷公曰：病之益甚，与其方衰如何？黄帝曰：外内皆在焉。切其脉口，滑小紧以沉者，病益甚，在中。人迎气大紧以浮者，其病益甚，在外。其脉口浮滑者，病日进。人迎沉而滑者，病日损。其脉口滑以沉者，病日进，在内。其人迎脉滑盛以浮者，其病日进，在外。脉之浮沉及人迎与寸口气小大等者，病难已。病之在藏，沉而大者，易已，小为逆。病在府，浮而大者，其病易已。人迎盛坚者，伤于寒。气口盛坚者，伤于食。此切其脉口人迎，以知病之间甚外内也。夫外因之病，从外而内，自阳而阴。内因之病，从内而外，由阴而阳。脉口主内，人迎主外，故曰外内皆在，谓候其脉口人迎，而外感内伤之病，皆可以知其甚衰也。

[批]以色言病之间甚。雷公曰：以色言病之间甚奈何？间，去声。黄帝曰：其色粗以明，沉夭者为甚。其色上行者，病益甚。其色下行如云彻散者，病方已。五色各有藏部，有外部，有内部也。色从外部走内部者，其病从外走内。其色从内走外者，其病从内走外。病生于内者，先治其阴，后治其阳，反者益甚。其病生于阳者，先治其外，后治其内，反者益甚。此察其色而知病之间甚外内也。其脉滑大以代而长者，病从外来，目有

---

① 朱永年：即朱长春，字永年，张志聪同学。

所见，志有所恶，此阳气之并也，可变而已。恶，去声。承上文而言气分之病并于血脉。则脉见于寸关尺之三部，而色见于目矣。目有所见者，色见于目也。志有所恶者，五藏之神志有所不安也。先治其外后治其内，使之通变于外而病可已。

雷公曰：小子闻风者百病之始也，厥逆者寒湿之起也，别之奈何？别，必别切。黄帝曰：常候阙中，薄泽为风，冲浊为痹，在地为厥。此其常也，各以其色言其病。地者，面之下部名地阁也。此承上启下之文。

[批]人不病卒死。雷公曰：人不病卒死，何以知之？黄帝曰：大气入于藏府者，不病而卒死矣。[批]病小愈卒死。雷公曰：病小愈而卒死者，何以知之？黄帝曰：赤色出两颧，大如母指者，病虽小愈，必卒死。黑色出于庭，大如母指，必不病而卒死。卒，音猝。颧，音权。母，作拇。此承上文而言外因内阴之病，并于血脉而入藏者，皆为卒死也。大气入藏者，外淫之邪入于藏府，故不病而卒死。不病者，无在外之形证也。病小愈而卒死者，内因之病，藏府相乘也。

雷公再拜曰：善哉！其死有期乎？黄帝曰：察色以言其时。察五藏五行之色，以知所死之时。如赤色出两颧者，所死之期，其日壬癸，其时夜半。黑色出于庭而死者，其日戊己，其时辰戌丑未也。[批]五藏六府肢节。雷公曰：善乎！愿卒闻之。黄帝曰：庭者，首面也。阙上者，咽喉也。阙中者，肺也。下极者，心也。直下者，肝也。肝左者，胆也。下者，脾也。方上者，胃也。中央者，大肠也。挟大肠者，肾也。当肾者，脐也。面王以上者，小肠也。面王以下者，膀胱子处也。颧者，肩也。颧后者，臂也。臂下者，手也。目内眦上者，膺乳也。挟绳而上者，背也。循牙车以下者，股也。中央者，膝也。膝以下者，胫也。当胫以下者，足也。巨分者，股里也。巨曲一作"屈"者，膝膑也。此五藏六府肢节之部也，各有部分。眦，才诣切。车，昌遮切。有部分，用阴和阳，用阳和阴，当明部分，万举万当。能别左右，是谓大道，男女异位，故曰阴阳。藏府各具五行之色，各有所主之部，故当明其部分。左右者，阴阳之道路。男子之色，从左而右，女子之色，从右而左，此气之顺也，顺则散。如男从右而左，女从左而右，乃气之逆也，逆则聚，聚则有胜克绝灭之患矣。聚者，即上文所谓大如母指者也。此节论内因之色有阴阳左右，死生逆顺之分。

审察泽夭，谓之良工。沉浊为内，浮泽为外。黄赤为风，青黑为痛，白为寒，黄而膏润为脓，赤甚者为血，痛甚为挛，寒甚为皮不仁。五色各见其部，察其浮沉，以知浅深。察其泽夭，以观成败。察其散抟，以知远近。视色上下，以知病处。积神于心，以知往今。故相气不微，不知是非，属意勿去，乃知新故。色明不粗，沉夭为甚，不明不泽，其病不甚。抟，音团。相，去声。属，音注。此言审察其色，以知外因之病也。属，注目也。

其色散驹驹然未有聚，其病散而气痛，聚未成也。肾乘心，心先病，肾为应，色皆如是。此复申明内因之病，有聚散死生之别。夫藏病之散而不聚，则其色散如驹驹然。驹驹然者，如驹之过隙，行而不留者也。其色行散，故病未有聚也。夫气伤痛，其病散于气分而痛者，聚未成于血脉也。若抟聚于藏，则见抟聚之色，而为卒死之病。如肾乘心则心先病，而抟聚之赤色出于两颧，大如母指。肾即为应而黑色出于庭，亦大如母指矣。此藏邪聚于藏，从血脉相乘，故色皆如是之聚而不散也。

男子色在于面王，为小腹痛，下为卵痛，其圜直为茎痛，高为本，下为首，狐疝癀阴之属也。女子在于面王，为膀胱子处之病，散为痛，抟为聚，方圆左右，各如其色形。其随而下至胝为淫，有润如膏状，为暴食不洁。左为左，右为右，其色有邪，聚散而不端，面色所指者也。卵，鲁管切。圜，同圆。茎，户耕切。癀，音颓。胝，张尼切。胝者，面王之下部也。淫，淫浊之证也。此言外因之病色，见于府部者，其病在府，色虽抟聚，非死征也。夫血脉传溜，大邪入藏则为卒死。今府病为狐疝阴癀之属，因邪抟而为聚病，故见其聚色，非入藏之死征。其所见之色，或聚或散，皆斜而不端。其抟聚之面色，所谓如指者也。

色者，青黑赤白黄，皆端满有别乡，别乡赤者，其色赤大如榆荚，在面王为不日。荚，古协切。此言色之抟聚而端满者，乃大气入藏而为卒死矣。别乡者，如小肠之部，乃心之别乡。胆之部，乃肝之别乡。不日者，不终日而死也。盖五藏之病色，见于本部，五藏之死色，见于别乡。但在藏者，其色端满而不邪。在府者，其色邪而不端。此藏府死生之有别也。其色上锐，首空上向，下锐下向。在左右如法。此承上文以申明端邪之色状也。锐，尖也。首空，锐首虚，浮而行，即上文如榆荚之状也。

［批］五色命藏。以五色命藏，青为肝，赤为心，白为肺，黄为脾，黑为肾。肝合筋，心合脉，肺合皮，脾合肉，肾合骨也。此总结五藏各具五色，而各有外内之形层也。

阴阳二十五人《灵枢·阴阳二十五人》

黄帝曰：《经》有"余闻阴阳之人何如？伯高曰：天地之间，六合之内，不离于五，人亦应之。故五五二十五人之政，而阴阳之人不与焉。其态又不合于众者五，余已知之矣"诸句，未录。愿闻二十五人之形，血气之所生，别而以候，从外知内何如？《经》有"岐伯曰：悉乎哉问也！此先师之秘也，虽伯高犹不能明之也。黄帝避席遵循而却曰：余闻之，得其人弗教，是谓重失，得而泄之，天将厌之。余愿得而明之，金匮藏之，不敢扬之"诸句，未录。岐伯曰：先立五形金木水火土，别其五色，异其五形之人，而二十五人具矣。《经》有"黄帝曰：愿卒闻之。岐伯曰：慎之慎之，臣请言之"十八字，未录。

[批]木形上角。木形之人，比于上角，似于苍帝。其为人苍色木之色苍，小头木之巅小，长面木之体长，大肩背木之枝叶繁生，而近肩之所润大。直身木之体直，小手足木之枝细而根之分生者，小也，以上自其体而言，好有才木随用而可成材，劳心，少力木易动摇，多忧劳于事木不能静。能与"耐"通春夏木春生而夏长不能秋冬，秋冬①感而病生，木至秋冬而形落也，以上自其性而言耳。足厥阴佗佗音驼然。《诗·鄘风》疏：佗佗，长之美②。

[批]大角。大角之人，比于左足少阳，少阳之上遗遗然委蛇之意。张注：谦下之态，如花叶之下垂也。[批]左角。左角之人，比于右足少阳，少阳之下随随然。从顺之态，如木体之委曲也。[批]钛角。钛音第，脚钳也角之人，比于右足少阳，少阳之上推推然。上进之态，如枝叶之上达也。[批]判角。判角之人，比于左足少阳，少阳之下栝栝音括然。栝柏叶松身，言其正直之态，如木体之挺直也。

[批]火形上徵。火形之人，比于上徵，音知，上声。似于赤帝。其为人赤色火之色赤，广䏚，音引，去声，脊肉也。一本作䏚。䏚，齿根肉也。盖火之中势炽而大。锐面，小头，火之炎上者锐且小。好肩背髀音俾腹，火之自下而上，光明美好。小手足，火之旁及者，其势小。行安地火从地而起，疾心火势猛急行摇，火之

---

① 秋冬：《素问》无二字。
② 诗鄘风……长之美：出自《康熙字典》子集"人"部"佗"之释文。

动象。**肩背肉满**即腒广也**有气，**火有气势也，以上自其体而言。**轻
财**火性易发而不聚**少信，**火性不常。**多虑，见事明，**火性通明而能
旁烛。**好颜**火色光明，**急心**火之性急，**不寿暴死**火性不久。**能春
夏**木之柏生，**不能秋冬，**秋冬感而病生，火畏凉寒也，以上自其性
而言也。**手少阴核核**下革切**然。**克核之义，如火之神明正直而惨烈
也。[批] 质徵。**质徵**一曰太徵之人，比于左手太阳，太阳之上肌
肌然。言肉之充满也。[批] 少徵。**少徵之人，比于右手太阳，太
阳之下慆慆**音滔**然。**喜悦之态。[批] 右徵。**右徵之人，比于右手
太阳，太阳之上鲛鲛**音交**然。**张注：“性之踊跃也。”按：左思①
《吴都赋》：访灵夔②于鲛人。《述异记》：鲛人，水居如鱼。此云鲛鲛
然，盖亦象形取义耳。《内经》注：一曰熊熊然。按：《史记·天官
书》：“熊熊青色有光。”又《山海经》：“其光熊熊。”此盖言如火之
光明也。[批] 质判。**质判之人，比于左手太阳，太阳之下支支
颐颐然。**未详。张注：上下之相应也。

[批] 土形上宫。**土形之人，比于上宫，似于上古黄帝。**昧者
于此每讥议《内经》，竟以《三坟》③为妄而不信。夫上古天有苍赤
黄白黑，五帝秉五行而乘，震离兑坎中央之位后，太昊④、神农、轩
辕、少昊⑤、颛顼⑥各以其一德王天下，故亦称五帝。凡上古二字可

①　左思：字太冲，西晋文学家。著《三都赋》，《吴都赋》为其中一篇。
②　灵夔：传说中的奇兽。《山海经》曰：“东海中有兽，如牛苍身，无
角，一足，入水则风，其声如雷，以其皮冒鼓，闻五百里，名曰夔。”
③　三坟：伏羲、神农、黄帝之书，谓之《三坟》。
④　太昊：上古华夏部族的祖先和首领，三皇之首，亦作大暤、太暤、
风姓，号伏戏氏。以木德王，是为春皇。
⑤　少昊：号金天氏，相传是黄帝之子，是远古时羲和部落的后裔，中
国五帝之首。
⑥　颛顼（zhuānxū 专需）：号高阳氏，五帝之一。《史记》：“黄帝崩，
葬桥山。其孙昌意之子高阳立，是为颛顼帝也。”

见。若以黄帝二字疑议经文，则岂太昊、神农、黄帝、少昊、颛顼之前，上天无苍赤黄白黑五帝耶？其为人黄色土之色黄，圆面土之体圆，大头土之高阜，美肩背土之体厚，大腹土象润充，美股胫充于四体，小手足土溉四旁至四末，而土气渐微，多肉人肉应地，上下相称去声，土丰满也，行安地土体安重，举足浮土扬之则浮也，以上自其体而言，安心土性静，好利人土以生物为德，不喜权势，善附人也。土能藏垢纳污，不弃贱趋贵。能秋冬土性本阴不能春夏，春夏感而病生，木克土，土遇火则燥裂也，以上自其性而言。足太阴敦敦然土有敦厚之道也。〔批〕太宫。太宫之人，比于左足阳明，阳明之上婉婉委远切然。和顺之态，土之德也。〔批〕加宫。加宫之人，比于左足阳明，阳明之下坎坎然。行地用力或安或浮，如路途险陷不平也。〔批〕少宫。少宫之人，比于右足阳明，阳明之上枢枢然。如枢机之制动，土居中央为四运之轴也。〔批〕左宫。左宫之人，比于右足阳明，阳明之下兀兀音机然。不动貌，如平陆之安夷。

　　〔批〕金形。金形之人，〔批〕上商。比于上商，似于白帝。其为人方面金之体方白色金之色白，小头，小肩背，小腹，金质收敛而不浮大。小手足，如骨发踵外，骨轻，金体坚刚而骨胜。身清廉，金之体冷而廉洁不受污也，以上目其体而言。急心静悍，音旱。金质静而性锐利。善为吏有斧断之才，能秋冬金水相生之时不能春夏，春夏感而病生，受木火之制也，以上自其性而言。手太阴敦敦然如金体敦重也。〔批〕钦商。钦商之人，比于左手阳明，阳明之下廉廉然。如金之洁，不溷浊也。〔批〕右商。右商之人，比于左手阳明，阳明之下脱脱与“娧”同，吐外切然。舒适之貌，言不甚急切舒而脱脱也。张注：如金之坚白，涅而不缁也。〔批〕左商。左商之人，比于右手阳明，阳明之上监监然如金之鉴而明察也。[批] 少商。少商之人，比于右手阳明，阳明之下严严然如金之严敬而整肃也。

[批] 水形上羽。水形之人，比于上羽，似于黑帝。其为人黑色水之色黑，面不平水面有波，大头水面平润，廉颐颐为肾部，如水之清濂，小肩，大腹，水体在下。动手足水流于四旁，发行摇身水动而不静，下尻音考，平声长，足太阳部，如水之长。背延延然，太阳之水上通于天也，以上自其体而言。不敬畏，善欺绐音殆人，戮音六死。水懦弱，民狎而玩之则多死焉，若云戮力劳伤而死，则因水质柔弱而不耐过劳也。能秋冬金水相生不能春夏，春夏感而病生，木能泄水气，火焊则水涸也，以上自其性而言也。足少阴污污然卑下之态，如川泽之纳污也。[批] 太羽。太羽之人，比于右足太阳，太阳之上颀颀然。善言语：乐水者，智也。张注：谓太阳在上，如有夹辅而尊贵也。[批] 少羽。少羽之人，比于左足太阳，太阳之下纡纡然。纡洄之态，如水之洄旋也。[批] 众羽。众之为人，比于右足太阳，太阳之下洁洁然。如水之清洁也。[批] 桎羽。桎音质之为人，比于左足太阳，太阳之上安安然。水形人，居于岗陵山谷，受敦阜之土所胜制，则手足如受桎梏而安然不动也。是故五形之人二十五变者，众之所以相欺者是也。

黄帝曰：得其形不得其色何如？形者，五行之体。色者，五行之气。岐伯曰：形胜色，如太角之人，其色黄之类。色胜形者，如太官之人，其色青。至其胜时年加，即下文年忌是也。始于七岁少阳，再加穷九老阳，阳亢极而有悔。感则病行，失则忧矣。形色相得者感天地之生成，富贵大乐。黄帝曰：其形色相胜之时，年加可知乎？[批] 年忌。岐伯曰：凡年忌下上之人，大忌常加。七岁，十六岁，二十五岁，三十四岁，四十三岁，五十二岁，六十一岁，皆人之大忌，不可不自安也，感则病行，失则忧矣。

当此之时，无为奸音艰事，是谓年忌。

[批]脉之上下，血气之候，以知形气。黄帝曰：夫子之言，脉之上下，血气之候，以知形气奈何？岐伯曰：足阳明之上，血气盛则髯同髯，音冉，平声美长，血少气多则髯短，故气少血多则髯少。血气皆少则无髯，两吻音技，上声多画。足阳明之下，血气盛则下毛美长至胸，血多气少则下毛美短至脐，行则善高举足，足指少肉，足善寒。血少气多，则肉而善瘃。陟玉切。手足寒疮也。血气皆少则无毛，有则稀枯悴，善痿厥，足痹。

足少阳之上，气血盛则通髯美长，血多气少则通髯美短，血少气多则少髯，血气皆少则无髯。感于寒湿则善痹、骨痛，爪枯也。足少阳之下，血气盛则胫毛美长，外踝肥。血多气少则胫毛美短，外踝皮坚而厚。血少气多则胻音行毛少，外踝皮薄而软。血气皆少则无毛，外踝瘦无肉。

足太阳之上，血气盛则美眉，眉有毫毛。血多气少，则恶眉，面多少理。血少气多则面多肉。血气和则美色。足太阴之下，血气盛则跟音根肉满，踵坚。气少血多则瘦，跟空。血气皆少则喜转筋，踵下痛。

手阳明之上，血气盛则髭音赀美。血少气多则髭恶。血气皆少则无髭。手阳明之下，血气盛则腋下毛美，手鱼肉以温。气血皆少则手瘦以寒。

手少阳之上，血气胜则眉美以长，耳色美。血气皆少则耳焦恶色。手少阳之下，血气盛则手卷多肉以温。血气皆少则寒以瘦。气少血多则瘦以多脉。

手太阳之上，血气盛则多须，面多肉以平。血气皆少则面瘦恶色。手太阳之下，血气盛则掌肉充满，血气皆少则掌瘦以寒。以上论手足三阳之血气，各循本经之部分，充肤热肉，淡渗皮毛，肥腠理，濡筋骨，以养二十五变之形也。以下论二十五人刺约，今另录《审治门》。又按：五音之人血气不足者，当调谓之以五谷五畜五果之五味。《五音五味》①曰："右徵与少徵，调右手太阳上。左商与左徵，谓左手阳明上。少徵与太宫，调左手阳明上。右角与太角，调右足少阳下。太徵与少徵，调左手太阳上。众羽与少羽，调右足太阳下。少商与右商，调右手太阳下。桎羽与众羽，调右足太阳下。少宫与太宫，调右足阳明下。判角与少角，调右足少阳下。钛商与上商，调右足阳明下。钛商与上角，调左足太阳下。上徵与右徵同。谷麦，畜羊，果杏，手少阴，藏心，色赤，味苦，时夏。上羽与太羽同。谷大豆，畜彘，果栗，足少阴，藏肾，色黑，味咸，时冬。上宫与太宫同。谷稷，畜牛，果枣，足左阴，藏脾，色黄，味甘，时季夏。上商与右商同。谷黍，畜鸡，果桃，手太阴，藏肺，色白，味辛，时秋。上角与太角同。谷麻，畜犬，果李，足厥阴，藏肝，色青，味酸，时春。太宫与上角，同右足阳明上。左角与太角，同左足阳明上。少羽与太羽，同右足太阳下。左商与右商，同左手阳明上。加宫与太宫，同左足少阳上。质判与太宫，同左手太阳下。判角与太角，同左足少阳下。太羽与太角，同右足太阳上。太角与太宫，同右足少阳上。右徵少徵质徵上徵判徵。右角钛角上角太角判角。右商少商钛商上商左商。少宫上宫太宫加宫左宫。众羽桎羽上羽太羽少羽。"以上文字错综，学者以意会之。又按：《五音五味篇》曰："夫人之常数，太阳常多血少气，少阳常多气少血，阳明常多血多气，厥阴常多气少血，少阴常多气少血，太阴常多血少气，此天之常数也。"此盖言五音五变之人，血气多少之常数，非言人身经络中血气多少之数也，故与《九针论》及《素问·血气形态篇》所载不同。

① 五音五味篇：即《灵枢·五音五味》。

视颜色鬓眉 《灵枢·五音五味》

是故圣人视其颜色，黄赤者多热气，青白者少热气，黑色者多血少气。美眉者太阳多血，通髯极须者少阳多血，美须者阳明多血。此其时然也。此黄帝之言也。

气之滑涩血之清浊 《灵枢·逆顺肥瘦》

［批］口三。岐伯曰篇首黄帝问辞未录：圣人之为道者，上合于天，下合于地，中合于人事。必有明法，以起度数，法式捡押，乃后可传焉。故匠人不能释尺寸而意短长，废绳墨而起平水也。工人不能置规而为圆，去矩而为方。知用此者，固自然之物，易用之教，逆顺之常也。数，去声。捡，居奄切，音蒹，上声。押，乌甲切，音压。易，去声。水准也，准平物也。此者指针道也。黄帝曰：愿闻自然奈何？天地之道，出于自然，不待免①强，虽幽远难明，然不出乎规矩方圆之外。岐伯曰：临深决水，不用工力而水可竭也。不用工力造化自然也。本篇下文黄帝曰：临深决水奈何？岐伯曰：血清气浊疾泻之则气竭焉。循掘决冲而经可通也。下文黄帝曰：循掘决冲奈何？岐伯曰：血浊气涩疾泻之则经可通也。［批］气之滑涩，血之清浊。此言气之滑涩，血之清浊，行之逆顺也。医者无论用针用药皆当深究斯道。

黄帝曰：愿闻人之白黑肥瘦小长，各有数乎？岐伯曰：年质壮大，血气充盈，肤革坚固。《经》有"因加以邪，刺此者，深而留之"二句，未录。本辑凡论针刺者，都不录。因未得专科秘授，恐学者按图索骥而反致误耳。

［批］肥人。此肥人也。广肩腋项，肉薄皮厚而黑色，唇临

---

① 免：当作"勉"。《古今韵会举要·铣部》："勉，通作'免'。"《黄帝内经素问集注》作"勉"。

临然，其血黑以浊，其气涩以迟，其为人也，贪于取与。临，大也。《经》有"刺此者，深而留之，多益其数也"，及"黄帝曰：刺瘦人奈何？岐伯曰"等句。

[批] 瘦人。**瘦人者，皮薄色少，肉廉廉然，薄唇轻言，其血清气滑，易脱于气，易损于血。**易，去声。廉，清也，洁不滥浊也。《经》有"刺此者，浅而疾之。黄帝曰：刺常人奈何？岐伯曰：视其白黑，各为调之"等句。

[批] 常人。**其端正敦厚者，其血气和调。**《经》有"刺此者，无失常数也。黄帝曰：刺壮士真骨者奈何？岐伯曰"等句。

[批] 壮士。**壮士真骨，**年壮之士，得天真之完固也。"壮士"上，《经》有"刺"字，今删。**坚肉缓节，监监然。**《康熙字典》：监监，如金之监而明察也。**此人重则气涩血浊，**《经》有"刺此者，深而留之，多益其数"二句。**劲则气滑血清。**《经》有"刺此者，浅而疾之。黄帝曰：刺婴儿奈何？岐伯曰"等句。

[批] 婴儿。**婴儿者，其肉脆，血少气弱。**脆，此芮切，音毳。《经》有"刺此者，以毫针浅深刺"二问答，已见前注中，不录。"脉行之逆顺"另录经络门。

持诊之道 《素问·方盛衰论》

上文许多，今录病机门气多少逆皆为厥条

诊有十度，度人脉度，藏度，肉度，筋度，俞度。阳阴气尽，人病自具。脉动无常，散阴颇阳。脉脱不具，诊无常行。诊必上下，度民君卿。受师不卒，使术不明。不察逆从，是为妄行。持雌失雄，弃阴附阳。不知并合，诊故不明。传之后世，反论自章。度，依吴注，惟"度人度民之度，入声，余去声"依张注，并入声。俞，当作腧，腧，音输，去声。颇，音坡。吴鹤皋曰：十度，脉、藏、肉、筋、俞，五度各二也。张隐庵曰：十度者，度人脉，度藏，度肉，度筋，度俞，度阴阳气，度上下，度民，度君，度卿也。度人脉者，度人合天地而成三部九候也。度藏者，度五藏之奇恒逆从也。度肉者，度人之形与气相任则寿，不相任则夭，皮与肉相果则寿，不相果则夭，如病而形肉脱者死。度筋者，手足三阴三阳之筋，各有所起，经于形身，病则宜用燔针劫刺也。度俞者，五藏五俞，五五二十五俞，六府①六俞，六六三十六俞，经脉十二，络脉十五，凡二十七气，以上下所出为井，所溜为荣，所注为俞，所行为经，所入为合，二十七气所行，皆在五俞也。度阴阳气者，度藏府表里阴阳之气也。尽者，谓尽此法而人病自具也。脉来不常其状，阴阳散乱偏颇，此病在情志，是以阴阳莫测也。脉脱或不具，必问而后得之也②。度上下者，度气之通于天，病之变化也。度民者，度其尝富后贫，暴乐暴苦也。度君者，度王公大人骄恣纵欲，禁之则逆其志，顺之则加其病，当告之以其败，语之以其善，导之以其所便，开之以其所苦，人之情莫不恶死而乐生，恶有不听者乎? 度卿者，度其尝贵后贱，封君败伤，故贵脱势，及欲侯王也。

至阴虚，天气绝。至阳盛，地气不足。阳者，天气也，主外。阴者，地气也，主内。阳气生于精水，故阴精虚于下，则在上之天气亦绝，阳气盛于外，则在内之阴精必亏甚，言阴阳之不可偏颇也。阴阳并交，至人之所行。阴阳并交者，阳气先至，阴气后至。阳生而阴长，四时之气，始于一阳初动。邵子③之诗曰:"冬至子之半，天心无改移。一阳初动处，万物未生时。元酒味方淡，太音声正稀。此言如不信，请更问庖牺④。"即此义也。至人者，淳德全道，和于阴

---

① 六府:《黄帝内经素问集注》作"六藏"。

② 脉来不常……后得之也:《黄帝内经素问集注》作"脉动无常，散在阴而又颇在阳，此病在情志，是以阴阳莫测。脉脱不具，必问而后得之"。

③ 邵子:即邵雍，北宋哲学家。其《冬季咏复卦诗》曰:"冬至子之半，天心无改移。一阳初动处，万物未生时。玄酒味方淡，太音声正希。此言如不信，更请问疱牺。"

④ 冬至子之半……请更问庖牺:见邵雍《冬季咏复卦诗》。庖牺，伏羲氏。

阳，调于四时。是以圣人持诊之道，先后阴阳而持之，奇恒之势乃六十首，诊合微之事，追阴阳之变，章五中之情，其中之论，取虚实之要，定五度之事，知此乃足以诊。是以切阴不得阳，诊消亡。得阳不得阴，守学不湛。知左不知右，知右不知左，知上不知下，知先不知后，故治不久，湛，文减切，深也，澄也。知丑知善，知病知不病，知高知下，知坐知起，知行知止，用之有纪，诊道乃具，万世不殆。

起所有余，知所不足，度事上下，脉事因格。是以形弱气虚，死。形气有余，脉气不足，死。脉气有余，形气不足，生。是以诊有大方，坐起有常，出入有行，以转神明，必清必净，上观下观，司八正邪，别五中部，按脉动静，循尺滑涩，寒温之意，视其大小，合之病能逆从以得，复知病名，诊可十全，不失人情。故诊之，或视息视意，故不失条理，道甚明察，故能长久。不知此道，失经绝理，亡言妄期，此谓失道。以上皆黄帝命雷公之言。

揆度奇恒《素问·玉版论要篇》

黄帝问曰：余闻揆度奇恒，所指不同，用之奈何？度，音铎，下同。岐伯对曰：揆度者，度病之浅深也。奇恒者，言奇病也。请言道之至数。五色脉变，揆度奇恒，道在于一。神转不回，回则不转，乃失其机。至数之要，迫近以微，着之玉版，命曰合玉机。

容色见上下左右，各在其要。其色见浅者，汤液主治，十日已①。其见深者，必齐主治，二十一日已。其见大深者，醪②

---

① 十日已：十日可愈。已，止，罢了。
② 醪：醪醴，熟谷之液，此谓药酒也。

酒主治，百日已。醪，音劳。色夭面脱，不治，百日尽已。夭，同殀。脉短气绝死，病温虚甚死。色见上下左右，各在其要。上为逆，下为从。女子右为逆，左为从。男子左为逆，右为从。易①，重阳死，重阴死。阴阳反他，治在权衡相夺，奇恒事也，揆度事也。

搏脉痹躄，寒热之交，躄，音辟。脉孤为消气，虚泄为夺血。孤为逆，虚为从。行奇恒之法，以太阴始。行所不胜曰逆，逆则死。即回则不转。行所胜曰从，从则活。即神转不回也。八风四时之胜，终而复始，逆行一过，不复可数，论要毕矣。

揆度奇恒 《素问·病能论》

所谓深之细者，其中手如针也，摩之切之。聚者坚也，博者大也。中，去声。此论切求奇恒之脉法也。《上经》者，言气之通天也。《下经》者，言病之变化也。《金匮》者，决死生也。张隐庵曰：上经者，谓《上古天真》《生气通天》至《六节藏象》《藏气法时》诸篇，论人之藏府阴阳，地之九州九野，其气皆通于天气。下经者，谓《通评虚实》以下至于《脉解》诸篇，论疾病之变化。金匮者，如《金匮真言》《脉要精微》《平人气象》诸篇，论脉理之要妙，以决死生之分，藏之金匮，非其人勿教，非其真勿授，故曰金匮者，所以决死生也。按《本经》以七七四十九篇为上下经，后坿②论刺论穴，论五运六气，五过四失。如《易》之以八八六十四卦分上下经，而后附《系辞》《说卦》诸篇之义。张兆璜曰：按《新校正》云，晋皇甫士安序《甲乙经》云《素问》亦有亡失，隋人全元

---

① 易：男女左右反易。
② 坿：据下文"后附《系辞》《说卦》诸篇之义"，意同，疑当作"附"。

起注本亦无七卷①。唐时王冰以《天元纪大论》《五运行论》《六微旨论》《气交变论》《五常政论》《六元政纪论》《至真要论》七篇乃《阴阳大论》之文，取以补所亡之卷，是以上经下经之说不合八十一篇之平分也。《揆度》者，切度之也。《奇恒》者，言奇病也。所谓奇者，使奇病不得以四时死也。恒者，得以四时死也。所谓揆者，方切求之也，言切求其脉理也。度者，得其病处，以四时度之也。度，并音铎。

---

① 七卷：《黄帝内经素问集注》作"第七卷"。

卷之五

运 气

六六之节九九制会　五运更立各有所胜《素问·六节藏象论》

黄帝问曰：余闻天以六六之节，以成一岁，六甲一周，谓之一节。六六三百六十日成岁。人以九九制会，九窍九藏会合，生五气三之数。计人亦有三百六十五节，以为天地久矣。不知其所谓也？言人亦有六六之节，以应天六六之数。岐伯对曰：昭乎哉问也，请遂言之。夫六六之节，九九制会者，所以正天之度，气之数也。天度者，所以制日月之行也；气数者，所以纪化生之用也。在天而六六，在地、在人而九九，皆阴阳气化之用。天为阳，地为阴；日为阳，月为阴；行有分纪，日月之行，有分野纪度，周有道理，日月之周天，有南道、北道之理路。日行一度，月行十三度而有奇焉，故大小月三百六十五日而成岁，积气余而盈闰矣。奇，音羁。历法，周天三百六十五度四分度之一，左旋于地，一昼一夜则其行一周而又过一度。日月皆右行于天，一昼一夜则日行一度，月行十三度十九分度之七。故曰：有奇也。故日一岁而一周天，月二十九日有奇，而一周天以二十九日有奇，故有大月小月也。每岁朔虚五日有奇，故止三百五十四日；又气盈五日有奇，合气盈朔虚而闰生焉。故每岁连闰，共计三百六十五日有奇也。《汉·律志》云：日月五星，从西而循天东行，天道从东西行，一昼一夜，日月随天西转一周，如蚁行磨上，磨转一回，而日过往东行止一度，月从西而东行十三度，故月行疾，而一月与日一会而一周天。是以每岁冬至夏至，日行有南道北道之分；每月上弦下弦，而月有南道北道之分也①。

---

① 明五星……水道之分也：语出张志聪《黄帝内经素问·六节藏象论》。

立端于始，表正于中，推余于终，而天度毕矣。立端，竖端正之木以正天表也。上古树八尺之□①度，其日出入之影以正东西，参日中之影与极星以正南北，以周天三百六十五度之余四分度之一。推日月行度之有奇，气盈五日之有余，朔虚五日之有余，推而算之，以终一岁之数，以终天道之周。

帝曰：余已闻天度矣，愿闻气数何以合之？岐伯曰：天以六六为节，地以九九制会，天有十日，日六竟而周甲，甲六复而终岁，三百六十日法也。夫自古通天者，生之本，本于阴阳，其气九州九窍，皆通乎天气，言地之九九、人之九九，通乎天之六六者也。故其生五，其气三，十干化生五行，五行生三阴三阳之气。三而成天，三而成地，三而成人，三而三之，合则为九，九分为九野，九野为九藏，合九九、六六之气数也。如是。故形藏四，神藏五，合为九藏以应之也。形藏者，藏有形之物，胃与大肠、小肠、膀胱也。神藏者，藏五藏之神，心肝脾肺肾也。各家注释皆以"一头角、二耳目、三口齿、四胸中"为形藏，于义不合。今从张隐庵注。

帝曰：余已闻六六之节②、九九之会也，夫子言积气盈闰，十五日为一气，每一气盈二十一刻，合气盈朔虚而生闰。愿闻何谓气？请夫子发蒙解或③焉。经文有"岐伯曰：此上帝所秘，先师传之也。帝曰：请遂言之"等句未录。岐伯曰：五日谓之候，候，物气之生长变化也。岁凡七十二候：立春节初五日，东风解冻，次五日蛰虫始振，后五日鱼陟负冰；雨水五日獭祭鱼，次五日候雁北，后五日草木萌动；惊蛰五日桃始华，次五日仓庚鸣，后五日鹰化为鸠；春

---

① □：底本漫漶不清，凝为"臬"。
② 之节：《素问》无此二字。
③ 或：《素问》作"惑"，"或"同"惑"。

分五日元鸟至，次五日雷乃发声，后五日始电；清明五日桐始华，次五日田鼠化为鴽①，后五日虹始见；谷雨五日萍始生，次五日鸤鸠②拂其羽，后五日戴胜③降于桑；立夏五日蝼蝈鸣，次五日蚯蚓出，后五日王瓜生；小满五日苦菜秀，次五日靡草死，后五日麦秋至；芒种五日螳螂生，次五日鵙④始鸣，后五日反舌无声；夏至五日鹿角解，次五日蜩始鸣，后五日半夏生；小暑五日温风至，次五日蟋蟀居壁，后五日鹰始挚；大暑五日腐草为萤，次五日土润溽暑，后五日大雨时行；立秋五日凉风至，次五日白露降，后五日寒蝉鸣；处暑五日鹰乃祭鸟，次五日天地始肃，后五日禾乃登；白露五日鸿雁来，次五日元鸟归，后五日群鸟养羞；秋分五日雷始收声，次五日蛰虫坏户，后五日水始涸；寒露五日鸿雁来宾，次五日雀入大水为蛤，后五日菊有黄华；霜降五日豺乃祭兽，次五日草木黄落，后五日蛰虫咸俯；立冬五日水始冰，次五日地始冻，后五日雉入大水为蜃；小雪五日虹藏不见，次五日天气上升，地气下降，后五日闭塞而成冬；大雪五日鹖鴠⑤不鸣，次五日虎始交，后五日荔挺出；冬至五日蚯蚓结，次五日麋角解，后五日水泉动；小寒五日雁北乡，次五日鹊始巢，后五日雉雊；大寒五日鸡乳，次五日征鸟厉疾，后五日水泽腹坚。**三候谓之气岁凡二十四气，六气谓之时，四时谓之岁，而各从其主治焉。五运相袭，而皆治之。**一岁之中，既各从四时、二十四气、七十二候之主治，又皆从五运主岁之所治。五运者，甲己之岁，土运主之；乙庚之岁，金运主之；丙辛之岁，水运主之；丁壬之岁，木运主之；戊癸之岁，火运主之。递相沿袭，五岁一周而复始。**终朞之日，周**

① 鴽（rú 如）：鹌鹑一类的小鸟。
② 鸤（shī 诗）鸠：布谷鸟。
③ 戴胜：鸟名，别名"花和尚""臭咕咕"。
④ 鵙（jú 局）：伯劳鸟。
⑤ 鹖鴠：鸟名，俗称"寒号虫"。

而复始，时立气布，如环无端，候亦同法。蕃，音姬。故曰：不知年之所加，气之盛衰，虚实之所起，不可以为工矣。每岁有六气之加临，五运之太过不及，而乘侮胜复因之而起。

帝曰：五运终始，如环无端，其太过不及何如？岐伯曰：五气更立，各有所胜，盛虚之变，此其常也。更，平声。五运始于甲己化土，土生金，金生水，水生木，木生火，火复生土。五岁而右迁，然五行所主之岁各有太过不及。太过之年则己胜，不及之年则彼胜。若所胜之气，不务其德则反虚其本位而复受乘侮。帝曰：平气何如？岐伯曰：无过者也。《经》有"帝曰：太过不及奈何？岐伯曰：在经有也"十五字未录。帝曰：何谓所胜？岐伯曰：春胜长夏，长夏胜冬，冬胜夏，夏胜秋，秋胜春，所谓得五行时之胜，各以气命其藏。鹤皋曰：长夏者，六月也。土生于火，长在夏中。帝曰：何以知其胜？岐伯曰：求其至也，皆归始春，春为气之始至，则天必温和，运太过则至先，运不及则至后，运非有余、非不足，是谓正岁，其至当其时也。未至而至，此谓太过，则薄所不胜，而乘所胜也。如木太过，则薄己所不胜之金，而乘侮己所胜之土也。余同。命曰气淫不分。气至谓之至，气分谓之分。至则气同，分则气异。言所主岁运之气太过，淫胜而不分。邪僻内生，工不能禁。太过者暴，不及者徐。暴者为病甚，徐者为病持。至而不至，此谓不及，则所胜妄行，而所生受病，所不胜薄之也，命曰气迫。如岁木不及则己所胜之土气妄行，而所生我之水气受病，己所不胜之金气薄而侮之。所谓求其至者，气至之时也。求其四时之气应至而至之时。谨候其时，气可与期。春可期而温，夏可期而热，秋可期而凉，冬可期而寒，失时反候，五治不分，邪僻内生，工不能禁也。申明气淫不分之义。

帝曰：有不袭乎？岐伯曰：苍天之气，不得无常也。五运虽五岁一周，然一岁之内，木承水而王于春，火承木而王于夏，土承火而王于长夏，金乘土而王于秋，木承金而旺于冬。五运之气，亦交相沿袭而主治。气之不袭，是谓非常，非常则变矣。四时代序，自有经常。然五运之气有德化政令变异灾眚①之不同，不袭则变为民病之灾眚。帝曰：非常而变奈何？岐伯曰：变至则病，所胜则微，所不胜则甚，因而重感于邪则死矣。故非其时则微，当其时则甚也。我克者为微邪，克我者为贼邪。

五胜更立《素问·宝命全形论》

岐伯曰：木得金而伐，火得水而灭，土得木而达，金得火而缺，水得土而绝，万物尽然，不可胜竭。胜竭之胜，平声。张注：五行有胜克，有制化，举四者之胜克土亦有胜克矣，举一者之制化，可类推于四旁矣。本文无"五胜更立"字样，借上文以当题也。隐庵曰：五胜，五行之胜克也；更立者，言五行之有胜制，胜则贼害，制则生化。万物尽然，不可胜竭也。按：《渊海论·五行生克制化各有所喜所害例》②曰：金旺得火方成器皿，火旺得水方成相济，水旺得土方成池沼，土旺得木方能疏通，木旺得金方成栋梁。金赖土生，土多金埋；土赖火生，火多土焦；火赖木生，木多火炽；木赖水生，水多木漂；水赖金生，金多水浊。金能生水，水多金沉；水能生木，木盛水缩；木能生火，火多木焚；火能生土，土多火晦；土能生金，金多土变。金能克木，木坚金缺；木能克土，土多木折；土能克水，水多土流；水能克火，火多水蒸；火能克金，金多火熄。金衰遇火，必见消镕，火弱逢水，必为熄灭；水弱逢土，必为淤塞；土衰遇木，必遭倾陷；木弱逢金，必为砍斫。强金得水，方挫其锋；强水得

---

① 灾眚：灾害也。
② 渊海论：系《渊海子平》，为中国流传较广、影响较大的命理学著作，宋代徐升根据当时著名的命理学家徐子平的批命方法记录而成。

木，方泄其势；强木得火，方化其顽；强火得土，方止其焰；强土得金，方制其害。

天元纪 《素问·天元纪大论》

黄帝问曰：天有五行，御五位，以生寒、暑、燥、湿、风；人有五藏，化五气，以生喜、怒、思、忧、恐。论言五运相袭而皆治之，终期之日，周而复始，余已知之矣，愿闻其与三阴三阳之候奈何合之？

［批］五运阴阳。鬼臾区稽首再拜对曰：昭乎哉问也！稽，音启。夫五运阴阳者，天地之道也，万物之纲纪，变化之父母，生杀之本始，神明之府也，可不通乎！故物生谓之化，物极谓之变，阴阳不测谓之神，神用无方谓之圣。孔子曰：知变化之道者，其知神之所为乎？金西铭①曰：神以运用言，圣以功业言。

［批］变化之用。夫变化之为用也，在天为玄。黑而有黄色者为玄，又理之微妙者为玄。在人为道，道，理也，众妙皆道也，合三才万物共由者也。在地为化。阴阳运行自有而无，自无而有，万物生息则为化，化生五味，万物之有情有性者，莫不具五行之气味。道生智无所不知谓之智，玄生神。神者，变化之极，妙万物而为言，不可以形诘。神在天为风，在地为木；在天为热，在地为火；在天为湿，在地为土；在天为燥，在地为金；在天为寒，在地为水。故在天为气，在地成形，形气相感而化生万物矣。然天地者，万物之上下也，左右者，阴阳之道路也，水火者，阴阳之征兆也，金木者，生成之终始也。气有多少，形有盛衰，上下相召，而损益彰矣。

---

① 金绍文：字西铭，张志聪门人。语出张志聪《黄帝内经素问·天元纪大论》。

帝曰：愿闻五运之主时也何如？鬼臾区曰：五气运行，各终期日，非独主时也。帝曰：请闻其所谓也。鬼臾区曰：臣积考《太始天元册》文曰：太虚寥廓，空元之境，大而无际。肇基化元始立造化之本，万物资始，五运终天，万物皆资元而始生，五行终天运而无已。布气真灵人与万物各具真灵，总统坤元，地居天之中，天包地之外。九星悬朗，天蓬、天芮、天冲、天辅、天禽、天心、天任、天柱、天英。七曜周旋，日月五星，虞书谓之七政。曰阴曰阳，曰柔曰刚，幽显既位，寒暑弛张，生生化化，品物咸章。臣斯十世，此之谓也。可见鬼臾区亦自祖传。

[批] 气有多少，形有盛衰。帝曰：善。何谓气有多少，形有盛衰？鬼臾区曰：阴阳之气各有多少，故曰三阴三阳也。太阳、少阳、少阴运行先天而主有余，阳明、太阴、厥阴运行后天而主不足。形有盛衰，谓五行之治，各有太过不及也。甲年土运太过，己年土运不及；乙年金运不及，庚年金运太过；丙年水运太过，辛年水运不及；丁年木运不及，壬年木运太过；戊年火运太过，癸年火运不及。故其始也，有余而往，不足随之，不足而往，有余从之，知迎知随，气可与期。天干始于甲，地支始于子，如甲年之土运太过，则乙年之金运不及随之；子年之少阴有余，则丑年之太阴不足随之；如乙年之金运不及，则丙年之水运有余从之；丑年之太阴不足，则寅年之少阳有余从之。应天为天符，承岁为岁直，三合为治。天符者，土运之岁，上见太阴；火运之岁，上见少阳、少阴；金运之岁，上见阳明；木运之岁，上见厥阴；水运之岁，上见太阳。乃五运之气与司天之气相符，故为天符。岁直，岁会也。谓木运临卯，火运临午，土运临四季，金运临酉，水运临子乃地支。主岁，与五运主岁，五行之气正直会合，故曰岁会。三合者，谓司天之气、五运之气、主岁之气，三者相合。又名太一天符。此皆平气之年，无太过不及者也。

[批]上下相召。帝曰：上下相召奈何？鬼臾区曰：寒暑燥湿风火，天之阴阳也，三阴三阳上奉之。木火土金水火，地之阴阳也，生长化收藏下应之。天以阳生阴长，地以阳杀阴藏。天有阴阳，地亦有阴阳。《经》有"木火土金水火，地之阴阳也，生长化收藏"十六字删去。故阳中有阴，阴中有阳。所以欲知天地之阴阳者，应天之气，动而不息，故五岁而右迁自甲至己，应地之气，静而守位，故六期而环会子至午，动静相召，上下相临，阴阳相错，而变由生也。

[批]上下周纪有数。帝曰：上下周纪，其有数乎？鬼臾区曰：天以六为节，地以五为制，周天气者，六期为一备；终地纪者，五岁为一周。君火以明，相火以位，相火之相，去声。言六气有二火者然也。五六相合，而七百二十气为一纪，凡三十岁；千四百四十气，凡六十岁而为一周，不及太过，斯皆见矣。十五日为一气。《经》有帝曰"夫子之言，上终天气，下毕地纪，可谓悉矣。余愿闻而藏之，上以治民，下以治身，使百姓昭著，上下和亲，德泽下流，子孙无忧，传之后世，无有终时，可得闻乎？鬼臾区曰"六十五字未录。至数之机，迫迮以微，其来可见，其往可追，敬之者昌，慢之者亡。无道行私，必得天殃，谨奉天道，请言真要。迮，侧格切。《经》有"帝曰：善言始者，必会于终，善言近者，必知其远，是则至数极而道不惑，所谓明矣。愿夫子推而次之，令有条理，简而不匮，久而不绝，易用难忘，为之纲纪。至数之要，愿尽闻之。鬼臾区曰：昭乎哉问！明乎哉道！如鼓之应桴，响之应声也"八十八字未录。

[批]五运。臣闻之：甲己之岁，土运统之；乙庚之岁，金运统之；丙辛之岁，水运统之；丁壬之岁，木运统之；戊癸之岁，火运统之。

［批］六元。帝曰：其于三阴三阳，合之奈何？鬼臾区曰：子午之岁，上见少阴；丑未之岁，上见太阴；寅申之岁，上见少阳；卯酉之岁，上见阳明；辰戌之岁，上见太阳；巳亥之岁，上见厥阴，少阴所谓标也，厥阴所谓终也。厥阴之上，风气主之；少阴之上，热气主之；太阴之上，湿气主之；少阳之上，相火主之；阳明之上，燥气主之；太阳之上，寒气主之。所谓本也，是谓六元。"帝曰：光乎哉道！明乎哉论！请著之玉版，藏之金匮，署曰《天元纪》"二十四字未录。

五运行《素问·五运行大论》

岐伯曰：此句上有"黄帝坐明堂，始正天纲，临观八极，考建五常，请天师而问之曰：论言'天地之动静，神明为之纪；阴阳之升降，寒暑彰其兆'。余闻五运之数于夫子，夫子之所言，正五气之各主岁尔，首甲定运，余因论之。鬼臾区曰：土主甲己，金主乙庚，水主丙辛，木主丁壬，火主戊癸。子午之上，少阴主之；丑未之上，太阴主之；寅申之上，少阳主之；卯酉之上，阳明主之；辰戌之上，太阳主之；巳亥之上，厥阴主之。不合阴阳，其故何也"一百五十六字，下有"是明道也，此天地之阴阳也"十一字均未录。夫数去声之可数上声者，人中之阴阳也，然所合，数去声之可得者也，即其生五，其气三，三而成天，三而成地，三而成人，三而三之，合则为九，九分为九野，九野为九藏，以应天六六之节之数也。夫阴阳者，数上声之可十，推川锥切之可百，数之可千，推之可万。天地阴阳者，不可①以数推，以象之谓也。言可以象推之。象，即下文丹、黅、苍、素、玄之象。

帝曰：愿闻其所始也。岐伯曰："昭乎哉问也"五字未录。臣

---

① 可：《素问》无此字。

览《太始天元册》文，丹天之气，经于牛女戊分；牛女在癸度，戊癸合化火。黅天之气，经于心尾己分；黅，音金。黅，黄色也。心尾在甲度，甲己合化土。苍天之气，经于危室柳鬼；危室在壬度，柳鬼在丁度，丁壬合化水。素天之气，经于亢氐昴毕；亢，音抗；氐，音低；昴，音卯。亢氐在乙度，昴毕在庚度，乙庚合化金。玄天之气，经于张翼娄胃。娄，音楼。张翼在丙度，娄胃在辛度，丙辛合化水。所谓戊己分者，奎壁角轸，则天地之门户也。奎壁在乾方，角轸在巽方，《遁甲经》曰：六戊为天门，六己为地户①。夫候之所始，道之所生，不可不通也。五行之化运，始于五方之天象，天地阴阳之道，自此而生。

帝曰：善。论言天地者，万物之上下，左右者，阴阳之道路，未知其所谓也。上谓司天，下谓在泉。左右者，间气也。岐伯曰：所谓上下者，岁上下见阴阳之所在也。左右者，诸上见厥阴，左少阴，右太阳；见少阴，左太阴，右厥阴；见太阴，左少阳，右少阴；见少阳，左阳明，右太阴；见阳明，左太阳，右少阳；见太阳，左厥阴，右阳明。所谓面北而命其位，言其见也。

帝曰：何谓下？岐伯曰：厥阴在上，则少阳在下，左阳明，右太阴；少阴在上，则阳明在下，左太阳，右少阳；太阴在上，则太阳在下，左厥阴，右阳明；少阳在上，则厥阴在下，左少阴，右太阳；阳明在上，则少阴在下，左太阴，右厥阴；太阳在上，则太阴在下，左少阳，右少阴。所谓面南而命其位，言其见也。上下相遘、寒暑相临，气相得则和，不相得则病。遘，音姤。司天在泉之气，则上下相遇。左右间气之气，则四时加临。然

---

① 遁甲经……六己为地户：系王冰引注。《遁甲经》：古代术数书籍。

加临之六气与主时之六气有相得、不相得。

帝曰：气相得而病者何也？岐伯曰：以下临上，不当位也。
吴注：以子临母也。张注：相火加临于君火之上，是为下临上。

帝曰：动静何如？岐伯曰：上者右行，下者左行，左右周天，余而复会也。《经》有"帝曰：余闻鬼臾区曰，应地者静。今夫子乃言下者左行，不知其所谓也，愿闻何以生之乎？岐伯曰"三十七字未录。天地动静，五行迁复，《经》有"虽鬼臾区其上候而已，犹不能遍明"十四字未录。夫变化之用，天垂象，地成形，七曜纬虚，五行丽地；地者，所以载生成之形类也。虚者，所以列应天之精气也。形精之动，犹根本之与枝叶也。仰观其象，虽远可知也。

帝曰：地之为下否乎？岐伯曰：地为人之下，太虚之中者也。帝曰：冯乎？冯，音凭。问地有所凭著否。岐伯曰：大气举之也。赖气以举之，无所凭依也。按《天文志》云："言天体者三家，一曰浑天，二曰周髀，三曰宣夜。宣夜绝无师说，不知其状如何。周髀之术，以为天似覆盆，盖以斗极为中，中高而四边下，日月傍行，绕之日近而见之为昼，日远而不见为夜。蔡邕以为'考验天象，多所违失'，浑天说曰：'天之形状似鸟卵，地居其中，天包地外，犹卵之裹黄，圆如弹丸，故曰浑天。'"言其形体浑浑然也。其术以为天半覆地上，半在地下。其天居地上，见者一百八十二度半，居地下亦然。北极出地上三十六度，南极入地下亦三十六度，而崇高正当天之中极，是浑天之说，本之《素问》者也①。燥以乾之，暑以蒸之，风以动之，湿以润之，寒以坚之，火以温之。乾，音干。下同。故风寒在下，燥热在上，湿气在中，火游行其间，寒暑六入，故令虚而生化也。故燥胜则地干，暑胜则地热，风胜则

<hr>

① 天文志……素问者也：语出张志聪《黄帝内经素问集注·五运行大论》。

地动，湿胜则地泥，寒胜则地裂，火胜则地固矣。

帝曰：天地之气，何以候之？岐伯曰：天地之气，胜复之作，不形于诊也。《脉法》曰：天地之变，无以脉诊，此之谓也。五运六气淫胜，郁复变而为民病者，非诊候之可知。欲知伏气之病，当以意候之。候今月之内，有何气之不和，则知民有伏气之病矣。于伏之气复发而民病始作，然后发现于脉。

帝曰：间气何如？岐伯曰：随气所在，期于左右。间气者，加临之六气也。以上之左右、下之左右兼于其间，共为六气，故曰间气。每一气加临于四时之中，各主六十日。帝曰：期之奈何？岐伯曰：从其气则和，违其气则病，客胜从，主胜逆。不当其位者病即以下临上也，迭移其位者病，如寒水加临而反热，二火加临而反寒，本位之气互相更迭，气之反也。失守其位者危，如丑未岁，太阴司天，则初之客气、主气并主厥阴风木，而清肃之气乘所不胜而侮之，是金气失守其位矣。至五之气阳明，秋金主气而本位反虚，风木之子气复仇，火热烁金，则为病甚危，所谓侮反受邪。尺寸反者死，南政、北政之岁有寸不应、尺不应之分。如当不应者而反应之，是为寸尺相反。阴阳交者死。南北政之岁，有左右尺寸之不应。盖左为阳，右为阴，寸为阳，尺为阴，如阴阳交相应者死也。先立其年，以知其气，左右应见，然后乃可以言死生之逆顺。自"帝问：论言天地者，万物之上下"至此，皆言六气。徐振公①曰：五六相合而后成岁，故论五运篇中而兼论六气②。

帝曰：寒暑燥湿风火，在人合之奈何？其于万物何以生化？岐伯曰：东方生风，风生木，木生酸，酸生肝，肝生筋，筋生

---

① 徐振公：即徐开先，字振公，张志聪同学。

② 五六相合……兼论六气：语出《黄帝内经素问集注·五运行大论》，原注于"论言天地者，万物之上下，……未知其所谓也"文后。

心。其在天为玄，在人为道，在地为化。化生五味，道生智，玄生神，化生气。神在天为风，在地为木，在体为筋，在气为柔，在藏为肝。其性为暄，其德为和，其用为动，其色为苍，其化为荣，其虫毛，其政为散，其令宣发，其变摧拉，其眚为陨，其味为酸，其志为怒。怒伤肝，悲胜怒；风伤肝，燥胜风；酸伤筋，辛胜酸。拉，音腊；眚，音生，上声。陨，音殒。性者，五行之性也。德化者，气之祥也；政令者，气之章也；变眚者，气之易也；用者，体之动也。

南方生热，热生火，火生苦，苦生心，心生血，血生脾。其在天为热，在地为火，在体为脉，在气为息，在藏为心。其性为暑，其德为显，其用为躁，其色为赤，其化为茂，其虫羽，其政为明，其令郁蒸，其变炎烁，其眚燔焫，其味为苦，其志为喜。喜伤心，恐胜喜；热伤气，寒胜热；苦伤气，咸胜苦。焫，音藐。

中央生湿，湿生土，土生甘，甘生脾，脾生肉，肉生肺。其在天为湿，在地为土，在体为肉，在气为充，在藏为脾。其性静兼，其德为濡，其用为化，其色为黄，其化为盈，其虫倮，其政为谧，其令云雨，其变动注，其眚淫溃，其味为甘，其志为思。思伤脾，怒胜思；湿伤肉，风胜湿，甘伤脾，酸胜甘。倮，音裸；谧，音蜜；溃，音绘。倮虫，肉体之虫，无毛羽鳞甲者。谧，静也。

西方生燥，燥生金，金生辛，辛生肺，肺生皮毛，皮毛生肾。其在天为燥，在地为金，在体为皮毛，在气为成，在藏为肺。其性为凉，其德为清，其用为固，其色为白，其化为敛，其虫介，其政为劲，其令雾露，其变肃杀，其眚苍落，其味为辛，其志为忧。忧伤肺，喜胜忧；热伤皮毛，寒胜热；辛伤皮毛，苦胜辛。

北方生寒，寒生水，水生咸，咸生肾，肾生骨髓，髓生肝。其在天为寒，在地为水，在体为骨，在气为坚，在藏为肾。其性为凛，其德为寒，其用为藏①，其色为黑，其化为肃，其虫鳞，其政为静，其令霰雪②，其变凝冽，其眚冰雹，其味为咸，其志为恐。恐伤肾，思胜恐；寒伤血，燥胜寒，咸伤血，甘胜咸。雹，弼角切。空格系《内经》之阙文，按吴注补阙之，作"其用为藏，其令霰雪"。五气更立，各有所先，非其位则邪，当其位则正。更，平声。五方之气，四时更换。春风、夏热、秋凉、冬寒，各先应期而至，如冬应寒而反热，夏应热而反寒，非其所主之位则邪。邪者，为万物之贼害也。

帝曰：病生之变何如？岐伯曰：气相得则微，不相得则甚。前文论：相得则和，不相得则病，是六气之气。此论四时之气。帝曰：主岁何如？岐伯曰：气有余，则制己所胜而侮所不胜；其不及，则己所不胜侮而乘之，己所胜轻而侮之。五运主岁有太过不及，如岁木太过，则制土而侮金，如木不及则金侮我而乘之，土亦轻我而侮之。五运皆同，周而复始。侮反受邪，吴鹤皋曰：恃己强盛，遇彼衰微，而妄行凌忽，虽侮而求胜，终必受邪③。侮而受邪，寡于畏也。吴鹤皋曰：五行之气，必有所畏，乃能守位。寡于畏则无忌惮，是以出位而为乘侮也。帝曰：善。

---

① 藏：《素问》之阙文，据吴注本补。

② 霰雪：《素问》之阙文，据吴注本补。

③ 恃己强盛……终必受邪：语见《黄帝内经素问吴注·五运行大论》，下同。"恃己强盛"原作"恃己强盛"，"遇彼衰微"下有"不度卑弱"四字。

天道六六之节盛衰　地理之应六节气位　岁会天符太一

天符　六气应五行之变《素问·六微旨大论》

[批]天道六之节盛衰。帝曰：上文有"黄帝问曰：呜呼！远哉，天之道也，如迎浮云，若视深渊，视深渊尚可测，迎浮云莫知其极。夫子数言谨奉天道，余闻而藏之，心私异之，不知其所谓也。愿夫子溢志尽言其事，令终不灭，久而不绝。天之道可得闻乎？岐伯稽首再拜对曰：明乎哉问，天之道也！此因天之序，盛衰之时也"一百六字未录。愿闻天道六六之节盛衰何也？岐伯曰：上下有位，左右有纪。故少阳之右，阳明治之；阳明之右，太阳治之；太阳之右，厥阴治之；厥阴之右，少阴治之；少阴之右，太阴治之；太阴之右，少阳治之。此所谓气之标，盖南面而待之也。故曰：因天之序，盛衰之时，移光定位，正立而待。此之谓也。

少阳之上，火气治之，中见厥阴；阳明之上，燥气治之，中见太阴；太阳之上，寒气治之，中见少阴；厥阴之上，风气治之，中见少阳；少阴之上，热气治之，中见太阳；太阴之上，湿气治之，中见阳明。所谓本也，本之下，中之见也，见之下，气之标也，本标不同，气应异象。少阴、太阳，从本从标；太阴、少阳从本；阳明、厥阴，不从标本，从乎中。

帝曰：其有至而至，有至而不至，有至而太过，何也？岐伯曰：至而至者和；天符岁会之年，无太过不及。至而不至，来气不及也；凡阳明、太阴、厥阴司天之政，气化运行后天。未至而至，来气有余也。太阳、少阴、少阳司天之政，气化运行先天。帝曰：至而不至，未至而至如何？岐伯曰：应则顺，阳年主实，未至而至；阴年主虚，至而不至。否则逆，逆则变生，变则病。不及之岁，反未至而至；有余之岁，反至而不至。帝曰：善。请言其应。岐伯曰：物，生其应也，如厥阴司天，毛虫静，羽虫育，及少阳司天，草木早荣之类，玩索全经可得。气，脉其应也。如太阳司天，寒临太虚，阳气不令；阳明司天，阳专其令，炎暑大行之类。又厥阴之至其脉弦，少阴之至其脉钩，太阴之至其脉沉，少阳之至大而浮，阳明之至短而涩，太阳之至大而长。

　　[批] 地理之应六节气位。帝曰：善。愿闻地理之应六节气位何如？岐伯曰：显明之右，君火之位也；日出显明卯位之右，乃少阴君火之位，主二之气：春分、清明、谷雨、立夏。君火之右，退行一步，相火治之；少阳相火主三之气：小满、芒种、夏至、小暑。复行一步，土气治之；太阴湿土主四之气：大暑、立秋、处暑、白露。复行一步，金气治之；阳明燥金主五之气：秋分、寒露、霜降、立冬。复行一步，水气治之；太阳寒水主六之气：小雪、大雪、冬至、小寒。复行一步，木气治之；厥阴风木主来岁初之气：大寒、立春、雨水、惊蛰。复行一步，君火治之。即显明之右，周而复始，以上论六节应地而主时。

　　相火之下，水气承之；水位之下，土气承之；土位之下，风气承之；风位之下，金气承之；金位之下，火气承之；君火之下，阴精承之。上文论六气相生以主时，此论六气承制而生化。治者，主也。谓六气定位而各有所主也；承者，谓承奉其上而制之也。帝曰：何也？岐伯曰：亢则害，承迺制，制则生化，外列盛衰，害则败乱，生化大病。亢，音抗。迺与乃同。制则生化，古作制生则化。

　　[批] 岁会。帝曰：盛衰何如？岐伯曰：非其位则邪，当其位则正，邪则变甚，正则微。帝曰：何谓当位？岐伯曰：木运临卯丁卯岁也，火运临午戊午岁，土运临四季，甲辰、甲戌、己

丑、己未。金运临酉乙酉岁，水运临子丙子岁，所谓岁会，气之平也。天干之化运与地支之主岁相合，故曰岁会。帝曰：非其①位何如？岐伯曰：岁不与会也则有太过不及之相承。

[批] 天符。帝曰：土运之岁，上见太阴；己丑、己未。火运之岁，上见少阳、少阴；戊寅、戊申、戊子、戊午。金运之岁，上见阳明；乙卯、乙酉。木运之岁，上见厥阴；丁巳、丁亥。水运之岁，上见太阳，奈何？丙辰、丙戌。岐伯曰：天与之②会也。故《天元册》曰天符。司天之气与五运之气相合，是为天符。

[批] 太一天符。天符岁会何如？帝问也。岐伯曰：太一天符之会也。太一，至尊之称。天符与岁会相合，惟戊午、己丑、己未、乙酉四岁。此司天之气、五运之气、主岁之气三者相合，故又名曰三合。

帝曰：其贵贱何如？岐伯曰：天符为执法，岁会为行令，太一天符为贵人。帝曰：邪之中也奈何？岐伯曰：中执法者，其病速而危；中行令者，其病徐而持③；中贵人者，其病暴而死。四"中"字皆去声。王冰曰："执法犹相辅，行令犹方伯，贵人犹君主。""执法，官人之准绳。""方伯，无执法之权。"贵人"义无凌犯"④。帝曰：位之易也何如？地理之应，六节乃主时之六气，不易其位也。然又有加临之六气，随司天在泉。六期理环转，故曰位之易。岐伯曰：君位臣则顺如少阴君火加临于少阳相火之上，臣位君则逆如相火加君火之上，逆则其病近，其害速；顺则其病远，其

---

① 其：《素问》无此字。
② 与之：《素问》作"之与"。
③ 持：《素问》作"特"，疑误。
④ 执法犹相辅……义无凌犯：语出《素问·六微旨大论》王冰注，"官人"原作"官人"，当从。

害微。**所谓二火也。**徐振公曰：类而推之，余四气亦有母子之分，如母加于子为顺，子加于母为逆①。

帝曰：善。愿闻其步何如？岐伯曰：所谓步者，六十度而有奇，故二十四步积盈百刻而成日也。此论加临之六气也。步，位也。每一气各主六十日零八十七刻半。岁凡三百六十五度四分度之一，四岁共计一千四百六十一日。故曰积盈成日。按古者一昼一夜，漏水百刻而尽，而一刻亦十分，与今历法一日九十六刻，每刻十五分者不同。

[批] 六气应五行之变。**帝曰：六气应五行之变何如？**加临之六气与主时之气相应，各有不同。**岐伯曰：位有终始，气有初中，**主时之六位始于厥阴，终于太阳；加临之六气始于地之初气，终于天之中气。**上下不同，求之亦异也。**客气加于上，主气主于下。**帝曰：求之奈何？岐伯曰：天气始于甲，地气始于子，子甲相合，命曰岁立，谨候其时，气可与期。**下文有"帝曰：愿闻其岁，六气始终，早晏②何如？岐伯曰：明乎哉问也！甲子之岁，初之气，天数始于水下一刻，终于八十七刻半；二之气，始于八十七刻六分，终于七十五刻；三之气，始于七十六刻，终于六十二刻半；四之气，始于六十二刻六分，终于五十刻；五之气，始于五十一刻，终于三十七刻半；六之气，始于三十七刻六分，终于二十五刻。所谓初六，天之数也。乙丑岁，初之气，天数始于二十六刻，终于一十二刻半；二之气，始于一十二刻六分，终于水下百刻；三之气，始于一刻，终于八十七刻半；四之气，始于八十七刻六分，终于七十五刻；五之气，始于七十六刻，终于六十二刻半；六之气，始于六十二刻六分，终于五十刻。所谓六二，天之数也。丙寅岁，初之气，天数始于五十一刻，

---

① 类而推之……子加于母为逆：语出《黄帝内经素问集注·六微旨大论》。

② 早晏：早迟。

终于三十七刻半；二之气，始于三十七刻六分，终于二十五刻；三之气，始于二十六刻，终于一十二刻半；四之气，始于一十二刻六分，终于水下百刻；五之气，始于一刻，终于八十七刻半；六之气，终①于八十七刻六分，终于七十五刻。所谓六三，天之数也。丁卯岁，初之气，天数始于七十六刻，终于六十二刻半；二之气，始于六十二刻六分，终于五十刻；三之气，始于五十一刻，终于三十七刻半；四之气，始于三十七刻六分，终于二十五刻；五之气，始于二十六刻，终于一十二刻半；六之气，始于一十二刻六分，终于水下百刻，所谓六四，天之数也。次戊辰岁，初之气复始于一刻，常如是无已，周而复始。帝曰：愿闻其岁候何如？岐伯曰：悉乎哉问也！日行一周，天气始于一刻，日行再周，天气始于二十六刻，日行三周，天气始于五十一刻，日行四周，天气始于七十六刻，日行五周，天气复始于一刻，所谓一纪也。是故寅午戌岁气会同，卯未亥岁气会同，辰申子岁气会同，巳酉丑岁气会同，终而复始”五百九十八字未录。

帝曰：愿闻其用也。岐伯曰：言天者求之本，言地者求之位，言人者求之气交。帝曰：何谓气交？岐伯曰：上下之位，气交之中，人之居也。故曰：天枢之上，天气主之；天枢之下，地气主之；气交之分，人气从之，万物由之。此之谓也。帝曰：何谓初中？岐伯曰：初凡三十度而有奇，中气同法。奇，音羁。一气之内，又有初中之分，各主三十日零四十三刻七分半。帝曰：初中何也？岐伯曰：所以分天地也。帝曰：愿卒闻之。岐伯曰：初者地气也，中者天气也。先升后降。

帝曰：其升降何如？岐伯曰：气之升降，天地之更用也。更，平声。帝曰：愿闻其用何如？岐伯曰：升已而降，降者谓天；降已而升，升者谓地。天气下降，气流于地；地气上升，

---

① 终：《素问》作“始”，当据改。

气腾于天。故高下相召，升降相因，而变作矣。帝曰：善。寒湿相遘，燥热相临，风火相值，其有闻乎？岐伯曰：气有胜复，胜复之作，有德有化，有用有变，变则邪气居之。

帝曰：何谓邪乎？岐伯曰：夫物之生从于化，物之极由乎变，变化之相薄，成败之所由也。薄，音博。故气有往复，用有迟速，四者之有，而化而变，风之来也。帝曰：迟速往复，风所由生，而化而变，故因盛衰之变耳。成败倚伏由①乎中何也？岐伯曰：成败倚伏生乎动，动而不已，则变作矣。

帝曰：有期乎问动变有期而静乎？岐伯曰：不生不化，静之期也。帝曰：不生化乎？岐伯曰：出入废则神机化灭，升降息则气立孤危，吴鹤皋曰：根于中者，命曰神机。凡毛羽倮鳞介②，血气之属皆是也。根于外者，命曰气立。草木金石，委形之属皆是也③。故非出入，则无以生长壮老已；指动物而言。非升降，则无以生长化收藏。指植物而言。是以升降出入，无器不有。故器者生化之宇，器散则分之，生化息矣。分谓阳归于天，阴归于地。故无不出入，无不升降，化有小大，期有远近，四者之有，而贵常守，反常则灾害至矣。故宜四气调冲。故曰：无形无患。此之谓也。能出于天地之间脱履形骸之外而后能无患。帝曰：善。有不生不化乎？岐伯曰：悉乎哉问也！与道合同，惟真人也。下为造化所囿，故能无有终时。帝曰：善。

同天符同岁会《素问·六元正纪大论》

帝曰上文录六元正纪条：五运行同天化者，命曰天符，余知

---

① 由：《素问》作"游"。

② 毛羽倮鳞介：毛、羽、鳞、介四类动物的代表称为四象，分别为虎、凤、龙、龟。倮：全身不覆盖羽毛鳞甲的动物，以人为代表。

③ 根于中者……皆是也：语出《黄帝内经素问吴注·六微旨大论》，与原文略有出入。

之矣。愿闻同地化者何谓也？岐伯曰：太过而同天化者三，不及而同天化者亦三，太过而同地化者三，不及而同地化者亦三。此凡二十四岁也。

帝曰：愿闻其所谓也。岐伯曰：甲辰甲戌太宫下加太阴，壬寅壬申太角下加厥阴，庚子庚午太商下加阳明，如是者三。癸巳癸亥少徵下加少阳，辛丑辛未少羽下加太阳，癸卯癸酉少徵下加少阴，如是者三。徵，音知，上声下同。戊子戊午太徵上临少阴，戊寅戊申太徵上临少阳，丙辰丙戌太羽上临太阳，如是者三。丁巳丁亥少角上临厥阴，乙卯乙酉少商上临阳明，己丑己未少宫上临太阴，如是者三。除此二十四岁，则不加不临也。帝曰：加者何谓？岐伯曰：太过而加同天符，不及而加同岁会也。帝曰：临者何谓？岐伯曰：太过不及，皆曰天符，而变行有多少，病形有微甚，生死有早晏耳。下文"用寒远寒、用热远热"节另录"审治门"。

气交变《素问·气交变大论》

岐伯曰：此句上有"黄帝问曰：五运更治，上应天期，阴阳往复，寒暑迎随，真邪相薄，内外分离，六经波荡，五气倾移，太过不及，专胜兼并，愿言其始，而有常名，可得闻乎？岐伯稽首再拜对曰：昭乎哉问也！是明道也。此上帝所贵，先师传之，臣虽不敏，往闻其旨。帝曰：余闻得其人不教，是谓失道，传非其人，慢泄天宝。余诚菲德，未足以受至道；然而众子哀其不终，愿夫子保于无穷，流于无极，余司其事，则而行之奈何？岐伯曰：请遂言之也。《上经》①曰：夫道者，上知天文，下知地理，中知人事，可以长久，此之谓

---

① 上经：张注："《上经》，谓上世先师所传之经，能知天地人三才之道，可通于无穷，穷于无极也。"

也。帝曰：何谓也"一百八十九字未录。本气位也，五运六气各有司天纪地、主岁主时之定位。位天者，天文也，位地者，地理也，通于人气之变化者，人事也。故太过者先天，不及者后天，所谓治化而人应之也。

[批] 岁木太过。帝曰：五运之化，太过何如？岐伯曰：岁木太过诸壬年，风气流行，脾土受邪。民病飧泄，食减，体重，烦冤，肠鸣腹支满，飧，音孙。泄，音薜。冤，音鸳。皆木胜乘土为病。上应岁星木星光芒涪大。甚则忽忽善怒，眩冒巅疾。淫胜太甚则肝木反自伤。化气不政，生气独治，云物飞动，草木不宁，甚而摇落，反胁痛而吐甚，淫极而招损，所谓灾变。冲阳绝者死不治，冲阳胃脉，在足跗上内庭后五寸，此木亢土绝故也。上应太白星金星为母复仇。

[批] 岁火太过。岁火太过诸戊年，炎暑流行，金肺受邪。民病疟，少气咳喘，血溢血泄注下，嗌燥耳聋，中热肩背热，皆火胜乘金为病。上应荧惑星荧，音萤。火星光芒倍大。甚则胸中痛，胁支满胁痛，膺背肩胛间痛，两臂内痛，身热骨痛而为浸淫。胛，音甲。亢极而心火自伤。《金匮要略》曰：浸淫疮从口流向四肢者可治，从四肢流来入口者不可治。收气不行，长气独明，雨水霜寒，上应辰星，金气郁而水来复。上临少阴少阳，戊子、戊午、戊寅、戊申。火燔焫，水①泉涸，物焦槁，焫，音薿。涸，音鹤。病反谵妄狂越，咳喘息鸣，下甚血溢泄不已，谵，音詹。天符之岁，火亢而反自伤。太渊绝者死不治，太渊肺脉，在掌后横纹头，火亢极而金气已绝。上应荧惑星。光芒倍大。

[批] 岁土太过。岁土太过诸甲年，雨湿流行，肾水受邪。民

---

① 水：《素问》作"冰"。

病腹痛，清厥意不乐，体重烦冤，乐，音洛。皆土胜而水伤为病。上应镇星①土星增明。甚则肌肉萎，足萎不收，行善瘈，脚下痛，饮发中满食减，四支不举。变生得位，萎，音逶。瘈，音掣。土气得位之时而反变生此病，此淫胜太甚则虚其本位而自伤也。藏气伏，化气独治之，泉涌河衍，涸泽生鱼，风雨大至，土崩溃，鳞见于陆，病腹满溏泄肠鸣，湿淫太过，土败而水泛。反下甚而太溪绝者，死不治，太溪肾脉，在足内踝后，跟骨上陷中，上应岁星木来复土故倍明。

[批] 岁金太过。岁金太过诸庚年，燥气流行，肝木受邪。民病两胁下少腹痛，目赤痛眦疡，耳无所闻。肃杀而甚，则体重烦冤，胸痛引背，两胁满且痛引少腹，眦，才诣切。皆木受金伤为病，上应太白星金星增光。甚则喘咳逆气，肩背痛，尻阴股膝髀腨胻②足皆病，上应荧惑星。尻，音考，平声。髀，音俾。腨，市兖切。胻，音行。太甚则金气自虚而火气来复。收气峻，生气下，草木敛，苍乾凋陨，病反暴痛，胠胁不可反侧，咳逆甚而血溢，乾，音干。凋，音彫。陨，音殒。胠，音祛。至秋金气复甚。太冲绝者死不治，太冲肝脉，在足大指本节后二寸陷者中，上应太白星金星复明。

[批] 岁水太过。岁水太过诸丙年，寒气流行，邪害心火。民病身热烦心，躁悸，阴厥上下中寒，谵妄心痛，皆寒气乘迫心火为病。寒气早至，上应辰星水星倍明。甚则腹大胫肿，喘咳，寝汗出憎风，水淫甚而自伤，藏气盛长气失政，张注脱此二句。大雨至，埃雾濛③郁，埃，音哀。濛，音蒙。上应镇星水淫而土气来

---

① 镇星：土星古名，又称填星，太阳系八大行星之一。
② 胻：《素问》作"骭"。
③ 濛：《素问》作"朦"。

复。上临太阳，丙辰、丙戌。雨冰雪，霜不时降，湿气变物，病反腹满肠鸣，溏泄食不化水泛土败，渴而妄冒，神门绝者死不治，神门心脉，在掌后内侧兑骨之端。上应荧惑辰星。火星失色，水星倍明。

[批] 岁木不及。帝曰：善。其不及何如？岐伯曰：悉乎哉问也！此下论五运之不及，与上文所论五运之太过者正相反，然其气候星象之应，淫胜郁复之变，一以贯之，兹未及详注，学者熟玩经文，以意参之，自可分晓。岁木不及诸丁岁，燥乃大行，生气失应，草木晚荣，肃杀而甚，则刚木辟著，柔①萎苍乾，上应太白星，乃，与迺同。辟，音僻。著，直略切。乾，音干。辟，刑也。著，枝叶附著也。民病中清，胠胁痛，少腹痛，肠鸣溏泄，凉雨时至，上应太白星，其谷苍。上临阳明，丁卯、丁酉，所谓天刑岁也，生气失政，草木再荣，化气乃急，上应太白、镇星，其主苍早。复则炎暑流火，湿性燥，柔脆草木焦槁，下体再生，华实齐化，病寒热疮疡痱胗痈痤，上应荧惑太白，其谷白坚。脆，此芮切。痱，方未切。胗，同疹，音轸。痤，音坐，平声。白露早降，收杀气行，寒雨害物，虫食甘黄，脾土受邪，赤气后化，心气晚治，上胜肺金，白气乃屈，其谷不成，咳而鼽，上应荧惑、太白星。鼽，音求。荧惑增耀，太白减明也。张玉师曰：如云其谷苍，其谷白坚，其谷丹，其谷黅，其谷坚芒，其谷秬，其主黅谷，皆当在成物上论；如云其谷不成，玄谷不成，苍谷乃损，秀而不实，其谷不登，斯在败上论也②。

[批] 岁火不及。岁火不及诸癸年，寒乃大行，长政不用，物

---

① 柔：《素问》作"悉"，疑误。
② 如云其谷苍……斯在败上论也：语出《黄帝内经素问集注·气交变大论》。

荣而下，凝惨而甚，则阳气不化，乃折荣美，上应辰星，民病胸中痛，胁支满，两胁痛，膺背肩胛间及两臂内痛，郁冒蒙①昧，心痛暴喑，胸腹大，胁下与腰背相引而痛，甚则屈不能伸，髋髀如别，上应荧惑、辰星，其谷丹。蒙，音蒙。喑，音阴。髋，音宽。此星应荧惑失色，辰星倍明也。复则埃郁，大雨且至，黑气乃辱，病鹜溏腹满，食饮不下，寒中肠鸣，泄注腹痛，暴挛痿痹，足不任身，上应镇星、辰星，玄谷不成。鹜，音木，又音务。此当镇星增明，辰星减耀。

[批] 岁土不及。岁土不及诸己年，风乃大行，化气不令，草木茂荣。飘扬而甚，秀而不实，上应岁星。民病飧泄霍乱，体重腹痛，筋骨繇复，肌肉瞤酸，善怒，藏气举事，蛰虫早附，咸病寒中，上应岁星、镇星，其谷黅。繇，音摇。瞤，儒纯切。蛰，直立切。黅，音金。此当岁星增光，镇星失色。复则收政严峻，名木苍凋，胸胁暴痛，下引少腹，善太息，虫食甘黄，气客于脾，黅谷乃减，民食少失味，苍谷乃损，上应太白，岁星。太白增光，岁星减色。上临厥阴，己巳，己亥。流水不冰，蛰虫来见，藏气不用，白乃不复，上应岁星，民乃康。厥阴司天，木气不虚。故金气不复。张隐庵曰：胜气在于岁半以前，复气在于岁半以后，秋冬之时，木气已平，金气不复，故民乃得康矣。当知胜气妄行，反自虚其本位而子母皆虚。故复气得以复之，如本气不虚，则子气亦实。复气亦畏惧其子，而不敢复矣。

[批] 岁金不及。岁金不及诸乙年，炎火乃行，生气乃用，长气专胜，庶物以茂，燥烁以行。上应荧惑星，民病肩背瞀重，鼽嚏血便注下，收气乃后，上应太白、荧惑②星，其谷坚芒。

---

① 蒙：《素问》作"朦"。
② 荧惑：《素问》无此二字，疑阙。

瞀，音务。嚏，丁计切。此当应太白失色，荧惑光芒。复则寒雨暴至，乃零冰雹霜雪杀物。阴厥且格，阳反上行，头脑户痛，延及脑^①顶发热，上应辰星，丹谷不成，民病口疮，甚则心痛。雹，音僕。

[批] 岁水不及。岁水不及诸辛年，湿乃大行，长气反用，其化乃速，暑雨数至，上应镇星，数，音朔。民病腹满身重，濡泄寒疡流水，腰股痛发，腘腨股膝不便，烦冤，足痿，清厥，脚下痛，甚则胕肿，藏气不政，肾气不衡，上应辰星，其谷秬。胕，音扶。秬，音巨。此当镇星倍明，辰星失色。上临太阴，辛丑、辛未。则大寒数举，蛰虫早藏，地积坚冰，阳光不治，民病寒疾于下，甚则腹满浮肿，上应镇星，其主黅谷。复则大风暴发，草偃木零，生长不鲜，面色时变，筋骨并辟，肉𥆧瘛，目视䀮䀮，物疏璺，肌肉胗发，气并鬲中，痛于心腹，黄气乃损，其谷不登，上应岁星。辟，与躄通，不能行也，又音僻，倾也，亦通。瘛，音掣。䀮，音荒。璺，音问，裂也。鬲，与隔同。张玉师曰：运气与藏气相合，太过不及之气，先病藏气而后及于经脉，与四时所感风寒暑湿之邪，先从皮毛而入于经脉，从经脉而入于藏府者不同^②。

帝曰：善。愿闻其时也。岐伯曰：悉乎哉问也！五运主岁所胜之气在岁半以前，所复之气在岁半以后。若夫四时之胜复随所主之时以胜之，亦随所主之时以复之，与岁运不同。一岁之中有岁运之胜复，有四时之胜复。知岁与时而运始详悉。木不及，春有鸣条律畅之化，则秋有雾露清凉之政，春有惨凄残贼之胜，则夏有炎暑燔烁之复。其眚东，其藏肝，其病内舍胠胁，外在关节。眚，音

---

① 脑：《素问》作"囟"。
② 运气与藏气……藏府者不同：语出《黄帝内经素问集注·气交变大论》，原注于"岁金太过，燥气流行……上应太白星"文后。

生，上声。

火不及，夏有炳明光显之化，则冬有严肃霜寒之政，夏有惨凄凝冽之胜，则不时有埃昏大雨之复，其眚南，其藏心，其病内舍膺胁，外在经络。

土不及，四维有埃云润泽之化，则春有鸣条鼓拆之政，四维发振拉飘腾之变，则秋有肃杀霖霆之复，其眚四维，其藏脾，其病内舍心腹，外在肌肉四支。拆，耻格切。拉，音腊。霖，音林。霆，音淫。

金不及，夏有光显郁蒸之令，则冬有严凝整肃之应，夏有炎烁燔燎之变，则秋有冰雹霜雪之复。其眚西，其藏肺，其病内舍膺胁肩背，外在皮毛。

水不及，四维有湍润埃云之化，则不时有和风生发之应，四维发埃昏骤注之变，则不时有飘荡振拉之复，其眚北，其藏肾，其病内舍腰脊骨髓，外在谿谷踹膝。湍，他官切。骤，赵救切。踹，市兖切。夫五运之政，犹权衡也，高者抑之，下者举之，化者应之，变者复之，此生长化成收藏之理，气之常也，失常则天地四塞矣。故曰：天地之动静，神明为之纪，阴阳之往复，寒暑彰其兆，此之谓也。

帝曰：夫子之言五气之变，四时之应，可谓悉矣。夫气之动乱，触遇而作，发无常会，卒然灾合，何以期之？卒，音猝。岐伯曰：天地①之动变，固不常在，而德化政令灾变，不同其候也。帝曰：何谓也？岐伯曰：东方生风，风生木，其德敷和，其化生荣，其政舒启，其令风，其变振发，其灾散落。南方生热，热生火，其德彰显，其化蕃茂，其政明曜，其令热，其变

---

① 天地：《素问》作"夫气"。

销铄①，其灾燔爇。曜，音耀。中央生湿，湿生土，其德溽蒸，其化丰备，其政安静，其令湿，其变骤注，其灾霖溃。溽，音辱。西方生燥，燥生金，其德清洁，其化紧敛，其政劲切，其令燥，其变肃杀，其灾苍陨。北方生寒，寒生水，其德凄沧，其化清谧，其政凝肃，其令寒，其变凓冽，其灾冰雪霜雹。凄，音妻。沧，楚亮切。谧，音蜜。凓，音栗。冽，音列。是以察其动也，有德有化，有政有令，有变有灾，而物由之，而人应之也。

帝曰：夫子之言岁候，其太过不及，而上应五星。今夫德化政令，灾眚变易，非常而有也，卒然而动，其亦为之变乎？岐伯曰：承天而行之，故无妄动，无不应也。卒然而动者，气之交变也，其不应焉。故曰：应常不应卒，此之谓也。帝曰：其应奈何？岐伯曰：各从其气化也。

帝曰：其行之徐疾逆顺何如？岐伯曰：以道留久，逆守而小，是谓省下。道，躔度之路。省下谓察其分野之下，君民之有德有过也。以道而去，去而速来，曲而过之，是谓省遗过也；谓省察有未尽，复省其所遗之过失也。久留而环，或离或附，是谓议灾与其德也；应近则小，应远则大。芒而大倍常之一，其化甚；大常之二，其眚即也；小常之一，其化减；小常之二，是谓临视，省下之过与其德也。德者福之，过者伐之。是以象之见也，高而远则小，下而近则大，故大则喜怒迩，小则祸福远。岁运太过，则运星北越，太乙天符之年，主岁之星越出本度，而近于北极太乙所居之宫，而与天枢相合。运气相得，则各行以道。岁会之年，运星各自行其本度，而无侵凌之盛强。故岁运太过，畏星失色而兼其母；不及则色兼其所不胜。吴注："木星失色而兼玄，火星

---

① 铄：《素问》作"烁"。

失色而兼苍，土星失色而兼赤，金星失色而兼黄，水星失色而兼白，是谓兼其母……己不足则资母气以自养也。""木兼白色，火兼玄色，土兼苍色，金兼赤色，水兼黄色。是谓兼其所不胜也。"张注：岁木太过，镇星失色矣；岁土太过，辰星失色矣。兼其母者，谓畏星之母，亦兼失其色。盖畏星之母，即胜星之子，谓亢则害而不能生化其子气也。如不及之岁，则所不胜之星，亦兼见其色，如岁木不及，则所胜之太白增光，而所不胜之土气，无畏其镇星，亦兼见其色矣。二说不同，并存俟考。**肖者瞿瞿，莫知其妙，闵闵之当，孰者为良，妄行无征，示畏候王。**瞿，音句。此甚言其星象不易占也。

帝曰：其灾应何如？岐伯曰：亦各从其化也。故时至有盛衰，凌犯有逆顺，留守有多少，形见有善恶，宿属有胜负，征应有吉凶矣。

帝曰：其善恶何谓也？岐伯曰：有喜有怒，有忧有丧，有泽有燥，此象之常也，必谨察之。王冰曰：五星之见也，从夜深见之，人见之喜，星之喜也；见之畏，星之怒也；光色微曜，乍明乍暗，星之忧也；光色迥然，不彰不莹，不与众同，星之丧也；光色圆明，不盈不缩，怡然莹然，星之喜也；光色勃然，临人芒彩益溢，其象凛然，星之怒也。泽，光润也。燥，干枯也[1]。班固曰：五行精气，其成形在地，则结为木火土金水，其成象在天，则木合岁星居东，火合荧惑居南，金合太白居西，水合辰星居北，土合镇星居中央；分布四时，则春木、夏火、秋金、冬水各王七十二日，土王四季，辰戌丑未之月各十八日，合之为三百六十日。其为色也，则木青、火赤、金白、水黑、土黄，其为分野，各有归度，旺相休废，其色不同，旺则光芒，相则内实，休则光芒无角不动摇，废则光少。色白圆者丧，赤

---

① 五星之见也……干枯也：语出《黄帝内经素问集注·气交变大论》，引自《素问·气交变大论》王冰注。"益"，张注、王冰注作"满"。"凛"，王冰注作"懔"。光润，王冰注作"洪润"。

圆者兵，青圆者夏水，黑圆者疾多死，黄圆者吉；白角者哭泣之声，赤角者犯我城，黑角者木行穷兵①。"太史公曰："五星同色，天下偃兵，百姓安宁，五谷蕃昌。春风秋雨、冬寒夏暑，日不食朔，月不食望，是为有道之国，必有圣人在乎其位也②。帝曰：六者高下异乎？岐伯曰：象见高下，其应一也，故人亦应之。

帝曰：善。其德化政令之动静损益皆何如？岐伯曰：夫德化政令灾变不能相加也。胜复盛衰，不能相多也。往来小大，不能相过也。用之升降不能相无也。各从其动而复之耳。

帝曰：其病生何如？岐伯曰：德化者气之祥，政令者气之章，变易者复之纪，灾眚者伤之始，气相胜者和，不相胜者病，重感于邪则甚也。下文有"帝曰：善。所谓精光之论，大圣之业，宣明大道，通于无穷，究于无极也。余闻之，善言天者必应于人，善言古者必验于今，善言气者必彰于物，善言应者同天地之化，善言化言变者，通神明之理，非夫子孰能言至道欤！乃择良兆而藏之灵室，每旦读之，命曰《气交变》，非斋戒不敢发，慎传也"一百九字未录。

五常政《素问·五常政大论》

[批] 平气。黄帝问曰：太虚寥廓，五运迴薄，衰盛不同，损益相从，寥，音聊。迴同回。愿闻平气何如而名？何如而纪也？岐伯对曰：昭乎哉问也！木曰敷和，火曰升明，土曰备化，金曰审平，水曰静顺。此言五运之平气而各有纪名也。

[批] 不及。帝曰：其不及奈何？岐伯曰：木曰委和，火曰伏明，土曰卑监，金曰从革，水曰涸流。涸，音鹤。此言五运不

---

① 五行精气……木行穷兵：语出《黄帝内经素问集注·气交变大论》。

② 五星同色……在乎其位也：语出《黄帝内经素问集注·气交变大论》。《史记·卷二十七·天官书》："五星同色，天下偃兵，百姓宁昌。春风秋雨，冬寒夏暑，动摇常以此。"

及而各有纪名也。

[批] 太过。帝曰：太过何谓？岐伯曰：木曰发生，火曰赫曦，土曰敦阜，金曰坚成，水曰流衍。曦，音羲。此言五运太过亦各有纪名也。

[批] 敷和之纪。帝曰：三气之纪，愿闻其候。岐伯曰：悉乎哉问也！敷和之纪，木德周行，阳舒阴布，五化宣平，其气端，其性随，其用曲直，其化生荣，其类草木，其政发散，其候温和，其令风，其藏肝，肝其畏清，其主目，其谷麻，其果李，其实核，其应春，其虫毛，其畜犬，其色苍，其养筋，其病里急支满，其味酸，其音角，其物中坚，其数八。核，下革切。

[批] 升明之纪。升明之纪，正阳而治，德施周普，五化均衡，其气高，其性速，其用燔灼，其化蕃茂，其类火，其政明曜，其候炎暑，其令热，其藏心，心其畏寒，其主舌，其谷麦，其果杏，其实络，其应夏，其虫羽，其畜马，其色赤，其养血，其病瞤瘛，其味苦，其音徵，其物脉，其数七。施，去声。曜，戈照切。瞤，儒纯切。瘛，尺制切，音掣。徵，音知，上声。

[批] 备化之纪。备化之纪，气协天休，德流四政，五化齐修。其气平，其性顺，其用高下，其化丰满，其类土，其政安静，其候溽蒸，其令湿，其藏脾，脾其畏风，其主口，其谷稷，其果枣，其实肉，其应长夏，其虫倮，其畜牛，其色黄，其养肉，其病否，其味甘，其音宫，其物肤，其数五。溽，音辱。倮，鲁果切。否，音痞。

[批] 审平之纪。审平之纪，收而不争，杀而无犯，五化宣明，其气洁，其性刚，其用散落，其化坚敛，其类金，其政劲肃，其候清切，其令燥，其藏肺，肺其畏热，其主鼻，其谷稻，

其果桃，其实壳，其应秋，其虫介，其畜鸡，其色白，其养皮毛，其病咳，其味辛，其音商，其物外坚，其数九。

[批] 静顺之纪。静顺之纪，藏而勿害，治而善下，五化咸整，其气明，其性下，其用沃衍，其化凝坚，其类水，其政流演，其候凝肃，其令寒，其藏肾，肾其畏湿，其主二阴，其谷豆，其果栗，其实濡，其应冬，其虫鳞，其畜彘，其色黑，其养骨髓，其病厥，其味咸，其音羽，其物濡，其数六。

故生而勿杀，长而勿罚，化而勿制，收而勿害，藏而勿抑，是谓平气。罚，音伐。平气乃岁会之纪，无过不及之淫胜郁复。

[批] 委和之纪。委和之纪，是谓胜生。生气不政，化气乃扬，长气自平，收令乃早。凉雨时降，风云并兴，草木晚荣，苍干凋落，物秀而实，肤肉内充。其气敛，其用聚，其动緛戾拘缓，其发惊骇，其藏肝，其果枣李，其实核壳，其谷稷稻，其味酸辛，其色白苍，其畜犬鸡，其虫毛介，其主雾露凄沧，其声角商。其病摇动注恐，从金化也，少角与判商同，上角与正角同，上商与正商同；其病支废痈肿疮疡，其甘虫，邪伤肝也，上宫与正宫同。萧飀肃杀，则炎赫沸腾，眚于三，所谓复也。其主飞蠹蛆雉，迺为雷霆。迺与乃同。凋，音貂。緛，音软。骇，音蟹。凄①，音妻。沧，楚亮切。飀，音瑟。眚，音生，上声。蠹，音妒。蛆，子余切，又千余切。少角与判商同，谓六丁年木运不及，半同商金之化也。上角与正角同，乃丁巳、丁亥上见厥阴，则与敷和之纪同也。上商与正商同，乃丁卯、丁酉上临阳明，则与审平之纪同也。上宫与正宫同，乃丁丑丁未上临太阴，与备化之纪相同也。

[批] 伏明之纪。伏明之纪，是谓胜长。长气不宣，藏气反

---

① 凄：当作"凄"。

布，收气自政，化令乃衡；寒清数举，暑令乃薄。承化物生，生而不长，成实而稚，遇化已老。阳气屈伏，蛰虫早藏。其气郁，其用暴，其动彰伏变易。其发痛，其藏心，其果栗桃，其实络濡，其谷豆稻，其味苦咸，其色玄丹，其畜马彘，其虫羽鳞，其主冰雪霜寒，其声徵羽。其病昏惑悲忘，从水化也，少徵与少羽同，上商与正商同。邪伤心也，凝惨凓冽则暴雨霖霪，眚于九。其主骤注雷霆震惊，沉黔淫雨。稚，音治，去声。蛰，直立切。凓，音栗。冽，音列。霖，音林。霪，音淫。骤，鉏救切。黔，古阴字。少徵与少羽同，谓六癸年火运不及，半同水化也。上商与正商同，乃癸卯癸酉上临阳明，与审平之金气同也。

　　[批] 卑监之纪。卑监之纪，是谓减化。化气不令，生政独彰，长气整，雨乃愆，收气平，风寒并兴，草木荣美，秀而不实，成而粃也。其气散，其用静定，其动疡涌分溃痈肿。其发濡滞，其藏脾，其果李栗，其实濡核，其谷豆麻，其味酸甘，其色苍黄，其畜牛犬，其虫倮毛，其主飘怒振发，其声宫角，其病留满否塞，从木化也，少宫与少角同，上宫与正宫同，上角与正角同，其病飧泄，邪伤脾也。振拉飘扬，则苍干散落，其眚四维，其主败折虎狼，清气乃用，生政乃辱。粃，音比。涌，音勇。溃，音绘。飧，音孙。泄，音薛。拉，音腊。少宫与少角同，谓六己岁土运不及半同木化也。上宫与正宫同，乃己丑、己未上临太阴，即与备化同也。上角与正角同，乃己巳、己亥，上临厥阴，则与敷和气化相同也。

　　[批] 从革之纪。从革之纪，是谓折收，收气乃后，生气乃扬，长化合德，火政乃宣，庶物以蕃。其气扬，其用躁切，其动铿禁瞀厥，其发咳喘，其藏肺，其果李杏，其实壳络，其谷麻麦，其味苦辛，其色白丹，其畜鸡羊，其虫介羽，其主明曜

炎烁，其声商徵，其病嚏咳鼽衄，从火化也，少商与少徵同，上商与正商同，上角与正角同，邪伤肺也。炎光赫烈，则冰雪霜雹，眚于七。其主鳞伏彘鼠，藏气早至，乃生大寒。铿，音硁。瞀，音茂，又音务。嚏，丁记切。鼽，音裘。衄，女六切。雹，音僕。少商与少徵同，谓六乙岁金连不及，兼同火化也。上商与正商同，乃乙卯乙酉，上临阳明，则与审平同也。上角与正角同，乃乙巳乙亥上临厥阴，则与敷和同化也。

[批] 涸流之纪。涸流之纪，是谓反阳，藏令不举，化气乃昌，长气宣布，蛰虫不藏，土润水泉减，草木条茂，荣秀满盛。其气滞，其用渗泄，其动坚止，其发燥槁，其藏肾，其果枣杏，其实濡肉，其谷黍稷，其味甘咸，其色黅玄，甚畜彘牛，其虫鳞倮，其主埃郁昏翳，其声羽宫，其病痿厥坚下，从土化也，少羽与少宫同，上宫与正宫同，其病癃閟，邪伤肾也，埃昏骤雨，则振拉摧拔，眚于一，其主毛显狐狢，变化不藏。渗，所禁切。黅，音金。埃，音哀。狢，音鹤。少羽与少宫同，谓六辛岁水运不及，兼从土化也。上宫与正宫同，乃辛丑辛未，上临太阴，则与备化之纪相同也。

故乘危而行，不速而至，暴虐无德，灾反及之，微者复微，甚者复甚，气之常也。主运不及，所胜之气，淫胜而无和祥之德，则子来复仇。若春有鸣条律畅之化，便秋有雾露清凉之政矣，五运皆同。

[批] 发生之纪。发生之纪，是谓启敷①，土疏泄，苍气达，阳和布化，阴气乃随，生气淳化，万物以荣。其化生，其气美，其政散，其令条舒，其动掉眩巅疾，其德鸣靡启拆，其变振拉摧拔，其谷麻稻，其畜鸡犬，其果李桃，其色青黄白，其味酸

① 敷：《素问》作"敶"，敶古"陈"字。

甘辛，其象春，其经足厥阴少阳，其藏肝脾，其虫毛介，其物中坚外坚，其病怒。太角与上商同。上征则其气逆，其病吐利。不务其德，则收气复，秋气劲切，甚则肃杀，清气大至，草木凋零，邪乃伤肝。掉，音调，去声。拆，耻格切。太角与上商同者，谓气之太过，自有承制。盖诸壬岁水运太过，则金气承之。虽无阳明司天之上临，而与上商之岁相同也。上徵者，谓司天上临，少阴少阳，乃壬子壬午壬寅壬申四岁也。

[批]赫曦之纪。赫曦之纪，是谓蕃茂，阴气内化，阳气外荣，炎暑施化，物得以昌。其化长，其气高，其政动，其令明显，其动炎灼妄扰，其德暄暑郁蒸，其变炎烈沸腾，其谷麦豆，其畜羊彘，其果杏栗，其色赤白玄，其味苦辛咸，其象夏，其经手少阴太阳，手厥阴少阳，其藏心肺，其虫羽鳞，其物脉濡，其病笑疟疮疡血流狂妄目赤。上羽与正徵同，其收齐，其病痊，上征而收气后也。暴烈其政，藏气乃复，时见凝惨，甚则雨水霜雹切寒，邪伤心也。暄，许元切，痊，音厕。上羽与正徵同，乃戊辰戊戌上临，太阳则与升明相同也。上徵者，上临君相二火，乃戊子戊午戊寅戊申四岁。

[批]敦阜之纪。敦阜之纪，是谓广化，厚德清静，顺长以盈，至阴内实，物化充成，烟埃朦郁，见于厚土，大雨时行，湿气乃用，燥政乃辟，其化圆，其气丰，其政静，其令周备，其动濡积并蓄，其德柔润重淖，其变震惊飘骤崩溃，其谷稷麻，其畜牛犬，其果枣李，其色黅玄苍，其味甘咸酸，其象长夏，其经足太阴阳明，其藏脾肾，其虫倮毛，其物肌核，其病腹满，四支不举，大风迅至，邪伤脾也。朦，音蒙。辟与避同。蓄，许六切。淖，音闹。敦阜乃六甲之岁。

[批]坚成之纪。坚成之纪，是谓收引，天气洁，地气明，

阳气随，阴治化，燥行其政，物以司成，收气繁布，化洽不终。其化成，其气削，其政肃，其令锐切，其动暴折疡疰，其德雾露萧飔，其变肃杀凋零。其谷稻黍，其畜鸡马，其果桃杏，其色白青丹，其味辛酸苦，其象秋，其经手太阴阳明，其藏肺肝，其虫介羽，其物壳络，其病喘喝，胸凭仰息。上徵与正商同，其生齐，其病咳。政暴变，则名木不荣，柔脆焦首，长气斯救，大火流，炎烁且至，蔓将槁，邪伤肺也。疰，音厕。喝，于介切。脆，此芮切。上徵与正商同，乃庚子庚午庚寅庚申四岁，上临君相二火，则与审平相同也。

[批] 流衍之纪。流衍之纪，是谓封藏，寒司物化，天地严凝，藏政以布，长令不扬。其化凛，其气坚，其政谧，其令流注，其动漂泄沃涌，其德凝惨寒雾，其变冰雪霜雹，其谷豆稷，其畜彘牛，其果栗枣，其色黑丹黅，其味咸苦甘，其象冬，其经足少阴太阳，其藏肾心，其虫鳞倮，其物濡满，其病胀，上羽而长气不化也。政过则化气大举，而埃昏气交，大雨时降，邪伤肾也。谧，音蜜。凛，力锦切。上羽者，上临太阳乃丙辰丙戌二岁也。

故曰：不恒其德，则所胜来复，政恒其理，则所胜同化，此之谓也。以上论三气之纪，下文"天不足西北"节另录"审治门"。

[批] 岁有不病而藏气不应不用。帝曰：删去"善"字。其岁有不病，不因天之五运而为病。而藏气不应不用者五藏之气不应五运之用。何也？岐伯曰：天气制之，气有所从也。帝曰：愿卒闻之。岐伯曰：少阳司天，火气下临，肺气上从，白起金用，草木眚，火见燔焫，革金且耗，大暑以行，咳嚏鼽衄鼻窒，曰疡，寒热胕肿，焫，音艺。胕，音扶。风行于地，尘沙飞扬，心痛胃

脘痛，厥逆鬲不通，其主暴速。脘，音管。鬲与隔同。有司天则有在泉，故兼论在泉。

阳明司天，燥气下临，肝气上从，苍起木用而立，土乃眚，凄沧数至，木伐草萎，胁痛目赤，掉振鼓栗，筋痿不能久立。暴热至，土乃暑，阳气郁发，小便变，寒热如疟，甚则心痛，火行于槁，流水不冰，蛰虫乃见。

太阳司天，寒气下临，心气上从，而火且明，丹起金乃眚，寒清时举，胜则水冰，火气高明，心热烦，嗌乾善渴，鼽嚏，喜悲数欠，热气妄行，寒乃复，霜不时降，善忘，甚则心痛。土乃润，水丰衍，寒客至，沉阴化，湿气变物，水饮内蓄，中满不食，皮㿏肉苛，筋脉不利，甚则胕肿，身后痈。㿏，音顽。苛，音何。

厥阴司天，风气下临，脾气上从，而土且隆，黄起，水乃眚，土用革，体重，肌肉萎，食减口爽，风行太虚，云物摇动，目转耳鸣。火纵其暴，地乃暑，大热消铄①，赤沃下，蛰虫数见，流水不冰，其发机速。

少阴司天，热气下临，肺气上从，白起金用，草木眚，喘呕寒热，嚏鼽衄鼻塞②，大暑流行，甚则疮疡燔灼，金烁石流。地乃燥，凄沧数至，胁痛善太息，肃杀行，草木变。

太阴司天，湿气下临，肾气上从，黑起水变，埃冒云雨，胸中不利，阴痿，气大衰，而不起不用。当其时，反腰脽痛，动转不便也，厥逆。脽，音谁。地乃藏阴，大寒且至，蛰虫早附，心下否痛，地裂冰坚，少腹痛，时害于食，乘金则止水增，

---

① 铄：《素问》作"烁"。
② 塞：《素问》作"窒"。

味乃咸，行水减也。张隐庵曰：水气太过之为病，故行水则病减也。以上论五运主岁，有司天之气以制之。而五藏五行之气，反从之而上同天化也。

[批]岁有胎孕不育，治之不全。帝曰：岁有胎孕不育，治之不全，何气使然？岐伯曰：六气五类，有相胜制也，同者盛之，异者衰之，此天地之道，生化之常也。故厥阴司天，毛虫静，羽虫育，介虫不成；在泉，毛虫育，倮虫耗，羽虫不育。少阴司天，羽虫静，介虫育，毛虫不成；在泉，羽虫育，介虫耗不育。太阴司天，倮虫静，鳞虫育，羽虫不成；在泉，倮虫育，鳞虫不成。少阳司天，羽虫静，毛虫育，倮虫不成；在泉，羽虫育，介虫耗，毛虫不育。阳明司天，介虫静，羽虫育，介虫不成；在泉，介虫育，毛虫耗，羽虫不成。太阳司天，鳞虫静，倮虫育；在泉，鳞虫耗，吴注作："鳞虫育，羽虫耗。"倮虫不育。按：毛虫三百六十，而麟为之长；羽虫三百六十，而凤为之长；倮虫三百六十，而人为之长；鳞虫三百六十，而龙为之长；介虫三百六十，而龟为之长；五类之虫，于天地之动物备矣。诸乘所不成之运，则甚也。言若乘以克制之运，而胎孕之不成，则又甚矣。故气主有所制，岁立有所生，地气制己胜，天气制胜己，天制色，地制形，五类衰盛，各随其气之所宜也。故有胎孕不育，治之不全，此气之常也，气主者，谓五运为五气之主，岁立者，司天在泉之六气以立岁也。地谓在泉，天谓司天。所谓中根也。凡血气心知之属，立根于中，孕育成耗之理，常根于中也。根于外者亦五，木、火、土、金、水，有生而无知，其根皆立于外。故生化之别，有五气五味五色五类五宜也。

[批]神机气立。帝曰：何谓也？岐伯曰：根于中者，命曰神机，神去则机息。动物生系于天，其所知觉运动，皆神气为机发

之主。根于外者，命曰气立，气止则化绝。植物生系于地，其生长化收藏，皆造化之气所成立。故各有制，各有胜，各有生，各有成。故曰：不知年之所加，气之同异，不足以言生化，此之谓也。以上论司天在泉之气，主虫类之生育成耗，而五运有相胜制，则尤不育不成。

[批] 五味所资，生化有薄厚，成熟有多少。帝曰：气始而生化，气散而有形，气布而蕃育，气终而象变，其致一也。然而五味所资，生化有薄厚，成熟有多少，终始不同，其故何也？岐伯曰：地气制之也，非天不生地不长也。帝曰：愿闻其道。岐伯曰：寒热燥湿，不同其化也。故少阳在泉，寒毒不生，其味辛，其治苦酸，其谷苍丹。阳明在泉，湿毒不生，其味酸，其气湿，其治辛苦甘，其谷丹素。太阳在泉，热毒不生，其味苦，其治淡咸，其谷黅秬。厥阴在泉，清毒不生，其味甘，其治酸苦，其谷苍赤。其气专，其味正。少阴在泉，寒毒不生，其味辛，其治辛苦甘，其谷白丹。太阴在泉，燥毒不生，其味咸，其气热，其治甘咸，其谷黅秬。化淳则咸守，气专则辛化而俱治。以上论五运之气，主生化蕃育，而受在泉之气以制之，致有厚薄多少也。夫司天在上、在泉、在下，五运之气运化于中，乃上中下之交相贯通，五六之互为承制，理数之自然者也。下文另录"审治门"。

六元正纪《素问·六元正纪大论》

黄帝问曰：六化六变，胜复淫治，甘苦辛咸酸淡先后，余知之矣。夫五运之化，或从五气，吴注作"或从天气"，张注作"五气"。或逆天气，或从天气而逆地气，或从地气而逆天气，或相得，或不相得，余未能明其事。欲通天之纪，从地之理，和其运，调其化，使上下合德，无相夺伦，天地升降，不失其

宜，五运宣行，勿乖其政，调之正味，从逆奈何？此中有"岐伯
稽首再拜对曰：昭乎哉问也！此天地之纲纪，变化之渊源，非圣帝孰
能穷其至理欤！臣虽不敏，请陈其道，令终不灭，久而不易。帝曰：
愿夫子推而次之，从其类序，分其部主，别其宗司，昭其气数，明其
正化，可得闻乎？"八十三字未录。岐伯曰：先立其年，以明其
气，金木水火土运行之数，寒暑燥湿风火临御之化，则天道可
见，民气可调，阴阳卷舒，近而无惑，数之可数者，请遂言之。

[批] 太阳司天之政。帝曰：太阳之政奈何？岐伯曰：辰戌之
纪也。

太阳司天　太角化运　太阴在泉　壬辰　壬戌　其运风，其
化鸣紊启坼，其变振拉摧拔，其病眩掉目瞑。紊，音问。坼，耻
格切。拉，音腊。掉，音调，去声。甲、丙、戊、庚、壬，五阳年主
太，乙、丁、己、辛、癸，五阴年主少。按：木火土金水，后天之五
行也。天地开辟，而五方五时皆属后天之气，故以太角木运为首为
正，次太徵，次太宫、太商、太羽。五运相袭，终期之日，周而复
始，此五音之主岁也。此节专论太角之化运，至于司天在泉及间气加
临之六气，则详在后文统论者也。下俱同。

太角初正　少徵　太宫　少商　太羽终。徵，音知，上声。
初者，岁之首；终者，岁之终。盖每岁仍以角木主春，徵火主夏，商
金主秋，羽水主冬，土居中宫，而主长夏，此五音之主时也。夫主岁
之运，统司一岁之气，而四时又有春温、夏热、秋凉、冬寒。故六化
皆以丁壬木运为首，丙辛水运为末，以主岁。而逐年，又皆以角木为
初，羽水为终，以主时。

太阳　太徵　太阴　戊辰　戊戌同正徵。其运热，其化暄
暑郁燠，其变炎烈沸腾，其病热郁。暄，许元切。燠，音郁。司
天在上、在泉、在下，运居于中，而常先也。司天可统，司一岁在
泉，但主下半岁。然壬辰壬戌之在泉，即丁丑丁未之气化，戊辰戊戌

之在泉，即癸丑癸未之气化也。余运仿此。

太徵戊　少宫己　太商庚　少羽辛终　少角丁初　凡太角、少徵、太宫、少商、太羽，化运之年主时，皆初于壬而终于丙。凡少角、太徵、少宫、太商、少羽，化运之年主时，皆初于丁而终于辛。此以太徵居上者，尊主岁也。余运仿此。吴注与此略异，考《医宗金鉴》所载运气与张注同，故从张注。

太阳　太宫　太阴　甲辰岁会　甲戌岁会其运阴埃，其化柔润重泽，其变震惊飘骤，其病湿下重。埃，音哀。骤，鉏救切。

太宫甲　少商乙　太羽丙终　太角壬初　少徵癸

太阳　太商　太阴　庚辰　庚戌　其运凉，其化雾露萧飑，其变肃杀凋零，其病燥背瞀胸满。飑，音瑟。凋，音貂。瞀，音务，又音茂。

太商　少羽终　少角初　太徵　少宫

太阳　太羽　太阴　丙辰天符　丙戌天符。其运寒，其化凝惨凓冽，其变冰雪霜雹，其病大寒留于溪谷。凓，音栗。冽，音列。雹，音僕。

太羽终　太角初　少徵　太宫　少商吴鹤皋曰：此上详十岁中之五运，下详十岁之六气也。余准此。

凡此太阳司天之政，气化运行先天，天气肃，地气静，寒临太虚，阳气不令，水土合德，上应辰星镇星。其谷玄黅，其政肃，其令徐。寒政大举，泽无阳焰，则火发待时。少阳中治，时雨乃涯，止极雨散，还于太阴，云朝北极，湿化迺布，泽流万物，寒敷于上，雷动于下，寒湿之气，持于气交。民病寒湿，发肌肉萎，足痿不收，濡写血溢。黅，音金。焰，音艳。迺，与乃同。涯，音崖。朝，音潮。此统论六气之主岁而主时也。主岁者，司天在泉，主时者，主气客气。六气虽各有分部，而司天之气，又为一岁之主。

初之气，地气迁，气乃大温，草乃早荣，民乃厉，温病乃作，身热头痛呕吐，肌腠疮疡。此以下分论加临之间气，间气者纪步。初气客气少阳相火，加主气厥阴风木之上。地气迁者，谓上年在泉之终气，而交于今岁司天之初气也。

二之气，大凉反至，民乃惨，草乃遇寒，火气遂抑，民病气郁中满，寒乃始。二气客气阳明燥金，加主气少阴君火之上。

三之气，天政布，寒气行，雨乃降，民病寒反热中，痈疽注下，心热瞀闷，不治者死。瞀闷之"瞀"，音茂。三气客乃司天太阳寒水，加主气少阳相火之上。

四之气，风湿交争，风化为雨，乃长乃化乃成，民病大热少气，肌肉萎，足痿，注下赤白。四气客气厥阴风木，加主气太阴湿土之上。

五之气，阳复化，草乃长，乃化乃成，民乃舒。五气客气少阴君火，加主气阳明秋金之上。

终之气，地气正，湿令行，阴凝太虚，埃昏郊野，民乃惨悽，寒风以至，反者孕乃死。终气客气在泉太阴湿土，加主气太阳寒水之上。倘反行风木之令，则倮虫胎孕不成。张隐庵曰：或司天之气及主时之气，皆为加临客气所胜，或加临之气，又从主气之化，是主客之气，互相盛衰。书不尽言，言不尽意，欲明气运之精微，当随时审气，随气论时，若固执于文言，何异按图索骥也？

故岁宜苦以燥之温之此下论治法，必折其郁气，先资其化源，如太徵岁，太阳司天则火受郁；太羽岁，太阴在泉则水受郁，当折其致郁之气，助其生化之源。六气同义。抑其运气，扶其不胜，无使暴过而生其疾，如太角岁，风木淫胜，则土受制，是当抑木扶土。太徵岁，火运太过，则金受制，是当抑火扶金之类。后少阳少阴岁运气太过者相同。若运气不及之岁，则当安之益之赞之，无使邪胜矣。食岁谷以全其真，避虚邪以安其正。岁谷，即上文其谷玄黅是也。虚邪，虚乡不正之邪也。适气同异，多少制之，同寒湿者燥热化，异寒湿者燥湿化，故同者多之，异者少之，此论五运之气，与司天在泉，各有同异，而气味之多少，亦各有所制也。如太羽太宫主运，当多用燥以制湿，热以化寒。如太徵、太角、太商主运，当少用湿，以滋燥热之气，燥以制风木之邪。用寒远寒，用凉远凉，用温远温，用热远热，食宜同法。有假者反常，反是者病，所谓时也。此论司天在泉，及间气加临之六气，各有寒热温凉之宜，而又当无犯者也。用寒当远太阳，用凉当远阳明，用温当远厥阴，用热当远少阴少阳，饮食衣服居处之寒热温凉亦然。假如邪气反胜，又不必远寒远热，所谓天气反时，则可依时是也。夫天地阴阳之气，有德化之祥，有政令之章，有胜复之作，有变易之灾。此篇论调其正味，以和气运之不和，乃圣人随时养生之大道也。

[批] 阳明司天之政。帝曰：善，阳明之政奈何？岐伯曰：卯酉之纪也。

阳明　少角　少阴　清热胜复同，同正商。丁卯岁会　丁酉　其运风清热。不及之岁，常兼胜复之气，诸少运皆同。

少角初正　太徵　少宫　太商　太羽终

阳明　少徵　少阴　寒雨胜复同　同正商。癸卯　癸酉其运热寒雨。

少徵　太宫　少商　太羽终　太角初

阳明　少宫　少阴　风凉胜复同。己卯　己酉　其运雨风凉。

少宫　太商　少羽终　少角初　太徵

阳明　少商　少阴　热寒胜复同，同正商。乙卯天符　乙酉岁会，太乙天符。其运凉热寒。

少商　太羽终　太角初　少徵　太宫

阳明　少羽　少阴　雨风胜复同，辛卯少宫同。辛酉乃金水相生之年辰，故止辛卯岁与少宫同也。辛酉　辛卯　其运寒雨风。

少羽终　少角初　太徵　少宫　太商

凡此阳明司天之政，气化运行后天，天气急，地气明，阳专其令，炎暑大行，物燥以坚，淳风乃治，风燥横运，流于气交，多阳少阴，云趋雨府，湿化乃敷，燥极而泽。其谷白丹，间谷命太者，其耗白甲品羽，金火合德，上应太白荧惑。其政切，其令暴，蛰虫乃见，流水不冰，民病咳嗌塞，寒热发，暴振栗癃闭，清先而劲，毛虫乃死，热后而暴，介虫乃殃，其发躁，胜复之作，扰而大乱，清热之气，持于气交。荧，音萤。蛰，直立切。癃，音隆。扰，音绕。间谷，感左右之间气而成熟者。

初之气，地气迁，阴始凝，气始肃，水乃冰，寒雨化。其病中热胀，面目浮肿，善眠，鼽衄，嚏欠，呕，小便黄赤，甚则淋。鼽，音裘。衄，女六切。嚏，丁计切。初气客太阴湿土加主厥阴风木之上。

二之气，阳乃布，民乃舒，物乃生荣。厉大至，民善暴死。二气客少阳相火，加主少阴君火之位。

三之气，天政布，凉乃行，燥热交合，燥极而泽，民病寒热。三之客气，即司天之阳明燥金，而加于主气少阳相火之上。

四之气，寒雨降，病暴仆，振栗谵妄，少气，嗌乾引饮，及为心痛痈肿疮疡疟寒之疾，骨痿血便。仆，音赴。谵，音詹。乾，音干。四之加临客气乃太阳寒水，主气乃太阴湿土。

五之气，春令反行，草乃生荣，民气和。五之加临客气，乃厥阴风水，主气乃阳明燥金。

终之气，阳气布，候反温，蛰虫来见，流水不冰，民乃康平，其病温。终之客气，即在泉少阴君火加临，主气乃太阳寒水。

故食岁谷以安其气，食间谷以去其邪，岁宜以咸以苦以辛，汗之、清之、散之，安其运气，无使受邪，折其郁气，资其化源。以寒热轻重少多其制，同热者多天化，同清者多地化，用凉远凉，用热远热，用寒远寒，用温远温，食宜同法。有假者反之，此其道也。反是者，乱天地之经，扰阴阳之纪也。凡调治之大义，与前太阳之岁殊途同归，兹不及详注，但举隅于前，学者引申三反可也。

[批]少阳司天之政。帝曰：善。少阳之政奈何？岐伯曰：寅申之纪也。

少阳　太角　厥阴　壬寅　壬申　其运风鼓，其化鸣紊启坼，其变振拉摧拔，其病掉眩，支胁，惊骇。

太角初正　少徵　太宫　少商　太羽终

少阳　太徵　厥阴　戊寅天符　戊申天符。其运暑，其化喧嚣郁燠，其变炎烈沸腾，其病上热郁，血溢血泄心痛。喧，音萱。嚣，音枵。泄，音薛。

太徵　少宫　太商　少羽终　少角初

少阳　太宫　厥阴　甲寅　甲申　其运阴雨，其化柔润重泽，其变震惊飘骤，其病体重，胕肿痞饮。胕，音扶。

太宫　少商　太羽终　太角初　少徵

少阳　太商　厥阴　庚寅　庚申　同正商　其运凉，其化雾露清切，其变肃杀凋零，其病肩背胸中。

太商　少羽终　少角初　太徵　少宫

少阳　太羽　厥阴　丙寅　丙申　其运寒肃，其化凝惨栗冽，其变冰雪霜雹，其病寒浮肿。

太羽终　太角初　少徵　太宫　少商

凡此少阳司天之政，气化运行先天，天气正，地气扰，风乃暴举，木偃沙飞，炎火乃流，阴行阳化，雨乃时应，火木同德，上应荧惑岁星。其谷丹苍，其政严，其令扰。故风热参布，云物沸腾，太阴横流，寒乃时至，凉雨并起。民病寒中，外发疮疡，内为泄满。故圣人遇之，和而不争，往复之作，民病寒热疟泄，聋瞑呕吐。上怫肿色变。瞑，音冥。怫，芳未切，音费，忿貌；又符弗切，音佛，郁也。

初之气，地气迁，风胜乃摇，寒乃去，候乃大温，草木早荣。寒来不杀，温病乃起。其病气沸于上，血溢目赤，咳逆头痛，血崩胁满，肤腠中疮。初之间气，乃少阴君火，主气乃厥阴风木。

二之气，火反郁，白埃四起，云趋雨府，风不胜湿，雨乃零，民乃康。其病热郁于上，咳逆呕吐，疮发于中，胸嗌不利，头痛身热，昏愦脓疮。愦，古对切。二之客气，乃太阴湿土，主气乃少阴君火。

三之气，天政布，炎暑至，少阳临上，雨乃涯，民病热中，聋瞑血溢，脓疮咳呕，鼽衄渴嚏欠，喉痹目赤，善暴死。司天之气，上临于三气，主时之气，亦属少阳。

四之气，凉乃至，炎暑间化，白露降，民气和平，其病满身重。四之加临间气，乃阳明清金，主气乃太阴湿土。

五之气，阳乃去，寒乃来，雨乃降，气门乃闭，刚木早凋，民避寒邪，君子周密。五之间气，乃太阳寒水，主气乃阳明秋金。

终之气，地气正，风乃至，万物反生，霜雾以行。其病关闭不禁，心痛，阳气不藏而咳。终之加临，客气乃在泉，厥阴风木，主气乃太阳寒水。抑其运气，赞其不胜，必折其郁气，先取化源，暴过不生，苛疾不起。故岁宜咸辛宜酸。渗之泄之，渍之发之，观气寒温以调其过，同风热者多寒化，异风热者少寒化，用热远热，用温远温，用寒远寒，用凉远凉，食宜同法，此其道也。有假者反之，反是者病之阶也。苛，音何。渗，所禁切。溃，疾智切。

[批]太阴司天之政。帝曰：善。太阴之政奈何？岐伯曰：丑未之纪也。

太阴　少角　太阳　清热胜复同，同正宫。丁丑　丁未其运风清热。

少角初正　太徵　少宫　太商　少羽终

太阴　少徵　太阳　寒雨胜复同。癸丑　癸未　其运热寒雨。

少徵　太宫　少商　太羽终　太角初

太阴　少宫　太阳　风清胜复同，同正宫。己丑太乙天符，己未太乙天符，其运雨风清。

少宫　太商　少羽终　少角初　太徵

太阴　少商　太阳　热寒胜复同。乙丑　乙未　其运凉热寒。

少商　太羽终　太角初　少徵　太宫

太阴　少羽　太阳　雨风胜复同，同正宫。辛丑　辛未其运寒雨风。

少羽终　少角初　太徵　少宫　太商

凡此太阴司天之政，气化运行后天，阴专其政，阳气退避，大风时起，天气下降，地气上腾，原野昏霿，白埃四起，云奔南极，寒雨数至，物成于差夏。民病寒湿，腹满，身䐜愤，胕肿，痞逆寒厥拘急。湿寒合德，黄黑埃昏，流行气交，上应镇星辰星。其政肃，其令寂，其谷黅玄。故阴凝于上，寒积于下，寒水胜火，则为冰雹，阳光不治，杀气乃行。故有余宜高，不及宜下，有余宜晚，不及宜早，土之利，气之化也，民气亦从之，间谷命其太也。霜，音梦。数，音朔。差，楚宜切。膜，称人切。寂，音籍。

初之气，地气迁，寒乃去，春气正，风乃来，生布万物以荣，民气条舒，风湿相薄，雨乃后。民病血溢，筋络拘强，关节不利，身重筋痿。薄，音博。强，去声。初气主客，并属厥阴风木。

二之气，大火正，物承化，民乃和，其病温厉大行，远近咸若，湿蒸相薄，雨乃时降。二之主客皆少阴君火。

三之气，天政布，湿气降，地气腾，雨乃时降，寒乃随之。感于寒湿，则民病身重胕肿，胸腹满。三之加临客气，乃司天太阴湿土，主气乃少阳相火。

四之气，畏火临，溽蒸化，地气腾，天气否隔，寒风晓暮，蒸热相薄，草木凝烟，湿化不流，则白露阴布，以成秋令。民病腠理热，血暴溢疟，心腹满热，胪胀，甚则胕腫。溽，音辱。否，音痞。胪，音间。四之客乃少阳相火，主乃太阴湿土。

五之气，惨令已行，寒露下，霜乃早降，草木黄落，寒气及体，君子周密，民病皮腠。五之主客，皆阳明燥金。

终之气，寒大举，湿大化，霜乃积，阴乃凝，水坚冰，阳光不治。感于寒，则病人关节禁固，腰脽痛，寒湿推于气交而为疾也。脽，音谁。终之主客同，乃在泉太阳寒水。

必折其郁气，而取化源，益其岁气，无使邪胜，食岁谷以全其真，食间谷以保其精。故岁宜以苦燥之温之，甚者发之泄之，不发不泄，则湿气外溢，肉溃皮拆而水血交流。必赞其阳火，令御甚寒，从气异同，少多其判也，同寒者以热化，同湿者以燥化，异者少之，同者多之，用凉远凉，用寒远寒，用温远温，用热远热，食宜同法。假者反之，此其道也，反是者病也。

[批] 少阴司天之政。帝曰：善。少阴之政奈何？岐伯曰：子午之纪也。

少阴　太角　阳明　壬子　壬午　其运风鼓，其化鸣紊启坼，其变振拉摧拔，其病支满。

太角初正　少徵　太宫　少商　太羽终

少阴　太徵　阳明　戊子天符　戊午太一天符　其运炎暑，其化暄曜郁燠，其变炎烈沸腾，其病上热血溢。曜，音耀。

太徵　少宫　太商　少羽终　少角初

少阴　太宫　阳明　甲子　甲午　其运阴雨，其化柔润时雨，其变震惊飘骤，其病中满身重。

太宫　少商　太羽终　太角初　少徵

少阴　太商　阳明　庚子　庚午　同正商　其运凉劲，其化雾露萧飔，其变肃杀凋零，其病下清。

太商　少羽终　少角初　太徵　少宫

少阴　太羽　阳明　丙子岁会　丙午　其运寒，其化凝惨栗冽，其变冰雪霜雹，其病寒下。

太羽终　太角初　少徵　太宫　少商

凡此少阴司天之政，气化运行先天，地气肃，天气明，寒交暑，热加燥，云驰雨府，湿化乃行，时雨乃降，金火合德，上应荧惑太白。其政明，其令切，其谷丹白。水火寒热持于气交而为病始也。热病生于上，清病生于下，寒热凌犯而争于中，民病咳喘，血溢血泄，鼽嚏，目赤，眦疡，寒厥入胃，心痛，腰痛，腹大，嗌干肿上。眦，才诣切。

初之气，地气迁，热将去，寒乃始，蛰复藏，水乃冰，霜复降，风乃至，阳气郁，民反周密，关节禁固，腰脽痛，炎暑将起，中外疮疡。初之客，太阳主厥阴。

二之气，阳气布，风乃行，春气以正，万物应荣，寒气时至，民乃和。其病淋，目瞑目赤，气郁于上而热。二之客，厥阴主少阴。

三之气，天政布，大火行，庶类蕃鲜，寒气时至。民病气厥心痛，寒热更作，咳喘目赤。更，平声。三之客气，即司天少阴主气乃少阳。

四之气，溽暑至，大雨时行，寒热互至。民病寒热，嗌干，黄瘅，衄衊，饮发。瘅，音旦。四之主客皆太阴。

五之气，畏火临，暑反至，阳乃化，万物乃生乃长乃荣，民乃康，其病温。五之客少阳主阳明。

终之气，燥令行，余火内格，肿于上，咳喘，甚则血溢。寒气数举，则霿雾翳，病生皮腠，内舍于胁，下连少腹而作寒中，地将易也。终之客，即在泉阳明主乃太阳。

必抑其运气，资其岁胜，折其郁发，先取化源，无使暴过而生其病也，食岁谷以全真气，食间谷以辟虚邪。岁宜咸以奠之，而调其上。甚则以苦发之，以酸收之，而安其下，甚则以苦泄之，适气同异而多少之，同天气者以寒清化，同地气者以温热化，用热远热，用凉远凉，用温远温，用寒远寒，食宜同法。有假则反，此其道也，反是者病作矣。

[批] 厥阴司天之政。帝曰：善，厥阴之政奈何？岐伯曰：巳亥之纪也。

厥阴　少角　少阳　清热胜复同，同正角。丁巳天符　丁亥天符　其运风清热。

少角初正　太徵　少宫　太商　少羽终

厥阴　少徵　少阳　寒雨胜复同。癸巳　癸亥　其运热寒雨。

少徵　太宫　少商　太羽终　太角初

厥阴　少宫　少阳　风清胜复同，同正角。己巳　己亥　其运雨风清。

少宫　太商　少羽终　少角初　太徵

厥阴　少商　少阳　热寒胜复同　同正角。乙巳　乙亥　其运凉热寒。

少商　太羽终　太角初　少徵　太宫

厥阴　少羽　少阳　雨风胜复同。辛巳　辛亥　其运寒雨风。

少羽终　少角初　太徵　少宫　太商

凡此厥阴司天之政，气化运行后天，诸同正岁，气化运行同天，天气扰，地气正，风生高远，炎热从之，云趋雨府，湿化乃行，风火同德，上应岁星、荧惑。其政挠，其令速，其谷苍丹，间谷言太者，其耗文角品羽。风燥火热，胜复更作，蛰虫来见，流水不冰，热病行于下，风病行于上，风燥胜复形于中。挠，女巧切。

初之气，寒始肃，杀气方至，民病寒于右之下。初气客燥金，主风木。

二之气，寒不去，华雪水冰，杀气施化，霜乃降，名草上焦，寒雨数至，阳复化，民病热于中。二气客寒水主君火。

三之气，天政布，风乃时举，民病泣出耳鸣掉眩。三气客，乃司天风木，主乃相火。

四之气，溽暑湿热相薄，争于左之上，民病黄瘅而为胕肿。四气客君火，主湿土。

五之气，燥湿更胜，沉阴乃布，寒气及体，风雨乃行。五气客湿土，主燥金。

终之气，畏火司令，阳乃大化，蛰虫出见，流水不冰，地气大发，草乃生，人乃舒，其病温厉，终气客，即在泉相火，主乃寒水。必折其郁气，资其化源，赞其运气，无使邪胜。岁宜以辛调上，以咸调下，畏火之气，无妄犯之。用温远温，用热远热，用凉远凉，用寒远寒，食宜同法。有假反常，此之道也，反是者病。

帝曰：善。夫子言可谓悉矣，然何以明其应乎？岐伯曰：昭乎哉问也！夫六气者，行有次，止有位，故常以正月朔日平旦视之，睹其位而知其所在矣。正，音征。睹，当古切。运有余，其至先，运不及，其至后，此天之道，气之常也。运非有余非不足，是谓正岁，其至当其时也。帝曰：胜复之气，其常在也，灾眚时至，候也奈何？岐伯曰：非气化者，是谓灾也。眚，音生，上声。

帝曰：天地之数，终始奈何？岐伯曰：悉乎哉问也！是明道也。数之始，起于上而终于下，岁半之前，天气主之，岁半之后，地气主之，上下交互，气交主之，岁纪毕矣。故曰：位明，气月可知乎？所谓气也。上下之位既明，则六气所主月分可知。帝曰：余司其事，则而行之，不合其数何也？岐伯曰：气用有多少，化洽有盛衰，盛衰多少，同其化也。帝曰：愿闻同化何如？岐伯曰：风温春化同，热曛昏火夏化同，胜与复同，燥清烟露秋化同，云雨昏暝埃长夏化同，寒气霜雪冰冬化同，此天地五运六气之化，更用盛衰之常也。曛，音熏。暝，音冥。六气主岁主时之多少，当审五运主岁主时之盛衰，合而推之，斯得气运之微妙。下节同天符、同岁会另录本门。再下节用寒远寒、用热远热，另录"审治门"。

[批]五运气行岁之纪有常数。帝曰：善。五运气行主岁之纪，其有常数乎？岐伯曰：臣请次之。

甲子　甲午岁

上少阴火司天　中太宫土运化运　下阳明金在泉，按甲子甲午之在泉，即己卯己酉之化。乙丑乙未之在泉，即庚辰庚戌之化，余类推。热化二火，雨化五土，燥化四，金，天一生水，地六成之；地二生火，天七成之；天三生水，地八成之；地四生金，天九成之；天五生土，地十成之。太过者其数成，不及者其数生，土常以生也。所谓正化日也。无胜复之邪化，故为正化。其化上咸寒，中苦热，下酸热，所谓药食宜也。

乙丑　乙未岁

上太阴土　中少商金运　下太阳水　热化寒化胜复同，所谓邪气化日也。有胜复之邪气，故为邪化。所谓日者，谓胜气在胜彼所主之七十二日，复气在复我所司之七十二日。灾七宫。上章以太过之岁主病，此以不及之岁言灾。上乃兑宫洛书法，戴九履一，左三右七，五主中宫。湿化五，清化四，寒化六，所谓正化日也。五四六之数，皆非胜复邪气。其化上苦热，中酸和，下甘热，所谓药食宜也。

丙寅　丙申岁

上少阳相火，中太羽水运，下厥阴木，火化二，寒化六，风化三，所谓正化日也。其化上咸寒，中咸温，下辛温，所谓药食宜也。

丁卯　丁酉岁

上阳明金，中少角木运，下少阴火，清化热化胜复同，所谓邪气化日也。灾三宫三乃震木。燥化九，风化三，热化七，所谓正化日也。其化上苦小温，中辛和，下咸寒，所谓药食宜也。

戊辰　戊戌岁

上太阳水，中太徵火运，下太阴土，寒化六，热化七，湿化五，所谓正化日也。其化上苦温，中甘和，下甘温，所谓药食宜也。

己巳　己亥岁

上厥阴木，中少宫土运，下少阳相火，风化清化胜复同，所谓邪气化日也。灾五宫五乃中央土。风化三，湿化五，火化七，所谓正化日也。其化上辛凉，中甘和，下咸寒，所谓药食宜也。

庚午　庚子岁

上少阴火，中太商金运，下阳明金，热化七，清化九，燥化九，所谓正化日也。其化上咸寒，中辛温，下酸温，所谓药食宜也。

辛未　辛丑岁

上太阴土，中少羽水运，下太阳水，雨化风化胜复同，所谓邪气化日也。灾一宫一乃坎水。雨化五，寒化一，所谓正化日也。其化上苦热，中苦和，下苦热，所谓药食宜也。

壬申　壬寅岁

上少阳相火，中太角木运，下厥阴木，火化二，风化八，所谓正化日也。其化上咸寒，中酸和，下辛凉，所谓药食宜也。

癸酉　癸卯岁

上阳明金，中少徵火运，下少阴火，寒化雨化胜复同，所谓邪气化日也。灾九宫九乃离火。燥化九，热化二，所谓正化日也。其化上苦小温，中咸温，下咸寒，所谓药食宜也。

甲戌　甲辰岁

上太阳水，中太宫土运，下太阴土，寒化六，湿化五，所谓①正化日也。其化上苦热，中苦温，下苦温，所谓药食宜也。

乙亥　乙巳岁

上厥阴木，中少商金运，下少阳相火，热化寒化胜复同，所谓邪气化日也。灾七宫。风化八，清化四，火化二，正化度也。度，谓所主之时度。其化上辛凉，中酸和，下咸寒，药食宜也。

丙子　丙午岁

上少阴火，中太羽水运，下阳明金，热化二，寒化六，清化四，正化度也。其化上咸寒，中咸热，下酸温，药食宜也。

丁丑　丁未岁

上太阴土，中少角木运，下太阳水，清化热化胜复同，邪气化度也。灾三宫。雨化五，风化三，寒化一，正化度也。其化上苦温，中辛温，下甘热，药食宜也。

戊寅　戊申岁

上少阳相火，中太徵火运，下厥阴木，火化七，风化三，正化度也。其化上咸寒，中甘和，下辛凉，药食宜也。

己卯　己酉岁

上阳明金，中少宫土运，下少阴火，风化清化胜复同，邪气化度也。灾五宫。清化九，雨化五，热化七，正化度也。其化上苦小温，中甘和，下咸寒，药食宜也。

---

① 所谓：《素问》无此二字，本条"所谓药食宜也"与"乙亥乙巳岁"条"所谓邪气化日也"并同。

庚辰　庚戌岁

上太阳水，中太商金运，下太阴土，寒化一，清化九，雨化五，正化度也。其化上苦热，中辛温，下甘热，药食宜也。

辛巳　辛亥岁

上厥阴木，中少羽水运，下少阳相火，雨化风化胜复同，邪气化度也。灾一宫。风化三，寒化一，火化七，正化度也。其化上辛凉，中苦和，下咸寒，药食宜也。

壬午　壬子岁

上少阴火，中太角木运，下阳明金，热化二，风化八，清化四，正化度也。其化上咸寒，中酸凉，下酸温，药食宜也。

癸未　癸丑岁

上太阴土，中少徵火运，下太阳水，寒化雨化胜复同，邪气化度也。灾九宫。雨化五，火化二，寒化一，正化度也。其化上苦温，中咸温，下甘热，药食宜也。

甲申　甲寅岁

上少阳相火，中太宫土运，下厥阴木，火化二，雨化五，风化八，正化度也。其化上咸寒，中咸和，下辛凉，药食宜也。

乙酉　乙卯岁

上阳明金，中少商金运，下少阴火，热化寒化胜复同，邪气化度也。灾七宫。燥化四，清化四，热化二，正化度也。其化上苦小温，中苦和，下咸寒，药食宜也。

丙戌　丙辰岁

上太阳水，中太羽水运，下太阴土，寒化六，雨化五，正化度也。其化上苦热，中咸温，下甘热，药食宜也。

丁亥　丁巳岁

上厥阴木，中少角木运，下少阳相火，清化热化胜复同，邪气化度也。灾三宫。风化三，火化七，正化度也。其化上辛凉，中辛和，下咸寒，药食宜也。

戊子　戊午岁

上少阴火，中太徵火运，下阳明金，热化七，清化九，正化度也。其化上咸寒，中甘寒，下酸温，药食宜也。

己丑　己未岁

上太阴土，中少宫土运，下太阳水，风化清化胜复同，邪气化度也。灾五宫。雨化五，寒化一，正化度也。其化上苦热，中甘和，下甘热，药食宜也。

庚寅　庚申岁

上少阳相火，中太商金运，下厥阴木，火化七，清化九，风化三，正化度也。其化上咸寒，中辛温，下辛凉，药食宜也。

辛卯　辛酉岁

上阳明金，中少羽水运，下少阴火，雨化风化胜复同，邪气化度也。灾一宫。清化九，寒化一，热化七，正化度也。其化上苦小温，中苦和，下咸寒，药食宜也。

壬辰　壬戌岁

上太阳水，中太角木运，下太阴土，寒化六，风化八，雨化五，正化度也。其化上苦温，中酸温，下甘温，药食宜也。

癸巳　癸亥岁

上厥阴木，中少徵火运，下少阳相火，寒化雨化胜复同，邪气化度也。灾九宫。风化八，火化二，正化度也。其化上辛凉，中咸和，下咸寒，药食宜也。

凡此定期之纪，胜复正化，皆有常数，不可不察。故知其要者，一言而终，不知其要，流散无穷，此之谓也。此下七十余字，另录本门"五郁之发"节。

帝曰：太过不及，其数何如？岐伯曰：太过者其数成，不及者其数生，土常以生也。天一生水，地六成之；地二生火，天七成之；天三生木，地八成之；地四生金，天九成之；天五生土，地十成之。五行之气，皆感天生地成，地生天成，此《河图》数也。土常以生者，土位中央，感天干而始化，天地之气，皆本于五而终于九，此《洛书》数也。下文另录"五郁之发"节。

帝曰：气至而先后者何？岐伯曰：运太过则其至先，运不及则其至后，此候之常也。帝曰：当时而至者何也？岐伯曰：非太过非不及，则至当时，非是者眚也。此论五运主时之有太过不及也。

帝曰：善。气有非时而化者何也？岐伯曰：太过者当其时，不及者归其己胜也。此论六气主时之有太过不及也。己胜谓胜己之气，如春而清肃，夏而凝寒，秋而炎热，冬而溽蒸，即非时之化也。

帝曰：四时之气，至有早晏高下左右，其候何如？岐伯曰：行有逆顺，至有迟速，故太过者化先天，不及者化后天。

帝曰：愿闻其行何谓也？岐伯曰：春气西行，夏气北行，秋气东行，冬气南行，故春气始于下，秋气始于上，夏气始于中，冬气始于标。春气始于左，秋气始于右，冬气始于后，夏气始于前。此四时正化之常。故至高之地，冬气常在，至下之地，春气常在。必谨察之。帝曰：善。此论四时之气，而有太过不及也。下文"五运六气之应见，六化之正，六变之纪"节另录。本门再下文"热无犯热，寒无犯寒"节及"妇人重身，毒之何如"节今录"审治门"，再下文"郁之甚者治之奈何"节并"五郁之发"条内篇末。"帝曰：至哉圣人之道，天地大化运行之节，临御之纪，阴阳之政，寒暑之令①，非夫子孰能通之！请藏之灵兰之室，署曰《六元

① 令：《素问》作"今"。

正纪》，非斋戒不敢示，慎传也"等句未录。

五郁之发《素问·六元正纪大论》

帝曰：上文皆另录，故此中删去"善"字。五运之气，亦复岁乎？张隐庵曰：此论五运之化，受司天在泉之胜制，郁极乃发，以报复其岁气……如丁卯丁酉岁，少角木运，而上临阳明，则木气郁矣。戊辰戊戌岁，太徵火运，而上临太阳，则火气郁矣。己巳己亥岁，少宫土运，而上临厥阴，则土气郁矣。庚子庚午岁，太商金运，而上临少阴，则金气郁矣。辛丑辛未岁，少羽水运，而上临太阴，则水气郁矣。庚寅庚申岁，太商金运，而相火司天，则金气郁矣。又如乙巳乙亥岁，少商金运，而相火在泉，则金气郁矣。壬子壬午岁，太角木运，而阳明在泉，则木气郁矣。癸丑癸未岁，少徵火运，而太阳在泉，则火气郁矣。甲寅甲申岁，太宫土运，而厥阴在泉，则土气郁矣。乙卯乙酉岁，少商金运，而君火在泉，则金气郁矣。丙辰丙戌岁，太羽水运，而太阴在泉，则水气郁矣。凡此十二运中，有太有少，并受司天在泉之郁而后复。

岐伯曰：郁极廼发，待时而作也。廼，与乃同。土郁发于四之气，金郁发于五之气，水郁发于二火前后，火郁发于四之气，惟木发而无时也。

帝曰：请问其所谓也？

岐伯曰：五常之气，太过不及，其发异也。

帝曰：愿卒闻之。

岐伯曰：太过者暴，不及者徐，暴者为病甚，徐者为病持。此中"太过数成、不及数生"节，录"六元正纪"条内。

帝曰：其发也何如？

[批] 土郁之发。岐伯曰：土郁之发，岩谷震惊，雷殷气交，埃昏黄黑，化为白气，飘骤高深，击石飞空，洪水乃从，川流

漫衍，田牧土驹。化气乃敷，善为时雨，始生始长，始化始成。故民病心腹胀，肠鸣而为数后，甚则心痛胁䐜，呕吐霍乱，饮发注下，胕肿身重。云奔雨府，霞拥朝阳，山泽埃昏，其乃发也。以其四气。云横天山，浮游生灭，怫之先兆。殷，音隐。埃，音哀。数后之数，音朔。䐜，称人切。胕，音扶。怫，音佛。

[批] 金郁之发。金郁之发，天洁地明，风清气切，大凉乃举，草树浮烟，燥气以行，霜雾数起，杀气来至，草木苍乾，金乃有声。故民病咳逆，心胁满，引少腹，善暴痛，不可反侧，嗌乾面尘色恶。山泽焦枯，土凝霜卤，怫乃发也，其气五。夜零白露，森莽声凄，怫之兆也。霜，音梦。乾，音干。卤，音鲁。莽，音蟒。凄，音妻。

[批] 水郁之发。水郁之发，阳气乃辟，阴气暴举，大寒乃至，川泽严凝，寒雾。结为霜雪，甚则黄黑昏翳，流行气交，乃为霜杀，水乃见祥。故民病寒客心痛，腰䐄痛，大关节不利，屈伸不便，善厥逆，痞坚腹满。阳光不治，空积沉阴，白埃昏暝，而乃发也，其气二火前后。太虚深玄，气犹麻散，微见而隐，色黑微黄，怫之先兆也。辟，与避同。䐄，音谁。

[批] 木郁之发。木郁之发，太虚埃昏，云物以扰，大风乃至，屋发折木，木有变。故民病胃脘当心而痛，上支两胁，鬲咽不通，食饮不下，甚则耳鸣眩转，目不识人，善暴僵仆。太虚苍埃，天山一色，或为浊色，黄黑郁若，横云不起，雨而乃发也，其气无常。长川草偃，柔叶呈阴，松吟高山，虎啸岩岫，怫之先兆也。脘，音管。鬲，与隔同。僵，音姜。仆，音赴。岫，音袖。

[批] 火郁之发。火郁之发，太虚曛①翳，大明不彰，炎火

① 曛：《素问》作"肿"，疑误。

行，大暑至，山泽燔燎，林①木流津，广厦腾烟，土浮霜卤，止水乃减，蔓草焦黄，风行惑言，湿化乃后。故民病少气，疮疡痈肿，胁腹胸背，面首四肢䐜愤，胕胀，疡痱，呕逆，瘛疭，骨痛，节乃有动，注下温疟，腹中暴痛，血溢流注，精液乃少，目赤心热，甚则瞀闷懊㦬，善暴死。刻终大温，汗濡玄府，其乃发也，其气四。动复则静，阳极反阴，湿令乃化乃成。华发水凝，山川冰雪，焰阳午泽，怫之先兆也。曛，音熏。厦，音下。胕，音间。痱，方味切。瘛，音掣。疭，音纵。瞀，音茂。懊，音襖。㦬，音恼。焰，音艳。

有怫之应而后报也，皆观其极而乃发也，木发无时，水随火也。谨候其时，病可与期，失时反岁，五气不行，生化收藏，政无恒也。

帝曰：水发而雹雪，土发而飘骤，木发而毁折，金发而清明，火发而曛昧，何气使然？岐伯曰：气有多少，发有微甚，微者当其气，甚者兼其下，征其下气而见可知也。雹，音仆。

帝曰：善。五气之发，不当位者何也？岐伯曰：命其差。帝曰：差有数乎？岐伯曰：后皆三十度而有奇也。奇，音羁。郁极而后乃发，是以去本位。此下诸节有另录于本门者，有录入"审治门"者，今录篇末"治郁"节以蝉联于后。

帝曰：善。郁之甚者，治之奈何？岐伯曰：木郁达之，火郁发之，土郁夺之，金郁泄之，水郁折之，然调其气，过者折之，以其畏也，所谓泻之。帝曰：假者何如？岐伯曰：有假其气，则无禁也。所谓主气不足，客气胜也。下文不录。

① 林：《素问》作"材"。

卷之五
三五五

五运六气之应见六化之正六变之纪 《素问·六元正纪大论》

黄帝问曰：上文许多另录本门数条，录"审治门"一条。五运六气之应见，六化之正，六变之纪，何如？岐伯对曰：夫六气正纪，有化有变，有胜有复，有用有病，不同其候，帝欲何乎？帝曰：愿尽闻之。

[批] 时化之常。岐伯曰：请遂言之。盖论五运六气之主时，而各有德化政令，胜负变病之常。夫四时之主气，有春木、夏火、秋金、冬水，各主七十二日有奇。又有初气厥阴，二气少阴，三气少阳，四气太阴，五气阳明，终气太阳，各主六十日有奇。此四时不易之气，有寒热温凉，生长收藏之政令，故曰常。夫气之所至也，厥阴所至为和平，少阴所至为暄，太阴所至为埃溽，少阳所至为炎暑，阳明所至为清劲，太阳所至为寒雾，时化之常也。暄，许元切。埃，音哀。溽，音辱。

[批] 司化之常。厥阴所至为风府，为璺启；少阴所至为火府，为舒荣；太阴所至为雨府，为员盈；少阳所至为热府，为行出；阳明所至为司杀府，为庚苍；太阳所至为寒府，为归藏。司化之常也。璺，音问。

[批] 气化之常。厥阴所至为生，为风摇；少阴所至为荣，为形见；太阴所至为化，为云雨；少阳所至为长，为蕃鲜；阳明所至为收，为雾露；太阳所至为藏，为周密。气化之常也。

[批] 德化之常。厥阴所至为风生，终为肃；少阴所至为热生，中为寒；太阴所至为湿生，终为注雨；少阳所至为火生，终为蒸溽；阳明所至为燥生，终为凉；太阳所至为寒生，中为温。德化之常也。

厥阴所至为毛化，少阴所至为翮化，太阴所至为倮化，少阳所至羽化，阳明所至为介化，太阳所至为鳞化。德化之常也。

翻，下革切。倮，鲁果切。

[批] 布政之常。厥阴所至为生化，少阴所至为荣化，太阴所至为濡化，少阳所至为茂化，阳明所至为坚化，太阳所至为藏化。布政之常也。

[批] 气变之常。厥阴所至为飘怒大凉，少阴所至为大暄寒，太阴所至为雷霆骤注烈风，少阳所至为飘风燔燎霜凝，阳明所至为散落温，太阳所至为寒雪冰雹白埃。气变之常也。雹，音仆。

[批] 令行之常。厥阴所至为挠动，为迎随；少阴所至为高明，焰为曛；太阴所至为沉阴，为白埃，为晦暝；少阳所至为光显，为彤云，为曛；阳明所至为烟埃，为霜，为劲切，为凄鸣；太阳所至为刚固，为坚芒，为立。令行之常也。挠，女巧切。焰，音艳。曛，音熏。

[批] 病之常。厥阴所至为里急；少阴所至为疡胗身热；太阴所至为积饮否隔；少阳所至为嚏呕，为疮疡；阳明所至为浮虚；太阳所至为屈伸不利，病之常也。胗，音轸或作"疹"。否，音痞。嚏，丁计切。张隐庵曰：此春病之常也。

厥阴所至，为支痛；少阴所至为惊惑，恶寒，战栗，谵妄；太阴所至为蓄满；少阳所至为惊躁，瞀昧，暴病；阳明所至为鼽，尻阴股膝髀腨胻足病；太阳所至为腰痛。病之常也。恶，去声。谵，音詹。蓄，许六切。瞀，音茂。鼽，音求。尻，音考，平声。股，音古。髀，音俾。腨，布兖切。胻，音行。张隐庵曰：此夏病之常也。

厥阴所至为緛戾；少阴所至为悲妄衄衊；太阴所至为中满霍乱吐下；少阳所至为喉痹，耳鸣呕涌；阳明所至为胁痛皴揭；太阳所至为寝汗，痉。病之常也。緛，音软。衄，女六切。衊，音蔑。涌，音勇。皴，音亲。揭，音结。隐庵曰：此秋病之常也。

　　厥阴所至为胁痛呕泄；少阴所至为语笑；太阴所至为身重胕肿；少阳所至为暴注，瞤瘛，暴死；阳明所至为鼽嚏，太阳所至为流泄禁止。病之常也。泄，音薛。胕，音扶。瞤，儒纯切。瘛，尺制切，音掣。隐庵曰：此冬病之常也。

　　凡此十二变者，报德以德，报化以化，报政以政，报令以令，德化政令，气之祥也，盖无胜则无负。气高则高，气下则下，气后则后，气前则前，气中则中，气外则外，位之常也。四时六气，皆有定位之常，非若客气之环转也。故风胜则动，热胜则肿，燥胜则乾，寒胜则浮，湿胜则濡泄，甚则水闭胕肿，随气所在，以言其变耳。乾，音干。随四时之气而言五运之胜。

　　帝曰：愿闻其用也。岐伯曰：夫六气之用，各归不胜而为化，故太阴雨化，施于太阳；太阳寒化，施于少阴；少阴热化，施于阳明；阳明燥化，施于厥阴；厥阴风化，施于太阴。各命其所在以征之也。此论五行胜化之涉用也。徐振公①曰：在六气为胜负，在四时为胜化②。帝曰：自得其位何如？岐伯曰：自得其位，常化也。帝曰：愿闻所在也。岐伯曰：命其位而方月可知也。吴鹤皋曰：六气有位次，有方所，有时月。

　　帝曰：六位之气盈虚何如？岐伯曰：太少异也，太者之至徐而常，少者暴而亡。此言主时之六气，亦有盛有虚，乃随岁运之太少也。帝曰：天地之气盈虚何如？岐伯曰：天气不足，地气随之，地气不足，天气从之，运居其中而常先也。恶所不胜，归所同和，随运归从而生其病也。故上胜则天气降而下，下胜则

② 在六气……为胜化：语出《黄帝内经素问集注·六元正纪大论》。

内经精要

三五八

地气迁而上，胜多少而差其分，微者小差，甚者大差，甚则位易气交，易则大变生而病作矣。《大要》曰：甚纪五分，微纪七分，其差可见。此之谓也。恶，去声。此论主时之六气亦有天地盈虚之分，而上下相胜也。下文录在"审治门"。

六气分治《素问·至真要大论》

黄帝问曰：五气交合，盈虚更作，余知之矣。六气分治，司天地者，其至何如？更，平声。此中有"岐伯再拜对曰：明乎哉问也！天地之大纪，人神之通应也。帝曰：愿闻上合昭昭，下合冥冥奈何？岐伯曰：此道之所主，工之所疑也。帝曰：愿闻其道也"五十六字未录。

［批］六化。岐伯曰：厥阴司天，其化以风；少阴司天，其化以热；太阴司天，其化以湿；少阳司天，其化以火；阳明司天，其化以燥；太阳司天，其化以寒。以所临藏位，命其病者也。

帝曰：地化奈何？岐伯曰：司天同候，间气皆然。

帝曰：间气何谓？岐伯曰：司左右者，是谓间气也。帝曰：何以异之？岐伯曰：主岁者纪岁，间气者纪步也。

帝曰：善。岁主奈何？岐伯曰：厥阴司天为风化，在泉为酸化，司气为苍化，间气为动化。少阴司天为热化，在泉为苦化，不司气化，居气为灼化。太阴司天为湿化，在泉为甘化，司气为黅化，间气为柔化。少阳司天为火化，在泉为苦化，司气为丹化，间气为明化。阳明司天为燥化，在泉为辛化，司气为素化，间气为清化。太阳司天为寒化，在泉为咸化，司气为玄化，间气为藏化。故治病者，必明六化分治，五味五色所生，五藏所宜，廼可以言盈虚病生之绪也。黅，音金。廼，与乃同。

帝曰：厥阴在泉而酸化先，余知之矣。风化之行也，何如？

岐伯曰：风行于地，所谓本也，余气同法。本乎天者，天之气也，本乎地者，地之气也，天地合气，六节分而万物化生矣。故曰：谨候气宜，无失病机。此之谓也。此言司天在泉，俱以六气为本。六气绕地环转，而上下周行，又非气司天化而味主地化也。下文"司岁备物"节，今录"审治门"。

[批]岁主藏害。帝曰：岁主藏害何谓？岐伯曰：以所不胜命之，则其要也。五藏内属五行而外合五运，五运之气受司天在泉之胜制所伤，则病入五藏而为害矣。帝曰：治之奈何？岐伯曰：上淫于下，所胜平之；外淫于内，所胜治之。谓司天之气淫胜其在下之运气。在泉之气，淫胜其在内之五运也，平天气曰平，治在泉曰治。帝曰：善。平气何如？岐伯曰：谨察阴阳所在而调之，以平为期，正者正治，反者反治。平气，谓无上下之胜制，运气之和平也。下文论"南北政脉不应"今录"脉要门"。

[批]天地之气内淫而病。帝曰：善。天地之气，内淫而病何如？岐伯曰：岁厥阴在泉，风淫所胜，则地气不明，平野昧，草乃早秀。民病洒洒振寒，善呻数欠，心痛支满，两胁里急，饮食不下，鬲咽不通，食则呕，腹胀善噫，得后与气，则快然如衰，身体皆重。呻，音申。数，音朔。鬲，与隔同。噫，音嗌。

岁少阴在泉，热淫所胜，则焰浮川泽，阴处反明。民病腹中常鸣，气上冲胸，喘不能久立，寒热皮肤痛，目瞑齿痛颇肿，恶寒发热如疟，少腹中痛，腹大，蛰虫不藏。焰，音艳。瞑，音冥。颇，音拙。恶，去声。蛰，直立切。

岁太阴在泉，草乃早荣，湿淫所胜，则埃昏岩谷，黄反见黑，至阴之交。民病饮积心痛，耳聋浑浑焞焞，嗌肿喉痹，阴病见血，少腹痛肿，不得小便，病冲头痛，目似脱，项似拔，腰似折，髀不可以回，腘如结，腨如裂。埃，音哀。焞，徒浑切，音豚；又他昆切，音暾；又通回切，音推。髀，音俾。腘，古获切。腨，市兖切。

岁少阳在泉，火淫所胜，则焰明郊野，寒热更至。民病注泄赤白，少腹痛溺赤，甚则血便，少阴同候。泄，音薛，溺与尿同，女弔切。

岁阳明在泉，燥淫所胜，则霿雾清暝。民病喜呕，呕有苦，善太息，心胁痛不能反侧，甚则嗌乾面尘，身无膏泽，足外反热。霿，音梦。暝，音冥，乾，音干。

岁太阳在泉，寒淫所胜，则凝肃惨栗。民病少腹控睪，引腰脊，上冲心痛，血见，嗌痛颔肿。睪，音高。颔，户感切。

帝曰：善。治之奈何？岐伯曰：诸气在泉，风淫于内，治以辛凉，佐以苦甘，以甘缓之，以辛散之。热淫于内，治以咸寒，佐以甘苦，以酸收之，以苦发之。湿淫于内，治以苦热，佐以酸淡，以苦燥之，以淡泄之。火淫于内，治以咸冷，佐以苦辛，以酸收之，以苦发之。燥淫于内，治以苦温，佐以甘辛，以苦下之。寒淫于内，治以甘热，佐以苦辛，以咸泻之，以辛润之，以苦坚之。以上论六气在泉，而为民病，当以所胜之气味治之。

帝曰：善。天气之变何如？岐伯曰：厥阴司天，风淫所胜，则太虚埃昏，云物以扰，寒生春气，流水不冰。民病胃脘当心而痛，上支两胁，鬲咽不通，饮食不下，舌本强，食则呕，冷泄腹胀，溏泄，瘕水闭，蛰虫不出，病本于脾。冲阳绝，死不治。脘，音管。强，去声。瘕，音假。冲阳，足阳明胃脉，在足跗上，动而应手。

少阴司天，热淫所胜，怫热至，火行其政。民病胸中烦热，嗌干，右胠满，皮肤痛，寒热咳喘，大雨且至，唾血血泄，鼽

衄嚏呕，溺色变，甚则疮疡胕肿，肩背臂臑及缺盆中痛，心痛
肺膜，腹大满，膨膨而喘咳，病本于肺。尺泽绝，死不治。怫，
音佛。胠，祛。唾，吐卧切。嚏，音袠。衄，女六切。嚏，丁计切。
胕，音扶。臑，音脑，去声。盆，步奔切。膜，称人切。尺泽，在肘
肉廉大纹中，动脉应手，肺之合穴脉也。

太阴司天，湿淫所胜，则沉阴且布，雨变枯槁。民病胕肿
骨痛阴痹，阴痹者，按之不得，腰脊头项痛，时眩，大便难，
阴气不用，饥不欲食，咳唾则有血，心如悬，病本于肾。太溪
绝，死不治。咳，音慨。太溪，肾之动脉，在足内踝后跟骨上。

少阳司天，火淫所胜，则温气流行，金政不平。民病头痛，
发热恶寒而疟，热上皮肤痛，色变黄赤，传而为水，身面胕肿，
腹满仰息，泄注赤白，疮疡咳唾血，烦心胸中热，甚则衄衄，
病本于肺。天府绝，死不治。天府，肺脉，在臂臑内廉。下腋三
寸，所动脉应手。

阳明司天，燥淫所胜，则木乃晚荣，草乃晚生，筋骨内变。
民病左胠胁痛，寒清于中，感而疟，大凉革候，咳，腹中鸣，
注泄鹜溏，名木敛，生菀于下，草焦上首，心胁暴痛，不可反
侧，嗌干面尘腰痛，丈夫癞疝，妇人少腹痛，目昧眦，疡疮痤
痛，蛰虫来见，病本于肝。太冲绝，死不治。鹜，音木，又音务。
癞，音颓。疝，音讪。眦，才诣切。痤，音坐，平声。太冲，在足大
指本节后二寸，动脉应手，肝经之俞穴脉也。

太阳司天，寒淫所胜，则寒气反至，水且冰，血变于中，
发为痈疡，民病厥心痛，呕血血泄衄衄，善悲，时眩仆，运火
炎烈，雨暴乃雹，胸腹满，手热肘挛腋肿，心澹澹大动，胸胁
胃脘不安，面赤目黄，善噫，嗌干，甚则色焰，渴而欲饮，病
本于心。神门绝，死不治。所谓动气知其藏也。雹，音仆。肘，

陟柳切。腋，音亦。澹，音淡。炲，音壹。神门，心之俞穴，在手掌后锐骨端，动脉应手。

帝曰：善。治之奈何？岐伯曰：司天之气，风淫所胜，平以辛凉，佐以苦甘，以甘缓之，以酸泻之。热淫所胜，平以咸寒，佐以苦甘，以酸收之。湿淫所胜，平以苦热，佐以酸辛，以苦燥之，以淡泄之。湿上甚而热，治以苦温，佐以甘辛，以汗为故而止。火淫所胜，平以咸①冷，佐以苦甘，以酸收之，以苦发之，以酸复之，热淫同。燥淫所胜，平以苦湿，佐以酸辛，以苦下之。寒淫所胜，平以辛热，佐以苦甘，以咸泻之。以上论司天之六气淫胜，而以所胜之气味平之。

[批] 邪气反胜。帝曰：善。邪气反胜，治之奈何？岐伯曰：风司于地，清反胜之，治以酸温，佐以苦甘，以辛平之。热司于地，寒反胜之，治以甘热，佐以苦辛，以咸平之。湿司于地，热反胜之，治以苦冷，佐以咸甘，以苦平之。火司于地，寒反胜之，治以甘热，佐以苦辛，以咸平之。燥司于地，热反胜之，治以平寒，佐以苦甘，以酸平之，以和为利。寒司于地，热反胜之，治以咸冷，佐以甘辛，以苦平之。

帝曰：其司天邪胜何如？岐伯曰：风化于天，清反胜之，治以酸温，佐以甘苦；热化于天，寒反胜之，治以甘温，佐以苦酸辛；湿化于天，热反胜之，治以苦寒，佐以苦酸；火化于天，寒反胜之，治以甘热，佐以苦辛；燥化于天，热反胜之，治以辛寒，佐以苦甘；寒化于天，热反胜之，治以咸冷，佐以苦辛。以上论不正之邪气反胜，在泉司天主岁之气，又当用胜邪之气味以平治之。

---

① 咸：《素问》作"酸"。

[批] 六气胜复。帝曰：六气相胜奈何？岐伯曰：厥阴之胜，耳鸣头眩，愦愦欲吐，胃鬲如寒，大风数举，倮虫不滋，胠胁气并，化而为热，小便黄赤，胃脘当心而痛，上支两胁，肠鸣飧泄，少腹痛，注下赤白，甚则呕吐，鬲咽不通。愦，古对切。倮，鲁果切。飧，音孙。

少阴之胜，心下热善饥，齐下反动，气游三焦，炎暑至，木乃津，草乃萎，呕逆躁烦，腹满痛，溏泄，传为赤沃。齐，与脐通。

太阴之胜，火气内郁，疮疡于中，流散于外，病在胠胁，甚则心痛热格，头痛喉痹项强，独胜则湿气内郁，寒迫下焦，痛留顶，互引眉间，胃满，雨数至，湿①化乃见，少腹满，腰脽重强，内不便，善注泄，足下温，头重足胫胕肿，饮发于中，胕肿于上。强，去声。脽，音谁。

少阳之胜，热客于胃，烦心心痛，目赤欲呕，呕酸善饥，耳痛溺赤，善惊谵妄，暴热消铄，草萎水涸，介虫乃屈，少腹痛，下沃赤白。谵，音詹。铄，式灼切。涸，音鹤。

阳明之胜，清发于中，左胠胁痛，溏泄，内为嗌塞，外发癫疝，大凉肃杀，华英改容，毛虫乃殃，胸中不便，嗌塞而咳。

太阳之胜，凝溧且至，非时水冰，羽乃后化，痔疟发，寒厥入胃，则内生心痛，阴中乃疡，隐曲不利，互引阴股，筋肉拘苛，血脉凝泣，络满色变，或为血泄，皮肤否肿，腹满食减，热反上行，头项囟顶脑户中痛，目如脱，寒入下焦，传为濡泻。溧，音栗。痔，音池，上声。苛，音何。泣与涩通。否，音痞。囟，音信。

帝曰：治之奈何？

---

① 湿：《素问》作"燥"。

岐伯曰：厥阴之胜，治以甘清，佐以苦辛，以酸泻之。少阴之胜，治以辛寒，佐以苦咸，以甘泻之。太阴之胜，治以咸热，佐以辛甘，以苦泻之。少阳之胜，治以辛寒，佐以甘咸，以甘泻之。阳明之胜，治以酸温，佐以辛甘，以苦泻之。太阳之胜，治以甘热，佐以辛酸，以咸泻之。以上论三阴三阳主岁之气，淫胜而为民病者平治以气味之所宜。

帝曰：六气之复何如？

岐伯曰：悉乎哉问也！厥阴之复，少腹坚满，里急暴痛，偃木飞沙，倮虫不荣，厥心痛，汗发呕吐，饮食不入，入而复出，筋骨掉眩，清厥，甚则入脾，食痹而吐。冲阳绝，死不治。掉，音调，去声。

少阴之复，燠热内作，烦躁鼽嚏，少腹绞痛，火见燔焫，嗌燥，分注时止，气动于左，上行于右，咳，皮肤痛，暴喑心痛，郁冒不知人，乃洒淅恶寒，振栗谵妄，寒已而热，渴而欲饮，少气骨痿，隔肠不便，外为浮肿，哕噫。赤气后化，流水不冰，热气大行，介虫不福，病痱疹疮疡，痈疽痤痔，甚则入肺，咳而鼻渊。天府绝，死不治。燠，音郁。焫，音爇。喑，音阴。淅，音锡。栗，音栗。哕，于月切。痱，方味切。疹，音轸。

太阴之复，湿变乃举，体重中满，食饮不化，阴气上厥，胸中不便，饮发于中，咳喘有声，大雨时行，鳞见于陆，头顶痛重，而掉瘛尤甚，呕而密默，唾吐清液，甚则入肾，窍写无度。太溪绝，死不治。瘛，音契，又音掣。

少阳之复，大热将至，枯燥燔爇，介虫乃耗，惊瘛咳衄，心热烦躁，便数憎风，厥气上行，面如浮埃，目乃眴瘛，火气内发，上为口糜，呕逆，血溢血泄，发而为疟，恶寒鼓栗，寒极反热，嗌络焦槁，渴引水浆，色变黄赤，少气脉萎，化而为水，传为胕肿，甚则入肺，咳而血泄。尺泽绝，死不治。皷，如劣切。瘛，尺制切，音掣。眴，儒纯切。

阳明之复，清气大举，森木苍干，毛虫乃厉，病生胠胁，气归于左，善太息，甚则心痛否满，腹胀而泄，呕苦咳哕，烦心，病在鬲中，头痛，甚则入肝，惊骇筋挛。太冲绝，死不治。骇，音蟹。

太阳之复，厥气上行，水凝雨冰，羽虫乃死，心胃生寒，胸膈不利，心痛否满，头痛善悲，时眩仆，食减，腰脽反痛，屈伸不便，地裂冰坚，阳光不治，少腹控睾，引腰脊上冲心，唾出清水，及为哕噫，甚则入心，善忘善悲。神门绝，死不治。

帝曰：善。治之奈何？

岐伯曰：厥阴之复，治以酸寒，佐以甘辛，以酸泻之，以甘缓之。少阴之复，治以咸寒，佐以苦辛，以甘泻之，以酸收之，辛苦发之，以咸耎之。太阴之复，治以苦热，佐以酸辛，以苦泻之，燥之，泄之。少阳之复，治以咸冷，佐以苦辛，以咸耎之，以酸收之，辛苦发之，发不远热，无犯温凉。少阴同法。阳明之复，治以辛温，佐以苦甘，以苦泄之，以苦下之，以酸补之。太阳之复，治以咸热，佐以甘辛，以苦坚之。耎，音软，以上论三阴三阳之气，受所胜之气胜制，郁极复发而为病，治之以气味之所宜。治诸胜复，寒者热之，热者寒之，温者清之，清者温之，散者收之，抑者散之，燥者润之，急者缓之，坚者耎之，脆者坚之，衰者补之，强者泻之，各安其气，必清必静，则病气衰去，归其所宗，此治之大体也。脆，此芮切。

帝曰：善。气之上下何谓也？

岐伯曰：身半以上，其气三矣，天之分也，天气主之；身半以下，其气三矣，地之分也，地气主之。以名命气，以气命

处，而言其病。半，所谓天枢也。此论人身之上下，以应天地之
上下也。天枢，在脐旁二寸，乃阳明之穴名，盖以此而分形身之上下
也。夫所谓枢者，上下交互，而旋转者也。故在天地，乃上下气交之
中，名天枢，在人身，以身半之中，名天枢也。故上胜而下俱病者，
以地名之；下胜而上俱病者，以天名之。此言上下之胜气也。
所谓胜至，报气屈伏而未发也。复至则不以天地异名，皆如复
气为法也。此言上下之复气也。

帝曰：胜复之动，时有常乎？气有必乎？

岐伯曰：时有常位，而气无必也。

帝曰：愿闻其道也。

岐伯曰：初气终三气，天气主之，胜之常也。四气尽终气，
地气主之，复之常也。有胜则复，无胜则否。主岁之气胜，则春
将至而即发，故太阴、阳明、太阳之胜，皆发于春夏。如六气之复乃
郁极而后发，故厥阴、少阴、少阳之复，皆发于秋冬。

帝曰：善。复已而胜何如？

岐伯曰：胜至则复，无常数也，衰乃止耳。复已而胜，不
复则害，此伤生也。有胜则复，旋转不已，必待胜气衰而后止，故
复气已，受复之气又复胜之，如不复胜生气伤矣。

帝曰：复而反病何也？

岐伯曰：居非其位，不相得也。大复其胜则主胜之，故反
病也。所谓火燥热也。火居水位，金居火位，大复则四时之主气胜
之，言胜复之气，宜于渐衰，不宜于复大也。

帝曰：治之何如？

岐伯曰：夫气之胜也，微者随之，甚者制之。气之复也，
和者平之，暴者夺之。皆随胜气，安其屈伏，无问其数，以平
为期，此其道也。按六气之胜复，与五运不同，五运惟不及之岁，

有胜气而子气为母复仇，六气之胜复无分太过不及，有胜则有复，无胜则无复，胜甚则复甚，胜微则复微，而所复之气即是所郁之本气复发，非子复母仇也。

帝曰：善。客主之胜复奈何？

岐伯曰：客主之气，胜而无复也。

帝曰：其逆从何如？

岐伯曰：主胜逆，客胜从，天之道也。

帝曰：其生病何如？

岐伯曰：厥阴司天，客胜则耳鸣掉眩，甚则咳；主胜则胸胁痛，舌难以言。少阴司天，客胜则鼽嚏，颈项强，肩背瞀热，头痛少气，发热，耳聋目瞑，甚则胕肿血溢，疮疡咳喘；主胜则心热烦躁，甚则胁痛支满。瞀，音务。太阴司天，客胜则首面胕肿，呼吸气喘；主胜则胸腹满，食已而瞀。少阳司天，客胜则丹疹外发，及为丹熛疮疡，呕逆喉痹，头痛嗌肿，耳聋，血溢，内为瘈疭；主胜则胸满咳仰息，甚而有血，手热。熛，音标。疭，音纵。阳明司天，清复内余，则咳衄嗌塞，心鬲中热，咳不止而白血出者死。太阳司天，客胜则胸中不利，出清涕，感寒则咳；主胜则喉嗌中鸣。

厥阴在泉，客胜则大关节不利，内为痉强拘瘈，外为不便；主胜则筋骨繇并，腰腹时痛。繇，音摇。《灵枢·根结》篇曰：骨繇者，节缓而不收也。所谓骨繇者，摇故也。少阴在泉，客胜则腰痛，尻股膝髀腨骱足病，瞀热以酸，胕肿不能久立，溲便变；主胜则厥气上行，心痛发热，鬲中，众痹皆作，发于胠胁，魄汗不藏，四逆而起。尻，音考，平声。骱，音行。溲，音搜。太阴在泉，客胜则足痿下重，便溲不时，湿客下焦，发而濡泻，及为肿，隐曲之疾；主胜则寒气逆满，食饮不下，甚则为疝。少阳在泉，客胜则腰腹痛而反恶寒，甚则下白溺白；主胜则热反上行而客于心，心痛发热，格中而呕。少阴同候。阳明在泉，客胜则清气动下，少腹坚满而数便泻；主胜则腰重腹痛，少腹生寒，下为鹜溏，则寒厥于肠，上冲胸中，甚则喘不能久立。太阳在泉，寒复内余，则腰尻痛，屈伸不利，股胫足膝中痛。

帝曰：善。治之奈何？

岐伯曰：高者抑之，下者举之，有余者折之，不足者补之，佐以所利，和以所宜，必安其主客，适其寒温，同者逆之，异者从之。以上论四时主气、客气之胜，而治之有法也。

帝曰：治寒以热，治热以寒，气相得者逆之，不相得者从之，余已知之矣。其于正味何如？

岐伯曰：木位之主，其泻以酸，其补以辛；火位之主，其泻以甘，其补以咸；土位之主，其泻以苦，其补以甘；金位之主，其泻以辛，其补以酸；水位之主，其泻以咸，其补以苦。厥阴之客，以辛补之，以酸泻之，以甘缓之；少阴之客，以咸补之，以甘泻之，以酸收之；太阴之客，以甘补之，以苦泻之，以甘缓之；少阳之客，以咸补之，以甘泻之，以咸㱆之；阳明之客，以酸补之，以辛泻之，以苦泄之；太阳之客，以苦补之，以咸泻之，以苦坚之，以辛润之。开发腠理，致津液，通气也。此言四时主客之气，各有本位之正味也。

帝曰：善。愿闻阴阳之三也何谓？

岐伯曰：气有多少，异用也。言阴阳有太少，则气有盛衰，而治有轻重。

帝曰：阳明何谓也？

岐伯曰：两阳合明也。《灵枢·阴阳系日月》论曰：辰者三月，主左足之阳明，巳者四月，主右足之阳明，此两阳合于前，故曰阳明。

又云：丙主左手之阳明，丁主右手之阳明，此两火并合，故为阳明。

帝曰：厥阴何也？

岐伯曰：两阴交尽也。《灵枢》云："戌者九月，主右足之厥阴；亥者十月，主左足之厥阴，此两阴交尽，故曰厥阴①。"夫阳明主阳盛之气，故多气多血。厥阴主于阴尽，而一阳始萌，气之微者也，故为阴中之少阳而少气。下文论奇偶缓急、大小之制度，另录"审治门""约方"条。

帝曰：善。病生于本，余知之矣。生于标者，治之奈何？

岐伯曰：病反其本，得标之病，治反其本，得标之方。此论三阴三阳之有本有标也。张隐庵曰：病生于本者，生于风、寒、热、湿、燥、火也。生于标者，生于三阴三阳之气也。如太阳为诸阳之首，而本于寒水，少阴为阴中之太阴，而本于君火，阳明乃阳盛之气，而本于清肃。厥阴主阴极，而本于风木之阳。此阴阳之中又有标本之不同也……如病寒而反得太阳之热化，病热而反见少阴之阴寒，病在阳而反见清肃之虚寒，病在阴而反得中见之火热，所谓病反其本，得标之病也……如病本寒而化热，则反用凉药以治热，如病本热而化寒，则反用热药以治寒，如病在阳明而化虚冷，则当温补其中气，如病在厥阴而见火热，又当逆治其少阳。所谓"治反其本，得标之方也。"少阳太阴，标本相同，皆从阳热阴湿而治。

帝曰：善。六气之胜，何以候之？

岐伯曰：乘其至也。清气大来，燥之胜也，风木受邪，肝病生焉；热气大来，火之胜也，金燥受邪，肺病生焉；寒气大来，水之胜也，火热受邪，心病生焉；湿气大来，土之胜也，寒水受邪，肾病生焉；风气大来，木之胜也，土湿受邪，脾病生焉。所谓感邪而生病也。乘年之虚，则邪甚也。如木运不及，

---

① 戌者九月……故曰厥阴：语出《灵枢·阴阳系日月》。

则清气胜之；火运不及，则寒气胜之；土不及，则风胜之；金不及，则热胜之；水不及，则湿胜之，此主岁运气不及，而四时之胜气又乘而侮之。**失时之和，亦邪甚也。**如春气不足，则秋气胜之；夏气不足，则冬气胜之；长夏之气不足，则春气胜之；秋气不足，则夏气胜之；冬气不足，则长夏之气胜之。**遇月之空，亦邪甚也。**《灵枢·岁露论》少师曰：月郭空，则海水东盛，人气血虚，其卫气去，形独居，肌肉减，皮肤纵，腠理开，毛发残，焦理薄，烟垢落。当是之时，遇贼风则其入深，其病人也卒暴。**重感于邪，则病危矣。**少师曰：三虚者其死暴疾也①。**有胜之气，其必来复也。**春有惨悽残贼之胜，则夏有炎暑燔燎之复；夏有惨悽凝冽之胜，则不时有埃昏大雨之复。四维发振拉飘腾之变，则秋有肃杀霖霪之复；夏有炎烁燔燎之变，则秋有冰雹霜雪之复。四维发埃昏骤注之变，则不时有飘荡振拉之复，此四时之胜必有复也。下文论"六气脉至"及"脉从病反"节，今录"脉要门"，又六气标本节另录本门。

帝曰：胜复之变，早晏何如？

岐伯曰：夫所胜者，胜至已病，病已愠愠，而复已萌也。夫所复者，胜尽而起，得位而甚，胜有微甚，复有少多，胜和而和，胜虚而虚，天之常也。

帝曰：胜复之作，动不当位，或后时而至，其故何也？

岐伯曰：夫气之生，与其化衰盛异也。寒暑温凉，盛衰之用，其在四维。故阳之动，始于温，盛于暑；阴之动，始于清，盛于寒。春夏秋冬，各差其分。故《大要》曰：彼春之暖，为夏之暑，彼秋之忿，为冬之怒，谨按四维，斥候皆归，其终可见，其始可知。此之谓也。

帝曰：差有数乎？

---

① 三虚者其死暴疾也：语出《灵枢·岁露论》。

岐伯曰：又凡三十度也。斥，音尺。此言日月运行，一寒一暑，四时之气，由微而盛，由盛而微。从维而正，从正而维，寒温互换，凉暑气交，胜复之气，有盛有衰，随时先后，是以有早有晏也。斥，度也。候，视也，望也。

帝曰：其脉应皆何如？

岐伯曰：差同正法，待时而去也。脉同四时之正法，而前后相交，待终三十度而去。《脉要》曰：春不沉，夏不弦，冬不涩，秋不数，是谓四塞。沉甚曰病，弦甚曰病，涩甚曰病，数甚曰病，参见曰病，复见曰病，未去而去曰病，去而不去曰病，反者死。此复以脉候而证明气化之交通也。四时之气盛于主位之时，而微于始生，衰于交化。四塞，谓四时之气不相交通而闭塞也。故曰：气之相守司也，如权衡之不得相失也。夫阴阳之气，清静则生化治，动则苛疾起。此之谓也。

帝曰：幽明何如？

岐伯曰：两阴交尽故曰幽，两阳合明故曰明。幽明之配，寒暑之异也。

帝曰：分至何如？

岐伯曰：气至之谓至，气分之谓分，至则气同，分则气异，所谓天地之正纪也。冬夏二至之时，总属寒暑阴阳之二气，春秋二分之时，则有温凉之不同也。

帝曰：夫子言春秋气始于前，冬夏气始于后，余已知之矣。然六气往复，主岁不常也，其补泻奈何？

岐伯曰：上下所主，随其攸利，正其味，则其要也，左右同法。《大要》曰：少阳之主，先甘后咸；阳明之主，先辛后酸；太阳之主，先咸后苦；厥阴之主，先酸后辛；少阴之主，先甘后咸；太阴之主，先苦后甘。佐以所利，资以所生，是谓得气。下文录"审治门""约方"条内。

六气标本《素问·至真要大论》

帝曰上文许多另录本门及"审治""脉要"诸门：六气标本，所从不同奈何？

岐伯曰：气有从本者，有从标本者，有不从标本者也。

帝曰：愿卒闻之。

岐伯曰：少阳太阴从本，少阴太阳从本从标，阳明厥阴不从标本，从乎中也。故从本者，化生于本；从标本者，有标本之化；从中者，以中气为化也。风、寒、暑、湿、燥、火，六气为本，三阴三阳为标。张隐庵曰："太阳病，头痛发热，烦渴不解，此太阳之病标也。如手足挛急，或汗漏脉沉，此太阳之病本也。如少阴病之脉沉者，急温之，宜四逆汤，此少阴之病标也。如少阴病，得之二三日，口燥咽干者急下之，宜大承气汤，此少阴之病本也。如阳明病，发热而渴，大便燥结，此阳明之病阳也。如胃中虚冷，水谷不别，食谷欲呕，脉迟恶寒，此阳明感中见阴湿之化也。如厥阴病，脉微，手足厥冷，此厥阴之病阴也。如消渴，气上冲心，心中疼热，此厥阴感中见少阳之火化也。如太阴标阴而本湿，故当治以四逆辈，少阳标阳而本火，则宜散之以清凉。治伤寒六经之病，能于标本中求之，思过半矣。"下文"脉从病反"节另录"脉要门"。是故百病之起，有生于本者，有生于标者，有生于中气者，有取本而得者，有取标而得者，有取中气而得者，有取标本而得者，有逆取而得者，有从取而得者。逆，正顺也；若顺，逆也。故曰：知标与本，用之不殆，明知逆顺，正行无问。此之谓也。不知是者，不足以言诊，足以乱经。故《大要》曰：粗工嘻嘻，以为可知，言热未已，寒病复始，同气异形，迷诊乱经。此之谓也。张隐庵曰：夫百病之生，总不出于六气之化。如感风寒暑湿燥火而为病者，病天之六气也。天之六气，病在吾身，而吾身之中又有六气之化。如中风，天之阳邪也。病吾身之肌表，则为发热咳嚏；在筋骨，则为痛痹拘挛；在肠胃，则为下痢飧泄，或为燥结闭癃，或直中于内，则为霍乱呕逆，或为厥冷阴寒，此表里阴阳之气化也。如感吾身之阳热，则为病热；感吾身之阴寒，则为病寒；感吾身之水湿，则为痰喘；感吾身之燥气，则为便难。如中于府，则暴仆，而卒不知人；中于藏，舌即难言，而口唾涎沫。又如伤寒，天之阴邪也。或中于阴，或中于阳，有中于阳而反病寒者，有中于阴而反病热者，是吾身之阴中有阳，阳中有阴，标本阴阳之气化也。如感吾身中之水湿，则为青龙五苓之证。如感吾身中之燥热，又宜于白虎、承气诸汤。此止受天之一邪，而吾身中有表里阴阳变化之不同也。又如夏月之病，有手足厥冷，而成姜桂参附之证者，盖夏月之阳气尽发越于外，而里气本虚，受天之风暑而反变为阴寒，皆吾身之气化，非暑月之有伤寒也。是以神巧之士，知标本之病生，则知有标本之气化，知标本之气化，则能用标本之治法矣……逆者，以寒治热，以热治寒……从者，以热制热，以寒治寒也。……如阴阳寒热之中，又有病热而反寒者，如厥深热亦深之类是也。又有病寒而反热者，如揭去衣被欲入水中，此孤阳外脱，急救以参附之证是也。**夫标本之道，要而博，小而大，可以言一而知百病之害。言标与本，易而勿损，察本与标，气可令调，明知胜复，为万民式，天之道毕矣。**易，去声，下文另录本门及"审治""病机"诸门。

卷之六

审　治

治病必求其本《素问·阴阳应象大论》

黄帝曰：阴阳者，天地之道也。道者，所由适于治之路也。又理也，众妙皆道也，合三才万物共由者也。太极静而生阴，动而生阳，天生于动，地生于静，故阴阳为天地之道。**万物之纲纪**，张之为纲，理之为纪。**变化之父母**，《天元纪论》曰：物生谓之化，物极谓之变①。《易》曰：在天成象，在地成形，变化见矣②。《易解》：自有而无谓之变，自无而有谓之化。朱子曰：变者，化之渐；化者，变之成③。**生杀之本始**，阳主生，阴主杀。又天以阳生阴长，地以阳杀阴藏。**神明之府也**。阴阳不测之谓神，灵显昭著之谓明。神者，变化之极妙，万物而为言不可以形论。**治病必求其本**。人之藏府气血、表里上下，皆本乎阴阳。而外淫之风寒暑湿、四时五行，亦总属阴阳之二气。治病者，必求其病之本于阳邪、本于阴邪也，必求其病之在阳分阴分、气分血分也，必审于汤药之宜用气之升、味之降、温之补、苦之泄也。**故积阳为天，积阴为地。阴静阳躁，阳生阴长，阳杀阴藏。阳化气，阴成形。**长，上声。**寒极生热，热极生**

---

① 物生谓之化物极谓之变：语出《素问·天元纪大论》。

② 在天成象……变化见矣：语出《黄帝内经素问集注·阴阳应象大论》，原见于《易传·系辞上》。

③ 变者……变之成：语出《黄帝内经素问集注·阴阳应象大论》，原见于朱熹《周易本义·上经·乾》。

寒。阴寒阳热乃其正气，极则阴变为阳，阳变为阴。邵子①曰："动之始则阳生，极则阴生，静之始则柔生，极则刚生。"此《周易》老变而少不变之义。夫阴阳之理，极则变生，人之病亦然。如热则发寒，寒甚则反热。治病之道亦然，如久服苦寒之味，则反化火矣。寒气生浊，热气生清。清气在下，则生飧泄；浊气在上，则生䐜胀。此阴阳反作，病之逆从也。飧，音孙。泄，音薛。䐜，称人切。此论阴阳之体位各有上下，反逆则病也。

故清阳为天，浊阴为地。地气上为云，天气下为雨；雨出地气，云出天气。此言阴阳之位，虽各有上下，而阴阳之气，必上下相交，然后云行雨施，而化生万物也。故清阳出上窍，浊阴出下窍；清阳发腠理，浊阴走五藏；清阳实四支，浊阴归六府。此言饮食所生之清浊，各有所归也。

水为阴，火为阳。阳为气，阴为味。味归形，形归气，气归精，精归化。地食人以五味，味和则形长，而形亦依阳气之包举。天食人以五气，气和则精生，而精亦借谷味以化生成。精食气，形食味，化生精，气生形。回缴上文。味伤形，气伤精；气味太过则反伤。精化为气，气伤于味。气过耗则损精，味过多则伤气。此节论饮食之阴阳气味，以生精气之阴阳而养此形。

阴味出下窍，阳气出上窍。味厚者为阴，薄为阴之阳。气厚者为阳，薄为阳中之阴。味厚则泄，薄则通。气薄则发泄，厚则发热。此节论气味之阴阳升降。壮火之气衰，少火之气壮，壮火食气，气食少火，壮火散气，少火生气。气，即火也。火，即气也。少阳三焦之气，生于命门，游行于内外，舍于包络而为相火。然即少阳初生之气也，归于下焦而主纳，归于中焦而主化，纳化

① 邵子：即邵雍。语见《黄帝内经素问集注·阴阳应象大论》，原作"动之始则阳生，动之极则阴生，静之始则柔生，静之极则刚生"。

水谷之精微而生此气，以养此形。若阳亢则火壮而生气反衰，阳和则火平而气能壮盛。故曰：相火亢，气之贼。欲养此精气形者，又当平息其火焉。气味，辛甘发散为阳，酸苦涌泄为阴。涌，音勇。气味固分阴阳而味中亦有阴阳之别。

阴胜则阳病用酸苦太过，阳胜则阴病用辛甘太过。阳胜则热，阴胜则寒。重寒则热，重热则寒。寒伤形，热伤气。气伤痛，形伤肿。故先痛而后肿者，气伤形也。先肿而后痛者，形伤气也。此上论气味阴阳寒热偏胜之为病。风胜则动，热胜则肿，燥胜则乾，寒胜则浮，湿胜则濡泄。乾，音干。风热，天之阳气；寒燥湿，天之阴气，乃四时五行之阴阳偏胜而为病也。

天有四时五行，以生长收藏，以生寒暑燥湿风。言天之四时五行、藏象成形者而应乎阴阳也。人有五藏，化五气，以生喜怒悲忧恐。言人之五藏，化生五气五志、有形无形者而应乎阴阳也。故喜怒伤气，寒暑伤形，暴怒伤阴，暴喜伤阳。厥气上行，满脉去形。阴阳之气厥逆上行，则五藏之气满于脉而离脱于真藏之形。喜怒不节，寒暑过度，生乃不固。以上言寒暑伤在外，形身之阴阳；喜怒伤于内，藏气之阴阳也。故重阴必阳，重阳必阴。故曰：冬伤于寒，春必温病；春伤于风，夏生飧泄；夏伤于暑，秋必痎疟；秋伤于湿，冬生咳嗽。痎，音皆。冬受寒邪，即病者为伤寒，不即病者寒毒藏于肌肤，至春阳气升发，邪气化热变为温病。春受风邪，即病者为伤风，不即病者邪气留连至夏季，阳外盛而内虚，邪气内贼，脾土乃为洞泄、飧泄。夏伤热邪即病者为暑病，不即病者邪气留于肌肤之内，肠胃之外，至秋阴气外出，与邪相遏发为痎疟。秋受湿邪即病者为湿温为濡泻，不即病者留伏太阴稽延至冬，邪气上逆则为咳嗽。夫以秋冬阴时受寒湿之阴邪而为咳嗽、春温之阳病，重阴必阳也。春夏阳时受风暑之阳邪而为飧泄、痎疟之阴病，重阳必阴也。此天之阴阳由吾身之阴阳而变化。四时之阴阳，又由吾身之阴阳而升降也。下节"论理人形，列别藏府"许多文字现另录于"藏象门"。

帝曰：法阴阳奈何？岐伯曰：阳胜则身热，腠理闭，喘粗为之俯仰，汗不出而热，齿乾以烦冤，腹满死，能冬不能夏。俯，同俯。乾，音干。冤，音鸳。阴胜则身寒，汗出，身常清，数栗而寒，寒则厥，厥则腹满死，能夏不能冬。数，音朔。此阴阳更胜之变，病之形能也。阴阳之变，能为形身作病如此。

帝曰：调此二者奈何？岐伯曰：能知七损八益，则二者可调；女以七为纪，男以八为纪，阳常有余，阴常不足，故曰"七损八益"，教人知阴精不可使亏也。不知用此，则早衰之节也。年四十，而阴气自半也，起居衰矣；年五十，体重，耳目不聪明矣；年六十，阴痿，气大衰，九窍不利，下虚上实，涕泣俱出矣。故曰：知之则强，不知则老，故同出而名异耳。二者名虽异而同出于天一之精。智者察同，愚者察异。愚者不足，智者有余。有余则耳目聪明，身体轻强，老者复壮，壮者益治。是以圣人为无为之事，乐恬憺之能，从欲快志于虚无之守，故寿命无穷，与天地终，此圣人之治身也。乐，音洛。恬，音甜。憺，音淡。是能调养吾身中之阴阳损益，而不为邪所伤也。

天不足西北，故西北方阴也，而人右耳目不加①左明也。地不满东南，故东南方阳也，而人左手足不如右强也。帝曰：何以然？岐伯曰：东方阳也，阳者其精并于上，并于上则上明而下虚，故使耳目聪明而手足不便也。西方阴也，阴者其精并于下，则下盛而上虚，故其耳目不聪明而手足便也。故俱感于邪，其在上则右甚，在下则左甚，此天地阴阳所不能全也，故

---

① 加：《素问》作"如"，疑误，当据改。

邪居之。此法象天地四方之盛虚也。

故天有精，地有形，天有八纪，地有五里，故能为万物之父母。清阳上天，浊阴归地，是故天地之动静，神明为之纪纲，故能以生长收藏，终而复始。惟贤人上配天以养头，下象地以养足，中傍人事以养五藏。此乃取法天地以养人也。天气通于肺，地气通于嗌，风气通于肝，雷气通于心，谷气通于脾，雨气通于肾。是天地之气而应象于人也。六经为川，肠胃为海，九窍为水注之气。以天地为之阴阳，阳之汗，以天地之雨名之；阳之气，以天地之疾风名之。暴气象雷，逆气象阳。是人之气而象于天地也。故治不法天之纪，不用地之理，则灾害至矣。人之阴阳，通乎天地。

故邪风之至，疾如风雨，天之邪气始伤皮毛，由皮毛而至肌肉筋脉，由经脉而入于脏腑，势如风雨之骤至。故善治者治皮毛，阳邪始伤皮毛气分，助阳气以宣散其邪，不使内入于阴，其次治肌肤，邪入肌肤尚属外之气分，亦可使邪从外解。其次治筋脉，筋脉内连藏府，外络形身。邪入于经，即从经外解，不使内干藏府。其次治六府，经邪入里，止可从府而解。其次治五藏。治五藏者，半死半生也。里邪不从府解，则干及于藏。邪在五藏经气之间，尚可救治而生，如干藏则死矣。夫皮肤气分为阳，经脉血分为阴，外为阳内为阴，腑为阳脏为阴，邪在阳分为易治，邪在阴分为难治。以上论"为治之道，当取法乎阴阳"。故天之邪气，感则害人五藏；水谷之寒热，感则害于六府；地之湿气，感则害皮肉筋脉。天地之邪有阴有阳，水谷之气有热有寒，而病人之形身藏府，亦有阴阳之别。

故善用针者，从阴引阳，从阳引阴，以右治左，以左治右，以我知彼，以表知里，以观过与不及之理，见微得过，用之不殆。此言"用针者，当取法乎阴阳也"。

善胗①者，察色按脉，先别阴阳。胗，同诊。别，必列切。脉出气口，色见明堂。色为阳，脉为阴，然色脉皆有阴阳。**审清浊，而知部分**；色有清明，有浊暗。《灵枢·五色》篇曰：庭者，首面也；阙上者，咽喉也；阙中者，肺也；下极者，心也；直下者，肝也；肝左者，胆也；下者，脾也；方上者，胃也；中央者，大肠也；挟大肠者，肾也；当肾者，脐也；面王以上者，小肠也；面王以下者，膀胱子处也；颧者，肩也；颧后者，臂也；臂下者，手也；目内眦上者，膺乳也；挟绳而上者，背也；循牙车以下者，股也；中央者，膝也；膝以下者，胫也；当胫以下者，足也；巨分者，股里也；巨曲②者，膝膑也。此五藏六府肢节之部也，各有部分。**视喘息，听音声，而知所苦**；《金匮要略》曰：息摇肩者，心中坚；息引胸中上气者，咳；息张口短气者，肺痿唾沫③。又曰：吸而微数，其病在中焦，实也，当下之则愈，虚者不治。在上焦者，其吸促；在下焦者，其吸远，此皆难治。呼吸动摇振振者不治。又曰：病人语声寂然，喜惊呼者，骨节间病；语声喑喑然不彻者，心膈间病；语声啾啾然，细而长者，头中病。《平脉篇》曰：病人欠者，无病也；脉之而呻者，病也；言迟者，风也；摇头者，里痛也……里实护腹，如怀卵物者，心痛也④。吴鹤皋曰：喘粗气热为有余，短促气寒为不足。息高心肺有余，吸弱肾肝不足。声大而缓者为宫，苦病脾；声轻而劲者为商，苦病肺；声调而直者为角，苦病肝；声和而美者为徵，苦病心；声沉而深者为羽，苦病肾。**观权衡规矩，而知病所主**。春应中

---

① 胗：《素问》作"诊"，下同。

② 巨曲：《灵枢》作"巨屈"。张介宾曰："巨屈，颏下曲骨也。"

③ 息摇肩者……肺痿唾沫：语出《金匮要略·藏府经络先后病脉证》。

④ 病人欠者……心痛也：语出《伤寒论·平脉法》。赵开美本"脉之而呻者"作"脉之呻者"。

规，夏应中矩，秋应中衡，冬应中权。按尺寸，观浮沉滑涩，而知病所生。以治寸为上为阳，尺为下为阴，浮为表为阳，沉为里为阴，滑为有余为阳，涩为不足为阴无过，以胗则不失矣。诊有"五过""四失"，无过则不失，以上言"诊视者，宜审别其阴阳也"。

　　故曰：病之始起也，可刺而已；其盛，可待衰而已。故因其轻而扬之，因其重而减之，因其衰而彰之此言用针也，《经》曰："微者逆之，盛者从之。""避其来锐，击其惰归①。"此之调也。形不足者，温之以气，精不足者，补之以味。形，谓形体肌肉；精，谓五藏阴精。《灵枢经》曰："诸部脉小者，血气皆少，其阴阳形气俱不足，勿以针而当调以甘和之药②。"其高者，因而越之；其下者，引而竭之；中满者，泻之于内；病在胸膈之上者，宜发越涌吐；在脐腹之下者，宜通利溲便，满于中焦则宜分消。此言"病之有上下阴阳，而治之有法也。"其有邪者，渍形以为汗；其在皮者，汗而发之；其慓悍者，按而收之；其实者，散而写之。渍，疾智切。慓，音漂。悍，音旱。邪在皮表，宜从汗发。如天寒腠密，汗不易出，则以温汤浸渍而发之。慓悍，急也，故宜抑收。表实则宜散，里实则宜泻。此言"病之有表里阴阳而治之，亦有法也。"审其阴阳，以别柔刚。审别阴阳以为救治之法。阳病治阴，阴病治阳。无论用针用药，皆有邪正阴阳对待之法。定其血气，各守其乡使气分、血分之邪各守部署而不妄淫溢也。又血分、气分之治，不可错乱

三八一

----

　　① 微者逆之……击其惰归：语出《黄帝内经素问集注·阴阳应象大论》。《素问·至真要大论》作"微者逆之，甚者从之"。《孙子兵法·军争篇》云："故善用兵者，避其锐气，击其惰归，此治气者也。"又《黄帝内经灵枢集注·逆顺》张注："此言刺法有如兵法，避其来锐，击其惰归。"

　　② 诸部脉小……甘和之药：语见《黄帝内经素问集注·阴阳应象大论》。原见于《黄帝内经灵枢注证发微·邪气藏府病形》马莳注。《灵枢·邪气脏腑病形》作"诸小者，阴阳形气俱不足，勿取以针，而调以甘药也"。

也。血实宜决之，气虚宜掣引之。掣，尺制切，又尺列切。实者邪气实而虚者正气虚也。排决其瘀以驱邪，掣引其气以助正，此又邪正对待之一法也。

凡治病察其形气色泽脉之盛衰《素问·玉机真藏论》

黄帝曰：凡治病，察其形气色泽，脉之盛衰，病之新故，乃治之无后其时。形气相得，谓之可治；色泽以浮，谓之易已；脉从四时，谓之可治；脉弱以滑，是有胃气，命曰易治，取之以时。易，去声。形气相失，谓之难治；色夭不泽，谓之难已；脉实以坚，谓之益甚；脉逆四时，为不可治。必察四难而明告之。所谓逆四时者，春得肺脉，夏得肾脉，秋得心脉，冬得脾脉，其至皆悬绝沉涩者，命曰逆四时。下文未有"藏形"及"病热脉静"两节，已见"平人气象论"，重出不录。

气口独为五藏主凡治病必察《素问·五藏别论》

帝曰：气口何以独为五藏主? 岐伯曰：胃者，水谷之海，六府之大源也。五味入口，藏于胃以养五藏气。气口亦太阴也，是以五藏六府之气味，皆出于胃，变见于气口。水谷入胃，由足太阴脾藏转输，以灌四藏，然水入于胃，又由手太阴肺藏之通调四布。谷入于胃，淫精于脉，肺朝百脉，输精于皮毛，毛脉合精，行气于藏府，是足太阴转输水谷之精，而手太阴亦为胃以养五藏气也。故五气入鼻，藏于心肺，心肺有病，而鼻为之不利也。心肺居上为阳，肺乃心之盖而主气，开窍于鼻。《道书》云：鼻为天门，口为地户①。

[批] 治病必察。凡治病必察其下，谓二便也。《经》云：五实

---

① 鼻为天门口为地户：语出《黄帝内经素问集注·五脏别论》。《老子释略》言："鼻为天门，口为地户，天地之间，人中是也。"

死，五虚死……前后不通，闷瞀，此谓实……泄利前后，饮食不入，此谓虚……浆粥入胃，泄注止，则虚者活，身汗，得后利，则实者活①。又曰：仓廪不藏者，是门户不要也……得守者生，失守者死②。**适其脉**，调适其太阴气口脉，以决藏府之气。**观其志意，与其病也。**鹤皋曰：如怒伤肝，喜伤心，思伤脾，悲伤肺，恐伤肾。又如先富后贫，前贵后贱，皆志意为病。又曰：病有风寒暑湿之异，经络藏府之殊，皆宜明辨之。**拘于鬼神者，不可与言至德，恶于针石者，不可与言至巧，**恶，去声。**病不许治者，病必不治，治之无功矣。**

阴阳先后治 《灵枢·终始》

本篇纯论刺道，兹摘其与用药相通者录之，专论刺者不录。

[批] 阴阳补泻。**阴者主藏，阳者主府，阳受气于四末，阴受气于五藏。**是篇于审治法者，录七节兹分四类。

阴盛而阳虚，先补其阳，后泻其阴而和之。阴虚而阳盛，先补其阴，后泻其阳而和之。

[批] 病在筋骨头手足。**手屈而不伸者，其病在筋；伸而不屈者，其病在骨。**

从腰以上者，手太阴阳明皆主之；从腰以下者，足太阴阳明皆主之。

病生于头者头重，生于手者臂重，生于足者足重。

[批] 四时气。**春气在毛，夏气在皮肤，秋气在分肉，冬气**

---

① 五实死……则实者活：语出《黄帝内经素问集注·五脏别论》，系引自《素问·玉机真脏论》。"此谓实"原作"此谓五实"，"此谓虚"原作"此谓五虚"。

② 仓廪不藏者……失守者死：语出《黄帝内经素问集注·五脏别论》，系引自《素问·脉要精微论》。

在筋骨。

[批] 病阴阳先后治。病痛者阴也。痛而以手按之不得者阴也。经文有深刺之句。病在上者阳也，病在下者阴也。痒者阳也。《经》有浅刺之句。病先起阴者，先治其阴而后治其阳；病先起阳者，先治其阳而后治其阴。

形气逆顺《灵枢·根结》

黄帝曰：形气之逆顺奈何？岐伯曰：形气不足，病气有余，是邪胜也，急泻之。形气有余，病气不足，急补之。形气不足，病气不足，此阴阳气俱不足也，不可刺之，刺之则重不足，重不足则阴阳俱竭，血气皆尽，五脏空虚，筋骨髓枯，老者绝灭，壮者不复矣。形气有余，病气有余，此谓阴阳俱有余也，急泻其邪，调其虚实。故曰有余者泻之，不足者补之，此之谓也。此言刺法，然用药之补泻理亦相通。

阴阳之气高下之理太少之异《素问·五常政大论》

帝曰：天不足西北，左寒而右凉；地不满东南，右热而左温；其故何也？岐伯曰：阴阳之气，高下之理，太少之异也。东南方，阳也，阳者其精降于下，故右热而左温。西北方，阴也，阴者其精奉于上，故左寒而右凉。是以地有高下，气有温凉，高者气寒，下者气热，故适寒凉者胀，之温热者疮，下之则胀已，汗之则疮已，此凑理开闭之常，太少之异耳。阴浊在上则生膜胀。痛痒疮疡皆属火热。下则阴精降而清阳自升，汗则阴精升而阳气自降。

帝曰：其于寿夭何如？岐伯曰：阴精所奉其人寿，阳精所降其人夭。帝曰：善。其病也，治之奈何？岐伯曰：西北之气散而寒之，东南之气收而温之，所谓同病异治也。故曰：气寒气凉，治以寒凉，行水渍之；气温气热，治以温热，强其内守，必同其气，可使平也，假者反之。渍，疾智切。张隐庵曰：西北之气寒凉，则人之阳热郁遏于内，故当治以寒凉。行水渍之者，用汤液浸渍以取汗，开其腠理，以使阳气通畅。东南之气温热，则人之腠理开，而阳气外弛，里气虚寒，故当治以温热，强其元阳，固守于内，是闭者开之，开者闭之。气之升长者，收而藏之；气之收藏者，升而散之，必使其气之和同而始平也。如西北之人，病寒邪而假热者，又当治以温热；如东南之人，病热邪而假寒者，又当治以寒凉，所谓假者反之也①。帝曰：善。一州之气，生化寿夭不同，其故何也？岐伯曰：高下之理，地势使然也。崇高则阴气治之，污下则阳气治之，阳胜者先天，阴胜者后天，此地理之常，生化之道也。帝曰：其有寿夭乎？岐伯曰：高者其气寿，下者其气夭。地之大小异也，小者小异，大者大异。故治病者，必明天道地理，阴阳更胜，气之先后，人之寿夭，生化之期，乃可以知人之形气矣。

异法方宜 《素问·异法方宜论》

黄帝问曰：医之治病也，一病而治各不同，皆愈何也？岐伯对曰：地势使然也。故东方之域，天地之所始生也，鱼盐之地，海滨傍水，其民食鱼而嗜咸，皆安其处，美其食，鱼者使人热中，盐者胜血，故其民皆黑色疏理，其病皆为痈疡。其治宜砭石，故砭石者，亦从东方来。砭，悲廉切。

西方者，金玉之域，沙石之处，天地之所收引也。其民陵居而多风，水土刚强，其民不衣而褐荐，华食而脂肥，故邪不

---

① 西北之气……所反之也：语出《黄帝内经素问集注·五常政大论》，原无"里气虚寒"四字。

能伤其形体，其病生于内，其治宜毒药，故毒药者亦从西方来。

北方者，天地所闭藏之域也，其地高陵居，风寒冰冽，其民乐野处而乳食，藏寒生满病，其治宜灸焫，故灸焫者，亦从北方来。乐，音洛。焫，音蓺。

南方者，天地所长养，阳之所盛处也，其地下，水土弱，雾露之所聚也，其民嗜酸而食胕。故其民皆致理而赤色，其病挛痹，其治宜微针。故九针者，亦从南方来。长，上声。胕，当作腐。致，直利切。

中央者，其地平以湿，天地所以生万物也众，其民食杂而不劳，故其病多痿厥寒热，其治宜导引按跷，故导引按跷者，亦从中央出也，跷当作挢。《史记·扁鹊传》：镵石挢引。故圣人杂合以治，各得其所宜，故治所以异而病皆愈者，得病之情，知治之大体也。

五行志《素问·血气形志篇》

形乐志苦，病生于脉，治之以灸刺。形乐志乐，病生于肉，治之以针石。形苦志乐，病生于筋，治之以熨引。形苦志苦，病生于咽嗌，治之以甘药。形数惊恐，经络不通，病生于不仁，治之以按摩醪药，是谓五形志也。乐，音洛。熨，音尉。数，音朔。摩，音磨。醪，音劳。《灵枢》"九针论"亦有此节文同。

胜毒不胜毒《灵枢·论痛》

黄帝曰：人之胜毒，何以知之？少俞曰：胃厚、色黑、大骨及肥者，皆胜毒；故其瘦而薄胃者，皆不胜毒也。阳明居中土，主受纳水谷，借少阴之气上升，戊癸合化而后能蒸泌水谷之精微，是以胃厚、色黑、大骨及肥者，少阴阳明之气并盛故皆能胜毒。

天食人以五气地食人以五味《素问·六节藏象论》

草生五色，五色之变，不可胜视，草生五味，五味之美，不可胜极，胜，平声。草者，概谷菜果木而言。嗜欲不同，各有所通。如苦先入心，酸先入肝之类。天食人以五气，地食人以五味。食，音寺。鹤皋曰：五气非独臊、焦、香、腥、腐而已。风暑燥湿寒气当其不亢不害，则能养人，人在气交之中，以鼻受之，是天以五气食人也。五气入鼻，藏于心肺，上使五色修明，音声能彰。心主色，肺主声。五味入口，藏于肠胃，味有所藏，以养五气，气和而生，津液相成，神乃自生。以上皆岐伯之言。

四时五藏病随五味所宜《素问·藏气法时论》

黄帝问曰：合人形以法四时五行而治，何如而从？何如而逆？得失之意，愿闻其事。此中文字有不录者，有录在别门者，不及载明。

岐伯曰：肝主春，足厥阴少阳主治，其日甲乙，少阳胆主甲木，厥阴肝主乙木。肝苦急，急食甘以缓之。肝为将军之官，而主怒发之气，故宜甘缓。

心主夏，手少阴太阳主治，其日丙丁，太阳小肠主丙火，少阴心主丁火。心苦缓，急食酸以收之。心志喜而缓，缓则心气散逸，故宜酸收。

脾主长夏六月也，足太阴阳明主治，其日戊己，阳明胃合戊土，太阴脾合己土。脾苦湿，急食苦以燥之。卑监之，土喜母气以资生，恶所胜之乘侮，故宜苦燥。

肺主秋，手太阴阳明主治，其日庚辛，阳明大肠合庚金，太阴肺合辛金。肺苦气上逆，急食苦以泄之。肺主收降之令，气逆则宜苦以泄下。

肾主冬，足少阴太阳主治，其日壬癸，太阳膀胱主壬水，少阴肾主癸水。肾苦燥，急食辛以润之，开腠理，致津液，通气也。肾为水藏，燥则阴涸，故喜润而味之辛者，能倍其功焉。此下有"病在肝，愈于夏"云云，另录"病机"。

肝欲散，急食辛以散之，木喜条达，肝气抑郁者，又宜辛散。用辛补之，酸泻之。顺其性为补，反其性为泻也。下文"病在心，愈在长夏"云云，另录"病机。"

心欲软，急食咸以软之，软，音软。心火刚燥而宜咸软既济之义。用咸补之，甘泻之。下文"病在脾，愈在秋"云云另录。

脾欲缓，急食甘以缓之，土受木克与肝苦急同治。用苦泻之，甘补之。"病在肺，愈在冬"云云另录。

肺欲收，急食酸以收之，肺气散泄，则不能行收降之令，当用酸收。用酸补之，辛泻之。"病在肾，愈于春"云云，另录"病机门"。

肾欲坚，急食苦以坚之，肾病失其坚凝之德性，则宜苦坚。用苦补之，咸泻之。下文"夫邪气之客于身也，以胜相加"云云及"肝病者，两胁下痛引小腹"云云皆录"病机门"。又"肝色青，宜食甘"云云已见《灵枢·五味篇》，重文不录。

辛散，酸收，甘缓，苦坚，咸软。发散涌泄之外，又有或收或缓或坚或软之性，善用者，随其所利而行之。

毒药攻邪，启元子曰：药谓金玉、土石、草木、菜果、虫鱼、鸟兽之类，皆可祛邪养正者也。然攻邪却病，惟毒乃能①。又按《本草》云：上药为君，主养命以应天，无毒，多服久服不伤人，欲轻身益气、不老延年者，本上经。中药为臣，主养性以应人，无毒，有毒，斟酌其宜，欲遏病补虚羸者，本中经。下药为佐使，主治病以应地，多毒，不可久服。欲除寒热邪气，破积聚愈疾者，本下经②。五

内经精要

三八八

---

① 药谓金玉……惟毒乃能：语出《黄帝内经素问·脏气法时论》。《素问·宣明五气》王冰注，"皆可"原作"皆可以"，"攻邪却病"原作"辟邪安正"。启元子，即启玄子。

② 上药为君……本下经：语出《黄帝内经素问·脏气法时论》。原见于《神农本草经序》，"上药""中药"后并有"一百二十种"，"下药"后有"一百二十五种"。

谷为养，秔米甘，麻酸，大豆咸，麦苦，黄黍辛。五果为助，枣甘，李酸，栗咸，杏苦，桃辛。五畜为益，牛甘，犬酸，猪咸，羊苦，鸡辛。五菜为充。葵甘，韭酸，藿咸，薤苦，葱辛。气味合而服之，以补精益气。合而服之，言不宜偏胜也。此五者，毒药、谷、畜、果、菜。有辛酸甘苦咸，各有所利，或散，或收，或缓，或急，或坚，或软，四时五藏，病随五味所宜也。

谷气有五味入五藏分别，五谷五果五畜五菜五色五宜五禁

《灵枢·五味》

［批］谷气有五味，其入五藏分别。黄帝曰：愿闻谷气有五味，其入五藏，分别奈何？伯高曰：胃者，五藏六府之海也，水谷皆入于胃，五藏六府皆禀气于胃。五味各走其所喜，谷味酸，先走肝，谷味苦，先走心，谷味甘，先走脾，谷味辛，先走肺，谷味咸，先走肾。

［批］糟粕。谷气津液已行，营卫大通，乃化糟粕，以次传下。糟，音遭。粕，音魄。

［批］营卫。黄帝曰：营卫之行奈何？伯高曰：谷始入于胃，其精微者，先出于胃之两焦，以溉五藏，别出两行，营卫之道。

［批］气海。其大气之抟而不行者，积于胸中，命曰气海，出于肺，循喉咽，故呼则出，吸则入。天地之精气，其大数常出三入一，故谷不入，半日则气衰，一日则气少矣。溉，音概。抟，音团。上焦出于胃上口，中焦亦并胃中，故曰胃之两焦。两行，清者为营，浊者为卫也。大气，宗气也。天食人以五气，地食人以五味，五谷入胃，化其精微，有五气五味，故为天地之精气。五谷入于胃也，其糟粕、津液、宗气分为三隧。盖所入者惟一谷也，而所出者乃化糟粕，以次传下一也，其津液溉五藏，而生营卫二也，其宗气积于胸中，以司呼吸三也，故其天数常出三入一。

黄帝曰：谷之五味，可得闻乎？伯高曰：请尽言之。

[批]五谷。五谷：秔米甘，麻酸，大豆咸，麦苦，黄黍辛。秔，音庚。

[批]五果。五果：枣甘，李酸，栗咸，杏苦，桃辛。

[批]五畜。五畜：牛甘，犬酸，猪咸，羊苦，鸡辛。

[批]五菜。五菜：葵甘，韭酸，藿咸，薤苦，葱辛。

[批]五色。五色：黄色宜甘，青色宜酸，黑色宜咸，赤色宜苦，白色宜辛。凡此五者，各有所宜。所言五色者，脾病者，直食秔米饭牛肉枣葵；心病者，宜食麦羊肉杏薤；肾病者，宜食大豆黄卷猪肉栗藿；肝病者，宜食麻犬肉李韭；肺病者，宜食黄黍鸡肉桃葱。五谷为养，五果为助，五畜为益，五菜为充，气味合而服之，以补精益气，是以五色合五味，而各有所宜也。

[批]五禁。五禁：肝病禁辛，心病禁咸，脾病禁酸，肾病禁甘，肺病禁苦。五气五味，有生有克，有补有泻，故五藏有病，禁服胜克之味。肝色青，宜食甘，秔米饭牛肉枣葵皆甘。肝苦急，急食甘以缓之。心色赤，宜食酸，犬①肉麻李韭皆酸。心苦缓，急食酸以收之。脾色黄，宜食咸，大豆豕肉栗藿皆咸。《藏气法时论》曰："脾苦湿，急食苦以燥之②。"此云"脾色黄，宜食咸"，何也？盖脾为阴中之至阴，而主湿土之气，乃喜燥而恶寒湿者也，故宜苦以燥之。然灌溉于四藏，必土气润湿而后乃流行，故又宜食咸以润之。肺色白，宜食苦，麦羊肉杏薤皆苦。肺苦气上逆，急食苦以泄之。肾色黑，宜食辛，黄黍鸡肉桃葱皆辛。肾苦燥，急食辛以润之。

---

① 犬：《灵枢》作"大"。
② 脾苦湿急食苦以燥之：语出《素问·脏气法时论》。

五味各有所走各有所病 《灵枢·五味》①

黄帝问于少俞曰：五味入于口也，各有所走，各有所病。酸走筋，多食之令人癃；咸走血，多食之令人渴；辛走气，多食之令人洞心；苦走骨，多食之令人变呕；甘走肉，多食之令人悗心。余知其然也，不知其何由？愿闻其故。癃，音隆，小便不利为癃。悗，母官切，惑也；又母本切，废忘也。心主血，肾主骨，苦乃火之味，咸乃水之味，苦走骨而咸走血，阴阳水火之交济也。

[批] 酸。少俞答曰：酸入于胃，其气涩以收，上之两焦，弗能出入也，不出即留于胃中，胃中和温，则下注膀胱，膀胱之脆②薄以懦，得酸则缩绻，约而不通，水道不行，故癃。阴者，积筋之所终也，故酸入而走筋矣。涩，色入切。脆，此芮切，一本作"胞"，"胞"同"脬"。懦，音儒，又音糯。绻，苦远切。

[批] 咸。黄帝曰：咸走血，多食之令人渴，何也？少俞曰：咸入于胃，其气上走中焦，注于脉，则血气走之，血与咸相得则凝，凝则胃中汁注之，注之则胃中竭，竭则咽路焦，故舌本乾而善渴。血脉者，中焦之道也，故咸入而走血矣。乾，音干。

[批] 辛。黄帝曰：辛走气，多食之令人洞心，何也？少俞曰：辛入于胃，其气走于上焦，上焦者，受气而营诸阳者也，姜韭之气熏之，营卫之气不时受之，久留心下，故洞心。辛与气俱行，故辛入而与汗俱出。

[批] 苦。黄帝曰：苦走骨，多食之令人变呕，何也？少俞曰：苦入于胃，五谷之气，皆不能胜苦，苦入下脘，三焦之道

---

① 灵枢五味：本篇内容应出于《灵枢·五味论》。
② 脆：《灵枢》作"胞"。

皆闭而不通，故变呕。齿者，骨之所终也，故苦入而走骨，故入而复出，知其走骨也。

［批］甘。黄帝曰：甘走肉，多食之令人悗心，何也？少俞曰：甘入于胃，其气弱小，不能上至于上焦，而与谷留于胃中者，令人柔润者也，胃柔则缓，缓则虫动，虫动则令人悗心。其气外通于肉，故甘走肉。马注谓："蛊，当作虫①。"宗善②按："虫"，音"古"，《说文》"腹中虫也③"，《左传》注"蛊，惑疾④"，据此二义，与经旨"蛊动令人悗心"之义吻合，不必以"蛊"字改作"虫"字。

阴之五宫伤在五味 《素问·生气通天论》

阴之所生，本在五味，阴之五宫，伤在五味。神气生于阴精，五藏之精生于五味。酸生肝，苦生心，甘生脾，辛生肺，咸生肾，是所生本在五味也。五宫、五藏神之所舍也。伤在五味者，味有所偏胜也。所谓五味入口，久而增气，气增而久夭之由也。

［批］酸。是故味过于酸，肝气以津，脾气乃绝。酸属木，入肝，而能生津收敛。过急脾乃绝其转输，木克土也。

［批］咸。味过于咸，大骨气劳，短肌，心气抑。咸属水，入肾，以能软坚，故伤骨水盛侮土，故肌肉短缩，水克火，故心气抑郁。

［批］甘。味过于甘，心气喘满，色黑，肾气不衡。甘属土，入脾，子能令母实，故心气喘满，土克水，故肾气不平而色黑。

---

① 蛊当作虫：语出《黄帝内经灵枢集注·五味》，原作："马玄台曰：'蛊，当作虫。'"《黄帝内经灵枢注证发微·五味论》云："蛊作虫。"

② 宗善：即吴宗善。

③ 腹中虫也：语出《说文解字·虫部》。

④ 蛊惑疾：语出《左传·宣公八年》杜预注。

［批］苦。味过于苦，脾气不濡，胃气乃厚。苦属火，入心，其气能燥能坚，脾不为转输，其津液以濡于四傍，则胃气独厚。

［批］辛。味过于辛，筋脉沮弛，精神乃央。沮，在吕切。弛，同弛，音豕。沮，坏也。央，尽也。辛属金，入肺，气燥而开泄阳气，泄伤不能柔养于筋。肝主筋，亦金克木也。发散太过，精神不能敛藏。吴注、张注并云："央""殃"同。

是故谨和五味，骨正筋柔，气血以流，腠理以密，如是则气骨以精。谨道如法，长有天命。以上皆岐伯之言也。

五味之所伤所合　色味当五藏《素问·五藏生成篇》

［批］五味之所伤所合。心之合脉也，其荣色也，其主肾也。肺之合皮也，其荣毛也，其主心也。肝之合筋也，其荣爪也，其主肺也。脾之合肉也，其荣唇也，其主肝也。肾之合骨也，其荣发也，其主脾也。制则生化主者，言生化之主。

是故多食咸，则脉凝泣而变色；泣，与"涩"通。水生咸，水太过，则克心火。多食苦，则皮槁而毛拔；槁，音考。火生苦，火太过，则伤肺金。多食辛，则筋急而爪枯；金生辛，金太过，则伤肝木。多食酸，则肉胝䐢而唇揭；胝，张尼切。䐢，音绉。揭，音结。胝，皮厚也，□也。䐢，蹙摺之文。揭，犹"反"也。木生酸，木太过则伤脾土。多食甘，则骨痛而发落，土生甘，土太过则伤肾水。此五味之所伤也。所谓阴之五官，伤在五味。故心欲苦，肺欲辛，肝欲酸，脾欲甘，肾欲咸，此五味之所合也。此中经文两节，另录"生死门"。

［批］色味当五藏。色味当五藏：白当肺、辛，赤当心、苦，青当肝、酸，黄当脾、甘，黑当肾、咸，故白当皮，赤当脉，青当筋，黄当肉，黑当骨。

五味所入　五味所禁《素问·宣明五气篇》

[批] 五入。五味所入：酸入肝，辛入肺，苦入心，咸入肾，甘入脾，是谓五入。《灵枢·九针论》"五味"节多"淡入胃"句。

[批] 五禁。五味所禁：辛走气，气病无多食辛；咸走血，血病无多食咸；《灵枢·九针论》"五走"作"咸走骨"，"五裁"作"病在骨，无食咸"。苦走骨，骨病无多食苦；《九针论》"五走"作"苦走血"。"五裁"作"病在血，无入苦"。甘走肉，肉病无多食甘；酸走筋，筋病无多食酸。是谓五禁，无令多食。《九针论》云：口嗜而欲食之，不可多也，必自裁也，命曰五裁。

热中消中不可服高梁芳草石药《素问·腹中论》

帝曰：夫子数言热中消中，不可服高梁芳草石药。石药发瘨，芳草发狂。数，音朔。高梁，当作膏梁。瘨，音颠，同癫。高梁，厚味也。鹤皋曰：多饮谓之热中，多食谓之消中。夫热中消中者，皆富贵人也，今禁高梁，是不合其心，禁芳草石药，是病不愈，愿闻其说。岐伯曰：夫芳草之气美，石药之气悍，二者其气急疾坚劲，故非缓心和人，不可以服此二者。悍，音旱。帝曰：不可以服此二者，何以然？岐伯曰：夫热气慓悍，药气亦然，二者相遇，恐内伤脾。慓，音漂。下文"脾者土也而恶木，服此药者，至甲乙日更论"等句未录。又此节上下诸节皆录"病机门。"

司岁备物《素问·至真要大论》

帝曰：其主病何如？岐伯曰：司岁备物，则无遗主矣。主治病之药物，从六气五运以备之。吴鹤皋曰：厥阴司岁则备酸物，少阴、少阳司岁则备苦物，太阴司岁则备甘物，阳明司岁则备辛物，太阳司岁则备咸物。张隐庵曰：如少阴、少阳二火司岁，则当收附子、姜、桂等热物；如阳明燥金司岁，则当收桑皮、苍术等燥物；如厥阴风气主岁，则当收防风、羌活等风物；如太阳寒水司岁，则当收芩、连、大黄等寒物；如太阴土气司岁，则收山药、黄精之类甘平、甘温之品，及苍、黔、丹、素、元之谷，所谓药食宜也。**帝曰：先岁物何也？岐伯曰：天地之专精也。**先备司岁之物，即所谓食岁谷以全其真，盖食天地之精，以养吾身之真也。**帝曰：司气者何如？岐伯曰：司气者主岁同，然有余不足也。**五运之气虽与主岁相同，然太过之岁，则物力厚；不及之岁，则物力浅薄矣。**帝曰：非司岁物何谓也？岐伯曰：散也，故质同而异等也，气味有薄厚，性用有躁静，治保有多少，力化有浅深，此之谓也。**若非气运司岁之物，则气散两力薄，故形质虽同，而气味性用治保力化则异也。张隐庵曰："中古之世，不能司岁备物，用炮制以代天地之助，如制附子曰炮制，苍术、桑皮白炒。盖以火助火，而以燥助燥也。近有制附子，以水煮曰自制；制桑皮，以蜜拌曰润燥。是犹用鹰犬而去其爪牙，则驱之搏塞兔而不能，又安望韩卢之技哉①？"此条上下文皆录在"运气门"六气分治条内。

约方《素问·至真要大论》

帝曰上文许多录在运气、审治、脉要诸门：**气有多少，病有盛衰，治有缓急，方有大小，愿闻其约奈何？**按七方者，大小缓急奇偶复也。下文重方即复方也。《灵枢经》曰：夫约方者犹约囊也，囊满而弗约则输泄，方成弗约则神弗与俱②。

---

① 中古之世……韩卢之技哉：语出《黄帝内经素问集注·至真要大论》。"自"原作"曰"，疑误，据文义改。"自"原作"阴"，疑误，据文义改。

② 夫约方者……神弗与俱：语出《灵枢·禁服》。

[批] 奇偶缓急大小重方。岐伯曰：气有高下，病有远近，证有中外，治有轻重，适其至所为故也。《大要》曰：君一臣二，奇之制也；君二臣四，偶之制也；君二臣三，奇之制也；君二臣六，偶之制也。奇，音羁。下同。故曰：近者奇之，远者偶之；汗者不以奇，下者不以偶，补上治上制以缓，补下治下制以急，急则气味厚，缓则气味薄，适其至所，此之谓也。病所远而中道气味之者，食而过之，无越其制度也。药之气味先从中道，而后行于上下，如病之在上在下而远于中胃者，当以药食并用而制度之，如病在上而远中，当先食后药，病在下而远中，当先药后食。以食之先后，而使药味之过于上下也。按：古人用药有冷服、饥服、立服、以食加之之类，仿此义也。是故平气之道，近而奇偶，制小其服也。远而奇偶，制大其服也。大则数少，小则数多，多则九之，少则二之。大方药味少而分两重，专其力也；小方药味多而分轻，两牵其势也。奇之不去则偶之，是谓重方。偶之不去，则反佐以取之，所谓寒热温凉，反从其病也。张隐庵曰："此言奇偶寒热温凉者，从天地四时之六气也。"下文录在运气、脉要诸门。

帝曰：善。夫百病之生也，皆生于风寒暑湿燥火，以之化之变也。经言盛者泻之，虚者补之，余锡以方士，而方士用之尚未能十全，余欲令要道必行，桴鼓相应，犹拔刺雪污，工巧神圣，可得闻乎？"由"与"犹"通。《难经·六十一难》曰：经言望而知之谓之神，闻而知之谓之圣，问而知之谓之工，切脉而知之谓之巧。何谓也？然望而知之者，望见其五色，以知其病。闻而知之者，闻其五音，以别其病。问而知之者，问其所欲五味，以知其病所起所在。切脉而知之者，诊其寸口，视其虚实，以知病在何藏府也。经言以外知之曰圣，以内知之曰神，此之谓也。张隐庵曰：五运六气之邪，皆外感天地之气而为病，然人身之中，亦有五运六气，或喜怒暴发，或居处失宜，或食饮不节，或卒恐暴惊，皆能伤五藏之气而为病。是以……天地人三才之道并用，外内阴阳之法并施，斯成工巧神圣之妙。盖天地之道，胜复之作，不形于诊，重在望闻，内因之病，偏于问切。岐伯曰：审察病机，无失气宜。此之谓也。

[批]病机十九条。帝曰：愿闻病机何如？岐伯曰：诸风掉眩，皆属于肝；掉，音调，去声。诸寒收引，皆属于肾；诸气膹郁，皆属于肺。膹，音愤。诸湿肿满，皆属于脾。诸热瞀瘛，皆属于火。瞀，音茂。瘛，音掣。诸痛痒疮，皆属于心。痒，音养。诸厥固泄，皆属于下。泄，音薛。诸痿喘呕，皆属于上。诸禁鼓栗，如丧神守，皆属于火。丧，去声。诸痉项强，皆属于湿。痉，其颈切。强，去声。诸逆冲上，皆属于火。诸胀腹大，皆属于热。诸躁狂越，皆属于火。诸暴强直，皆属于风。诸病有声，鼓之如鼓，皆属于热。诸病胕肿，疼酸惊骇，皆属于火。胕，音扶。疼，音彤，又音腾。诸转反戾，水液浑浊，皆属于热。诸病水液，澄澈清冷，皆属于寒。澄，音惩。澈，音辙。诸呕吐酸，暴注下迫，皆属于热。以上十九条言五藏之气病于内，而六气之证见于外也。故《大要》曰：谨守病机，各司其属，有者求之，无者求之，盛者责之，虚者责之，必先五胜，疏其血气，令其调达，而致和平。此之谓也。所发之病机，各有五藏五行之所属。王太仆曰：夫如大寒而甚，热之不热，是无火也；热来复去，尽见夜伏，夜发尽止，时节而动，是无火也，当助其心。又如大热而甚，寒之不寒，是无水也；热动复止，倏往忽来①，时动时止，是无水也，当助其肾。内格呕逆，食不得入，是有火也。病呕而吐，食入②反出，

---

① 倏往忽来：《素问》作"倏忽往来"。
② 入：《素问》作"久"。

是无火也。暴速注下，食不及化，是无水也。溏泄而久，止发无恒，是无水也。故心盛则生热，肾盛则生寒。肾虚则热动于中，心虚则寒①收于内。又热不得寒，是无水②也。寒不得热，是无火③也。夫寒之不寒，责其无水；热之不热，责实其无火；热之不久，责心之虚；寒之不久，责肾之弱④。有者泻之，无者补之，虚者补之，甚⑤者泻之，适其中外⑥，疏其⑦壅塞，令上下无碍，气血通调，则寒热自和，阴阳调达矣。是以方有治热以寒，寒之而饮⑧食不入；攻寒以热，热之而昏躁以生。此则气不疏通，壅而为是也。纪于水火，余气可知。故曰有者求之，无者求之，盛者责之，虚者实之，令气通调，妙之道也。五胜，五行更胜。先以五行寒热凉温湿酸甘咸苦辛⑨相胜为法也⑩。

[批] 味阴之用。帝曰：善。五味阴阳之用何如？岐伯曰：辛甘发散为阳，酸苦涌泄为阴，咸味涌泄为阴，淡味渗泄为阳，六者或收或散，或缓或急，或燥或润，或耎或坚，以所利而行之，调其气使其平也。涌，音勇。泄，音薛。渗，所禁切。耎，音软。

帝曰：非调气而得者，治之奈何？有毒无毒，何先何后？

---

① 寒：《素问》作"热"。
② 水：《素问》作"火"。
③ 火：《素问》作"水"。
④ 弱：《素问》作"少"。
⑤ 甚：《素问》作"盛"。
⑥ 适其中外：《素问》作"居其中间"。
⑦ 其：《素问》作"者"。
⑧ 饮：《素问》作"水"。
⑨ 寒热凉温湿酸甘咸苦辛：《素问》作"寒暑温凉湿、酸咸甘辛苦"。
⑩ 夫如大寒……相胜为法也：语出《黄帝内经素问·至真要大论》王冰注，下同。

愿闻其道。王太仆曰：病生之类有四，一者始因气动而内有所成，谓积聚癥瘕，瘤气瘿气，结核癫痫之类也；二者因气动而外有所成，谓痈肿疮疡，疥疥疽痔，掉瘛浮肿①。目赤瘭疹，肘肿痛痒之类也；三者不因气动而病生于内，谓留饮癖食，饥饱劳损，宿食霍乱，悲恐喜怒，想慕忧结之类也；四者不因气动而病生于外，谓瘴气魑魅虫蛇蛊毒，蜚尸鬼击，冲薄压堕，风寒暑湿，斫射刺割捶扑之类也。如此四类，或以有毒攻之，或以无毒调之，或先内而后外，或先外而后内，内外先后之间有道存焉。岐伯曰：有毒无毒，所治为主，适大小为制也。但能去疾就安，解急脱死即为良方。帝曰：请言其制。岐伯曰：君一臣二，制之小也；君一臣三佐五，制之中也；君一臣三佐九，制之大也。病之甚者，制大其服；病之微者，制小其服。能毒者，制大其服；不能毒者，制小其服。寒者热之，热者寒之，微者逆之，甚者从之，坚者削之，客者除之，劳者温之，结者散之，留者攻之，燥者濡之，急者缓之，散者收之，损者益②之，逸者行之，惊者平之，上之下之，摩之浴之，薄之劫之，开之发之，适事为故。劫，音衱。帝曰：何谓逆从？岐伯曰：逆者正治，从者反治，从少从多，观其事也。帝曰：反治何谓？岐伯曰：热因寒用，寒因热用，塞因塞用，通因通用，必伏其所主，而先其所因。其始则同，其终则异，可使破积，可使溃坚，可使气和，可使必已。溃，音绘。王冰曰"热因寒用"者，如大寒内结，以热攻除，寒甚格热，热不得前，则以热药冷服。下嗌之后，冷体既消，热性便发，情且不违，而致大益，是热因寒用之例也。"寒因热用"者，如大热在中，以寒攻治则不入，以热攻治

---

① 病生之类……掉瘛浮肿：语出《黄帝内经素问·至真要大论》王冰注，语序有调整。

② 益：《素问》作"温"。

则病增，乃以寒药热服。入腹之后，热气既消，寒性遂行，情且协和，而病已减，是寒因热用之例也。"塞因塞用"者，如下气虚乏，中焦气壅。胠胁满盛，欲散满则益虚其下，欲补下则满甚于中，病人告急，不救其虚，且攻其满，药入则减，药过依然，故中满下虚，其病常在。不知疏启其中，峻补其下，少服则资壅，多服则宣通，下虚既实，中满自除，此塞因塞用也。"通因通用"者，如大热内结，注泄不止，以寒疗之，结复未除，以寒下之，结散利止，此则通因通用也。其寒积久泄，以热下之者，同此。以上四治，必隐伏其所主，而先投其所因，其始也，气味难同，其终也，作用则异，是为反治也。

帝曰：善。气调而得者何如？岐伯曰：逆之从之，逆而从之，从而逆之，疏气令调，则其道也。上节论治病之逆从，此论调气之逆从也。张隐庵曰：如气之从于上下者，宜逆之，逆于上下者，宜从之。盖阳气在上，阴气在下，气之从也；阳气下行，阴气上行，气之逆也。是气之不可不从，而又不可不逆者也。是以气之从者，逆而从之；气之逆者，从而逆之。令其阴阳之气，上下和调，此逆从调气之道也。

［批］病之中外。帝曰：善。病之中外何如？岐伯曰：从内之外者，调其内；从外之内者，治其外；从内之外而盛于外者，先调其内而后治其外；从外之内而盛于内者，先治其外而后调其内；中外不相及，则治主病。此调治内外之要法也。王子律①曰："内因之病，藏府之气病也，故当调之。外因之病，六淫之邪也，故曰治之。"下文"火热恶寒发热如疟"节另录"病机门"。

［批］热者，寒之而热；寒者，热之而寒。帝曰：论言治寒以热，治热以寒，而方士不能废绳墨而更其道也。有病热者寒之

---

① 王子律：即王逊，字子律，为张志聪同学。语出《黄帝内经素问集注·至真要大论》。

而热，有病寒者热之而寒，二者皆在，新病复起，奈何治？更，平声。复，去声。岐伯曰：诸寒之而热者，取之阴；热之而寒者，取之阳；所谓求其属也。王冰曰：言益火之源，以消阴翳，壮水之主，以制阳光。又曰：藏府之源，有寒热温凉之主。取心者不必齐以热，取肾者不必齐以寒，但益心之阳，寒亦通行，强肾之阴，热之犹可。

帝曰：善。服寒而反热，服热而反寒，其故何也？岐伯曰：治其王气，是以反也。

帝曰：不治王而然者何也？岐伯曰：悉乎哉问也。不治五味属也。夫五味入胃，各归所喜，故酸先入肝，苦先入心，甘先入脾，辛先入肺。咸先入肾，久而增气，物化之常也。气增而久，夭之由也。王，去声。夭，音殀。张隐庵曰：夫四时有寒热温凉之气，五藏有酸苦辛咸之味，五味四气皆当和调而用之。若偏用则有偏胜之患矣。故偏用其寒，则冬令之寒气王矣，是以服热而反寒；如偏用其热，则夏令之热气旺矣，是以服寒而反热。此用气之偏，而不和者也。如偏用其苦，则苦走心，而火气盛矣；如偏用其咸，则咸走肾，而水气盛矣。此用味之偏，而不调者也。凡物之五味以化生五气，味久则增气，气增则阴阳有偏胜偏绝之患矣。盖甚言其气味之不可偏用者也。徐东屏①曰：味久则增气，是寒热之气，更不可偏用。

[批] 方制君臣。帝曰：善。方制君臣何谓也？岐伯曰：主病之谓君，佐君之谓臣，应臣之谓使，非上下三品之谓也。帝曰：三品何谓？岐伯曰：所以明善恶之殊贯也。

按《神农本草》计三百六十种，以上品一百二十种为君，主养命

---

① 徐东屏：即徐桢，字东屏，为张志聪同学。语出《黄帝内经素问集注·至真要大论》。

以应天，无毒，多服久服不伤人，欲益气延年轻身神仙者，本上品。以中品一百二十种为臣，主养性以应人，有毒，无毒，斟酌其宜，欲治病补虚羸者，主中品。以下品一百二十种为佐使，以应地，多毒，不可久服，欲除寒热邪气，破积聚除痼疾者，本下品。《本经》所用气味，或用补以和调其血气，或用泻以平治其淫邪，是以主病为君，佐君为臣，应臣为使，非神农三品之谓也，二帝各有其妙用焉。

[批] 病之中外。帝曰：善。病之中外何如？岐伯曰：调气之方，必别阴阳，定其中外，各守其乡，内者内治，外者外治，微者调之，其次平之，盛者夺之，汗之下之，寒热温凉，衰之以属，随其攸利，谨道如法，万举万全，气血正平，长有天命。帝曰：善。

补上下治上下　有毒无毒服有约《素问·五常政大论》

故曰：补上下者从之，治上下者逆之，以所在寒热盛衰而调之。补者，助其不及；治者，平其太过。上谓司天，下谓在泉，从谓同其气，逆谓反其气也。自此以下至"久新同法"句，皆岐伯之言。上文录在"运气门。"故曰：上取下取，内取外取，以求其过，察其面目口舌，问其二便通塞，切其脉之虚实，探其身之寒热。能毒者以厚药，不胜毒者以薄药。此之谓也。少俞曰：胃厚、色黑、大骨及肥者，皆胜毒，故其瘦而薄胃者，皆不胜毒也①。气反者，病在上，取之下；病在下，取之上；病在中，傍取之。如下胜而上反病，上胜而下反病，外胜而内反病，此上下外内之病，气相反也。治热以寒，温而行之；治寒以热，凉而行之；药性与病气不合，故当寒药温服，热药凉服。所谓寒因热用，热因寒用，其始则同，其终则异，可使破积，可使溃坚，可使气和，可使必已，此反

----

① 胃厚……皆不胜毒也：语出《灵枢·论痛》。

治之法也。**治温以清，冷而行之，治清以温，热而行之。**清药冷服，温药热服，所谓寒因寒用，热因热用，此正治之法也。**故消之削之，吐之下之，补之泻之，久新同法。**久者，谓伏气之病；新者，感而即发也。此下有"帝曰：病在中而不实不坚，且聚且散，奈何？岐伯曰：悉乎哉问也。无积者求其藏，虚则补之，药以祛之，食以随之，行水渍之，和其中外，可使毕已"五十四字未录。**帝曰：有毒无毒，服有约乎？岐伯曰：病有久新，方有大小，有毒无毒，固宜常制矣。大毒治病十去其六，常毒治病十去其七，小毒治病十去其八，无毒治病十去其九，谷肉果菜，食养尽之，无使过之，伤其正也。**《藏气法时论》曰：毒药攻邪，五谷为养，五果为助，五畜为益，五菜为充①。**不尽，行复如法。**病如不尽，复以药石治养如前法。**必先岁气，无伐天和，无盛盛，无虚虚，而遗人夭殃，无致邪，无失正，绝人长命。**古圣叮咛反复如此，学者慎毋忽诸。**帝曰：其病久者，有气从不康，病去而瘠，奈何？**瘠，音籍。问神气已调，病邪已去，身不康而形尚瘦。**岐伯曰：昭乎哉圣人之问也！化不可代，**如敷和之纪，其藏肝，其养筋；升明之纪，其藏心，其养血；备化之纪，其藏脾，其养肉；审平之纪，其藏肺，其养皮毛；静顺之际，其藏肾，其养骨髓。是形之皮肉筋骨，皆由化运之所资养，不可更代者也。**时不可违。**如春气养筋，夏气养血脉，长夏气养肌肉，秋气养皮毛，冬气养骨髓，是形之皮肉筋骨，又皆由四时气之所养，而不可违逆也。**夫经络以通，血气以从，复其不足，与众齐同，养之和之，**存养其神，和调其气。**静以待时，谨守其气，无使倾移，其形乃彰，**其形得时化之，养渐乃彰著矣，不可揠苗助长。**生气以长，命曰圣王。**吴鹤皋曰：圣道

---

① 毒药攻邪……五菜为充：语见《素问·脏气法时论》。

无欲速，王道无近功。故《大要》曰：无代化，无违时，必养必和，待其来复。此之谓也。帝曰：善。

用寒远寒用热远热 《素问·六元正纪大论》

帝曰上文录运气门：夫子言用寒远寒，用热远热，余未知其然也，愿闻何谓远？岐伯曰：热无犯热，寒无犯寒，从者和，逆者病，不可不敬畏而远之，所谓时兴六位也。此总言一岁之中，有应时而起之六位，各主六十日零八十七刻半，各有寒热温凉之四气，皆宜远而无犯之。帝曰：温凉何如？岐伯曰：司气以热，用热无犯，司气以寒，用寒无犯，司气以凉，用凉无犯，司气以温，用温无犯，间气同其主无犯，异其主则小犯，是谓四畏，必谨察之。此分论司天在泉及闲气加临之六气，各有寒热温凉之宜，而又当无犯者也。帝曰：善。其犯者何如？岐伯曰：天气反时，则可依时及胜其主则可犯，以平为期，而不可过，是谓邪气反胜者。所谓有假者反之也。故曰：无失天信，无逆气宜，无翼其胜，无赞其复，是谓至治。下文并录"运气门"。帝曰：善。论言热无犯热，寒无犯寒。余欲不远寒，不远热奈何？岐伯曰：悉乎哉问也！发表不远热，攻里不远寒。帝曰：不发不攻而犯寒犯热何如？岐伯曰：寒热内贼，其病益甚。帝曰：愿闻无病者何如？岐伯曰：无者生之，有者甚之。帝曰：生者何如？岐伯曰：不远热则热至，不远寒则寒至。寒至则坚否腹满，痛急下利之病生矣。热至则身热，吐下霍乱，痈疽疮疡，瞀郁注下，瞤瘛肿胀，呕，衄衊，头痛，骨节变，肉痛，血溢血泄，淋閟之病生矣。帝曰：治之奈何？岐伯曰：时必顺之，犯者治以胜也。否，音痞。瞀，音茂。瞤，儒纯切。瘛，尺制切。下文"重身有故无损"节另录。

内经精要

重身有故无殒《素问·六元正纪大论》

黄帝问曰：上文极多，有录"运气门"者，有录"审治门"者，不及注明。妇人重身，毒之何如？岐伯曰：有故无殒，亦无殒也。帝曰：愿闻其故何谓也？岐伯曰：大积大聚，其可犯也，衰其大半而止，过者死。殒，羽敏切。吴鹤皋曰："重身，怀孕也。毒，谓厉药也。'故'，所谓积聚急痛欲死之故。上无殒不伤其胎，下无殒不伤其母。""衰其大半而止，则真气虽伤，未至大坏，过则真气无存矣，故死。"张隐庵曰："娠妇始结胎之一月、二月，乃木气司养；三月、四月，主火；五月、六月，主土；七月、八月，主金；九月、十月，主水。至太阳而五行已周，阴阳水火分而成后天之形身矣。然未生之前，五行之气各有盛有虚，有胜有郁，宜以寒热温凉顺逆而调之。设或有病而欲不远寒不远热，亦无伤于胎气，所谓有过无殒，然亦无过之而致殒也。即如大积大聚，乃属藏府之五行，尚其可犯寒而犯热者也，若过犯之则死。寒热温凉，是谓四畏，可不慎诸？"又曰："七月所生小儿能育而亦多长寿者，盖七月乃肺藏司养，肺属天而主气、主血，天一生水，感天地之气而生，故育。九月、十月乃少阴、太阳所主，皆感阴阳水火而生。若夫八月，乃阳明大肠主气，感阳明之府气而生，故虽生而不育。"下文"郁之甚者，治之奈何"节录入运气门"五郁之发"条内。

标本逆从《素问·标本病传论》

《灵枢·病本》篇"无治得为"从以上之文"先病而后逆者，治其本"，以下同。

黄帝问曰：病有标本，刺有逆从，奈何？岐伯对曰：凡刺之方，必别阴阳，前后相应，逆从得施，标本相移，别，必列切。应，去声。张注：阴阳者，三阴三阳之六气也。少阳标阳而本火，太阴标阴而本湿，少阴标阴而本热，太阳标阳而本寒，阳明标阳而本燥，厥阴标阴而本风。少阳太阴从本，少阴太阳从本从标，阳明厥阴不从标本，从乎中也。从本者化生于本，从标本者有标本之化，从中者以中气为化。故曰：有其在标而求之于标，谓病三阴三阳之六气，即于六经中求之以治标。有其在本而求之于本，病风寒暑湿燥火六淫之邪，即于六气中求之，以治本。有其在本而求之于标，如寒伤太阳，乃太阳之本病而反得标阳之热化，即求之于标，而以凉药治其标热。有其在标而求之于本，如病在少阴之标阴，而反得君火之本热，即求之于本，以急泻其火。故治有取标而得者，有取本而得者，有逆取而得者，有从取而得者。故知逆与从，正行无问，知标本者，万举万当，不知标本者，是谓妄行。

夫阴阳，逆从，标本之为道也，小而大，言一而知百病之害。少而多，浅而博，可以言一而知百也。以浅而知深，察近而知远，言标与本，易而勿及。易，去声。非圣人之道，孰能至于是耶。

治反为逆，寒者热之，热者寒之，结者散之，散者收之，留者攻之，燥者濡之。治得为从。热因寒用，寒因热用，塞因塞用，通因通用，必伏其所主，而先其所因，其始则同，其终则异。可使破积，可使溃坚，可使气和，可使必已。下文即《灵枢·病本》篇也。先病而后逆者治其本；先逆而后病者治其本；逆者，胜客之气也。凡所谓先病者，吾身中先有其病也。先逆、先寒、先热者，先病在天之六气也。先寒而后生病者治其本；先病而后生寒者治其本；先热而后生病者治其本；先热而后生中满者，治其标；《灵枢》无此一句。先病而后泄者治其本；先泄而后生他病者治其本；必且调之，乃治其他病；泄，音薛。先病而后生中满者治其标；先中满而后烦心者治其本。人有客气在天之六气，有同气。

吾身中亦有此六气，而与天气之相同。小大不利治其标；小大利治其本；邪气入于腹内，必从二便而出。病发而有余。本而标之，先治其本，后治其标；病发而不足，标而本之，先治其标，后治其本。张注：有余者，邪气之有余；不足者，正气之不足也。邪气者，风、寒、暑、湿、燥、火六淫之邪；正气者，三阴三阳之六气也……此以风、寒、暑、湿、燥、火六气为本，而以三阴三阳之六气为标……是以邪气有余者，先散其邪气，精气不足者，先补其正虚。此标本之大纲领也。谨察间甚，以意调之，间者并行，甚者独行。间，去声。间者，谓邪正之有余不足，二者兼于其间，故当并行其治，盖以散邪之中，兼补其正，补正之内，兼散其邪。如偏甚者，则当独行其法，谓邪气甚者，竟泻其邪；正虚甚者，竟补其正，此为治之要道也。先小大不利而后生病者治其本。凡中满及二便不利者，皆当先治。下文"病传"另录"生死门"。

官能 《灵枢·官能》

雷公问于黄帝曰：《针论》曰：得其人乃传，非其人勿言。何以知其可传？黄帝曰：各得其人，任之其能，故能明其事。雷公曰：愿闻官能奈何？黄帝曰：明目者，可使视色。聪耳者，可使听音。捷疾辞语者，可使传论语。徐而安静，手巧而心审谛者，可使行针艾，理血气而调诸逆顺，察阴阳而兼诸方。谛，音帝，审也。缓节柔筋而心和调者，可使导引行气。疾毒言语轻人者，可使唾痈呪病。唾，吐卧切。呪，音周，去声。呪，诅也。呪病，盖祝由也。爪苦手毒，为事善伤者，可使按积抑痹。各得其能，方乃可行，其名乃彰。不得其人，其功不成，其师无名。故曰：得其人乃言，非其人勿传，此之谓也。手毒者，若使试按龟，置龟于器下而按其上，五十日而死矣；手甘者，复生如故也。重申手毒者，不可使之行针，不可使之导引，以其手能伤物故也。唯手巧而甘缓者可耳。

导引行气乔摩灸熨刺熯饮药诸方非一人所尽行 《灵枢·病传》

黄帝曰：余受九针于夫子，而私览于诸方，或有导引、行气、乔摩、灸熨、刺熯、饮药之一者，可独守耶，将尽行之乎？岐伯曰：诸方者，众人之方也，非一人之所尽行也。黄帝曰：此乃所谓守一勿失万物毕者也。熨，音尉。熯，音爇。乔摩，按摩也。艾灼，曰灸熨，以药熨患处也。用针，曰刺熯，烧也。饮药，汤丸之类也。人之身体有形层之浅深，有血气之虚实，是以针、砭、药、灸各守其一，非一人之所尽行也。病传者，谓邪从皮毛而发于腠理，从腠理而入于经脉，从经脉而传溜于五脏，所谓经络受邪入藏府，为内所因也。如邪入于藏，不可以致生。故邪在皮毛者，宜砭而去之；在于脉、肉、筋、骨者，宜针而泻之；邪入于中者，宜导引行气以出之。寒邪之入深者，宜熨而通之。邪在内而虚者，止可饮以甘药；实者，可用毒药以攻之；陷于下者，宜灸以启之。是以药、石、灸、刺、导引诸方，随众人之所病而施之，非一人之所尽行者也。此盖教人知病传之有浅深，如可治之属即守一勿失，不使大邪入藏而成不救，利济万物之功毕于此矣。

治厥者必先熨 《灵枢·刺节真邪》

请言解论此岐伯对黄帝之言，与天地相应，与四时相副，人参天地，故可为解。下有渐洳，上生苇蒲，此所以知形气之多少也。渐，于艳切，音僭。洳，人恕切，音茹，去声。渐洳，湿貌。阴阳者，寒暑也，热则滋雨而在上，根荄少汁。人气在外，皮肤缓，腠理开，血气减，汗大泄，皮淖泽，荄，音该，又音皆。腠，千候切。泄，音薛。淖，音闹。寒则地冻水冰，人气在中，皮肤致，腠理闭，汗不出，血气强，肉坚涩。致，直利切。当是之时，善行水者，不能往水；善穿地者，不能凿冻；善用针者，

亦不能取四厥；血脉凝结，坚搏不往来者，亦未可即柔。张注
作：未可即荣①。故行水者，必待天温冰释冻解，而水可行，地
可穿也。人脉犹是也，治厥者，必先熨调和其经，掌与腋、肘
与脚、项与脊以调之，人气已通，血脉乃行，熨，音慰。腋，音
亦。肘，陟柳切。然后视其病，脉淖泽者刺而平之，坚紧者，破
而散之，气下乃止，此所谓以解结者也。紧，居忍切。用针之
类，在于调气，气积于胃，以通营卫，各行其道。宗气流于海，
其下者注于气街，其上者走于息道。故厥在于足，宗气不下，
脉中之血，凝而留止，弗之火调，弗能取之。

九针之名《灵枢·九针十二原》

［批］九针。九针之名，各不同形：一曰镵针，长一寸六分；
二曰员针，长一寸六分；三曰鍉针，长三寸半；四曰锋针，长
一寸六分；五曰铍针，长四寸，广二分半；六曰员利针，长一
寸六分；七曰毫针，长三寸六分；八曰长针，长七寸；九曰大
针，长四寸。镵，音巉。鍉，音低。铍，音披。镵针者，头大末
锐，去泻阳气。员针者，针如卵形，揩摩分间，不得伤肌肉，
以泻分气。鍉针者，锋如黍粟之锐，主按脉勿陷，以致其气。
锋针者，刀三隅，以发痼疾。铍针者，末如剑锋，以取大脓。
员利针者，大如氂，且员且锐，中身微大，以取暴气。毫针者，
尖如蚊虻喙，静以徐往，微以久留之而养，以取痛痹。长针者，
锋利身薄，可以取远痹。大针者，尖如挺，其锋微员，以泻机
关之水也。九针毕矣。氂，音釐。蚊，音文。虻，同蝱，音萌。喙，
许秽切。此岐伯答黄帝之言也。《九针论》黄帝曰：余闻九针于夫子，
众多博大矣，余犹不能寤，敢问九针焉生？何因而有名？岐伯曰：九

---

① 未可即荣：《黄帝内经素问集注》未见，存疑。

针者，天地之大数也，始于一而终于九。故曰：一以法天，二以法地，三以法人，四以法时，五以法音，六以法律，七以法星，八以法风，九以法野。黄帝曰：以针应九之数奈何？岐伯曰：夫圣人之起天地之数也，一而九之，故以立九野。九而九之，九九八十一，以起黄钟数焉，以针应数也。一者天也，天者阳也，五藏之应天者肺，肺者五藏六府之盖也，皮者肺之合也，人之阳也。故为之治针，必以大其头而锐其末，令无得深入而阳气出。二者地也，人之所以应土者肉也。故为之治针，必筩其身而圆其末，令无得伤肉分，伤则气得竭。三者人也，人之所以成生者血脉也。故为之治针，必大其身而圆①其末，令可以按脉勿陷，以致其气，令邪气独出。四者时也，时者，四时八风之客于经络之中，为瘤病者也。故为之治针，必筩其身而锋其末，令可以泻热出血，而瘤病竭。五者音也，音者冬夏之分，分于子午，阴与阳别，寒与热争，两气相搏，合为痈脓者也。故为之治针，必令其末如剑锋，可以取大脓。六者律也，律者，调阴阳四时而合十二经脉，虚邪客于经络而为暴痹者也。故为之治针，必令尖如氂，且圆且锐，中身微大，以取暴气。七者星也，星者人之七窍，邪之所客于经，而为痛痹，舍于经络者也。故为之治针，令尖如蚊虻喙，静以徐往，微以久留，正气因之，真邪俱往，出针而养者也。八者风也，风者人之股肱八节也，八正之虚风，八风伤人，内舍于骨解腰脊节腠理之间，为深痹也。故为之治针，必长其身，锋其末，可以取深邪远痹。九者野也，野者人之节解皮肤之间也，淫邪流溢于身，如风水之状，而溜之不能过于机关大节者也。其为之治针，令小大②如挺，其锋微圆，以取大气之不能过于关节者也。黄帝曰：针之长短有数乎？岐伯曰：一曰镵针者，取法于巾针，去末寸半，卒锐之，长一寸六分，主热在头身也。二曰员针，取法于絮针，筩其身而卵其锋，长一

---

① 圆：《灵枢》作“员”，下同。
② 小大：《灵枢》作“尖”。

寸六分，主治分肉间气。三曰鍉针，取法于黍粟之锐，长三寸半，主按脉取气，令邪出。四曰锋针，取法于絮针，筩其身，锋其末，长一寸六分，主痈热出血。五曰铍针，取法于剑锋，广二分半，长四寸，主大痈脓，两热争者也。六曰员利针，取法于氂，针微大其末，反小其身，令可深内也，长一寸六分，主取痈痹者也。七曰毫针，取法于毫毛，长一寸六分，主寒热痛痹在络者也。八曰长针，取法于綦针，长七寸，主取深邪远痹者也。九曰大针，取法于锋针，其锋微圆，长四寸，主取大气不出关节者也。针形毕矣，此九针大小长短法也①。

形神《素问·八正神明论》

故养神者，必知形之肥瘦，营卫血气之盛衰。血气者，人之神不可谨养。此岐伯之言也。帝曰："妙乎哉论也！合人形于阴阳四时，虚实之应，冥冥之期，其非夫子孰能通之"等句未录。然夫子数言形与神，何谓形？何谓神？愿卒闻之。数，音朔。岐伯曰：请言形。形乎形，目冥冥，问其病由，索之于经，慧然在前，按之不得，不知其情，故曰形。帝曰：何谓神？岐伯曰：请言神。神乎神，耳不闻，目明心开而志先，慧然独悟，口弗能言，俱视独见，适若昏，昭然独明，若风吹云，故曰神。

虚邪正邪《素问·八正神明论》

虚邪者，八正之虚邪气也。八方虚乡所来之邪气，其入于身也深。正邪者，身形若用力，汗出，腠理开，逢虚风，其中人也微，故莫知其情，莫见其形，中，去声。正邪者，八方之正气也。正气者，正风也，从一方来，非实风又非虚风也，其中人也浅。上工救其萌芽，必先见三部九候之气，尽调不败而救之，故曰上工。

---

① 黄帝曰……长短法也：语出《灵枢·九针论》。

下工救其已成，救其已败。救其已成者，言不知三部九候之相失，因病而败之也。《易》①曰："君子思患而豫防之。"朱柏庐曰："宜未雨而绸缪，无临渴而掘井。②"万事尽然。知其所在者，知诊三部九候之病脉处而治之，故曰守其门户焉，莫知其情而见邪形也。以上皆系岐伯之言。

用针有法则《素问·八正神明论》

黄帝问曰：用针之服，必有法则焉，今何法何则？岐伯对曰：法天则地，合以天光。帝曰：愿卒闻之。岐伯曰：凡刺之法，必候日月星辰、四时八正之气，气定乃刺之。是故天温日明，则人血淖液而卫气浮，故血易泻气易行。淖，奴教切。易，去声。天寒日阴，则人血凝泣。而卫气沉。泣，与涩通。月始生，则血气始精，卫气始行；月郭满，则血气实，肌肉坚；月郭空，则肌肉减，经络虚，卫气去，形独居。是以因天时而调血气也。是以天寒无刺，天温无凝。月生无泻，月满无补，月郭空无治，是谓得时而调之。因天之序，盛虚之时，移光定位，正立而待之。故曰月生而泻，是谓藏虚；月满而补，血气扬溢，络有留血，命曰重实；月郭空而治，是谓乱经。阴阳相错，真邪不别，沉以留止，外虚内乱，淫邪乃起。帝曰：星辰八正何候？岐伯曰：星辰者，所以制日月之行也。八正者，所以候八风之虚邪以时至者也。四时者，所以分春秋冬夏之气所在，以时调之也。八正之虚邪，而避之勿犯也。以身之虚，而逢天之虚，雨虚相感，其气至骨，入则伤五藏，工候救之，弗能伤也。

---

① 君子思患而豫防之：语出《周易·既济·象》。豫：通"预"。《易·系辞下》："重门击柝，以待暴客，盖取诸豫。"

② 宜未雨……临渴而掘井：语出朱柏庐《朱子家训》。

故曰：天忌不可不知也。

针各有所宜《素问·针解篇》

岐伯曰：上文三百八十余字未录。夫一天、二地、三人、四时、五音、六律、七星、八风、九野，身形亦应之，针各有所宜，故曰九针。一曰镵针，二曰员针，三曰鍉针，四曰锋针，五曰铍针，六曰员利针，七曰毫针，八曰长针，九曰大针。人皮应天，无物不包，天之象也。人肉应地，温柔博厚，地之象也。人脉应人，营行皮肉之间，人在气交之中之象也。人筋应时，长短大小，四时盈虚之象也。人声应音，清浊长短，五音之生也。人阴阳合气应律，六阴六阳以合天气，十二律之象也。人齿面目应星，森罗悬布，星之象也。人面有七窍，以应七星。天有列星，人有牙齿。人出入气应风；人气之行于周身，犹风之遍于六合。人九窍三百六十五络应野。地有九野，人有九窍。人之三百六十五络，犹地之百川流注，通会于九州之间。故一针皮，二针肉，三针脉，四针筋，五针骨，六针调阴阳，七针益精，八针除风，九针通九窍，除三百六十五节气，此之谓各有所主也。人心意应八风，八风不常，而心意之变动如之。人气应天，天运不息，而人气之出入如之。人发齿耳目五声应五音六律，发、齿、耳、目具六，齿又为六六之数，而发之数不可数矣。律吕之数，推而广之，可千可万，而万之外，不可数矣。人阴阳脉血气应地。地有十二经水，人有十二经脉，水循行脉，随气转此，又反复言之也，谓天地人之相应，通变之无穷也。下文系蠹简残经无义可据，不录。

人有阴阳五态《灵枢·通天》

黄帝问于少师曰：余尝闻人有阴阳，何谓阴人？何谓阳人？少师曰：天地之间，六合之内，不离于五，人亦应之，非徒一阴一阳而已，而略言耳，口弗能遍明也。

[批] 阴阳五态。黄帝曰：愿略闻其意，有贤人圣人，心能备而行之乎？少师曰：盖有太阴之人，少阴之人，太阳之人，少阳之人，阴阳和平之人。凡五人者，其态不同，其筋骨气血各不等。态，他代切。

[批] 太阴之人。黄帝曰：其不等者，可得闻乎？少师曰：太阴之人，贪而不仁，下齐湛湛，好内而恶出，心和而不发，不务于时，动而后之，此太阴之人也。湛，丈减切。好，去声，下并同。恶，乌故切。下齐，谦下整齐，足恭之态。湛湛，重厚貌，又深貌。

[批] 少阴之人。少阴之人，小贪而贼心，见人有亡，常若有得，好伤好害；见人有荣，乃反愠怒，心疾而无恩，此少阴之人也。

[批] 太阳之人。太阳之人，居处于于，好言大事，无能而虚说，志发于四野，举措不顾是非，为事如常自用，事虽败而无常悔，此太阳之人也。于于，自足貌。

[批] 少阳之人。少阳之人，諟谛好自贵，有小小官，则高自宜，好为外交而不内附，此少阳之人也。諟，音是。谛，音帝。諟谛，审也，言好自审为贵也。

[批] 阴阳和平之人。阴阳和平之人，居处安静，无为惧惧，无为欣欣，婉然从物，或与不争，与时变化，尊则谦谦，谭而不治，是谓至治。愄，委远切，音宛。谭，音覃。婉，顺也。谭，大也。古之善用针艾者，视人五态乃治之，盛者泻之，虚者补之。针艾，张注作"针灸"，今从《新校正》。

[批] 治人之五态。黄帝曰：治人之五态奈何？少师曰：太阴之人，多阴而无阳，其阴血浊，其卫气涩，阴阳不和，缓筋而厚皮，不之疾泻，不能移之。少阴之人，多阴少阳，小胃而

大肠，六府不调，其阳明脉小，而太阳脉大，必审调之，其血易脱，其气易败也。易，去声。太阳之人，多阳而少阴，必谨调之，无脱其阴，而泻其阳，阴重脱①者阳狂②，阴阳皆脱者暴死不知人也。少阳之人，多阳少阴，经小而络大，血在中而气外，实阴而虚阳，独泻其络脉，则强气脱而疾，中气不足，病不起也。阴阳和平之人，其阴阳之气和，血脉调，谨胗其阴阳，视其邪正，安容仪，审有余不足，盛则泻之，虚则补之，不盛不虚，以经取之。此所以调阴阳，别五态之人者也。胗，诊同，《新校正》作"诊"。别，必列切。

黄帝曰：夫五态之人者，相与毋故，卒然新会，未知其行也，何以别之？毋，同无。卒，音猝。少师答曰：众人之属，不知五态之人者，故五五二十五人，而五态之人不与焉。五态之人，尤不合于众者也。与，音豫。

黄帝曰：别五态之人奈何？少师曰：太阴之人，其状黮黮然黑色，念然下意，临临然长大，腘然未偻，此太阴之人也。黮，他感切，音贪，上声；又徒感切，音禪。腘，音国。偻，音楼。黮黮，言色如云之黑暗也。念然下意，谦卑之状。临，大也。腘，膝后曲节。偻，尪也，屈也。言虽貌为足恭，其腘胫则长大而不曲也。少阴之人，其状清然窃然，固以阴贼，立而躁崄，行而似伏，此少阴之人也。崄，同险。清然，与黮黮然相对。窃然，与念然下意不同，念然犹有眷念亲爱之意，窃然则纯是私窃之状。马仲化③曰："窃然，消沮闭藏之貌④。"太阳之人，其状轩轩储储，反身折腘，

卷之六

四一五

---

① 阴重脱：《灵枢》作"阳重脱"。
② 阳狂：《灵枢》作"易狂"。
③ 马仲化：马莳，字仲化。
④ 窃然消沮闭藏之貌：语出《黄帝内经灵枢集注·通天》。原出自《黄帝内经灵枢注证发微·通天》，"窃然"后有"者"字。

此太阳之人也。轩轩，自得之貌。储储，犹云"储与"。杨雄《羽猎赋》："储与乎大浦①。"服虔曰："储与，相羊也"。相羊，逍遥游也。屈原《离骚》"聊逍遥以相羊"②。少阳之人，其状立则好仰，行则好摇，其两臂两肘则常出于背，此少阳之人也。肘，陟柳切。赵氏曰：臂肘出于背，谓常反挽其手于背，此轻倨傲慢之状，无又手恭敬之貌也③。阴阳和平之人，其状委委然，随随然，颙颙然，愉愉然，暶暶然，豆豆然，众人皆曰君子，此阴阳和平之人也。委，音透。颙，鱼容切。愉，音俞。暶，音旋。委委，雍容自得之貌。随随，从顺之貌。颙颙，温貌，又严正之貌。愉愉，和悦之貌。暶暶，目好貌。赵氏曰：豆豆，有品也。

二十五人刺约《灵枢·阴阳二十五人》

上文"辨二十五人之形气血之多少"，现录"诊候门"。

黄帝曰：二十五人者，刺之有约乎？岐伯曰：美眉者，足太阳之脉，气血多；恶眉者，气血少；论太阳只此二句，下文便统论三阳。其肥而泽者，血气有余；肥而不泽者，气有余，血不足；瘦而无泽者，气血俱不足。审察其形气有余不足而调之，可以知逆顺矣。此言足太阳之主脉也。

黄帝曰：刺其诸阴阳奈何？岐伯曰：按其寸口人迎，以调阴阳，切循其经络之凝涩，结而不通者，此于身皆有痛痹，甚则不行，故凝涩。凝涩者，致气以温之，血和乃止。其结络者，

---

① 储与乎大浦：《羽猎赋》："木仆山还，漫若天外。储与乎大浦，聊浪乎宇内。"储与：徜徉，游荡不定。大浦：高高的水岸。

② 聊逍遥以相羊：《楚辞·离骚》："折若木以拂日兮，聊逍遥以相羊。"

③ 臂肘出于背……恭敬之貌也：语出《黄帝内经灵枢集注·通天》，与原文略有出入。下同。

脉结血不行，决之乃行。故曰：气有余于上者，导而下之；气不足于上者，推而休之；其稽留不至者，因而迎之；必明于经隧，乃能持之。寒与热争者，导而行之；其宛陈血不结者，则而予之。必先明知二十五人，则血气之所在，左右上下，刺约毕也。宛，音鬱；予，上声。此言手足三阴三阳，皮肤分肉间之气血，皆从藏府之经隧，而外出于形身者也。盖二十五变之形者，皮脉肉筋骨也。是以上节论脉之血气，此节论皮肉筋骨之气血焉。诸阴阳者，足之少阴太阳厥阴，手之少阴、太阴以应五音五行之人也。手之太阳、阳明，足之少阳、太阳、阳明，以应左右太少，二十五变之人也。此虽言刺约，然学者苟能以三隅①反，则处方用药孰能出此范围，亦何患方成之弗约哉。

凡刺之禁 《灵枢·终始》

凡刺之禁：新内勿刺，新刺勿内。已醉勿刺，已刺勿醉。新怒勿刺，已刺勿怒。新劳勿刺，已刺勿劳。已饱勿刺，已刺勿饱。已饥勿刺，已刺勿饥。已渴勿刺，已刺勿渴。大惊大恐，必定其气，乃刺之。乘车来者，卧而休之，如食顷乃刺之。出行来者，坐而休之，如行十里顷乃刺之。凡此十二禁者，其脉乱气散，逆其营卫，经气不次，因而刺之，则阳病入于阴，阴病出于阳，则邪气复生，粗工勿察，是谓伐身，形体淫泆，乃消脑髓，津液不化，脱其五味，是谓失气也。泆，音逸。髓，音虽，上声。

热病不可刺者有九 《灵枢·热病》

热病不可刺者有九：一曰汗不出，大颧发赤，哕者死；颧，音权。哕，于月切。汗不出者，外热不解。大颧赤者，五藏热甚。

---

① 隅：原作"偶"，据文义改。

哕，呃逆也，胃气绝则哕。二曰泄而腹满甚者死；泄，音薛。正气阴液下泄，而外热之邪填于内也。三曰目不明，热不已者死；内热甚而外，内不清也。四曰老人婴儿热而腹满者死；老人，外内之血气已衰；婴儿，表里之阴阳未足；腹满者，热逆于中，不得从外内散也。五曰汗不出，呕下血者死；外热不解，而入于阴之经也。六曰舌本烂，热不已者死；内热盛而逆于上之脉也。七曰咳而衄，汗不出，出不至足者死；咳，音慨。衄，女六切。内热上逆于肺，则咳；表热外迫于经，则衄；汗不出者，气绝于上也；出不至足者，气绝于下也。八曰髓热者死；髓，音虽，上声。本篇①曰：热病不知所痛，耳聋，不能自收，口干，阳热甚，阴颇有寒者，热在髓，死不可治。九曰热而痉者死。腰折，瘛瘲，齿噤龂齘也。瘛，音契。瘲，音纵。噤，巨禁切。龂，音械。《经》曰：太阳之脉，其终也，戴眼，反折瘛瘲②。太阳气终则肾气亦绝，故齿噤龂齘者肾之余。凡此九者，不可刺也。

刺胸腹必避五藏《素问·诊要经终论》

凡刺胸腹者，必避五藏，中心者，环死；中，去声，下同。中脾者，五日死；中肾者，七日死；中肺者，五日死；中鬲者，皆为伤中，其病虽愈，不过一岁必死。鬲，与隔同。伤中之中，如字。以上乃岐伯之言。

藏有要害《素问·刺禁论》

藏有要害，不可不察，上文有"黄帝问曰：愿闻禁数。岐伯对曰"十二字未录。肝生于左，乙木位居东方，故肝气自左而升。肺藏于右，辛金位处西方，故肺气从右而降。心部于表，心为阳藏，

---

① 本篇：即《灵枢·热病篇》。
② 太阳之脉……反折瘛瘲：语出《素问·诊要经终论》。

阳主表。**肾治于里**，肾为阴藏，阴主里。**脾为之使**，为胃行其津液，以灌四旁。**胃为之市**。水谷之海，无物不容。**鬲肓之上，中有父母**，鬲，与膈同。肓，音荒。鬲，膈膜也。内之膈肉，前连于胸之鸠尾，旁连于腹胁，后连于脊之十一椎。肓者，即募原之属，其原出于脐下，名曰脖胦。吴鹤皋曰：阳气谓之父，万物之所资始也；阴血谓之母，万物之所资生也。肺主气，心主血，父母之象也。张隐庵曰：阴阳者，变化之父母；水火者，阴阳之兆征。中有父母者，谓心为阳藏，而居膈之上，肾为阴藏；而居肓之上，膈肓之上，其间有阴阳水火之神藏焉。**七节之旁，中有小心**，吴鹤皋、汪讱庵咸谓：下部之第七节，其旁乃两肾所系，两肾中间一点灵根，乃命门、相火，相火代心君行事，故曰小心。张隐庵曰：七节之旁，膈俞之间也。小，微细也。中有小心者，谓心气之出于其间，极微极细，不可逆刺以伤其心也。**从之有福，逆之有咎**。《诊要经终篇》曰：凡刺胸腹者，必避五藏……避五藏者，知逆从也①。隐庵曰：所谓从者，知藏气之从此而转，不知而反逆之，则有死伤之咎矣。**刺中心，一日死，其动为噫。刺中肝，五日死，其动为语。刺中肾，六日死，其动为嚏。刺中肺，三日死，其动为咳。刺中脾，十日死，其动为吞。刺中胆，一日半死，其动为呕。**中，并去声。噫，于介切。嚏，丁计切。隐庵曰："肝胆之气出于左胁，肺藏之气出于右间，脾气出于腹，心气出于俞，肾气注于十四椎。""如逆刺其心气则伤心，逆刺其肝气则伤肝，非针之中心而中肝也。"下文论"手足、头项、胸背"，皆有要害之处，并未录。按《四时刺逆从论》"刺中五藏"同，少"中胆"两句，多"刺伤人五藏必死，其动则依其藏之所变候，知其死也"三句。

① 凡刺胸腹者……知逆从也：语出《素问·诊要经终论》。

卷之六

四一九

身形应九野　天忌日　《灵枢·九针论》

[批]身形应九野。黄帝曰：愿闻身形应九野奈何？岐伯曰：请言身形之应九野也，左足应立春，其日戊寅己丑。左胁应春分，其日乙卯。左手应立夏，其日戊辰己巳。膺喉首头应夏至，其日丙午。右手应立秋，其日戊申己未。右胁应秋分，其日辛酉。右足应立冬，其日戊戌己亥。腰尻下窍应冬至，其日壬子。六府膈下三藏应中州，其大禁，大禁太一所在之日及诸戊己。凡此九者，善候八正所在之处。

[批]天忌日。所主左右上下身体有痈肿者，欲治之，无以其所直之日溃治之，是谓天忌日也。尻，音考，平声。溃，音绘。张隐庵曰："九野者，九州之分野也。按：《星书》① 立春应天文箕尾分野，《禹贡》② 冀州之域；春分应天文心房分野，《禹贡》徐州之域；立夏应天文翼轸分野，《禹贡》荆州之域；夏至应天文井鬼分野，《禹贡》雍州之域；立秋应天文参井分野，《禹贡》梁州之域；秋分应天文奎娄分野，《禹贡》兖州之域；立冬应天文危室分野，《禹贡》青州之域；冬至应天文牛斗分野；《禹贡》扬州之域；中州应天文张柳分野，《禹贡》豫州之域。盖地有九野九州，人有九窍九藏，皆上通于天气，是以身形应九野，而合于天之四时八节也。手足主戊己者，土属四肢也。岁半以上，天气主之；岁半以下，地气主之。"膺喉头首应夏至者，身半以上为阳，故主丙午火。"腰尻以下应冬至者，身半以下为阴"，故主壬子水。胁乃内外出入之枢，故应春秋二分。春主阳气上而阴气下，故左主乙卯木。秋主阴气上而阳气下，故右主辛酉金。六府膈下三藏，居形身之中而在下，故应地之中州。太一所在

---

① 星书：古代天文学书籍。
② 禹贡：即《尚书·禹贡》，作于战国，作者不详，为较早的地理著作。

之日，谓移宫出游之一日，并立中宫之日也。八正者，八方之正位，所以候八风之虚邪以时至者也。所直之日，谓太一所在之日，及诸戊己。

古之治病可祝由今世祝由不能已《素问·移精变气论》

黄帝问曰：余闻古之治病，惟其移精变气，可祝由而已。今世治病，毒药治其内，针石治其外，或愈或不愈，何也？岐伯对曰：往古人居禽兽之间，动作以避寒，阴居以避暑，内无眷慕之累，外无绅宦之形，此恬澹之世，邪不能深入也。故毒药不能治其内，针石不能治其外，故可移精祝由而已。恬，音甜。澹，音淡。当今之世不然。忧患缘其内，苦形伤其外，又失四时之从，逆寒暑之宜，贼风数至，虚邪朝夕，内至五藏骨髓，外伤空窍肌肤，所以小病必甚，大病必死，故祝由不能已也。数，音朔。空，音孔。

帝曰：善。余欲临病人，观死生，决嫌疑，欲知其要，如日月光，可得闻乎？嫌，贤兼切。岐伯曰：色脉者，上帝之所贵也，先师之所传也。上古使僦贷季①理色脉而通神明，合之金木水火土四时，八风六合，不离其常，僦，音酒，去声。贷，他代切。变化相移，以观其妙，以知其要，欲知其要，则色脉是矣。色以应日，脉以应月，常求其要，则其要也。夫色之变化，以应四时之脉，此上帝之所贵，以合于神明也，所以远死而近生。生道以长，命曰圣王。中古之治病，至而治之，汤液十日，以去八风五痹之病，十日不已，治以草苏草荄之枝，本末为助，标本已得，邪气乃服。荄，音该。暮世之治病也则不然，治不本四时，不知日月，不审逆从，病形已成，乃欲微针治其外，汤

---

① 僦贷季：传说中上古时代医家，为黄帝时代人，岐伯之师。

液治其内，粗工兇兇，以为可攻，故病未已，新病复起。兇，音凶。复，去声。

帝曰：愿闻要道。岐伯曰：治之要极，无失色脉，用之不惑，治之大则。逆从到行，标本不得，亡神失国。到，当作"倒"。去故就新，乃得真人。帝曰：余闻其要于夫五矣，夫子言不离色脉，此余之所知也。岐伯曰：治之极于一。一者，神也，得其神，则色脉精气皆得矣。帝曰：何谓一？岐伯曰：一者因得之因其情意而得之。帝曰：奈何？岐伯曰：闭户塞牖，系之病者，数问其情，以从其意。数，音朔。得神者昌，失神者亡。帝曰：善。

上古汤液醪醴以为备中古服之万全今世不能必已

《素问·汤液醪醴论》

黄帝问曰：为五谷汤液及醪醴奈何？醪，音劳。醴，音礼。岐伯对曰：必以稻米，炊之稻薪，稻米者完，稻薪者坚。帝曰：何以然？岐伯曰：此得天地之和，高下之宜，故能至完，伐取得时，故能至坚也。

帝曰：上古圣人作汤液醪醴，为而不用何也？岐伯曰：自古圣人之作汤液醪醴者，以为备耳。夫上古作汤液，故为而弗服也。中古之世，道德稍衰，邪气时至，服之万全。

帝曰：今之世不必已何也？岐伯曰：当今之世，必齐毒药攻其中，镵石针艾治其外也。镵，音谗。帝曰：形弊血尽而功不立者何？岐伯曰：神不使也。帝曰：何谓神不使？岐伯曰：针石，道也。精神不进，志意不治，故病不可愈。今精坏神去，荣卫不可复收。何者？嗜欲无穷，而忧患不止，精气弛坏，荣泣卫除，故神去之而病不愈也。弛，音豕。泣，与涩通。

帝曰：夫病之始生也，极微极精，必先入结于皮肤。今良工皆称曰病成，名曰逆，则针石不能治，良药不能及也。今良工皆得其法，守其数，亲戚兄弟远近音声日闻于耳，五色日见于目，而病不愈者，亦何暇不早乎！岐伯曰：病为本，工为标，标本不得，邪气不服，此之谓也。隐庵曰：上节论针石治病，重在得神；此节论汤液治病，贵在得治；下节论汤液治病，重在调复精气。

帝曰：其有不从毫毛而生，五藏阳已竭也，津液充郭，其魄独居，孤精于内，气耗于外，形不可与衣相保言身体肿大，此四极急而动中，四支肿急，喘而动中。是气拒于内，而形施于外，治之奈何？岐伯曰：平治于权衡，调其阴阳，勿令有轻重低昂。去宛陈莝，宛，音郁。莝，音到。积者谓之宛，久者谓之陈，腐者谓之莝。微动四极运脾气，温衣暖肺气，缪刺其处，缪，音谬，调气血也。以复其形。腐秽去，肌肉血脉心调，则肿满消。开鬼门发表汗也，洁净府泻膀胱也，精以时服，五阳已布，外窍开则里窍通，上窍通则下窍泄，而精服阳布矣。疏涤五藏，涤，音狄。去宛陈莝至洁净府等，皆疏涤之谓也。故精自生，形自盛，骨肉相保，巨气乃平。帝曰：善。

治之五过 《素问·疏五过论》

黄帝曰：《经》① 有"呜呼远哉！闵闵乎若视深渊，若迎浮云，视深渊尚可测，迎浮云莫知其际。圣人之术，为万民式，论裁志意，必有法则，循经守数，按循医事，为万民副，故事有五过四德，汝知之乎？雷公避席再拜曰：臣年幼小，蒙愚以惑，不闻五过与四德，比类形名，虚引其经，心无以对。帝曰"一百零三字未录。

凡未诊病者，必问尝贵后贱，虽不中邪，病从内生，名曰

---

① 经：指《素问·疏五过论》。

脱营；尝富后贫，名曰失精；五气留连，病有所并。医工诊之，不在藏府，不变躯形，诊之而疑，不知病名；身体日减，气虚无精，病深无气，洒洒然时惊，病深者，以其外耗于卫，内夺于荣。良工所失，不知病情，此治之一过也。中，去声。躯，音区。

凡欲诊病者，必问饮食居处，暴乐暴苦，始乐后苦，皆伤精气，精气竭绝，形体毁沮。暴怒伤阴，暴喜伤阳，厥气上行，满脉去形。愚医治之，不知补泻，不知病情，精华日脱，邪气迺并，此治之二过也。乐，音洛。沮，音咀。迺与乃同。

善为脉者，必以比类奇恒从容知之，为工而不知道，此诊之不足贵，此治之三过也。从，七恭切。

诊有三常，必问贵贱，封君败伤，及欲侯王。故贵脱势，虽不中邪，精神内伤，身必败亡。始富后贫，虽不伤邪，皮焦筋屈，痿躄为挛。医不能严，不能动神，外为柔弱，乱至失常，病不能移，则医事不行，此治之四过也。躄，音辟。凡诊者，必知终始，有知余绪。切脉问名，当合男女，离绝菀结，忧恐喜怒，五藏空虚，血气离守，工不能知，何术之语尝富大伤，斩筋绝脉，身体复行，令泽不息，故伤败结，留薄归阳，脓积寒炅，粗工治之，亟刺阴阳，身体解散，四支转筋，死日有期，医不能明，不问所发，惟言死日，亦为粗工，此治之五过也。

凡此五者，皆受术不通，人事不明也。菀，音郁，屈也，积也，又与"蕴"同。炅，古迥切。张隐庵曰：此五者，皆发于五中，而不因于外感，医者当知天地阴阳之气，日用事物之常，莫不各有当然之理，顺之则志意和调，逆之则苛疾暴起。闵士先①曰：病在情志，

---

① 闵士先：即闵振儒，字士先，张志聪同学。

当以情志之法治之，非药石之可能愈①。故曰：圣人之治病也，必知天地阴阳，四时经纪，五藏六府，雌雄表里，刺灸砭石，毒药所主，从容人事，以明经道，贵贱贫富，各异品理，问年少长，勇怯之理，审于分部，知病本始，八正九候，诊必副矣。砭，悲廉切。怯，乞业切。下文有"治病之道，气内为宝，循求其理，求之不得，过在表里。守数据治，无失俞理，能行此术，终身不殆。不知俞理，五藏菀热，痈发六府。诊病不审，是谓失常。谨守此治，与经相明。《上经》《下经》，揆度阴阳，奇恒五火，决以明堂，审于终始，可以横行"八十八字未录。

治之四失 《素问·徵四失论》

黄帝曰：此句上有"黄帝在明堂，雷公侍坐"九字。下有"夫子所通书受事众多矣"十字并未录，试言得失之意，所以得之，所以失之。"雷公对曰：循经受业，皆言十全，其时有过失者，请闻其事解也。帝曰：子年少智未及耶，将言以杂合耶"三十九字未录。

夫经脉十二，络脉三百六十五，此皆人之所明知，工之所循用也。所以不十全者，精神不专，志意不理，外内相失，故时疑殆。言持诊者，当守其精神调其志意，内得于心，而外应于手。是所以得之失，听弈秋②之诲，尚宜专心致志，为医人之司命可不专心致志哉？

诊不知阴阳逆从之理，此治之一失矣。受师不卒，妄作杂术，谬言为道，更名自功，妄用砭石，后遗身咎，此治之二失也。缪，同谬。更，平声。砭，悲廉切。

---

① 病在情志……可能愈：语出《黄帝内经素问集注·疏五过论》，原注于"良工所失，不知病情，此治之一过也"文后。

② 弈秋：古代棋手，棋艺高超。"秋"是人名，因善弈，所以称"弈秋"。

不适贫富贵贱之居，坐之薄厚，形之寒温，不适饮食之宜，不别人之勇怯，不知比类，足以自乱，不足以自明，此治之三失也。别，必列切。

诊病不问其始，忧患饮食之失节，起居之过度，或伤于毒，不先言此，卒持寸口，何病能中，妄言作名，为粗所穷，此治之四失也。卒，音猝。

是以世人之语者，驰千里之外，不明尺寸之论，诊无人事。言忽近而幽远。治数之道，从容之葆。从，七恭切。葆，音保。此二句所以得之。持其寸口，诊不中五脉，百病所起，始以自怨，遗师其咎。是故治不能循理，弃术于市，妄治时愈，愚心自得。呜呼！窈窈冥冥，熟知其道？道之大者，拟于天地，配于四海，叹其道之玄远广大，易失而难得也。下文有"汝不知道之谕，受以明为晦"十一字未录。

生 死

五实五虚 《素问·玉机真藏论》

黄帝曰：余闻虚实以决死生，愿闻其情。岐伯曰：五实死，五虚死。实者，邪气实；虚者，正气虚也。启玄子①曰：五实谓五藏之实，五虚谓五藏之虚。帝曰：愿闻五实五虚。岐伯曰：脉盛、皮热、腹胀、前后不通、闷瞀，此谓五实。瞀，音茂。脉盛，心实；皮热，肺实；腹胀，脾实；前后不通，肾实。瞀，目不明貌。闷瞀，肝实也。脉细、皮寒、气少、泄利前后，饮食不入，此谓五虚。泄，音薛。脉细，心虚；皮寒，肺虚；气少，肝虚；泄利前后，肾虚；饮食不入，脾虚也。帝曰：其时有生者，何也？岐伯曰：浆粥入胃，泄注止，则虚者活，五藏之气，皆由胃气之所资生。

---

① 王冰：号启玄子。

身汗得后利，则实者活，外实之邪，从表散；里实之邪，从下出也。此其候也。

五藏之气色见死生　五藏所生之外荣　五色之奇脉

《素问·五藏生成篇》

[批] 五藏之气色见死生。五藏之气，色有气色，有血色，此论五藏之气，而见生死之色。故色见青如草兹者死，黄如枳实者死，黑如炲者死，炲，音台，灰煤也。赤如衃血者死，衃，铺枚切。白如枯骨者死，此五色之见死也。五色枯浊而不泽，故死。

[批] 五藏所生之外等。青如翠羽者生，赤如鸡冠者生，黄如蟹腹者生，白如豕膏者生，黑如乌羽者生，此五色之见生也。五色正而华彩光润，故生。生于心，如以缟裹朱；生于肺，如以缟裹红；生于肝，如以缟裹绀；生于脾，如以缟裹栝蒌实；生于肾，如以缟裹紫，此五藏所生之外荣也。缟，古老切。绀，古暗切。上节言五藏之气色，此论五藏之血色。盖藏真之荣，隐见于皮肤之间，有若缟裹者也。缟，素白绢也；朱，红之深也；红，淡红色也；绀，青杨赤也；栝楼实，红黄色也；紫，赤黑之间色也，此五行之色，而俱兼红色者也。盖气主白而荣主红，如以缟裹者，五藏之气包于外也。五色之俱兼红者，五藏之荣隐见于内也，是人藏府和调，气血畅茂无病者也。以下数节另录"经穴诊候"诸门。

[批] 五色之奇脉。凡相五色之奇脉，面黄目青，面黄目赤，面黄目白，面黄目黑者，皆不死也。面青目赤，面赤目白，面青目黑，面黑目白，面赤目青，皆死也。

阴阳气绝则死 《灵枢·经脉》

[批] 手太阴气绝。手太阴气绝则皮毛焦，太阴者行气温于皮毛者也，故气不荣则皮毛焦，皮毛焦则津液去皮节，津液去皮节者，则爪枯毛折，毛折者则毛先死，丙笃丁死，火胜金也。

爪，侧绞切。

　　［批］手少阴气绝。手少阴气绝则脉不通，脉不通则血不流，血不流则髦色不泽，故其面黑如漆柴者血先死，壬笃癸死，水胜火也。髦，音毛。

　　［批］足太阴气绝。足太阴气绝者，则脉不荣肌肉，唇舌者肌肉之本也，脉不荣则肌肉软，肌肉软则舌萎、人中满，人中满则唇反，唇反者肉先死，甲笃乙死，木胜土也。

　　［批］足少阴气绝。足少阴气绝则骨枯，少阴者冬脉也，伏行而濡骨髓者也，故骨不濡则肉不能著也，骨肉不相亲则肉软却，肉软却故齿长而垢、发无泽，发无泽者骨先死，戊笃己死，土胜水也。髓，音虽，上声。著，直略切。

　　［批］足厥阴气绝。足厥阴气绝则筋绝，厥阴者肝脉也，肝者筋之合也，筋者聚于阴气，而脉络于舌本也，故脉弗荣则筋急，筋急则引舌与卵，故唇青舌卷卵缩则筋先死，庚笃辛死，金胜木也。阴气，即阴器。卵，庐管切。

　　［批］五阴气俱绝。五阴气俱绝，则目系转，转则目运，目运者为志先死，志先死则远一日半死矣。

　　［批］六阳气绝。六阳气绝，则阴与阳相离，离则腠理发泄，绝汗乃出，故旦占夕死，夕占旦死。腠，音凑。泄，音薛。以上皆黄帝命雷公之言也。张注云：此论三阴三阳之气终也。皮、脉、肉、筋、骨，藏府之外应也。藏府者，雌雄之内合也。阴阳六气，本于藏府之五行所生，气先死于外，而后藏府绝于内也①。尚氏②谓：

　　① 此论……绝于内也：语出张志聪《黄帝内经灵枢集注·经脉》。原注于本篇"手太阴气绝则皮毛焦……丙笃丁死，火胜金也"段后。本段后注原作"此言六腑三阳之气终也"。
　　② 尚氏：尚御公。下同。

"十二经脉所生病①者，藏府五行之病生于内也。尚氏谓：十二经是动则病②，六气之运动于外而为病也。然是动所生之病皆终于三阴三阳之气。朱济公曰：人生于地，悬命于天，天地合气，命之曰人。《内经》论人秉天地之气所生，配合天地阴阳五运六气，能明乎造化死生之道，一点灵明，与太虚同体，万劫常存，本未尝有生，未尝有死也③。张玉师曰："形谓之器，故曰无形无患。盖既成形器，未有不损坏者也。然此一灵真性，虽千磨百炼，愈究愈精，故佛老以真空见性，《素》《灵》二经，谓空中有真④。宗善⑤按：孔子曰：未知生，焉知死。窃谓人苟能□通《灵》《素》之精微奥蕴，其庶几知生知死矣。

十二经脉之终《素问·诊要经终论》

[批] 太阳终。帝曰：愿闻十二经脉之终奈何？岐伯曰：太阳之脉，其终也，戴眼，反折瘛疭，其色白，绝汗乃出，出则死矣。瘛⑥，音契。疭，音纵。戴眼，目上视也。反折，背反张也。瘛疭，手足屈伸也。

[批] 少阳终。少阳终者，耳聋，百节皆纵，目睘绝系，绝系一日半死，其死也，色先青白，乃死矣。睘，音琼。睘，直视如惊貌。

---

① 十二经脉所生病：张志聪《黄帝内经灵枢集注·经脉》作"是以所生病者"。

② 十二经是动则病：张志聪《黄帝内经灵枢集注·经脉》作"是动者"。

③ 人生于地……未尝有死也：语出张志聪《黄帝内经灵枢集注·经脉》。

④ 形谓之器……谓空中有真：语出张志聪《黄帝内经灵枢集注·经脉》。

⑤ 宗善：即吴宗善。

⑥ 瘛：音掣。

[批] 阳明终。阳明终者，口目动作，善惊，妄言，色黄，其上下经盛，不仁，则终矣。

[批] 少阴终。少阴终者，面黑，齿长而垢，腹胀闭，上下不通而终矣。

[批] 太阴终。太阴终者，腹胀闭不得息，善噫，善呕，呕则逆，逆则面赤，不逆则上下不通，不通则面黑，皮毛焦而终矣。噫，音隘。

[批] 厥阴终。厥阴终者，中热嗌乾，善溺心烦，甚则舌卷卵上缩而终矣。乾，音干。溺，与尿同。卵，鲁管切。此十二经之所败也。

病之且死必先传行至其所不胜病乃死《素问·玉机真藏论》

五藏受气于其所生，传之于其所胜，气舍于其所生，死于其所不胜。病之且死，必先传行至其所不胜，病乃死，此言气之逆行也，故死。受于所生之子，而反舍于所生之母，是生气逆行也。传于所胜，是克贼相传也。必先克贼相传而后病，至其所不胜而后死。肝受气于心，传之于脾，气舍于肾，至肺而死。心受气于脾，传之于肺，气舍于肝，至肾而死。脾受气于肺，传之于肾，气舍于心，至肝而死。肺受气于肾，传之于肝，气舍于脾，至心而死。肾受气于肝，传之于心，气舍于肺，至脾而死。此皆逆死也。一日一夜五分之，此所以占死生之早暮也。五藏之气逆传，至其所不胜而死。昧旦主甲乙，昼主丙丁，日昃主戊己，暮主庚辛，夜主壬癸，一日一夜而五分之。如真藏脉见，至肺而死，死于薄暮；至肾而死，死于中夜；至肝而死，死于昧旦；至心而死，死于日中；至脾而死，死于日昃，此所以占死生之早暮也。

真藏脉见予之期日《素问·玉机真藏论》

大骨枯槁，大肉陷下，胸中气满，喘息不便，其气动形，期六月死，真藏脉见，乃予之期日。槁，音考。予，音与。张注：五志内伤，各传其所胜，察其形证，审其藏脉，而如死生之期。今心始传之肺，肺传之肝，肝传之脾，脾传之肾而后死。真藏脉见，坚而搏，如循薏苡子累累然，予之期日者，当死于壬癸日之中夜也。大骨枯槁，大肉陷下，胸中气满，喘息不便，内痛引肩项，期一月死。此肝病至肺而死也。真藏见。中外急如循刀刃责责然，如按琴瑟絃①。乃予之期日当死于庚辛日之薄暮也，大骨枯槁，大肉陷下，胸中气满，喘息不便，内痛引肩项，身热、脱肉破䐃。真藏见，十日②之内死。䐃，音窘。䐃，肉之标也。此肺病至心而死也。真藏脉见，大而虚如羽毛，中人肤十日之内者，盖心不受邪，故死之速。旧作"十月之内"，疑传写之讹。大骨枯槁，大肉陷下，肩髓内消，动作益衰。真藏来见，如水之流，如鸟之喙③，期一岁死，此言脾病而终于一岁也，见其真藏乍数乍疏，乃予之期日当死于甲乙日之昧旦也，大骨枯槁，大肉陷下，胸中气满，腹内痛，心中不便，肩项身热，

破䐃脱肉，目眶陷。真藏见，目不见人，立死；其见人者，至其所不胜之时则死。眶，音匡。此肾病而死于脾也。真藏脉见，搏而绝，如指弹石，辟辟然，目不见人，精气已绝。见人者余气未尽，不胜之时，谓当死于日昃也。以上悉本张注④解。

急虚，身中卒至，五藏绝闭，脉道不通，气不往来，譬于

---

① 絃：通"弦"。《论语》："闻絃歌之声。"

② 日：《素问》原作"月"。滑寿云："真脏见，恐当作未见。若见，则十月之内，当作十日之内。"张介宾注："五脏俱伤，而真脏又见，当十日内死。十日者，天干尽而旬气易也。月字误，当作日。"

③ 鸟之喙：张注作"乌之喙"。

④ 眶音匡……死于日昃也：悉节录于张志聪《黄帝内经素问集注·玉机真脏论》，与原文略有出入。

堕溺，不可为期。其脉绝不来，若人一息五六至，其形肉不脱，真藏虽不见，犹死也。中，去声。卒，音猝。此暴死之证，病三阴三阳之气，而不病于有形，生死在于时日之间，不待形肉脱而真藏见也。

大气入藏《灵枢·病传》

黄帝曰：大气入藏奈何？本篇上文黄帝曰：今余已闻阴阳之要，虚实之理，倾移之过，可治之属，愿闻病之变化，淫传绝败而不可治者，可得闻乎？岐伯曰：要乎哉问。道，昭乎其如日醒，窘乎其如夜瞑，能被而服之，神与俱成，毕将服之，神自得之，生神之理，可著于竹帛，不可传于子孙。黄帝曰：何谓日醒？岐伯曰：明于阴阳，如惑之解，如醉之醒。黄帝曰：何谓夜瞑？歧伯曰：喑乎其无声，漠乎其无形，折毛发理，正气横倾，淫邪泮衍，血脉传溜，大气入藏，腹痛下淫，可以致死，不可以致生。

歧伯曰：病先发于心，一日而之肺，三日而之肝，五日而之脾，三日不已，死，冬夜半，夏日中。

病先发于肺，三日而之肝，一日而之脾，五日而之胃，十日不已，死，冬日入，夏日出。

病先发于肝，三日而之脾，五日而之胃，三日而之肾，三日不已，死，冬日入，夏蚤①食。

病先发于脾，一日而之胃，二日而之肾，三日而之膂膀胱，十日不已，死，冬人定，夏晏食。人定在寅。

病先发于胃，五日而之肾，三日而之膂膀胱，五日而上之心，二日不已，死，冬夜半，夏日昳。昳，音耋，日昃也，言日蹉跌而下，谓未时也。

---

① 蚤：通"早"。《淮南子·天文》："日至于曾泉，是谓蚤食。"

病先发于肾，三日而之膂膀胱，三日而上之心，三日而之小肠，三日不已，死，冬大晨，夏晏晡。晡，音逋，申时也。淮南子曰：日至于悲谷，是谓晡时①。

病先发于膀胱，五日而之肾，一日而之小肠，一日而之心，二日不已，死，冬鸡鸣，夏下晡。以上论大邪入藏，传于其所不胜而死。盖五藏秉五方五行之气而生，故生于相生而死于相胜也。

诸病以次相传，如是者，皆有死期。此句下经有"不可刺也，间一藏及二、三、四藏者，乃可刺也"之文。

病传死期《素问·标本病传论篇》

此当与《灵枢·病传篇》火气入藏并参

夫病传者，心病先心痛，一日而咳；三日胁支痛；五日闭塞不通，身痛体重；三日不已，死。冬夜半，夏日中。肺病喘咳，三日而胁支满痛；一日身重体痛；五日而胀；十日不已，死。冬日入，夏日出。

肝病头目眩、胁支满，三日体重身痛；五日而胀；三日腰脊少腹痛，胫痠；三日不已，死。冬日入，夏早食。痠，音酸。

脾病身痛体重，一日而胀；二日少腹腰脊痛胫痠，三日背胠筋痛，小便闭；十日不已，死。冬人定，夏晏食。胠，音吕，脊也。

肾病少腹腰脊痛，胻痠，三日背胠筋痛，小便闭；三日腹胀；三日两胁支痛，三日不已，死。冬大晨，夏晏晡。胻，音行。晡，音逋。

胃病胀满，五日少腹腰脊痛，胻痠；三日背胠筋痛，小便

---

① 日至于悲谷：是谓晡时：语出《淮南子·天文训》。高诱注："悲谷，西方之大壑。"

闭；五日身体重；六日不已，死。冬夜半后，夏日昳。昳，音耋。

膀胱病小便闭，五日少腹胀，腰脊痛，骱酸，一日腹胀，一日身体痛；二日不已，死。冬鸡鸣，夏下晡。

诸病以次是相传，如是者，皆有死期，以上皆岐伯之言也。上文论标本逆从，现录"审治门"，此下有"不可刺。间一藏止，及至三四藏者，乃可刺也"十七字未录。

生阳死阴　阴阳俱搏《素问·阴阳别论》

阴之所生，和本曰和。阴之所生之阳脉，与所本之阴脉相和，而谓之和。是故刚与刚，阳气破散，阴气乃消亡。阳不与阴和。淖则刚柔不和，经气乃绝。淖，柔与柔也，言阴不与阳和。

[批] 生阳死阴。死阴之属，不过三日而死；生阳之属，不过四日而死。五藏相克而传谓之死阴，相生而传谓之生阳。所谓生阳死阴者，肝之心谓之生阳，心之肺谓之死阴，肺之肾谓之重阴，肾之脾谓之辟阴，死不治。辟，音僻。夫肝脉传肺，肺传大肠，大肠传胃，胃传脾，脾传心，心传小肠，小肠传膀胱，膀胱传肾，肾传心包络，包络传三焦，三焦传胆，胆传肝，一藏一府，一雌一雄，阴阳相间，循环无端，如肝之心，心之肺，肺之肾，肾之脾者，刚柔不和而经气绝也。

[批] 阴搏阳搏。三阴俱搏，二十日夜半死。搏，音博。下并同。此言脉之搏击应手，而无冲和之气也。三阴俱搏，脾肺二部俱搏击也。二阴俱搏，十三日夕时死。心肾二部俱搏击也。一阴俱搏，十日死①。肝与心主，二部俱搏击也。吴注作"十日平旦死"。三阳

---

① 一阴俱搏十日死：《黄帝内经素问吴注·阴阳别论》作"一阴俱搏，十日平旦死"。吴注："一阴，肝与心之主也。十日者，木火生成之数也。平旦死者，木火旺于平旦之时也。"

内经精要

四三四

俱搏且鼓，三日死。手足太阳之脉俱搏击，而且鼓动，阳极而绝，无阴之和也。三阴三阳俱搏，心腹满，发尽，不得隐曲，五日死。手足太阴太阳之脉俱急搏，而绝无冲和，则三焦俱伤。二阳俱搏，其病温，死不治，不过十日死。手足阳明之脉俱搏击，则阴阳俱绝也。以上皆岐伯之言也。

大奇脉《素问·大奇论》

脉至浮合，浮合如数，一息十至以上，是经气予不足也，微见九十日死；数，音朔。予，上声。脉至者，概左右三部而言。浮合者，如浮波之合，言来去之无根也。言后至者，凌于前也。"予""与"同。张隐庵曰：夫五藏相通，移皆有次，藏府之气，各传与之。如五藏有病而逆传其所胜者，死。如顺传其所生而受所与之气不足者，亦死。又曰：五藏各以其时而至①于手太阴者，藏气传与之俞，俞气传与之经脉，脉与之络②，络与之肌，此经脉之气受五藏所与之气不足，故脉至如此，虚数之极也。脉至如火薪然，是心精之予夺也，草乾而死；乾，音干。脉之至也，如燃薪之火，心气不藏，虚灸③之极也，草干于冬令之时。脉至如散叶，是肝气予虚也，木叶落而死；散叶飘零，虚散之象，木叶落于秋深。脉至如省客，省客者，脉塞而鼓，是肾气予不足也，悬去枣华而死；脉塞而鼓，谓始来充塞于指下，旋即鼓动而去，有如省问之客，方及门而即去也。悬，隔也。张兆璜④曰：悬去枣华者，谓相去枣华之初夏，而死于土令之长夏也。脉至如丸泥，是胃精予不足也，榆荚落而死；荚，

---

① 至：张注原作"主"，据文义改。
② 俞气传与之经脉脉与之络：原作"俞气传与之经，脉气与之络"。
③ 灸：张注原作"炎"，据文义改。
④ 张兆璜：为张志聪之子。下同。语见张志聪《黄帝内经素问集注·大奇论》。

吉协切，如丸泥者，形其圆大涩滞，而无流利如珠之象也，榆荚至春
而落。**脉至如横格，是胆气予不足也，禾熟而死**；脉至有如横拒
而不得上下，是胆气虚而不能升也。月令孟秋之月禾乃登。张兆璜
曰：人生于寅，天三生木，故在人藏府阴阳之生死，应四时草木之荣
枯。**脉至如弦缕，是胞精予不足也，病善言，下霜而死，不言
可治**；如弦缕者，精血虚而脉细之甚也。善言，喃喃反覆也。驷见而
陨霜，九月之候也。**脉至如交漆，交漆者，左右旁至也，微见三
十日死**；张隐庵曰：交，绞也。如绞漆之左右旁流，无中通一贯之
象，是循中而上之冲脉绝矣。**脉至如涌泉，浮鼓肌中，太阳气予
不足也。少气味，韭英而死**；涌，音勇。至如涌泉，来盛而不反
也。浮鼓肌中，无根外脱之象也。少气，气不足也；少味，液不足
也。吴注："韭至长夏而英。"张注："韭至春而英。"未详孰是。**脉
至如颓土之状，按之不得，是肌气予不足也。五色先见，黑白
垒发死**；脉状如颓败之土，虚大无力，坠而不升也。按之不得，无来
去上下之象也。吴注："垒，癜疹之高起者。"马注："垒，作蔂，葛
之属也。葛，色白而发于春，白蔂发时木气旺，而颓土之气绝矣①。"
二义并通，姑存俟考。**脉至如悬雍，悬雍者，浮揣切之益大，是
十二俞予之②不足也，水凝而死**；揣，初委切。俞，当作腧；腧，
音输，去声。吴注："悬雍，吸门垂下肉乳也。"张注："悬雍者，如
悬痈也。揣，度也。先轻浮而度之，再重按而切之，其本益大，有如
痈之头小而本大。……夫经俞之气，昼夜环转，俞予之不足，是以脉
壅滞，而有如痈之象也。"水凝于冬月令，孟冬水始冰，仲冬冰益壮。

---

① 垒作蔂……气绝矣：语出张志聪《黄帝内经素问集注·大奇论》，原
作："马氏曰：蔂，葛之属也。葛，色白而发于春，白蔂发时木气旺，而颓土
之气绝矣。"马莳《黄帝内经注证发微》作："据其面部先现黑色，是血枯变
也，主白蔂发时而死。《诗》云：'绵绵葛藟'。藟亦葛之属也。"

② 予之：《素问》作"之予"。

内
经
精
要

四
三
六

脉至如偃刀，偃刀者，浮之小急，按之坚大急，五藏菀热，寒热独并于肾也，如此其人不得坐，立春而死；菀，音郁。张注："偃，仰也。脉如仰起之刀，口利锐而背坚厚也。……夫五藏相通，精气各循序而传与之。肾为水藏，又独受五藏之精而藏之，是传①与之外，而又有邪气独并于肾之奇病也。"又曰："菀热，久郁之气。寒热，渐②积之邪，盖久则寒亦化热③。"此论气予不足中，突提"邪并"一节，经义微妙，学者大宜体会。脉至如丸滑不直手，不直手者，按之不可得也，是大肠气予不足也，枣叶生而死；"直""值"同。如丸滑而不直手者，圆活流利似于无形也，枣叶生于夏。脉至如华者，令人善恐，不欲坐卧，行立常听，是小肠气予不足也，季秋而死。华与花同。如华者，言脉来如花之虚弱轻微也。

杂　说

四气调神《素问·四气调神大论》

[批]春发陈。春三月，此谓发陈宣发布陈，天地俱生。万物以荣，夜卧早起，广步于庭，被发缓形，以使志生，生而勿杀，予而勿夺，赏而勿罚，此春气之应，养生之道也。被者，披。予，上声。应，去声。逆之则伤肝，夏为寒变，奉长者少。长，上声。逆春生之气，木伤而不能生火。

[批]夏蕃秀。夏三月，此为蕃秀蕃应华秀，天地气交，万物

---

①　是传：原作"是以传"。语出张志聪《黄帝内经素问集注·大奇论》。

②　渐：原作"新"。

③　菀热……寒亦化热：语出张志聪《黄帝内经素问集注·大奇论》，原作"张兆璜曰"。

华实，夜卧早起，无厌于日，使志无怒，使华英成秀，使气得泄，若所爱在外，此夏气之应，养长之道也。泄，音薛。无厌于日，言无恶日。长，一云与冬之必待日光相对。逆之则伤心，秋为痎疟，奉收者少，冬至重病。痎，音皆。夏长既逆，秋何以收，收机有碍，阳不归原，而冬无所藏矣。

[批] 秋容平。秋三月，此谓容平仪容平定，天气以急，地气以明，早卧早起，与鸡俱兴，使志安宁，以缓秋刑，收敛神气，使秋气平，无外其志，使肺气清，此秋气之应，养收之道也，逆之则伤肺，冬为飧泄，奉藏者少。飧，音孙。逆秋收而肺金伤，则肾之生源绝，真阳不能蒸化脾土。

[批] 冬闭藏。冬三月，此为闭藏闭蛰封藏，水冰地坼，无扰乎阳，早卧晚起，必待日光，使志若伏若匿，若有私意，若已有得，去寒就温，无泄皮肤，使气亟夺，此冬气之应，养藏之道也。坼，耻格切。亟，吴注"音器"，据张注①义，当音棘。逆之则伤肾，春为痿厥，奉生者少。冬失所藏，水不生木，肝肾真气内匮，何以供春令之生发。以上言四时之和气，以下论天地不正之气。修养者，宜顺其和气，避其变气。

天气，清净光明者也，藏德不止，故不下也。隐藏明德而健运无一息之停，故体位尊而不坠，此天气之和而正者，下文言失其德而变者。天明则日月不明，邪害空窍，空，音孔。天之明德不藏，则失其清净光明之体。人之真阳泄露，则不能固密于上，卫护于外，而邪走空窍矣。阳气者闭塞，地气者冒明，若天之阳气，失其运用不止之机，则阴浊上乘而亦不能清净光明。人之阳气不通，则浊邪蒙蔽五官为之不用矣。云雾不精，则上应白露不下。地气不升，天气

① 张注：张注原文作"……故勿泄皮肤之阳，而使急夺其根气也"，故据义当音"棘"。

四三八

不降则否。交通不表，万物命故不施，不施则名木多死。阴阳二气不能交通，而达乎四表，则生机绝灭矣，人身亦然。恶气不发，风雨不节，白露不下，则菀稿不荣。菀，于阮切。稿，古老切。恶厉之气不能生发，若和气不至，草木焉克畅茂。贼风数至，暴雨数起，天地四时不相保，与道相失，则未央绝灭。数，音朔。阴阳失于冲和，其害如此，人不知修道以避之，亦未及中半而死。

[批] 圣人身无奇病。唯圣人从之，故身无奇病，万物不失，生气不竭。以能内修养生之道外顺不正之时，故无奇病促生之患。

逆春气，则少阳不生，肝气内变。逆夏气，则太阳不长，心气内洞。逆秋气，则太阴不收，肺气焦满。逆冬气，则少阴不藏，肾气独沉。篇首论所奉者少，而所生之藏受病，此论四时之气逆，而四时所主之藏气亦自病焉。夫四时阴阳者，万物之根本也。所以圣人春夏养阳，秋冬养阴，以从其根，故与万物沉浮于生长之门。逆其根则伐其本，坏其真矣。故阴阳四时者，万物之终始也，死生之本也，逆之则灾害生，从之则苛疾不起，是谓得道。道者，圣人行之，愚者佩之。苛，音何。从阴阳则生，逆之则死，从之则治，逆之则乱。反顺为逆，是谓内格。天地四时之阴阳，有顺逆死生之道，而吾身中之阴阳，亦有顺逆死生之道焉。内格者，格拒其五藏相生之气。

[批] 圣人治未病。是故圣人不治已病治未病，不治已乱治未乱，此之谓也。夫病已成而后药之，乱已成而后治之，譬犹渴而穿井，斗而铸兵①，不亦晚乎？铸，音注。兵，一作"锥"。

人之节肢应天地《灵枢·邪客》

黄帝问于伯高曰：愿闻人之肢节，以应去声。天地奈何？

---

① 铸兵：《素问》作"铸锥"。

伯高答曰：天圆地方，人头圆足方以应之。天有日月，人有两目。地有九州，人有九窍。天有风雨，人有喜怒。天有雷电，人有音声。天有四时，人有四肢。天有五音，人有五藏。天有六律，人有六府。天有冬夏，人有寒热。天有十日，人有手十指。辰有十二，人有足十指、茎户耕切、垂阴茎及睾囊之下垂者以应之；女子不足二节，以抱人形。无阴茎阴器。天有阴阳，人有夫妻。岁有三百六十五日，人有三百六十节。地有高山，人有肩膝。地有深谷，人有腋音亦腘音国，地有十二经水，人有十二经脉。《经水篇》曰：人之所以参天地而应阴阳也，不可不察。足太阳外合于清水，内属于膀胱而通水道焉。足少阳外合于渭水，内属于胆。足阳明外合于海水，内属于胃。足太阴外合于湖水，内属于脾。足少阴外合于汝水，内属于肾。足厥阴外合于渑水，内属于肝。手太阳外合于淮水，内属于小肠而水道出焉。手少阳外合于漯水，内属于三焦。手阳明外合于江水，内属于大肠。手太阴外合于河水，内属于肺。手少阴外合于济水，内属于心。手心主外合于漳水，内属于心包。凡此五藏六府十二经水者，外有源泉，而内有所禀，此皆内外相贯，如环无端，人经亦然①。**地有泉脉，人有卫气。**据此则卫气非独行于形身之外，内而复贯通于经脉之外内矣。地有草蓂音冥，人有毫毛。天有昼夜，人有卧起。天有列星，人有牙齿。地有小山，人有小节。地有山石，人有高骨。地有林木，人有募筋。地有聚邑，人有䐃音窘肉。岁有十二月，人有十二节。地有四时不生草，人有无子。毫毛应草，天阉无须，宗筋不成而无子。此人与天地相应者也。

人生于地悬命于天《素问·宝命全形论》

岐伯曰：夫人生于地，悬命于天，天地合气，命之曰人。

---

① 人之所以……人经亦然：见于《灵枢·经水》。

王冰曰："形假物成，故生于地；命惟天赋，故悬于天；德气同归，故谓之人也①。《灵枢经》曰：'天之在我者德，地之在我者气，德流气薄而生者也②。'然德者道之用，气者生之母也。**人能应四时者，天地为之父母；**王冰曰："人能应四时和气而养生者，天地恒畜养之，故为父母。**知万物者，谓之天子。**吴崑曰：知万物则能参天地，赞化育③。**天有阴阳，人有十二节。**《邪客篇》曰：岁有十二月，人有十二节。《生气通天论》曰：九州、九窍、五藏、十二节，皆通于天气。张注：十二节者，手足之十二大节也。盖天有阴阳寒暑以成岁，人有十二节以合手足之三阴三阳，十二经脉以应天之十二月也。**天有寒暑，人有虚实。**寒暑者，天之阴阳消长也；虚实者，人之阴阳消长也。**能经天地阴阳之化者，不失四时；**《四气调神论》曰："夫四时阴阳者，万物之根本也。所以圣人春夏养阳，秋冬养阴，以从其根，故与万物浮沉于生长之门。**知十二节之理者，圣智不能欺也，**知十二经脉之理，而合于天之阴阳，惟圣智者能之，又何欺之有哉？**能存八动之变，五胜更立，能达虚实之数者，独出独入，呿吟至微，秋毫在目。**更，平声。呿，去伽切，又丘居切。张注：存，存心也。八动，八风之变也。五胜，五行胜克也。更立者，言五行之有胜制，胜则贼害，制则生化，万物尽然，不可胜竭也。独出独入者，言能究心④于八动五胜，明达于虚实之数，而出入补泻之，有独见也。呿，张口貌，吟呻也。言虽呿吟之至微，而虚实之秋毫，皆

---

① 形假物成……故谓之人也：语出《素问·宝命全形论》王冰注，下同。

② 天之在我……而生者也：语出《灵枢·本神》。

③ 知万物……赞化育：语出张志聪《黄帝内经素问集注·宝命全形论》，原作："知万物则能参天地，赞化育，是谓天之子也。"吴崑《黄帝内经素问吴注·宝命全形论》作："知周万物，则能参天地赞化育，是天之子也。"

④ 究心：原作"存心"。

在吾目矣。

临病人问所便 《灵枢·师传》

黄帝曰：余闻先师，有所心藏。弗著于方。余愿闻而藏之，则而行之。上以治民，下以治身，使百姓无病，上下和亲，德泽下流，于孙无忧，传于后世，无有终时，可得闻乎？岐伯曰：远乎哉问也！夫治民与自治，治彼与治此，治小与治大，治国与治家，未有逆而能治之也，夫惟顺而已矣。顺者，非独阴阳脉论气之逆顺也，百姓人民皆欲顺其志也。二"夫"字并音"扶"。

［批］便病人。黄帝曰：顺之奈何？岐伯曰：入国问俗，入家问讳，上堂问礼，临病人问所便。黄帝曰：便病人奈何？岐伯曰：夫中热消瘅则便寒，寒中之属则便热。胃中热，则消谷，令人悬心善饥，脐以上皮热；肠中热，则出黄如糜，脐以下皮寒。胃中寒，则腹胀；肠中寒，则肠鸣飧泄。胃中寒，肠中热，则胀而且泄；胃中热，肠中寒，则疾饥，小腹痛胀。夫，音扶。瘅，音旦，又音单。飧，音孙。泄，音薛。吴懋先曰：脐以上皮热者，肠中热；脐以下皮寒者，胃中寒，寒热外内之相应也①。

［批］便相逆。黄帝曰：胃欲寒饮②，肠欲热饮，胃中热，肠中寒也。两者相逆，便之奈何？且夫王公大人，血食之君，骄恣纵欲，轻人，而无能禁之，禁之则逆其志，顺之则加其病，便之奈何？治之何先？

岐伯曰：人之情，莫不恶死而乐生，告之以其败，语之以其善，导之以其所便，开之以其所苦，虽有无道之人，恶有不

----

① 脐以上……相应也：语出张志聪《黄帝内经灵枢集注·师传》。
② 饮：《灵枢》作"饥"。

听者乎？夫，音扶。"恶死"之"恶"，去声。乐，音洛。语，去声。"恶有"之"恶"，平声。

黄帝曰：治之奈何？岐伯曰：春夏先治其标，后治其本；秋冬先治其本，后治其标。姚士因曰：春夏之气，发起于外，秋冬之气，收藏于内。本标者，内为本而外为标也①。

黄帝曰：便其相逆者奈何？岐伯曰：便此者，饮食②衣服，亦欲适寒温，寒无凄沧，暑无出汗。食饮者，热无灼灼，寒无沧。寒温中适，故气将持。乃不至邪僻也。凄，音妻。沧，音怆。

热饮食下胃汗即出曰漏泄　饮酒入胃而小便独先下

《灵枢·营卫生会》

黄帝曰：人有热，饮食下胃，其气未定，汗即出，或出于面，或出于背，或出于身半，其不循卫气之道而出何也？岐伯曰：此外伤于风，内开腠理，毛蒸理泄，卫气走之，固不得循其道，此气慓悍滑疾，见开而出，故不得从其道，故命曰漏泄。腠，音凑。泄，音薛。慓，音漂。悍，音旱。

黄帝曰：人饮酒，酒亦入胃，谷未熟而小便独先下何也？岐伯答曰：酒者熟谷之液也，其气悍以清，故后谷而入，先谷而液出焉。

饮酒者经络大盛邪气居之《灵枢·经脉》

饮酒者，卫气先行皮肤，先充络脉，络脉先盛，故卫气已平，营气乃满，而经脉大盛。脉之卒然盛者，皆邪气居之。张

①　春夏之气……外为标也：语出张志聪《黄帝内经灵枢集注·师传》。发起，原作"发越"。

②　饮食：《灵枢》作"食饮"。

注云："酒者，水谷之悍液，卫者，水谷之悍气。故饮酒者，液随卫气而先行皮肤，是以面先赤而小便独先下，盖先行谓①四布于外也。津液随卫气先行皮肤，先充络脉先盛②，卫气已平，营气乃满，而经脉大盛。此血气之从皮肤而络，络而脉，脉而经，盖从外而内也。如十二经脉之卒然盛者，皆邪气居于脉中也。"此节经文系黄帝命雷公之言也。

天寒面不衣《灵枢·邪气藏府病形》

黄帝问于岐伯曰：首面与身形也，属骨连筋，同血合于气耳。天寒则裂地凌冰，其卒寒或手足懈惰，然而其面不衣，何也？岐伯曰：十二经脉，三百六十五络，其血气即经络之血气。皆上于面而走空窍，其精阳气心肾神精之气。上走于目而为睛，其别气即精阳气之别走者。走于耳而为听，其宗气胃府所生之大气，积于胸中，上出于肺，以司呼吸。上出于鼻而为臭，其浊气水谷之精气。出于胃走唇舌而为味，其气之津液皆上熏于面，津液随气上行，熏肤泽毛而注于空窍也。而皮又厚，其肉坚，故天热甚，寒不能胜之也。"卒寒"之"卒"，同"猝"。"空窍"之"空"，同"孔"。

人不食七日而死《灵枢·平人绝谷》

黄帝曰：愿闻人之不食，七日而死，何也？伯高曰：臣请言其故。胃大一尺五寸，径五寸，长二尺六寸，横屈受水谷三斗五升。其中之谷常留二斗，水一斗五升而满。上焦泄气，出其精微，慓悍滑疾，下焦下溉诸肠。小肠大二寸半，径八分分

---

① 行谓：张注原文作"通调"。
② 先充络脉先盛：张注原文作"先充络脉，络脉先盛"。

之少半，长三丈二尺，受谷二斗四升，水六升三合合之大半。回肠大四寸，径一寸寸之少半，长二丈一尺。受谷一斗，水七升半。广肠大八寸，径二寸寸之大半，长二尺八寸，受谷九升三合八分合之一。肠胃之长，凡五丈八尺四寸，受水谷九斗二升一合合之大半，此肠胃所受水谷之数也。

平人则不然，胃满则肠虚，肠满则胃虚，更虚更满，故气得上下，五藏安定，血脉和利，精神乃居，故神者，水谷之精气也。故肠胃之中，当留谷二斗，水一斗五升。故平人日再后，后二升半，一日中五升，七日五七三斗五升，而留水谷尽矣。故平人不食饮七日而死者，水谷精气津液皆尽故也。慓，音漂。悍，音旱。溉，音概。合，音蛤。此论人之藏府形骸，精神气血，皆借水谷之所资生，水谷绝则形与气俱绝矣。平常不病之人，肠胃更虚更满，日夜消化，止留三斗五升，不饮食七日，则所留之水谷尽，而精气津液皆尽，故死也。王芳候曰："病人不饮食，七日不死者，水谷留积故也，盖留积则为病矣①。"由此观之，无论外感内伤，千病万病，总以谷气为本。善②每见今人治病，不问虚实，但见不食不便之证，辄妄投攻下，留谷因下而尽，饮食因病不去而不进，肠胃气绝，往往不治。不读圣经，恶知此理，可胜长叹。

老人不夜瞑　少壮之人不昼瞑《灵枢·营卫生会》

黄帝曰：老人之不夜瞑者，何气使然？少壮之人不昼瞑者，何气使然？瞑，音冥，又通眠。少，去声。岐伯答曰：壮者之气血盛，其肌肉滑，气道通，营卫之行，不失其常，故昼

---

① 病人不饮食……则为病矣：语出张志聪《黄帝内经灵枢集注·平人绝谷》。

② 善：即吴宗善。

精而夜瞑。老者之气血衰，其肌肉枯，气道涩，五藏之气相抟，其营气衰少而卫气内伐，故昼不精，夜不瞑。抟，音团。此论营与卫合，偕行于皮肤肌腠之间，分为昼夜而外内出入者也。血气者，充肤热肉淡渗皮毛之血气；肌肉者，在外皮肤之肌肉，在内募原之肌肉；气道者，肌肉之文理，三焦通会元真之处，营卫之所游行出入者也。五藏之气相抟，则不能通调于外内。卫气内伐，则不得循行于五藏。

人之肥瘦大小寒温有老壮少小 《灵枢·卫气失常》

[批] 老壮少小。黄帝问于伯高曰：人之肥瘦大小寒温，有老壮少小，别之奈何？伯高对曰：人年五十已上为老，二十已上为壮，十八已上为少，六岁已上为小。少，去声。别，必利切。下同。此论卫气之有盛衰也。已上五十、二十作以外解，十八、六岁作以内解。《方盛衰论》曰："老从上，少从下。"老者应秋冬之气，从上而方衰于下；少者，应春夏之气，从下而方盛于上。

[批] 人有肥有膏有肉。黄帝曰：何以度知其肥瘦？伯高曰：人有肥有膏有肉。黄帝曰：别此奈何？伯高曰：腘肉坚，皮满者，肥。腘肉不坚，皮缓者，膏。皮肉不相离者，肉。度，入声。腘肉，一本作䐃肉。此以下论卫气之所以温分肉，充皮肤，肥腠理者也，肥肉之脂也。凝者为脂，释者为膏。

黄帝曰：身之寒温何如？伯高曰：膏者其肉淖，而粗理者身寒，细理者身热。脂者其肉坚，细理者热，粗理者寒。淖，音闹，濡甚曰淖。

黄帝曰：其肥瘦大小奈何？伯高曰：膏者，多气而皮纵缓，故能纵腹垂腴。肉者，身体容大，脂者，其身收小。腴，音俞，腹下肥也。

黄帝曰：三者之气血多少何如？伯高曰：膏者多气，多气者热，热者耐寒。肉者多血，多血①则充形，充形则平。脂者，其血清，气滑少，故不能大。此别于众人者也。少，上声。耐，乃代反。

［批］众人。黄帝曰：众人奈何？伯高曰：众人皮肉脂膏不能相加也，血与气不能相多，故其形不小不大，各自称其身，命曰众人。称，去声。

［批］治无失常经。黄帝曰：善治之奈何？伯高曰：必先别其三形，血之多少，气之清浊，而后调之，治无失常经。使血气无过不及也。是故膏人，纵腹垂腴；肉人者，上下容大；脂人者，虽脂不能大也。

忍痛不忍痛　勇怯　酒悖《灵枢·论勇》

［批］忍痛不忍痛。黄帝曰：夫音扶，下同人之忍痛与不忍痛者，非勇怯乞业切之分也。夫勇士之不忍痛者，见难去声，下同则前，见痛则止；夫怯士之忍痛者，闻难则恐，遇痛不动。夫勇士之忍痛者见难不恐，遇痛不动；夫怯士之不忍痛者，见难与痛，目转面盼音系，恐不能言，失气惊悸②，颜色变更③平声，乍死乍生。余见其然也，不知其何由，愿闻其故。少俞曰：夫忍痛与不忍痛者，皮肤之薄厚，肌肉之坚脆音磊。缓急之分也，非勇怯之谓也。《论痛篇》黄帝问于少俞曰：筋骨之强弱，肌肉之坚脆，皮肤之厚薄，腠理之疏密，各不同，其于针石火焫之痛何如？肠胃之厚薄坚脆亦不等，其于毒药何如？愿尽闻之。少俞曰：人之骨

---

① 多血：《灵枢》无此二字。
② 悸：《灵枢》无此字。
③ 变更：《灵枢》作"变化"。

强、筋弱、肉缓、皮肤厚者耐痛，其于针石之痛，火焫亦然。黄帝曰：其耐火焫者，何以知之？少俞答曰：加以黑色而美骨者，耐火焫。黄帝曰：其不耐针石之痛者，何以知之？少俞曰：坚肉薄皮者，不耐针石之痛，于火焫亦然。"

[批] 勇怯。黄帝曰：愿闻勇怯之所由然。少俞曰：勇士者，目深以固，长衡直扬，三焦理横，其心端直，其肝大以坚，其胆满以旁，旁，侧也。胆汁满而形旁侧。怒则气盛而胸张，肝举而胆横，眦裂而目扬，毛起而面苍。此勇士之由然者也。

黄帝曰：愿闻怯士之所由然。少俞曰：怯士者，目大而不减虽大而不深固，阴阳相失，其焦理纵音蹤。䐃音曷，骺音于。短而小，肝系缓，其胆不满而纵，肠胃挺，胁下空，虽方大怒，气不能满其胸，肝肺虽举，气衰复下，故不能久怒，此怯士之所由然者也。

[批] 酒悖。黄帝曰：怯士之得酒，怒不避勇士者，何藏使然？少俞曰：酒者，水谷之精，熟谷之液也，其气慓音漂，悍音旱，其入于胃中则胃胀，气上逆，满于胸中，肝浮胆横。当是之时，固比于勇士，气衰则悔。与勇士同类，不知避之，名曰酒悖也。

哭泣涕泪《素问·解精微论》

公请问：哭泣而泪不出者，若出而少涕，其故何也？
"公请问"上有"黄帝在明堂，雷公请曰：'臣受业传之，行教以经论，从容形法，阴阳刺灸，汤药所资，行治有贤不肖，未必能十全。若先言悲哀喜怒，燥湿寒暑，阴阳妇女，请问其所以然者。卑贱富贵，人之形体所从，群下通使，临事以适道术，谨闻命矣。

请问有龋愚仆漏之问，不在经者，欲问其状。'帝曰：'大矣。'"
一百九字未录。

帝曰：在《经》有也。《灵枢经》云：悲哀愁忧则心动，心动则五藏六府皆摇。摇则宗脉感，宗脉感则液道开，液道开，故泣涕出焉①。复问：不知水所从生，涕所从出也。复，去声。

帝曰：若问此者，无益于治也，工之所知，道之所生也。夫心者，五藏之专精也，目者其窍也，华色者其荣也，是以人之有德也，则气和于目，有亡，忧知于色。是以悲哀则泣下，泣下水所由生。水宗者积水也，积水者至阴也，至阴者肾之精也，宗精之水所以不出者，是精持之也，辅之裹之，故水不行也。

夫水之精为志，火之精为神，水火相感，神志俱悲，是以目之水生也。故谚言曰：心悲名曰志悲，志与心精，共凑于目也。凑，千候切。是以俱悲则神气传于心精，上不传于志而志独悲，故泣出也。泣涕者脑也，脑者阴也。髓者骨之充也，故脑渗为涕。志者骨之主也，是以水流而涕从之者，其行类也。夫涕之与泣者，譬如人之兄弟，急则俱死，生则俱生，其志以早悲，是以涕泣俱出而横行也，夫人涕泣俱出而相从者，所属之类也。雷公曰：大矣。

请问：人哭泣而泪不出者，若出而少，涕不从之何也？帝曰：夫泣不出者，哭不悲也。不泣者，神不慈也。神不慈则志不悲，阴阳相持，泣安能独来。夫志悲者，惋惋则冲阴，冲阴则志去目，志去则神不守精，精神去目，涕泣出也。惋，乌贯切。

① 悲哀愁忧……故泣涕出焉：语出《灵枢·口问》。

且子独不诵不念夫经言乎，厥则目无所见。夫人厥则阳气并于上，阴气并于下，阳并于上，则火独光也；阴并于下，则足寒，足寒则胀也。夫一水不胜五火，故目眦盲。眦，才诣切。盲，音萌。

是以冲风，泣下而不止。夫风之中目也，阳气内守于精，是火气燔目，故见风则泣下也。有以比之，夫火疾风生乃能雨，此之类也。

寿夭《灵枢·寿夭刚柔》

黄帝问于伯高曰：余闻形有缓急，气有盛衰，骨有大小，肉有坚脆，皮有厚薄，其以立寿夭奈何？伯高答曰：形与气相任则寿，不相任则夭。皮与肉相果则寿，不相果则夭。血气经络胜形则寿，不胜形则夭。黄帝曰：何谓形之缓急？伯高答曰：形充而皮肤缓者则寿，形充而皮肤急者则夭。形充而脉坚大者顺也，形充而脉小以弱者气衰，衰则危矣。若形充而颧不起者骨小，骨小而夭矣。形充而大肉䐃坚而有分者肉坚，肉坚则寿矣；形充而大肉无分理不坚者肉脆，肉脆则夭矣。此天之生命，所以立形定气而视寿夭者。必明乎此立形定气，而后以临病人，决死生。

黄帝曰：余闻寿夭，无以度之。伯高答曰：墙基卑，高不及其地者，不满三十而死；其有因加疾者，不及二十而死也。黄帝曰：形气之相胜，以立寿夭奈何？伯高答曰：平人而气胜形者寿；病而形肉脱，气胜形者死，形胜气者危矣。脆，此芮切，音毳。颧，音权。䐃，渠陨切，音窘。度，音铎。果，实也。张注：任，当也。果，成也……形谓皮肉筋骨。

天年《灵枢·天年》

黄帝问于岐伯曰：愿闻人之始生，何气筑为基，何立而为

楯，何失而死，何得而生？楯，食允切，音盾，栏槛也。岐伯
曰：以母为基，以父为楯，失神者死，得神者生也。《易传》
曰："天地絪缊，万物化醇，男女构精，万物化生①"。故人始生以
父母为基楯。《本神篇》曰："天之在我者德也，地之在我者气也，
德流气薄而生者也。生之来谓之精，两精相搏谓之神。"故得之者
生，失之者死也。此论人之生死寿夭皆本于先天也。孔子曰："未
知生，焉知死②。"《易》又曰："大哉乾元，万物资始③。""至哉
坤元，万物资生④。"人苟能于《大易》《灵》《素》探赜索隐，研
精覃思，则可以知生，并可以知死。黄帝曰：何者为神？岐伯
曰：血气已和，营卫已通，五藏已成，神气舍心，魂魄毕具，
乃成为人。此言有生之初，得先天之精气，生此营卫气血，五藏神
志，而后乃成人。

黄帝曰：人之寿夭各不同，或夭寿，或卒死，或病久，愿
闻其道。岐伯曰：五藏坚固，血脉和调，肌肉解利，皮肤致
密，营卫之行，不失其常，呼吸微徐，气以度行，六府化谷，
津液布扬，各如其常，故能长久。夭，音殀。卒，音猝。致，直
利切。此言已生之后，借水谷之精气，资生营卫津液，资养藏府形
身，而后能长久。

黄帝曰：人之寿百岁而死，何以知之？岐伯曰：使道隧以
长，墙基高以方，通调营卫，三部三里起，骨高肉满，百岁乃
得终。隧，徒对切。使道者，血脉之道路。隧以长，血气充足，循序
而流通也。基墙高以方，肌肉厚而充于四体也。三部者，形身之上、
中、下。三里者，足阳明之脉起，起发而平等也。骨高者，少阴气

---

① 天地絪缊……万物化生：语出《易·系辞下》。
② 未知生焉知死：语出《论语·先进》。
③ 大哉乾元万物资始：语出《易·乾》。
④ 至哉坤元万物资生：语出《易·坤》。

足。肉满者，阳明气盛。此论人秉先后天之精气充足，营卫通调，骨肉丰满，可长享其天年也。

黄帝曰：其气之盛衰，以至其死，可得闻乎？岐伯曰：人生十岁，五藏始定，血气已通，其气在下，故好走。二十岁，血气始盛，肌肉方长，故好趋。三十岁，五藏大定，肌肉坚固，血脉盛满，故好步。四十岁，五藏六府十二经脉，皆大盛以平定，腠理始疏，荣华颓落，发颁颁①白，平盛不摇，故好坐。五十岁，肝气始衰，肝叶始薄，胆汁始灭，目始不明。六十岁，心气始衰，苦忧悲，血气懈惰，故好卧。七十岁，脾气虚，皮肤枯。八十岁，肺气衰，魄离，故言善误。九十岁，肾气焦，四藏经脉空虚。百岁，五藏皆虚，神气皆去，形骸独居而终矣。颁，音班。骸，音谐。人之生长，从阴而生，自下而上，故曰其气在下。好走好趋好步者，春夏生动之气也。人之衰老，从上而下，自阳而阴，故肝始衰而心而脾而肺而肾。好坐好卧者，秋冬收藏之气也。肌肉坚固，血脉盛满，少阴阳明之气盛也。腠理空疏，发颁颁白，阳明少阴之气衰也。人之生长，先本于肾藏之精气，从水火而生木金土，先天之五行也。人之衰老，从肝木以及于火、土、金、水，后天之五行也。

黄帝曰：其不能终寿而死者，何如？岐伯曰：其五藏皆不坚，使道不长，空外以张，喘息暴疾，又卑基墙，薄脉少血，其肉不石，数中风寒，血气虚，脉不通，真邪相攻，乱而相引，故中寿而尽也。数，入声。人秉先天之气虚薄，而后天犹可资培，更能无犯贼风虚邪，亦可延年益寿。若秉气虚弱，而又不能调养，兼之数中风寒，以致中道夭而不能尽其天年矣。

---

① 颁：通"斑"。头发花白。《孟子·梁惠王上》："谨庠序之数，申之以孝悌之义，颁白者不负戴于道路矣。"

妇人无须　宦者无须　天宦无须《灵枢·五音五味》

［批］妇人无须。黄帝曰：妇人无须者，无血气乎？岐伯曰：冲脉、任脉，皆起于胞中，上循背里，为经络之海。其浮而外者，循腹右上行，会于咽喉，别而络唇口。血气盛则充肤热肉，血独盛则澹渗皮肤，生毫毛。今妇人之生，有余于气，不足于血，以其数脱血也，冲任之脉，不荣口唇，故须不生焉。须，音须。澹，音淡。渗，所禁切。数，入声。《阴阳二十五人篇》言"脉之上下，血气之候，以知形气"者，盖论胃府所生之血气，出于胃之大络，注藏府之经隧，而外渗于皮肤，乃后天水谷之精，从中焦而出也。此言胞中之血气，从冲任而行于经脉之外内，乃先天所藏之精气，从下焦而上也。盖形中之血气，所以荣养皮脉肉筋骨者，本于先后天之资生而资始也。

［批］宦者无须。黄帝曰：士人有伤于阴，阴气绝而不起，阴不用，然其须不去，其故何也？宦者独去何也？愿闻其故。岐伯曰：宦者去其宗筋，伤其冲脉，血写不复，皮肤内结，唇口不荣，故须不生。宗筋，前阴也。

［批］天宦无须。黄帝曰：其有天宦者，未尝被伤，不脱于血，然其须不生，其故何也？岐伯曰：此天之所不足也，其任冲不盛，宗筋不成，有气无血，唇口不荣，故须不生。天宦，谓之天阉，不生前阴，即有而小缩，不挺不长，不能与阴交而生子，此先天生之不足也。

人年老无子《素问·上古天真论》

帝曰：人年老而无子者，材力尽耶？将天数然也？

岐伯曰：女子七岁，肾气盛，齿更发长；更，平声，下同。长，上声，下长极并同。七，少阳数也。男为阳，女为阴。阳中有阴，阴中有阳。阳中之阴，少阴也；阴中之阳，少阳也。故女以七为纪，男以八为纪。八，少阴数也。肾主骨髓，齿者，骨之余；脑者，髓之海；发者，脑之华也。《周礼》郑注：人生齿而体备，男八月女七月而生齿①。《白虎通》：男八岁毁齿女七岁毁齿②。**二七而天癸至，任脉通，太冲脉盛，月事以时下，故有子。**天癸，天一所生之水也。任主胞胎，冲为血海，阳明所生之血贮留冲脉，以时而下，应月之盈亏，如潮汐之有信，故曰月事，又有月水、月信、有经、坎潮等名。亏即复生，故于初生之时，男女构精，当为有子。虚则易受也，既孕则储积以养胎，既产则上行为乳汁，无非冲脉之血也。又按：女子经水有三月一行者，谓之居经，俗名按季；有一年一行者，谓之避年；有终身不行而能受胎者，谓之暗经；有受胎之后月月行经者，谓之盛胎，俗呼垢胎，凡此皆异于常者也。医能知常知变，不愧为上工。**三七，肾气平均，故真牙生而长极**；真牙，牙之最后生者。**四七，筋骨坚，发长极，身体盛壮**；女子一生，惟此最为盛壮之年，过此则渐衰矣。**五七，阳明脉衰，面始焦发始堕**；气为阳，血脉为阴，故女子先衰于脉，男先衰于气也。**六七，三阳脉衰于上，面皆焦，发始白**；血脉生于胃府谷气，故其衰也，先由阳明继及太、少。**七七，任脉虚，太冲脉衰少，天癸竭，地道不通，故形坏而无子也。**男以精为主，故肾为先天；女子以血为事，故以肝为先天。然乙癸同源，故天癸竭而足少阴下部之脉道不通。下部地，足少阴也。又女子天癸，未至属少阴，已至属厥阴，已绝属太阴。

丈夫八岁，肾气实，发长齿更。人之初生，先从肾始，此男女同者。**二八，肾气盛，天癸至，精气溢泻，阴阳和，故能有子。**女子天癸至，而月事时下；男子天癸至，而精气溢泻，故无论男

---

① 人生齿……而生齿：语出郑玄注《周礼·卷三十五》。
② 男八岁毁齿女七岁毁齿：语出《白虎通·嫁娶》。

女皆天癸至乃能生子。三八，肾气平均，筋骨劲强，故真牙生而长极。先天肾气生长已极，故曰平均。四八，筋骨隆盛，肌肉满壮。此为最壮之年，过此便渐衰。五八，肾气衰，发堕齿槁。槁，音考。精气藏于肾，血脉生于胃府水谷，故女子阳明脉先衰，男子肾气先衰也。六八，阳气衰竭于上、面焦，发鬓颁白。鬓，音宾，去声。颁，音班。张注：根气先衰而标阳渐竭矣。七八，肝气衰，筋不能动，天癸竭，精少，肾藏衰，形体皆极。肝为肾子，肝肾俱衰则下元空乏、生气不振而周身瘦极。八八，则齿发去。数终衰极。肾者主水，受五藏六府之精而藏之，故五藏盛，乃能泻，今五藏皆衰，筋骨解堕，天癸尽矣。故发鬓白，身体重，行步不正，而无子耳。五藏之"藏"，皆去声。藏之之"藏"，平声。"解堕"与"懈惰"同。先天之精秉于有生之始，后天之精赖水谷以资生，水谷入胃，脾为之运化精微，输布于五藏六府，而藏府之精，复归藏于肾，是肾主为五藏藏精，亦犹肝之为诸经藏血也。是以老年人天数已尽，苟能食而脾胃健者，尚能筋骨坚强、气血犹盛，可见先天之精亦借后天以资养。

帝曰：有其年已老而有子者何也？岐伯曰：此其天寿过度，气脉常通，而肾气有余也。此虽有子，男不过尽八八，女不过尽七七，而天地之精气皆竭矣。此天寿过度者，虽能有子，若以常理论之，不过七七、八八而天数材力皆尽。

帝曰：夫道者年皆百数，能有子乎？岐伯曰：夫道者能却老而全形，身年虽寿，能生子也。如老彭是也。

真人至人圣人贤人《素问·上古天真论》

[批] 真人。黄帝曰：余闻上古有真人者，提挈天地，把握阴阳，呼吸精气，独立守神，肌肉若一，故能寿敝天地，无有终时，此其道生。挈，苦结切。此所生之来，自然合道而能全其天

真之人也。

[批] 至人。中古之时，有至人者，淳德全道，和于阴阳，调于四时，去世离俗，积精全神，游行天地之间，视听八达之外，此盖益其寿命而强者也，亦归于真人。此有为以入道而能全所生之天真者也。

[批] 圣人。其次有圣人者，处天地之和，从八风之理，适嗜欲，于世俗之间，无恚嗔之心，行不欲离于世，被服章①，举不欲观于俗，外不劳形于事，内无思想之患，以恬愉为务，以自得为功，形体不敝，精神不散，亦可以百数。恚，于避切。嗔，称人切。恬，音甜。愉，音俞。此治世之圣人也。

[批] 贤人。其次有贤人者，法则天地，象似日月，辨②列星辰，逆从阴阳，分别四时，将从上古合同于道，亦可使益寿而有极时。此修道之贤人而由人以合天地，凡以至圣者也。

上古之人百岁不衰今人半百而衰 《素问·上古天真论》

昔在黄帝，生而神灵，弱而能言，幼而徇齐，长而敦敏，成而登天。徇，须闰切。长，上声。黄帝，姓公孙，有熊国君少典之子，继神农氏而有天下，都轩辕之丘，以土德王，故号黄帝。后铸鼎于鼎湖山，鼎成而白日升天，群臣葬衣冠于桥山，墓今犹在。鹤皋曰：弱，始生百日之称。裴骃曰：徇，疾；齐，速也③。

廼问于天师曰：余闻上古之人，春秋皆度百岁，而动作不衰；今时之人，年半百而动作皆衰者，时世异耶？人将失之耶？廼，与乃同，天师尊称岐伯也。

岐伯对曰：吴注：岐，国名。伯，爵也。上古之人，其知道

---

① 被服章：《新校正》云："详被服章三字疑衍，此三字上下文不属。"
② 辨：《素问》作"辩"。
③ 徇疾齐速也：语出《史记·五帝本纪》裴骃集解。

者，法于阴阳，和于术数，食饮有节，起居有常，不妄作劳，故能形与神俱，而尽终天年，度百岁乃去。众妙皆道也，合三才万物共由者也。惟知道者，取法于天地四时、五行六气、寒暑昼夜和调于修养全真之术数，不伤阳胃，不殃精神，不惫形体，故无夭昏札瘥，而能全其寿。今时之人不然也，以酒为浆，以妄为常，醉以入房，以欲竭其精，以耗散其真，不知持满，不时御神，务快其心，逆于生乐，起居无节，故半百而衰也。乐，音洛。事事违道研丧真元，故不能尽其天年也。

夫上古圣人之教下也，皆谓之，虚邪贼风，避之有时；恬澹虚无，真气从之，精神内守，病安从来。夫，音扶。恬，音甜。澹，音淡。八风从其冲后虚之乡来者，为虚邪，主贼害万物。时谓太一游宫第一日及徙立中宫之日，恬澹安静也。虚无不认，妄为真也，此所谓知道者也。是以志闲而少欲，心安而不惧，形劳而不倦，气从以顺，各从其欲，皆得所愿。故美其食，任其服，乐其俗，高下不相慕，其民故曰朴。《异法方宜论》曰："东方之民，皆安其处，美其食；西方之民，依山陵而居，不衣而褐荐，华食而肥脂；北方之域，其地高陵，居风寒冰冽，其民乐野处而乳食；南方之域，其地下，水土弱，其民嗜酸而食胕；中央者，其地平以湿，其民食杂而不劳。"此五方之民，随天地万物之所生，山川地土之高下，衣食居处，各从其欲，彼此不相爱慕，故曰朴也。是以嗜欲不能劳其目，淫邪不能惑其心，愚智贤不肖不惧于物，故合于道，所以能年皆度百岁而动作不衰者，以其德全不危也。

知医之道 《素问·著至教论》

黄帝坐明堂，召雷公而问之曰：子知医之道乎？王冰曰：明堂，布政之宫也。八窗四达，上圆下方，在国之南，故称明堂①。雷

---

① 明堂……故称明堂：语出《黄帝内经素问·至真要大论》王冰注。

公对曰：诵而颇能解，解而未能别，别而未能明，明而未能彰，足以治群僚，不足至侯王。别，必列切。僚，音聊。愿得受树天之度，四时阴阳合之，别星辰与日月光，以彰经术，后世益明，上通神农，著至教，疑于二皇。疑，同拟。二皇谓伏羲、神农。

帝曰：善！无失之，此皆阴阳表里上下雌雄相输应也，而道上知天文，下知地理，中知人事，可以常久，以教众庶，亦不疑殆。医道论篇，可传后世，可以为宝。下文录"病机门"。

跋 一

《内经》《素问》《灵枢》为医书之祖，学不读《内经》不足以为医，此尽人皆知而不能尽人皆读者，何欤？盖不知其要，故流散无穷也。余自乙卯春，奉父命受业于吴达侯先生之门。

先生以手录《内经精要》课余，余受而读之，既由博返约，且纲举目张，其口讲指画为教授者，不拘拘于文词之末。内详身形藏府体性之善恶，经络营卫之循环出入，脉道之应息往来，色象之荣枯泽夭，以知人之所以生。外出于天地万物之外，明阴阳消长之机，悉运会转移之故，以知病之所以起，引伸触类，左右逢源。所谓众物之表里精粗无不到，而吾心之全体大用无不明矣。所谓原始反终之学，非先生其孰能与于此哉！

先生尝言，吾道一以贯之。余鲁钝之甚，受之而未能彰明，乌得与天地万物，上下流行，默契而不疑于心，而敢唯之乎？然潜心困学，夙夜匪懈，不遗余力，当不至支离破碎，可望升堂入室，克底有成，是端赖先生精要之录，而使尽人能读之功焉。

时在强圉①大荒落②之且月③受业张志杭谨跋

---

① 强圉：天干第四位"丁"的别称，用以纪年。

② 大荒落：《尔雅·释天》："（太岁）在巳曰大荒落。"为十二地支中"巳"的别称。

③ 且月：农历六月的别称。

跋 二

　　吴达侯先生根究于经史医籍者三十余年，殚精竭虑未尝辍也。余世籍云间①，家严②旅嘐③久，故知之最深。尝言："先生之学非苟焉已也。"是以龆龀④即知先生之名与学而心乡⑤往之。岁戊午，造先生之庐而受业焉。

　　先生授所纂《内经精要》而谓余曰："学医贵有根柢，犹建筑之有基础，植物之有根荄也。有基础则杰阁崇楼历千年而不圮，有根荄则千霄之树亘百世兮莫摧。欲求医学之根柢以千年百世，舍《素问》《灵枢》，其谁属哉？"余因于仰思俯读之，间有深佩于是书者矣。盖全经中影响模糊而无裨实用者淘飏尽净，井然粲然而动中窾要⑥者采抉靡遗，列别细目，悉本原文。正滑氏、鹤皋之误，举隅提纲，引人入胜，诚驾云间李氏而上之也。余质虽椎鲁⑦，于是书日夕玩味，不特不觉厌闷，而往往如入山得径，榛芜豁然。又如掘井逢源，泉水溍⑧然自出者，何哉？盖其文尽论理、义尽精华，故足以涵养情性引起旨趣也。余于百读不厌之余，不禁为世之溯游《灵》《素》而畏其篇幅

---

　　① 云间：旧时松江府的别称。
　　② 家严：父亲。
　　③ 嘐：即嘐城，今上海嘉定。
　　④ 龆龀：垂髫换齿之时，指童年。
　　⑤ 乡：通"向"。《史记·田单列传》："东乡坐。"
　　⑥ 动中窾要：常常切中要害。
　　⑦ 椎鲁：愚钝。
　　⑧ 溍（pēn 喷）：水往上涌。

冗长，文词奥衍而不读者贺也。

新纪元九年岁在上章①涒滩②之且月受业沈承谦谨跋

---

① 上章：天干中"庚"的别称，古用以纪年。
② 涒滩：岁阴"申"的别称，古用以纪年。《尔雅·释天》："（太岁）在申曰涒滩。"

跋 三

　　《内经》《素问》《灵枢》为医书之祖，学医者不可不读。鸣岐自丁卯重九游娄东钱伯威先生之门，始课诵《内经》，云是医学之权舆①，初读时如涉海问津，虽统参张氏、吴氏之注及薛氏原旨，并质之于师，终觉漫漶而未易得其纲领。两年间不幸而钱师见背②，遂致中辍返里，又迭遭兵燹，惊心动魄之中，蹉跎岁月者十余稔。纵坚抱济世之志，广搜博访，愧未能以格致③。后见《秦氏内经学》，曾为之校正讹字数处。迨辛巳春，负笈于古嶑吴达侯先生之门，继续受业。先生固天纵之艺，以手辑《内经精要》六卷授余。伏而读之，提纲挈领，朗若明珠，且日受口讲指导，无不洞明奥典。凡经中至精至要之旨搜采无遗，权舆有自，学医者洵当奉之以为圭臬也。鸣岐自愧鲁愚，而恩沐深如雨露，每有怀疑，动辄叩问，师将矍铄精神，谆谆垂教，不啻如画龙之点睛。故愿潜心力学于吴氏灵兰之室，将来登峰造极，竟成博济之志，必由此书肇端焉。

　　　　　岁在玄黓④敦牂⑤之冬长至日受业鹿城严鸣岐谨跋

---

① 权舆：起始、萌芽。
② 见背：婉辞，指长辈去世。
③ 格致：格物致知的简称，指穷究事物的道理而求得知识。
④ 玄黓：天干"壬"的别称，古用以纪年。
⑤ 敦牂：古称太岁在"午"之年为敦牂，意为是年万物壮盛。

附录《内经》篇数

本编所摘，凡六卷，共分九类。虽尽照经文，不敢改易一字。然首尾分割，其寸鳞片爪之中，恐文理有欠贯，意义有不尽，必须翻阅全篇者。既经颠倒，学者稽查全书无所头绪，故特次录篇名于后，以便查核之举。

素　问

上古天真论第一　四气调神大论第二　生气通天论第三　金匮真言论第四　阴阳应象大论第五　阴阳离合论第六　阴阳别论第七　灵兰秘典论第八　六节藏象论第九　五藏生成篇第十　五藏别论第十一　异法方宜论第十二　移精变气论第十三　汤液醪醴论第十四　玉版论要篇第十五　诊要经终论第十六　脉要精微论第十七　平人气象论第十八　玉机真藏论第十九　三部九侯论第二十　经脉别论第二十一　藏气法时论第二十二　宣明五气篇第二十三　血气形志篇第二十四　宝命全形论第二十五　八正神明论第二十六　离合真邪论二十七　通评虚实论第二十八　太阴阳明论第二十九　阳明脉解第三十　热论第三十一　刺热篇第三十二　评热病论第三十三　逆调论第三十四　疟论第三十五　刺疟篇第三十六　气厥论第三十七　咳论第三十八　举痛论第三十九　腹中论第四十　刺腰痛论第四十一　风论第四十二　痹论第四十三　痿论第四十四　厥论第四十五　病能论第四十六　奇病论四十七　大奇论第四十八　脉解篇第四十九　刺要论第五十　刺齐论第五十一　刺禁论第五十二　刺志论第五十三　针解第五十四　长刺节论第五十五

上除亡篇外惟刺要论刺齐论未录余篇皆有摘取。

灵　枢

上除"病本篇"与《素问·标本病传论篇》中文同本编，现录《素问》之外，惟"官针篇""血络论篇""外揣篇""逆顺篇""行针篇"未录，其余诸篇皆有摘取。

总 书 目

I

本　草

药征

药鉴

药镜

本草汇

本草便

法古录

食品集

上医本草

山居本草

长沙药解

本经经释

本经疏证

本草分经

本草正义

本草汇笺

本草汇纂

本草发明

本草发挥

本草约言

本草求原

本草明览

本草详节

本草洞诠

本草真诠

本草通玄

本草集要

本草辑要

本草纂要

识病捷法

药性提要

药征续编

药性纂要

药品化义

药理近考

食物本草

食鉴本草

炮炙全书

分类草药性

本经序疏要

本经续疏证

本草经解要

青囊药性赋

分部本草妙用

本草二十四品

本草经疏辑要

本草乘雅半偈

生草药性备要

芷园臆草题药

类经证治本草

神农本草经赞

神农本经会通

神农本经校注

药性分类主治

艺林汇考饮食篇

本草纲目易知录

汤液本草经雅正

新刊药性要略大全